U0587575

健康评估

第2版

主 编 李广元 杨志林

中国医药科技出版社

内容提要

　　本书是全国医药高职高专规划教材之一，依照教育部教育发展规划纲要等相关文件要求，结合卫生部相关执业考试特点，根据《健康评估》教学大纲的基本要求和课程特点编写而成。

　　全书共分为十章，分别介绍了健康评估方法、护理诊断、常见症状评估、身体评估、心理与社会评估、实验室检查、影像学检查、心电图检查、内镜检查、护理病历书写。

　　本书本着" 理论适度够用，技术应用能力突显" 的原则，注重培养医药卫生类高职学生的综合职业能力，适合医药卫生高职教育及专科、函授及自学高考等相同层次不同办学形式教学使用，也可作为医药行业培训和自学用书。

图书在版编目（CIP）数据

健康评估/李广元，杨志林主编．—2 版．—北京：中国医药科技出版社，2012. 9
全国医药高职高专规划教材．供护理及相关医学专业用
ISBN 978 - 7 - 5067 - 5561 - 0

Ⅰ. ①健…　Ⅱ. ①李…　②杨…　Ⅲ. ①健康 - 评估 - 高等职业教育 - 教材
Ⅳ. ①R471

中国版本图书馆 CIP 数据核字（2012）第 174181 号

美术编辑　陈君杞
版式设计　郭小平

出版　中国医药科技出版社
地址　北京市海淀区文慧园北路甲 22 号
邮编　100082
电话　发行：010-62227427　邮购：010-62236938
网址　www.cmstp.com
规格　787×1092mm 1/16
印张　27
字数　521 千字
初版　2009 年 7 月第 1 版
版次　2012 年 9 月第 2 版
印次　2016 年 12 月第 4 次印刷
印刷　北京市密东印刷有限公司
经销　全国各地新华书店
书号　ISBN 978-7-5067-5561-0
定价　55. 00 元
本社图书如存在印装质量问题请与本社联系调换

第2版 编写说明

作为我国医药教育的一个重要组成部分，医药高职高专教育为我国医疗卫生战线输送了大批实用技能型人才。近年来，随着我国医药卫生体制改革的不断推进，医药高职高专所培养的实用技能型人才必将成为解决我国医药卫生事业问题，落实医药卫生体制改革措施的一支生力军。

《国家中长期教育改革和发展规划纲要（2010~2020年）》提出当前我国职业教育应把提高质量作为重点，到2020年，我国职业教育要形成适应经济发展方式转变和产业结构调整要求、体现终身教育理念、中等和高等职业教育协调发展的现代职业教育体系。作为重要的教学工具，教材建设应符合纲要提出的要求，符合行业对于医药职业教育发展的要求、符合医药职业教育教学实际的要求。

2008年，根据国发［2005］35号《国务院关于大力发展职业教育的决定》文件和教育部［2006］16号文件精神，在教育部和国家食品药品监督管理局的指导之下、在与有关人员的沟通协调下，中国医药科技出版社与全国十余所相关院校组建成立了全国医药高职高专规划教材建设委员会，办公室设在中国医药科技出版社，并于同年开展了首轮护理类25种教材的规划和出版工作。

这批教材的出版受到了全国各相关院校广大师生的欢迎和认可，为我国医药职业教育技能型人才培养做出了重大贡献。

2010年，相关职业资格考试做出了修订调整，对医药职业教育提出了新的、更高的要求。本着对教育负责、对该套教材负责的态度，全国医药高职高专规划教材建设委员会经多方调研，于2011年底着手开展了本轮教材的再版修订工作。

在本轮教材修订再版工作中，我们共建设24个品种，涵盖了医药高职高专专业基础课程和护理专业的专业课程。

在修订过程中我们坚持以人才市场需求为导向，以技能培养为核心，以医药高素质实用技能型人才培养必需知识体系为要素，规范、科学并符合行业发展需要为该套教材的指导思想；坚持"技能素质需求→课程体系→课程内容→知识模块构建"的知识点模块化立体构建体系；坚持以行业需求为导向，以国家相关执业资格考试为参考的编写原则；坚持尊重学生认知特点、理论知识适度、技术应用能力强、知识面宽、综合素质较高的编写特点。

该套教材适合医药卫生职业教育及专科、函授、自学高考等相同层次不同办学形式教学使用，也可作为医药行业培训和自学用书。

全国医药高职高专规划教材建设委员会
2012年6月

全国医药高职高专规划教材建设委员会

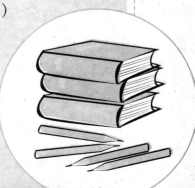

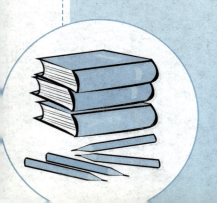

本书编委会

主　编　李广元　杨志林
副主编　肖桂英　王所荣　陈云华　饶学军
编　委（按姓氏笔画排序）
　　　　王所荣（云南曲靖医学高等专科学校）
　　　　尹先永（山东青岛市即墨人民医院）
　　　　成珍平（湖南湘潭职业技术学院）
　　　　邢冬杰（山东中医药高等专科学校）
　　　　刘月振（山东曲阜中医药学校）
　　　　李广元（山东中医药高等专科学校）
　　　　杨志林（湖南益阳医学高等专科学校）
　　　　杨　峥（云南保山中医药高等专科学校）
　　　　肖桂英（湖南邵阳医学高等专科学校）
　　　　陈云华（湖南长沙卫生职业学院）
　　　　饶学军（云南保山中医药高等专科学校）
　　　　莫颖丽（湖南益阳医学高等专科学校）
　　　　黄民江（湖南怀化医学高等专科学校）
　　　　焦迎娜（山东中医药高专科学校）

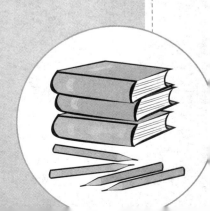

2009 年 8 月出版的全国医药高职高专规划教材（供护理及相关医学专业用）《健康评估》已经使用近 3 年了。为适应高等职业教育和护理事业的迅速发展，进一步提高教材质量，按照全国职业教育护理类专业教材建设指导委员会的要求，我们对《健康评估》进行了修订。修订后的《健康评估》第 2 版教材，纠正了不足，调整了教材结构，充实了教材内容。

健康评估是研究诊断个体对现存的和（或）潜在的健康问题或生命过程中出现的事件在身体、心理、社会方面反应的基础理论、基本知识、基本技能和临床思维方法的一门医学课程。健康评估是联系基础护理与临床护理的桥梁课程，其基本原则适用于所有护理学科。健康评估在护理教育中占有重要地位，是护理专业学生的必修课之一。通过本书的学习，使学生系统掌握健康评估的基础理论、基本知识和基本技能，学会利用正确的方法和技巧获取临床资料，在熟悉临床资料的基础上，以科学的思维方式综合分析作出护理诊断，并能完成规范的护理病历书写，为从事护理工作打下坚实的基础。

此次教材修订符合高职高专护理专业培养目标，突出时代性与创新性，与 2010 年国家执业护士考试大纲相接轨。教材构思新颖、编排紧凑、结构合理、内容充实、简繁得当、重点突出，既渗透了学科发展的过程，又反映了当代最新发展的研究成果；既体现了本教材自身的特点，又实现了与相关课程内容的有机衔接；既符合学校的教学要求，又便于临床的实际应用。

在本教材编写过程中，得到了山东中医药高等专科学校、湖南益阳医学高等专科学校等各参编单位领导的大力支持，国内部分专家对书的内容进行了审定。在此，对本书编写提供支持和给予帮助的所有单位、个人表示最诚挚的感谢。

尽管我们付出了巨大的努力，但由于时间紧迫，加之水平所限，书中难免存在缺点和错误，希望读者在使用中提出宝贵意见，以便下次修订和完善。

编　者
2012 年 6 月

目录

CONTENTS

绪　论

一、健康评估的概念

健康评估是研究诊断个体对现存的和（或）潜在的健康问题或生命过程中出现的事件在身体、心理、社会方面反应的基础理论、基本知识、基本技能和临床思维方法的一门医学课程。健康评估在医学基础课程及护理课程的基础上，阐述疾病的病因、临床表现，阐述心理及社会因素与疾病的相互关系，阐述显示健康问题评估的方法，阐述护理诊断的思维方法与护理病历书写。健康评估是评估者对评估对象身体健康、心理健康和社会健康的全面评估。广义的健康评估的研究对象除个体外，还应包括家庭及社区。

二、健康评估的发展

健康评估是护理学领域的一门新兴学科，它因医学模式的转变而产生，因护理程序和整体护理的应用而发展。

健康评估的萌芽始于克里米亚战争（1853~1856）期间的护理实践，现代护理的创始人南丁格尔（Florence Nightingle）认为护士待在病人床边的时间比医生更多，在护理过程中观察病情是很重要的。她提出护士应当通过与病人交谈、对疾病的观察等获取有关信息并记录下来，以利于治疗和护理。

1955 年，Lydia Hall 首次提出了"护理程序"的概念，1967 年，Yura 和 Walsh 提出将护理程序分为评估、计划、实施和评价 4 个阶段。此后，护理程序理论在 Black、Roy、Mundinger、Journ 等的努力下得到了进一步的发展，1973 年，美国护士协会在其发表的《护理业务的基准》中采用了上述学者的研究成果，把护理程序分为评估、诊断、计划、实施和评价 5 个阶段。

1977 年，Engle 提出了新的医学模式，即"生理－心理－社会医学模式"，导致了医学领域的重大转变，医护人员从单纯的应对病人身体疾病转到应对病人发生的身体、心理、社会一系列的健康问题。生理－心理－社会医学模式的出现对护理工作的最大影响就是护理工作从以疾病为中心的护理模式转向了以病人为中心的整体护理模式。整体护理模式的实施，使护理评估的内容更加丰富，发展为对病人身体、心理、社会健康问题的全面评估，即现今的健康评估。

1980 年，护理程序被美国波士顿大学的护理专家介绍到中国大陆，20 世纪 80 年代初，北京等地的少数医院试行按护理程序进行护理操作，1994 年后，在国家卫生部的主持下，提出了我国的整体护理工作模式，并在一些医院建立了整体护理模式病房。经过 20 多年的努力，我国的护理理论和实践得到了迅速的发展，健康评估作为护理程序的第一步已成为护理工作的重要组成部分，作为一门课程成为护理教育的重要组成部分。

三、健康评估的重要性

临床医生的主要任务是治疗病人，治疗之前必须对病人的疾病做出正确的诊断。护士在制定和实施护理计划或措施之前，也必须对病人的健康状态进行全面评估，提出正确的护理诊断。按照评估、诊断、计划、实施和评价 5 个阶段的完整护理程序，健康评估是最基础的。没有正确的健康评估资料就没有正确的护理诊断，没有正确的护理诊断，就无法制定和实施正确的护理计划或措施。错误的护理计划或措施会给病人增加痛苦，甚至威胁到病人生命。正确的护理诊断来源于正确的健康评估的理论和方法，这就需要护士对健康评估的基础理论、基本知识和基本技能很好地了解和掌握，重视健康评估这门课程的学习，为当一名优秀的临床护士打下坚实的基础。正确的健康评估是确定护理诊断的依据，正确的护理诊断是制定护理措施的前提和基础。健康评估既是护理程序的第一步，又贯穿于整个护理程序之中，它随诊断个体现存的和（或）潜在的健康问题的改变或出现而不断调整和更正。

四、健康评估的内容

健康评估目前虽然已发展成为护理教育的一门独立学科，但关于它包含的内容尚存在争议。1967 年，在一次有关护理程序的国际会议上确立了护理评估的 4 条原则：①评估是护理程序的第一步。②评估是一个系统的、有目的的护患互动过程。③护理评估的重点在于个体的功能能力和日常生活能力。④评估过程包括收集资料和临床判断。根据上述基本原则和生理－心理－社会医学模式理念，为适应学生临床护理工作的需要，本健康评估的内容包括以下几部分：

1. 健康评估方法　本部分简单介绍了健康评估使用的方法、内容、技巧、注意事项等，以便为具体的护理评估奠定基础。

2. 护理诊断　将采集的健康史、症状评估、身体评估、心理与社会评估及辅助检查结果等的资料与护理理论结合起来进行归纳、分析、推理、判断形成印象，即护理诊断。护理诊断是关于个人、家庭、社区对现存的或潜在的健康问题或生命过程反应的一种临床判断，是护士为达到预期结果选择护理措施的基础，这些预期结果是应由护士负责的。护理诊断与医疗诊断是不同的，是有区别的。本部分主要介绍护理诊断的定义、护理诊断的组成、护理诊断的名称、护理诊断的陈述、护理诊断的步骤、合作性问题、护理诊断与医疗诊断的区别。

3. 常见症状评估　本部分介绍了临床上一些较为常见的症状的评估。症状是指病人主观上的异常感觉，如发热、头痛、腹痛等。症状能够较早地提示疾病的存在，大多数病人就是因为出现了症状而求医的。症状不仅是诊断疾病的主要依据之一，又可诱发病人生理、心理、社会方面的反应，症状一般是通过交谈获得的。

4. 身体评估　身体评估是指护士运用自己的感觉器官或借助于简单的诊断工具来客观地了解和评价被评估者身体状况的一系列最基本的检查方法。通过身体评估，可以获得病人的某些体征。体征是指护士通过检查病人后所发现的客观异常表现，如肝大、脾大、皮疹等。体征是诊断疾病的又一主要依据，体征的出现亦可诱发病人生理、心理、社会方面的反应。

5. 心理与社会评估　心理与社会评估是指护士运用心理学和社会学的知识及方法对病人心理健康与社会健康所做的评估。人的生理功能影响着人的心理与社会功能，人的心理与社会功能也影响着人的生理功能。通过对病人心理与社会功能的评估，了解病人心理与社会功能的健康状态，了解其与生理功能之间的因果关系。

6. 辅助检查　通过常见症状评估、身体评估、心理与社会评估，我们获得了病人大量的相关资料和信息，为护理诊断提供了依据。有时仅凭这些依据还不能完全了解病人，还不能作出准确的护理诊断，还需要做一些其他更复杂的检查，这些检查在临床上通常被称为辅助检查。辅助检查主要包括实验室检查、影像学检查（X线检查、超声检查、计算机体层成像检查、磁共振检查等）、心电图检查、内镜检查等，由于这些检查的直观性强、准确度高等优点，在医疗诊断和护理诊断中发挥着越来越重要的作用。在临床工作中，可根据具体情况，恰当选择。

7. 护理病历书写　如果将采集的健康史、症状评估、身体评估、心理与社会评估及辅助检查结果等的资料整理连同护理过程中观察到的情况及执行情况按规定格式记录下来，即形成护理病历。护理病历是病人整个病历的一部分，是确定护理诊断、制定护理计划和护理措施的依据，具有重要的教学和科研价值，具有法律效力，也是衡量护理质量和专业水平的重要标准。本部分主要介绍护理病历的概念、护理病历的重要意义、护理病历的书写要求、护理病历的内容与格式。

五、健康评估的学习目的及要求

学习健康评估的目的，在于掌握健康评估的基础理论、基本知识和基本技能，为临床各科的学习打下良好基础，本门课程结束时，学生应达到以下要求：

（1）掌握交谈的内容、身体评估的基本方法，熟悉交谈和身体评估的注意事项，了解交谈、身体评估的概念。

（2）掌握护理诊断的组成与陈述，熟悉护理诊断的步骤。

（3）掌握各种常见症状的概念、病因与临床表现，熟悉各种常见症状的发生机制，了解各种常见症状的护理评估要点和相关护理诊断。

（4）掌握身体评估的正确方法、重要体征及其临床意义、熟悉身体评估内容的正常状态、其他体征及其临床意义。

（5）掌握心理与社会评估各项目的正确评估方法、熟悉心理与社会评估各项目的定义，了解心理与社会评的目的。

（6）掌握常见实验室检查项目标本采集的方法及注意事项，熟悉实验室检查常见检查项目的参考值，了解实验室检查常见检查项目异常改变的临床意义。

（7）掌握影像学检查的临床应用和注意事项，熟悉身体重要器官影像学检查的正常图像和异常图像，了解影像学检查的方法和基本原理。

（8）掌握心电图描记的操作方法和测量方法、心电图的常用导联、心电图检查的临床应用，熟悉正常心电图，了解心电图产生的原理、常见异常心电图、其他常用心电学检查。

（9）熟悉内镜检查临床应用和注意事项，了解内镜检查的基本原理。

（10）掌握护理病历书写的内容与格式，护理病历书写的基本要求，了解护理病历的重要意义。

（11）综合运用健康评估的基础理论、基本知识和基本技能，搜集较完整的临床资料，根据搜集的临床资料综合分析提出护理诊断，并能书写规范的护理病历。

六、健康评估的学习方法及要求

（1）学习健康评估，一定要明确学习目的，树立高尚的医德，培养全心全意为人民服务的思想。

（2）学习健康评估，一定要做到认真细心，一丝不苟，精于思考，刻苦钻研，切实掌握基础理论、基本知识，对要求掌握的内容，要记牢。

（3）学习健康评估，一定要重视临床实践，加强动手能力，反复练习，熟练运用基本检查技能。

（4）学习健康评估，一定要锻炼自己独立思考的能力。面对临床上出现的复杂身体、心理、社会方面的反应和表现，要本着事实求是的态度，发扬理论联系实际的作风，全面运筹，科学思维，综合分析、判断。使自己的思维和推理力求符合客观实际情况，从而提高护理诊断的准确性。

（李广元）

第一章 | 健康评估方法

健康评估的方法包括交谈、身体评估、辅助检查等。

第一节 交 谈

一、交谈的概念与重要性

交谈（又称为会谈、问诊）是指评估者通过向被评估者及有关人员询问，借以了解被评估者目前的健康状态和患病情况以及由此带来的身体上、心理上、社会活动上的反应或潜在的反应。交谈通常是护理人员与被评估者接触的第一步，良好的开端对两者以后的合作具有十分重要的意义。因此，护理人员应给予足够的重视。交谈所获得的资料是护理诊断的重要依据，同时也为身体评估和辅助检查提供了线索和导向。将交谈获得的资料通过筛选，去伪存真，去粗取精，并使之条理化、系统化后记录下来即成为健康史的主要内容。

二、交谈的方法与技巧

（一）交谈过程中，要怀有高度的同情心和强烈的责任感

评估者应有高尚的医德，治病救人、救死扶伤是医务工作者的神圣职责。病人求医，都抱着美好的愿望——自己的痛苦与烦恼能够被消除，疾病能够被治愈。评估者对病人的这种心情应给予同情和理解，认识到自己对病人、对社会的责任，尽自己最大的能力帮助病人战胜疾病，表现出和蔼的态度，亲切的语言，细致的作风，负责的精神。尊重病人的人格和感情，真诚地向病人承诺不向外人泄露交谈的内容，保护病人的隐私权，真正取得病人的信任，建立良好的合作关系。

（二）交谈过程中，要注意语言通俗，防止暗示

交谈可以先从日常情况开始，以消除病人的恐惧或紧张心理。如"你家里有几口人？"、"今年多大啦？"、"哪儿不舒服？"等。交谈使用的语言应通俗易懂，最好不用医学术语，如"端坐呼吸、里急后重"等。如病人诉说肚子痛，护理人员询问时，不应问"你是右下腹痛还是肝区痛？"，应该问"你肚子什么地方痛？指一指痛的地方我看看"。

交谈过程中，切忌暗示性套问。因暗示性套问易使病人信口附和，导致采集的资料不真实。例如：病人诉说右上腹痛，你马上就插问"腹痛向右肩放射吗？"，这样是

错误的。正确的方法是这样问："这地方痛时，还有其他痛的地方吗?"

（三）交谈过程中，要全面了解，重点突出

交谈时，全面了解是指对需要了解的项目不要遗漏，如过去史、个人史等，以便为护理诊断收集完整的资料，做出准确的护理诊断，使护理措施个体化。重点突出是指对护理诊断有关的重要内容要问的细致，要问的准确。病人诉说离题太远时，要及时巧妙地引导病人回到与护理诊断有关的话题中来，但不要生硬地打断病人的话，引发病人的对抗情绪。病人不能够主动陈述时，护理人员应耐心启发；病人诉说较为零乱时，护理人员应注意分析归纳。

（四）交谈过程中，要注意健康史的可靠性，及时核实可疑情况

交谈的对象一般应是被评估者本人，小儿、昏迷病人可询问监护人或知情者。少数病人对自己的疾病疑虑重重，时常夸大其感觉或推想，或出于某种原因隐瞒病情，护理人员应仔细分析病人当时所处的环境与心理状态，以科学的态度，运用医学知识进行取舍。病人诉说不清或前后矛盾时，护理人员应对该情况进行核实，以保证临床资料真实可靠。

（五）交谈过程中，要注意病人基本情况的差异

护理人员在交谈方式、使用语言等方面要注意区别对待不同国籍、不同文化层次、不同年龄的病人，要善于应对特殊情况和特殊病人。当遇到外国人时，要注意所在国的一般习惯，在语言不通时，最好能先找到翻译，以免发生误解。如果找不到翻译，在使用不熟练的语言时，要特别注意发挥体语及手势的作用，并反复核实。当遇到残疾病人、精神疾病病人等特殊病人或病人怀有敌意与愤怒等特殊情况时，要沉着、冷静、细心、耐心，创造机会，巧妙应对。对于缄默与忧伤，要给予安抚、理解、适当等待和减慢问诊速度。对于愤怒与敌意，要注意寻找和发现其原因，是否是因为护理人员举止不得体或语言不恰当，或问及了病人认为十分敏感或隐私问题所引发。弄清原因后，恰当处理。如果属于护理人员的责任，护理人员要表示歉意并请病人理解。护理人员一定不能失态、发怒，要提醒自己担负的职责，采取坦然、理解的态度。对于残疾病人，除更多的同情、关心之外，更需要的是耐心和时间。例如，对聋哑人，一是使用简单明了的体语及手势，特别注意病人表情的回应；二是请其亲属、朋友解释或代叙；三是必要时，通过书面交流进行。对精神疾病病人除一般的问诊技巧外，护理人员特别注意倾听、接受、肯定、澄清、重构、代述、鼓励、表达等技巧。倾听是指尽可能花时间耐心、专心和关心地倾听病人的诉说，使病人有充足的时间描述自己身体的症状或痛苦，取得病人的信任。接受是指无条件接受病人，无论什么样的病人，护理人员必须如实地加以接受，不能有任何拒绝、厌恶、嫌弃和不耐烦的表现。肯定这里是指肯定病人感受的真实性，但护理人员并非是赞同病人的病态信念或幻觉体验，但表示理解病人所叙述的感觉。澄清就是弄清事情的实际经过，从事件开始到最后整个过程中病人的情感体验和情绪反应。重构是指把病人的话用不同的措辞和句子加以复述或总结，但不改变病人说话的意图和目的。代述是指医生将察觉到的，而病人不愿意说出的、重要的反应或表现替病人表达出来。鼓励表达是指护理人员通过

多种方式（谈话、手势、眼神、频频点头等）让病人描述自己的感受，取得交谈的成功。

（六）交谈过程中，对危重病人不能按常规状态进行

危重病人，在扼要询问、重点评估后立即抢救。详细的健康史待病情缓解或脱离危险后再补充询问。如果病人不能支持过久的谈话，可将交谈分几次进行。

三、交谈的内容

交谈的内容应详细而全面，其内容包括基本资料、主诉、现病史、过去史、生长发育史、家族史、系统回顾。

（一）基本资料

姓名、性别、年龄、民族、职业、文化程度、婚姻状况、国籍、住址、联系电话、邮政编码、陪同者、联系人（姓名、关系、电话、住址、邮政编码）、入院日期时间、入院诊断。

（二）主诉

主诉是指病人感觉最主要的痛苦或最明显的症状，应包括症状的性质及持续的时间。主诉应用一二句话简要地加以概括，使人一看即能明确初诊的方向。主诉若为几个症状，可按先后顺序排列。例如：①上腹部疼痛反复发作5年，2小时前呕血约200ml。②反复咳嗽、吐痰、喘息20年，加重2年。③活动后心慌气短8年，下肢水肿半月。主诉的描述一般避免用诊断术语或病名。有时病人所述的主要症状不突出或含糊不清，护理人员应归纳整理，高度概括出疾病的主要方面作为主诉。例如：某病人自述头昏、乏力、失眠、记忆力减退、食欲不振、右上腹痛、腹胀1月。经综合归纳后得出以头昏、失眠、记忆力减退等神经系统症状为一组，以食欲不振、腹胀、右上腹痛、乏力等消化系统症状为另一组的两组症状。再经分析推理后认为，消化系统中的肝脏疾病可能性最大，故消化系统的症状为主要症状。进而概括出该病人主诉为：右上腹痛、腹胀、食欲不振1月。可见，确定主诉的过程，也是护理人员思考诊断的过程。

（三）现病史

现病史是指某一疾病自发生至就诊时的全过程。如反复发作多年的慢性疾病，现又复发就诊，则应从第一次出现症状开始描述。现病史是病史中最重要的部分，包括起病时情况、主要症状及伴随症状、病情的发展与演变、诊治经过、一般情况。

1. 起病时情况　包括起病的地点环境、时间（年、月、日、时）、起病急缓、原因及诱因，这些均与疾病的诊断有关。例如，突然发作的夜间阵发性呼吸困难，应考虑左心衰竭；睡眠醒来后发现语言不清、偏瘫，考虑脑血栓形成等；急性胃肠炎有进生冷不洁饮食史而急骤起病；遭大雨淋浇可诱发肺炎球菌肺炎等。

2. 主要症状及伴随症状　主要症状要注意其部位、性质、程度、持续时间等特点。如腹痛，应询问腹痛的部位，是急性还是慢性，是剧痛还是隐痛，是持续性还是间歇性，每次发作持续与间歇的时间等。弄清主要症状的特点，对临床的诊断与鉴别诊断

十分重要。同时，也要注意伴随症状及其特点。某一疾病通常有一组症状，临床上同时或相继出现。所以，发现某一主要症状时，要弄清是否伴随其他症状，伴随症状的特点如何。例如，病人主要症状为咯血，应注意是否伴有盗汗、低热、午后颧红、乏力等结核中毒症状。某病人出现发热、咳嗽、胸痛，如果伴有咯铁锈色痰，且在发热之后，则提示肺炎球菌肺炎的诊断。

3. 病情的发展与演变　自疾病发生后，病情是呈进行性还是间歇性？是逐渐加重还是反复发作？缓解与加重的因素是什么？主要症状如何发展或变化？又出现哪些症状或表现？这些应仔细询问清楚。例如：胰头癌引起的胆汁淤积性黄疸常为持续性，并呈进行性加重；而胆总管结石引起的胆汁淤积性黄疸则可时重时轻。吞咽困难，如持续存在，呈进行性加重，则食管癌可能性大；如间歇性发作，每次发作与情绪激动、精神紧张、食物性质等有关，则应想到食管贲门失弛缓症的可能。

4. 诊疗与护理经过　自发病以来，曾到何处诊疗；做过何种检查，结果怎样；诊断是什么；用药与护理情况；诊疗与护理后反应等，均应问清。

5. 一般情况　包括发病以来病人精神状态、饮食、睡眠、体力、体重的变化及对心理与社会活动的影响。

另外，为了防止遗漏，保证病史的完整性，除病人诉说的症状外，还需要按系统问诊要点进行回顾。

（四）过去史

过去史是指病人从出生至这次发病为止的健康状况。其内容包括：既往健康状况、所患疾病情况、预防接种史、手术史、中毒史、过敏史、性病史等。

（五）生长发育史

生长发育史指病人生长发育的情况。包括身体发育、心理发育、生活习惯与方式等。

1. 身体发育　出生地、出生时情况（顺产或难产等）、饮食及被照料情况、居住条件、周围环境、身体发育与年龄是否相符等，女性要询问月经史，已婚女性要询问妊娠及生育次数、生育年龄、人工或自然流产的次数、有无死胎或难产、现存孩子数及年龄与性别、计划生育情况等。月经史包括初潮年龄、月经周期、行经天数、月经量及颜色、有无痛经、末次月经日或绝经年龄、白带情况等。月经史的记录格式是：

$$初潮年龄 \frac{行经天数（天）}{月经周期（天）} 末次月经日或绝经年龄$$

一个 20 岁女性病人月经情况记录为：

$$12 \frac{3 \sim 5}{26 \sim 30} 1993.10.11$$

2. 心理发育　心理发育与年龄是否相符，在不同的年龄段是否出现过心理异常。若有，是何种异常。对身体及社会活动带来哪些影响，处理方法及结果等。

3. 生活习惯与方式　起居与卫生习惯，饮食的规律与质量，有无烟、酒、茶嗜好及摄入量，有无吸麻醉药品及吸入量，有无婚外或不洁性生活等。

（六）家族史

父母、兄弟姊妹及子女健康状况。特别注意有无遗传性疾病或与遗传有关的疾病，如血友病、白化病、糖尿病、高血压病等。注意有无患传染病。若家庭成员中已有死亡者，要问清死因及年龄。必要时，可绘制出家谱图。

（七）系统回顾

为使收集的资料更加系统、完整，避免遗漏重要内容，可按一定的模式进行，这一过程称为系统回顾。目前临床上常用的系统回顾有两种模式，即身体、心理及社会系统模式和戈登（Marjory Gordon）功能性健康形态模式（见第二章护理诊断）。

第二节　身体评估

身体评估是指评估者运用自己的感觉器官（眼、耳、鼻、手）和（或）借助简单的诊断工具（听诊器、体温表、血压计、叩诊锤等）来客观地了解和评价被评估者身体状况的一系列最基本的评估方法。通过身体评估所发现的病人客观异常表现称为体征。要达到熟练掌握和准确运用身体评估方法的目的，既需要扎实的医学知识，更需要反复的训练和临床实践。

一、身体评估常用的器具和物品

（一）必要的器具和物品

听诊器、血压计、体温表、压舌板、手电筒、叩诊锤、检眼镜、大头针或别针、软尺、直尺、棉花。

（二）选择性的器具和物品

检耳镜、检鼻镜、鹅颈灯、音叉（128HZ，512HZ）、视力表、胶布、纱布垫、乳胶手套、润滑油。

二、身体评估的注意事项

身体评估的过程是获取临床资料的过程，也是与病人交流、沟通、建立良好护患关系的过程。在身体评估中，要充分树立以病人为中心的思想意识，评估者应注意做到：

（一）要具有良好的态度和举止

仪表端庄、举止大方、态度温和、认真负责、实事求是。必要时，应要求第三者在场（男性评估者评估女性病人时，应要求女医护人员或其家属在场）。

（二）要选择适宜的环境

身体评估的环境要求：周围安静、温度适中、光线充足。

（三）要处于方便的位置

评估时，一般应站在病人右侧，虽然但在整个评估过程中可根据实际需要变换位置，但其基本位置是位于病人右侧。

（四）要按顺序进行评估

身体评估应按一定的顺序进行：一般状态、头、颈、胸、腹、脊柱、四肢、生殖器、肛门及直肠、神经系统或神经反射。危重病人，应打破常规，扼要询问、重点评估后立即抢救，待病人脱离危险后再补充评估。

（五）要反复进行评估

作为护士，一定要记住：不是病人来了给予了初次评估就一劳永逸了。身体状态的变化是一个动态的过程，身体评估也要重复进行。对住院病人或再次求诊病人应根据病情等变化随时复评，根据复评的结果补充或修正护理诊断。

（六）要注意相互沟通

评估前，向病人说明评估的原因、目的及要求；评估中随时与病人交流，询问病人的感觉；评估后，对病人的合作表示感谢。另外，告诉病人，若身体出现异常变化或需要帮助时，及时通知医护人员。

三、身体评估的基本方法

身体评估的基本方法有视诊、触诊、叩诊、听诊、嗅诊。在评估身体的不同部位时，这些基本方法可有所侧重地选择使用或配合使用。在实际工作中，以视诊、触诊、叩诊、听诊这四种方法使用较多。

（一）视诊

评估者利用视觉来观察病人的全身或局部状态的评估方法。视诊可分为一般视诊和局部视诊两种。视诊时，被评估的部位应尽量暴露，光线要充足，最好在自然光线下进行。夜间在灯光下常不易辨出黄疸、轻度发绀和某些皮疹。侧面来的光线观察搏动、肿物或脏器的轮廓比较清楚。

1. 一般视诊 是指对病人一般状态的观察，如发育、营养、意识状态、面容、步态、体位等。一般视诊反映的情况对下一步身体评估重点的选择具有一定的意义，作为一个优秀的临床护士，从病人进入视野的一刹那间起，你的一般视诊就已经开始了。

2. 局部视诊 局部视诊是对病人身体的某一部位的细致观察，如舌、巩膜、甲状腺、咽及扁桃体等。对某些特殊部位进行局部视诊时，则需要使用某些专科器械。如观察鼓膜，要用检耳镜；观察眼底，要用检眼镜；观察鼻腔，要用检鼻镜。

（二）触诊

评估者利用手的感觉来判断所触部位脏器物理状态或病人反应的评估方法。触诊可用于身体各部位，尤以腹部触诊最为重要。触诊可以进一步肯定视诊所发现的体征并补充视诊不能观察到的情况。手的触觉以指腹较为敏感，掌指关节部掌面皮肤对震动较为敏感，因此，触诊时多用这两个部位。触诊可分为浅部触诊法和深部触诊法。

1. 浅部触诊法 一手轻轻平放在被评估部位，利用手掌关节和腕关节的弹力柔和地进行滑动触摸。此法适用于体表浅在病变、关节、软组织、浅部的动脉及静脉等。因其不引起病人痛苦，也不致引起肌肉紧张，故更有利于试验性评估腹部压痛、抵抗感、搏动、包块和某些肿大脏器。

2. 深部触诊法　深部触诊法多用于评估深部脏器和组织。根据评估的目的不同，又分为深部滑行触诊法、双手触诊法、冲击触诊法和深压触诊法。

（1）深部滑行触诊法：一手或两手重叠，由浅入深，逐渐加压，触到深部脏器或包块后，用稍弯曲并自然并拢的第2、3、4手指的掌面在它的上面做上下左右的滑动触摸。此法多用于评估腹腔深部脏器及包块。

（2）双手触诊法：将左手置于被评估脏器或包块的背部，并将被评估部位推向右手方向，这样可以起到固定作用，同时又可使被评估脏器或包块更接近体表，以利于右手触诊。此法主要用于肝、脾等脏器的评估。

（3）冲击触诊法：用三个或四个并拢的手指，取几乎垂直的角度置于腹壁上相应的部位，向腹腔深部作数次急促而有力的冲击动作。在冲击时会出现腹腔内脏器在指端浮沉的感觉。由于采取急速的冲击，可使腹水从脏器表面暂时移去，脏器随之浮起，故指端易于触及肿大的肝、脾或腹腔包块。此法适用于大量腹水时触诊肿大的肝、脾。冲击触诊会使病人感到不适，操作时应避免用力过猛。

（4）深压触诊法（深插触诊法）：用一个、二个或三个手指逐渐用力深压，用以探测腹腔深在部位的病变和确定腹腔压痛点，如阑尾压痛点、胆囊压痛点。

（三）叩诊

评估者用手指叩击身体某部，使之震动而产生音响，根据音响的特点及指下的震动感来判断所叩脏器的物理状态与病变性质的评估方法。最常运用于胸腹部的评估。该法是奥地利医生奥斯布鲁格（Auenbrugger，L. 1722～1809）发明的，并于1761年发表了专著《新的诊断法》，正式提出叩诊法。1838年，维也纳医生斯科达又提出了用自己左手中指的背部作为叩诊板，用右手中指进行叩诊的方法。

1. 叩诊方法　根据叩诊的手法不同，叩诊分为间接叩诊法和直接叩诊法两种，以间接叩诊法最常用。

（1）直接叩诊法：用右手中间三指的掌面，直接叩击被评估的部位。此法适用于大面积浅部病变的发现，如大量胸腔积液、肺部大面积实变、腹部胃肠高度胀气等。

（2）间接叩诊法（指指叩诊法）：身体评估时广泛使用此法，尤其适用于确定脏器的大小或界限。叩诊时，左手中指第二指节紧贴在叩诊部位，其余四指微微抬起，避免与体表接触，右手各指自然弯曲，以中指指端垂直叩击左手中指第二指节的前端；叩诊时，注意运用腕关节和掌指关节的力量，防止肘关节或肩关节参加活动，叩击动作要短促灵活、富有弹性；叩击后，右手中指立即抬起，以免影响震动的振幅与频率；叩击力量和间隔时间要均匀一致，以免影响音响的性质；叩诊一个部位时，可连续叩击2～3次；不同的病灶或检查部位，可视具体情况运用不同的叩击力量，病灶小或位置表浅，宜取轻叩诊法，检查部位范围较大或位置较深时，则需采用中等力量叩诊，当病灶位置距体表深远时，需采用重叩诊法（图1－1）。

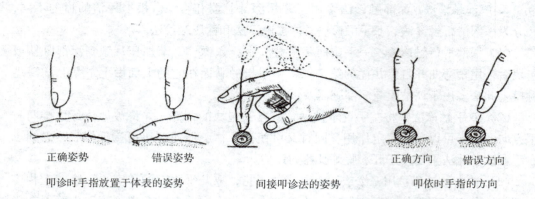

正确姿势　　　　错误姿势　　　　　　　　　　　　　　　　　　正确方向　　　错误方向

叩诊时手指放置于体表的姿势　　　　　　间接叩诊法的姿势　　　　叩依时手指的方向

图 1-1　间接叩诊法

2. 基本叩诊音　由于被叩击的组织或器官致密度、弹性、含气量、以及与体表的间距不同，故在叩击时可产生不同的音响。根据音响的强弱、长短和高低的差异，通常分为鼓音、过清音、清音、浊音、实音 5 种基本叩诊音。

（1）鼓音：这是一种音律和谐的乐音，音响强，震动时间也较长。在叩击含有大量气体的空腔器官时出现。正常情况下，见于左下胸的胃泡区及腹部；病理情况下，见于气胸、肺内大空洞等。

（2）过清音：其音响、强度、震动时间介于清音与鼓音之间。叩击含气量增多、弹性减弱的肺组织时出现该音，临床上见于肺气肿。

（3）清音：这是一种音调低、音响较强、震动时间较长的声音，是肺部的正常叩诊音，提示肺组织弹性、含气量、致密度正常。

（4）浊音（相对浊音）：这是一种音调较高、音响较弱、震动时间较短的声音。正常情况下，叩击被少量含气组织覆盖的实质脏器时产生，如心脏或肝脏被覆盖的部分；病理情况下，见于肺炎球菌肺炎、肺梗死等造成的肺实变。

（5）实音（绝对浊音）：这是一种比浊音音调更高、音响更弱、震动时间更短的声音。正常情况下，叩击实质性脏器如心脏或肝脏时产生；病理情况下，见于大量胸腔积液、胸膜肥厚等。

（四）听诊

评估者利用听觉听取体内脏器运动所产生的声音，借以判断被评估脏器状态的评估方法。听诊在胸部评估中最为常用。听诊可分为直接听诊法和间接听诊法两种。

1. 直接听诊法　评估者用耳直接贴附于被评估者的体表进行听诊。此法听取的声音很弱，也不方便，目前临床上已基本不用，只是在某些特殊或紧急情况下偶尔采用（如在偏远山区无携带诊断器械）。

2. 间接听诊法　借助于听诊器听诊的方法。此法使用方便，可在任何体位下使用，而且对脏器运动的声音起放大作用，故在临床上广为应用。听诊器的发明者是法国医生雷奈克（René Théophile H. Laennec，1781～1826）1816 年发明的，最早的听诊器是木质直筒的，与现在使用的听诊器在外表上有一定差别。

（1）听诊器的组成部件及使用：听诊器由耳件、体件、胶管、弹簧部、金属连接部分组成（图1-2）。使用时，耳件嵌在耳孔内，耳件方向要与外耳道相顺应，体件放在要听诊的部位，即可听到该部位脏器运动发出的声音。体件有钟型和膜型两种。钟型体件适用于听取低调声音，如二尖瓣狭窄的隆隆样舒张期杂音；膜型体件适用听取高调声音，如主动脉瓣关闭不全的叹气样舒张期杂音。

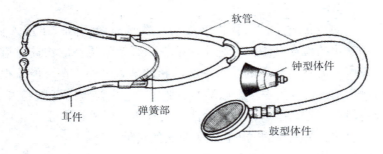

图1-2 听诊器模式图

（2）间接听诊法的注意事项：①听诊应在安静、温暖的环境中进行，以避免外界噪声和寒冷致肌肉震颤产生附加音。②听诊器的体件要紧贴皮肤，避免与皮肤摩擦产生摩擦音，但也不要加压，以免皮肤紧张影响声音传导。③听诊时要注意力集中，排除其他声音的干扰，如听心音时，要排除呼吸音、胃肠蠕动音的干扰。

听诊是临床医护人员的一项基本功，是诊断心肺疾病的重要手段，是身体评估中的重点与难点。学习听诊一定要勤学苦练，反复实践，以期达到切实掌握和熟练运用的程度。

（五）嗅诊

评估者运用嗅觉来判断发自病人的异常气味与疾病之间关系的评估方法。嗅诊时，评估者用手将病人散发的气味扇向自己的鼻部，然后仔细判断气味的性质与特点。有时还需借助视诊等检查方法协助查明气味的来源。嗅诊时，要注意排除病人由外界沾染来的气味的影响。

嗅诊对疾病的诊断往往能提供重要的线索。例如，痰液呈恶臭味提示支气管扩张症或肺脓肿；呼吸呈刺激性大蒜味提示有机磷杀虫药中毒；呼吸呈烂苹果味提示糖尿病酮症酸中毒；呼吸呈氨味提示尿毒症。

第三节 辅助检查

辅助检查是健康评估的方法之一，辅助检查的结果是护理诊断的重要依据之一。辅助检查由受过专门教育和训练的医务人员操作、执行，但其中的部分过程也需要护士的参与、合作。例如，实验室检查中标本的采集、影像学检查前的病人准备、检查后病人的观察等。常用的辅助检查简介如下：

（一）实验室检查

主要运用物理、化学、生物学、免疫学等实验室技术和方法对病人的血液、体液、分泌物、排泄物、组织细胞等标本进行观察、测定，以获得反映机体功能状态、病理变化、病因等客观资料的检查方法称为实验室检查。由于新技术的不断涌现，实验室检查的结果变得越来越有价值，已成为健康评估和护理诊断中不可缺少的一部分。尤其是评估者还负有标本采集或指导病人标本采集的责任，学习实验室检查方面的知识就显得更为必要。

（二）影像学检查

通过各种不同的成像技术使人体内部结构和器官显像，借以了解人体形态结构、生理功能及病理变化的检查方法称为影像学检查。影像学检查的快速发展和内容的不断丰富使其已发展成为一门独立的学科—医学影像学。另外，在影像监视下采集标本或对某些疾病进行治疗也成为医学影像学的一部分。它主要包括 X 线检查、超声检查、计算机体层成像检查、磁共振检查、放射性核素检查、介入放射学等，已被广泛运用于我国各级医疗机构，为人类的健康作出了巨大的贡献。

（三）心电图检查

利用心电图机在体表记录到的心脏生物电活动的曲线图形称为心电图。心电图检查是临床常用辅助检查之一，已成为某些心脏疾病，如心律失常、缺血性心脏病的重要检查方法。评估者不仅应具备心电图描记的操作能力，还需具备通过心电图观察病情和评估病人健康状态的能力。

（四）内镜检查

内镜是从人体的自然孔道或切口部位插入，用以窥视人体内部结构的一类仪器。内镜可以直视被检查的组织器官，等于加长了人肉眼观察的距离，在观察的同时，还能采集组织标本，根据病情进行某些治疗。常用的内镜有胃镜、腹腔镜、结肠镜、支气管镜、膀胱镜、关节腔镜等。

（五）其他辅助检查

脑电图检查、肌电图检查、各种心理学测定和量表检查等也被用于健康评估。

（李广元　杨志林）

第二章 | 护理诊断

"护理诊断"由美国护士 Virginia Fry 于 1953 年提出，20 世纪 60 年代护理诊断作为护理程序的基本步骤之一，深受护理学界专业人士的重视。1973 年美国护士协会（American Nursing Association，ANA）正式将其纳入护理程序，并授权在护理实践中使用。这标志着根据病人的健康资料做出准确的护理诊断已成为护士的权利和责任。为了进一步加强对护理诊断的研究，1973 年美国召开了第一届护理诊断分类会议，并成立了护理诊断分类小组，每 2 年召开一次会议，修订原有护理诊断，对新的护理诊断进行确认和分类。1984 年召开的第 5 次会议因加拿大代表的参加而更名为北美护理诊断协会（North American Nursing Diagnosis Association，NANDA），成为护理诊断的权威机构。20 多年来，护理诊断发展迅速，NANDA 的每一次会议几乎都有新的护理诊断的确认。1995 年 9 月我国卫生部护理中心召开全国第一次护理诊断研讨会，建议使用 NANDA 确认的护理诊断。

一、护理诊断的定义

目前使用的护理诊断定义是 NANDA 在 1990 年第 9 次会议上提出并通过的定义，即护理诊断是关于个人、家庭、社区对现存的或潜在的健康问题或生命过程反应的一种临床判断，是护士为达到预期结果选择护理措施的基础，这些预期结果是应由护士负责的。

护理诊断的定义表明护理的内涵和实质是诊断和处理人类对现存的和潜在的健康问题的反应，评估的对象不仅是病人，也包括健康人，范围从个体扩展到家庭和社区。护理诊断不仅关注护理对象现有的问题，也关注尚未发生的潜在问题，反映了护理的预见性。

二、护理诊断的组成

NANDA 认可的护理诊断由名称、定义、诊断依据、相关因素/危险因素 4 部分构成。

（一）名称

护理诊断的名称是对护理对象健康问题的概括性描述。一般常用受损或损伤（impaired）、增加（increased）、减少或降低（decreased）、无效或低效（ineffective）、缺陷（deficit）、急性或严重（acute）、慢性（chronic）、紊乱（disturbed）、功能障碍（dis-functional）等来描述。根据 NANDA 对护理诊断名称的叙述，常用的护理诊断分为以下三种：

1. 现存的护理诊断 现存的护理诊断是对个体、家庭或社区已经出现的健康问题或生命过程的反应所做的描述，是在进行健康评估时，对护理对象正在经历的健康问题所做出的临床判断。如清理呼吸道无效、气体交换受损、焦虑等。

2. 高危（有危险）的护理诊断 高危（有危险）的护理诊断是对一些易感个体、家庭或社区对健康状况或生命过程可能出现的反应的描述。评估对象存在某些危险因素，如不及时进行护理干预则很有可能出现的健康问题。如有窒息的危险、有皮肤完整性受损的危险等。

3. 健康的护理诊断 健康的护理诊断是对个人、家庭或社区从特定健康水平向更高健康水平发展所做出的临床判断。如母乳喂养有效等。

（二）定义

护理诊断的定义是对护理诊断名称内涵清晰、正确的描述和解释。NANDA 用定义确定每一个护理诊断的特征，并以此区别于其他护理诊断。如"家庭应对无效：无能性"的定义是：重要人物（家庭成员或其他主要人员）的行为使他（她）自己的能力以及被照顾者必须有效完成适应健康挑战任务的能力受损。而"家庭应对无效：妥协性"的定义则是：当被照顾者处理和控制健康挑战需要帮助时，通常最主要提供支持的人物（如亲友）所提供的支持、安慰、协助或鼓励是不足的、无效的或妥协性的。由此可见，二者虽然都是家庭应对无效，但引起的原因不同，前者多为不能应对，后者多为应对不足。

（三）诊断依据

护理诊断依据是做出护理诊断的临床判断标准，多来自有关被评估者健康状况的主观资料和客观资料，也可以是危险因素。根据诊断依据对护理诊断的支持程度分为以下三种：

1. 必要依据 即做出某一护理诊断必须具备的依据。如在"活动无耐力"的诊断依据中，"自述疲乏或软弱无力"是做出这一护理诊断的必要依据，即诊断病人"活动无耐力"，必须具备这一依据。

2. 主要依据 即做出某一护理诊断时，通常需要存在的依据。

3. 次要依据 即对做出某一护理诊断具有支持作用，但不一定每次做出该诊断都存在的依据。

（四）相关因素

相关因素是指影响个体健康状况，导致健康问题的直接因素、促发因素或危险因素。现存的护理诊断和健康的护理诊断有相关因素，而高危的护理诊断其相关因素常为危险因素，即导致被评估者对这种危险的易感性增加的因素，包括生理、心理、遗传、化学因素及不健康的环境因素等。相关因素可来自于以下几方面：

1. 病理生理学因素 如"体液过多"的相关因素可能是肾脏功能受损。

2. 心理因素 如"便秘"可因病人应激事件所致的情绪剧烈波动所引起。

3. 与治疗有关的因素 如年轻病人接受肾上腺皮质激素治疗时出现的库欣综合征，

可引起"自我形象紊乱"等护理问题。

4. 情境因素 即涉及环境、有关人员、生活习惯、生活经历、角色等方面的因素。如"睡眠形态紊乱"的相关因素可以是环境改变、工作压力过大或焦虑等。

5. 成熟发展因素 指与年龄相关的各方面的发展情况，包括认知、生理、心理、社会、情感等。如老年人"淋浴或卫生自理缺陷"的相关因素可以是机体老化带来的活动或运动能力减退所致。

护理诊断的相关因素往往涉及多个方面，如"睡眠形态紊乱"的相关因素可以是伤口疼痛引起，也可以是焦虑、连续24小时输液、住院环境改变或儿童恐惧心理等因素所致。可见，一个护理诊断可有多个相关因素，确定护理诊断的相关因素可以为选择有效的护理措施提供依据。

三、护理诊断的名称

2000年NANDA在第十四次会议上审定通过155项护理诊断，包括：促进健康、营养、排泄、活动/休息、感知/认知、自我感知、角色/关系、性、应对/压力耐受、生命本质、安全/防护、舒适、成长/发育13个范畴。

（一）促进健康

主要指对机体正常功能或心理完好状态的意识以及对其进行持续控制和促进的策略，包括健康意识和健康管理方面的诊断。

1. 执行治疗方案有效
2. 执行治疗方案无效
3. 家庭执行治疗方案无效
4. 社区执行治疗方案无效
5. 寻求健康行为
6. 保持健康无效
7. 持家能力障碍

（二）营养

主要指为了维持机体组织、修复组织和产生能量所进行的摄取、消化、吸收和利用营养素的活动，包括吞咽、消化、吸收、代谢、水化方面的诊断。

8. 无效性婴儿喂养形态
9. 吞咽障碍
10. 营养失调：低于机体需要量
11. 营养失调：高于机体需要量
12. 有营养失调的危险：高于机体需要量
13. 体液不足
14. 有体液不足的危险
15. 体液过多
16. 有体液失衡的危险

（三）排泄

主要指由人体分泌和排泄代谢废物的过程，包括泌尿系统、胃肠道系统、皮肤系统、呼吸系统方面的诊断。

17. 排尿障碍

18. 尿潴留

19. 完全性尿失禁

20. 功能性尿失禁

21. 压力性尿失禁

22. 急迫性尿失禁

23. 反射性尿失禁

24. 有急迫性尿失禁的危险

25. 排便失禁

26. 腹泻

27. 便秘

28. 有便秘的危险

29. 感知性便秘

30. 气体交换受损

（四）活动/休息

主要指能量资源的产生、保存、利用和平衡，包括睡眠/休息、活动/运动、能量平衡、心肺－血管性反应方面的诊断。

31. 睡眠形态紊乱

32. 睡眠剥夺

33. 有废用综合征的危险

34. 躯体活动障碍

35. 床上活动障碍

36. 借助轮椅活动障碍

37. 转移能力障碍

38. 行走障碍

39. 缺乏娱乐活动

40. 漫游状态

41. 穿着/修饰自理缺陷

42. 沐浴/卫生自理缺陷

43. 进食自理缺陷

44. 如厕自理缺陷

45. 术后康复延缓

46. 能量场紊乱

47. 疲乏

48. 心输出量减少

49. 自主呼吸受损

50. 低效性呼吸形态

51. 活动无耐力

52. 有活动无耐力的危险

53. 功能障碍性撤离呼吸机反应

54. 组织灌注无效（具体说明类型：肾脏、大脑、心、肺、胃肠道、外周）

（五）感知/认识

主要指人体的信息处理系统，包括注意力、定向力、感觉/感知、认知、沟通方面的诊断。

55. 单侧性忽视

56. 认识环境障碍综合征

57. 感知紊乱（具体说明：听觉、运动觉、味觉、触觉、嗅觉）

58. 知识缺乏

59. 急性意识障碍

60. 慢性意识障碍

61. 记忆受损

62. 思维过程紊乱

63. 语言沟通障碍

（六）自我感知

主要指对自我的意识，包括自我概念、自尊、身体形象方面的诊断。

64. 自我认可紊乱

65. 无能为力感

66. 有无能为力感的危险

67. 无望感

68. 有孤独的危险

69. 长期自尊低下

70. 情境性自尊低下

71. 有情境性自尊低下的危险

72. 身体意象紊乱

（七）角色/关系

主要指个体或个体与群体之间所表现出的正面和负面的关系或联系，以及这些关系所显示的意义，包括照顾者角色、家庭关系、角色履行方面的诊断。

73. 照顾者角色紧张

74. 有照顾者角色紧张的危险

75. 父母不称职

76. 有父母不称职的危险

77. 家庭运作中断

78. 家庭运作功能不全：酗酒

79. 有亲子依恋受损的危险

80. 母乳喂养有效

81. 母乳喂养无效

82. 母乳喂养中断

83. 无效性角色行为

84. 父母角色冲突

85. 社交障碍

（八）性/生殖

主要指性向认定、性功能和生殖功能，包括性特征、性功能、生殖方面的诊断。

86. 性功能障碍

87. 无效性性生活形态

（九）应对/压力耐受

主要指对于生命过程中生活事件的斗争能力，包括耐受创伤后反应、应对反应、神经行为性压力方面的诊断。

88. 迁居应激综合征

89. 有迁居应激综合征的危险

90. 强暴创伤综合征

91. 强暴创伤综合征：隐匿性反应

92. 强暴创伤综合征：复合性反应

93. 创伤后综合征

94. 有创伤后综合征的危险

95. 恐惧

96. 焦虑

97. 对死亡的焦虑

98. 长期悲伤

99. 无效性否认

100. 预感性悲哀

101. 功能障碍性悲哀

102. 调节障碍

103. 个人应对无效

104. 无能性家庭应对

105. 妥协性家庭应对

106. 防卫性应对

107. 社区应对无效

108. 有增强家庭应对趋势

109. 有增强社区应对趋势

110. 自主性反射失调

111. 有自主性反射失调的危险

112. 婴儿行为紊乱

113. 有婴儿行为紊乱的危险

114. 有增强调节婴儿行为的趋势

115. 颅内适应能力下降

（十）生命本质

主要指被视为真实而具有内在价值的有关行为、习俗或惯例的做法、想法和态度的基本原则，包括含价值、信念、价值/信念/行为的一致性方面的诊断。

116. 有增强精神健康的趋势

117. 精神困扰

118. 有精神困扰的危险

119. 抉择冲突

120. 不依从行为

（十一）安全/防御

主要指没有危险、身体创伤或免疫系统受损，防止损失和维护安全，包括感染、机体创伤、暴力行为、环境危险、防御、体温调节方面的诊断。

121. 有感染的危险

122. 口腔黏膜受损

123. 有受伤的危险

124. 有围手术期体位性损伤的危险

125. 有摔倒的危险

126. 有外伤的危险

127. 皮肤完整性受损

128. 有皮肤完整性受损的危险

129. 组织完整性受损

130. 牙齿受损

131. 有窒息的危险

132. 有误吸的危险

133. 清理呼吸道无效

134. 有外周神经血管功能障碍的危险

135. 防护无效

136. 自伤

137. 有自伤的危险

138. 有对他人施行暴力的危险

139. 有对自己施行暴力的危险

140. 有自杀的危险

141. 有中毒的危险

142. 乳胶过敏反应

143. 有乳胶过敏反应的危险

144. 有体温失调的危险

145. 体温调节无效

146. 体温过低

147. 体温过高

（十二）舒适

主要指在精神、身体或社交方面感觉完好或轻松，包括生理性舒适、环境舒适、社区舒适方面的诊断。

148. 急性疼痛

149. 慢性疼痛

150. 恶心

151. 社交孤立

（十三）成长/发展

主要指符合年龄的身体和器官系统的增长和（或）发展阶段的达成，包括成长、发育。

152. 成长发展延缓

153. 成人身心衰竭

154. 有发展迟滞的危险

155. 有不成比例生长的危险

四、护理诊断的陈述

护理诊断的陈述是对个体或群体健康状态的反应及其相关因素/危险因素的描述。

（一）陈述分类

根据收集到的资料做出诊断后，可按诊断的不同类型选择下列适当的方式进行陈述：

1. 三部分陈述 用于现存的护理诊断的陈述，包括问题（problem，P）、原因（etiology，E）、诊断依据即症状和体征（signs and symptoms，S）三部分，即 PES 公式。如气体交换受损（P）：发绀、呼吸困难、PaO_2 60mmHg（S），与阻塞性肺气肿有关（E）。

2. 两部分陈述 常用于高危（有危险）的护理诊断的陈述，因目前尚未发生，所以只有护理诊断的名称和相关因素，而无临床症状和体征，即 PE 公式。如有皮肤完整性受损的危险（P）：与病人长期卧床有关（E）。

3. 一部分陈述 用于健康的护理诊断的陈述，如母乳喂养有效（P）。

（二）陈述的注意事项

由于护理诊断有其统一的名称和特有陈述方式，因此，在临床使用时应注意以下问题：

1. 问题（problem，P） 应尽量使用 NANDA 认可的护理诊断名称，不可随意创造。在遇到病人"腹胀"、"瘙痒"等现有护理诊断无法涵盖的情况时，允许以护理问题的方式提出并加以解决，但应慎重，且需要经过同行的讨论并达成共识，方可使用。

2. 具体陈述时的注意事项 ①相关因素的陈述，应使用"与……有关"的方式。②必须明确每个护理诊断的相关因素，即明确导致护理问题出现的最直接原因。如"清理呼吸道无效：与体弱、咳嗽无力有关"，明确了导致清理呼吸道无效的直接原因是病人体弱和咳嗽无力。③陈述时避免将临床表现当作相关因素陈述。如"疼痛：胸痛，与心绞痛有关"，应为"疼痛：胸痛，与心肌缺血、缺氧有关"。④相关因素在健康资料中无法确定时，可以用"与未知因素有关"进行陈述，但要注意进一步收集资料，明确相关因素。⑤"知识缺乏"护理诊断的陈述，使用"知识缺乏：缺乏……方面的知识"的特殊方式进行陈述。

五、护理诊断的步骤

护士根据被评估者的健康资料做出护理诊断，需要运用护理程序的思维方法，一般经过收集资料、整理资料、分析资料、确定护理诊断 4 个步骤完成。

（一）收集资料

全面、正确的收集资料是做出正确护理诊断的基础。资料的收集可通过观察、交谈、身体评估、阅读病历及其他有关资料来完成。收集的重点在于确认病人目前和既往的健康状况、脏器功能情况，对治疗和护理的反应，潜在健康问题的危险因素及对更高健康水平的希望。

（二）整理资料

资料的整理包括对所收集的资料进行组织分类和核实。

1. 资料的组织分类 收集到的健康资料涉及面广，内容繁杂，需要采用适当的方式进行分类整理，以便从中发现问题，进行补充核实等，确保资料的全面、真实。健康评估常用的资料分类方式有：

（1）生理、心理及社会系统模式：是将资料按病人的生理、心理、社会进行分类组织。①生理方面，根据组织器官的生理功能按系统来组织资料，见表 2 - 1。②心理方面：包括视、听、触、嗅等感觉功能有无异常，有无幻觉、错觉等感知能力改变；有无记忆力、注意力、定向力、语言能力障碍等认知能力改变；有无焦虑、抑郁、恐惧、失望、沮丧、愤怒等情绪改变；是否对自己充满信心、有无价值感等；对疾病和健康的认识与反应；压力反应及其应对方式等。③社会方面：包括价值观与信仰、受教育的情况、生活与居住环境、职业及工作环境、家庭、社交状况及经济状况等。

表 2-1　生理方面资料的项目及内容

项目	内容
一般健康状况	有无疲乏无力、发热、出汗、睡眠障碍、体重改变等
头颅及其器官	有无视力障碍、眩晕、耳聋、耳鸣、鼻出血、牙痛、牙龈出血、声音嘶哑、咽喉肿痛等
呼吸系统	有无咳嗽、咳痰、胸痛、咯血、呼吸困难等
循环系统	有无心悸、胸闷、心前区疼痛、端坐呼吸、晕厥、血压升高、下肢水肿等
消化系统	有无食欲减退、吞咽困难、恶心、呕吐、腹痛、腹泻、呕血、便血、黄疸、便秘等
泌尿生殖系统	有无膀胱刺激征、血尿、排尿困难、尿潴留或尿失禁、夜尿增多、颜面水肿、阴道出血、尿道或阴道异常分泌物等
内分泌系统与代谢	有无多食、多饮、多尿、怕热、多汗、肥胖或消瘦、月经失调、性格、性功能改变等
造血系统	有无皮肤黏膜苍白、头晕眼花、乏力、皮肤黏膜出血点、瘀点、瘀斑、脾肿大、淋巴结肿大等
肌肉骨骼系统	有无关节肿痛、关节畸形、运动障碍、肢体无力、肌肉萎缩等
神经系统	有无头痛、头晕、意识障碍、记忆力减退、抽搐、瘫痪等

（2）功能性健康形态模式：功能性健康形态分类法由 Gordon 于 1982 年提出，主要涉及人类健康及生命过程的 11 个方面。可将资料按照 Gordon 的功能性健康形态模式进行分类组织。此种方法较为通俗易懂，便于资料的组织。包括：①健康感知 – 健康管理形态：是关于对健康的认识、健康控制能力方面的问题。②营养 – 代谢形态：包括营养、体液平衡、组织完整性和体温调节 4 个方面。③排泄形态：主要指排泄，即排便、排尿方面的问题。④活动 – 运动形态：是有关日常生活活动（包括自我照顾和休闲活动）和个体为进行这些活动所需能力方面的问题。⑤睡眠 – 休息形态：是指在睡眠与休息方面的问题。⑥认知 – 感知形态：包括思维过程、运用视、听、触、味、嗅、本体等感觉获得信息以及学习运用知识等方面的问题。⑦自我感知 – 自我概念形态：是关于个体对自身个性特征、社会角色和身体特征的认识和评价。⑧角色 – 关系形态：是指个体在表现由其本人或他人所描述的期望行为时出现的问题。⑨性 – 生殖形态：包括对性别的确认、性角色行为、性心理和性生理的功能、生育能力等方面的问题。⑩应对 – 应激耐受形态：是指个体或家庭对应激的反应或以往经历应激时的状态。⑪价值 – 信念形态：指个体在价值、信念方面的问题。

（3）Maslow 需要层次模式：需要层次论是美国著名心理学家 Maslow 提出的著名理论。可将资料按人的需要层次由低到高进行组织，依次为：①生理需要：包括饮食习惯、排泄习惯、活动与休息形态、睡眠形态、个人嗜好、主诉及就诊原因等。②安全需要：包括对家庭、社区和医院环境的感受；对目前健康状况和疾病预后的期望；住院对日常生活的影响等。③爱及归属的需要：包括病人的支持系统、社交状况、宗教文化背景、生活习惯和禁忌、在家庭及社会中的角色、家庭对健康和疾病转归的影响等。④自尊的需要：包括对自身的感觉、对工作的评价、对家庭的评价、受教育程度、职业、经济状况、仪表等。⑤自我实现的需要：包括住院引起的心理反应、价值观、自我目标的设立、压力应对方式、思维能力、注意力等。

（4）Orem 自理需要模式：按照 Orem 的自理理论对资料进行组织分类。Orem 自理理论认为人具有一般性自我照顾需要的能力；当个体因身体、心理及其他原因不能满足这些需求时，便出现了自我照顾缺陷；护理的目的就是帮助病人克服和战胜其自理缺陷，恢复自理能力。

（5）人类反应形态模式：是 NANDA 为使护理诊断标准化而确认的一种护理诊断分类系统，包括 13 个范畴。

2. 资料的核实 就是在全面收集病人健康资料的基础上，对资料进行分类的同时，检查资料是否全面、真实、准确的过程。

（1）资料的全面性：首先要按照资料组织形式的要求逐项检查，寻找可能被遗漏的资料，并通过问诊、观察、身体评估等方法补充资料。

（2）资料的真实性和准确性：认真核实资料，发现有自相矛盾之处，应首先分析可能的原因，再澄清事实；对不真实的资料一定要采取适当的方式及时纠正。

（三）分析资料

资料分析的目的在于对资料进行全面具体的分析与综合，明确护理对象可能存在的健康问题及其相关因素和（或）危险因素。

1. 找出异常 评估者要具有敏锐的观察力和分析能力，运用专业知识判断正常与异常，并找出资料之间的相互关系，做出进一步的分析和判断，发现问题所在。

2. 明确相关因素 在发现问题的基础上，进一步寻找引起异常的相关因素和（或）危险因素，提出可能的护理诊断。

（四）确立护理诊断

将异常资料与护理诊断的依据进行比较，对提出的护理诊断进行评价和筛选，再次确认服务对象存在的健康问题，明确相关因素和（或）危险因素，形成护理诊断。但在做出明确的护理诊断之前，应考虑还有其他护理诊断的可能性，要通过进一步收集资料，予以排除或确定，最终做出正确的护理诊断。

六、合作性问题

合作性问题是 Carpenito 在 1983 提出的概念。她认为护士需要解决的问题有两大类，一类是可以通过护理诊断、护理措施解决的护理问题，另一类是需要护士与其他健康保健人员，尤其是医生共同合作解决的问题，即合作性问题。

（一）合作性问题的特点

合作性问题是指医生和护士共同合作才能解决的问题，多指由于脏器的病理生理改变所致的潜在并发症。合作性问题需要护士进行监测，及时发现某些疾病过程中的并发症，运用医嘱和护理措施，与其他健康保健人员，特别是医生共同处理解决。如手术后病人伤口出血，引起出血的原因主要与术中止血及伤口缝合等因素有关，护理措施无法独立预防其发生。对此应提出"潜在并发症：出血"，护士的职责是密切观察伤口是否出血，及时发现问题，与医生共同处理；再如急性广泛前壁心肌梗死的病人，在发病后 24 小时内最易出现频发室早、室速，甚至室颤等严重心律失常，即"潜在并发症：心律失常"，护士的职责是通过连续的心电监测，及时发现严重的心律失常，并与医生共同采取积极措施进行处理。

（二）合作性问题的陈述

合作性问题有其独特的陈述方式，即"潜在并发症：×××××"。如潜在并发症：胎儿窘迫；潜在并发症：肺栓塞等。潜在并发症（potential complication）也可缩写为 PC，如 PC：脑血管意外。

七、护理诊断与医疗诊断的区别

护理诊断与医疗诊断是护士和医生从不同的专业角度对服务对象的健康状况进行的评估，都需要经过观察、交流获得，都是以医学知识为基础，其目的都是促进病人的康复。明确护理诊断与医疗诊断的区别对区分护理和医疗两个专业，明确各自的工作范畴和法律责任非常重要。其主要区别见表 2-2。

表 2-2 护理诊断与医疗诊断的区别

项目	护理诊断	医疗诊断
临床判断的对象	对个人、家庭、社区的健康问题或生命过程反应的一种临床判断	对个体病理生理变化的一种临床判断
描述的内容	对健康问题的反应	一种疾病
决策者	护士	医疗人员
职责范围	在护理职责范围内进行	在医疗职责范围内进行
适用范围	个人、家庭、社区的健康问题	个体的疾病
数量	往往有多个	一般情况下只有一个
是否变化	随病情变化而变化	一旦确诊则不会变化

例如，"乳腺癌"是由医生做出的临床医疗诊断，是对疾病本身性质的一种判断。医生要解决的主要问题是做出准确的临床诊断和进行科学合理的治疗，而这一诊断一旦被确认，在整个疾病过程中是不会改变的；面对同一病人，护士要对病人患乳腺癌后生理、心理、社会等方面的反应做出判断，即护理诊断。护士要解决的主要问题是找出并确认病人现存的、或潜在的健康问题，做出准确的护理诊断，并采取有效的护理措施实施身体、心理和社会等全面的整体护理。术前护士根据病人的反应可做出焦虑/恐惧、知识缺乏、预感性悲哀等护理诊断，随着病情的变化，手术、化疗等治疗措施的落实等，病人可有切口疼痛、患侧上肢活动受限、恶心、呕吐等不同的反应，出现新的护理问题，护士可根据病人的具体情况，做出疼痛、躯体移动障碍、入厕自理缺陷、自我形象紊乱、潜在并发症：出血等新的护理诊断。

（肖桂英）

第三章 | 常见症状评估

第一节 发 热

体温是生命活动的重要标志，体温可以通过体温表测量。正常人体温保持在一定的范围内，腋窝温度为 36.0~37.0℃；口腔温度为 36.0~37.2℃；直肠温度为 36.5~37.7℃。在生理状态下，体温受体内外因素的影响而稍有波动。昼夜之间下午较早晨高，剧烈活动、劳动或进餐后体温也可略升高，但一般波动范围不超过 1℃。年轻人体温偏高，老年人体温偏低，妇女在月经期体温较低，在月经前和妊娠期稍高。任何原因导致体温升高超过正常范围称为发热（fever）。发热是机体对致病因素的一种全身反应。

【发生机制】

（一）致热原引起发热

致热原分为外源性和内源性两类。外源性致热原主要包括各种病原体及其代谢产物、炎性渗出物及无菌性坏死物质、抗原－抗体复合物等，它们不能直接引起发热，而是通过激活血液中的中性粒细胞、嗜酸性粒细胞和单核－吞噬细胞系统，使其产生并释放内源性致热原。内源性致热原主要有白细胞介素－1、肿瘤坏死因子和干扰素，也不能直接引起发热，它们透过血－脑屏障后，作用于体温调节中枢，使其释放中枢发热调节介质。中枢发热调节介质包括正调节介质和副调节介质。前者使体温中枢调定点（温阈）上升，体温调节中枢对体温重新调节发出冲动，一方面通过垂体内分泌因素使代谢增加或通过运动神经使骨骼肌阵缩（临床表现为寒战）使增加产热，另一方面通过交感神经使皮肤血管收缩及竖毛肌收缩，停止排汗，散热减少，体温升高；在体温中枢调定点（温阈）上升、体温升高的同时，后者（副调节介质）被释放，限制体温中枢调定点的过度上调，对机体产生保护作用。正调节介质主要有：前列腺素E、促肾上腺皮质激素释放激素、环磷酸腺苷、一氧化氮。副调节介质主要有：精氨酸加压素、黑素细胞刺激素、脂皮质蛋白－1。

（二）非致热源引起发热

1. 体温中枢直接受到刺激 脑部的出血、炎症、肿瘤、外伤、中暑等因素直接作用于丘脑的体温中枢引起发热。

2. 组织产热过多 ①甲状腺激素分泌过多时，促进物质代谢，氧化加速，产热增加。②自主神经功能紊乱，交感神经兴奋，组织产热增加。

3. 身体散热减少　①汗腺缺乏或破坏，造成皮肤散热不良；②严重脱水，热量通过水分蒸发散热减少。

目前认为致热原引起发热是机体发热的主要机制。

【病因】

根据病因发热分为感染性发热和非感染性发热两大类，临床上以感染性发热最常见。

(一) 感染性发热

各种病原体如细菌、病毒、支原体、衣原体、立克次体、螺旋体、真菌、寄生虫等所引起的感染，均可出现发热。见于急性阑尾炎、急性扁桃体炎、流行性感冒、肺结核等。在分析感染性发热时，一要判断引起发热的病原体种类，二要注意寻找病原体感染的部位。

(二) 非感染性发热

1. 无菌性坏死物质的吸收　如大面积烧伤、大手术后、急性心肌梗死、恶性肿瘤等。

2. 变态反应　如风湿热、血清病、系统性红斑狼疮、输血反应等。

3. 内分泌与代谢障碍疾病　如甲状腺功能亢进症、重度脱水等。

4. 皮肤疾病　如大面积严重烧伤后、广泛皮炎、先天性无汗腺、鱼鳞病等。

5. 体温调节中枢功能失调　如中暑、重度安眠药中毒、脑出血、脑外伤等。

6. 自主神经功能紊乱　①原发性发热：自主神经功能紊乱影响正常的体温调节过程或体质异常，低热可持续数月或数年之久。②感染后低热：原有感染已愈，但低热不退。系体温调节中枢对体温的调节功能仍未完全恢复正常所致。③夏季低热：发生于夏季，秋凉后自行退热。每年如此，反复出现，连续数年后多可自愈。常见于营养不良或脑发育不良的幼儿。

【临床表现】

(一) 发热过程

发热过程一般分为三个阶段。

1. 体温上升期　其特点为产热大于散热。临床上表现为疲乏、不适感、肌肉酸痛、皮肤苍白、干燥、无汗、畏寒，有时伴寒战等症状。体温上升有两种方式：

（1）骤升型：体温在几小时内达 39.0～40℃ 或以上，常伴有寒战。见于大叶性肺炎、疟疾、急性肾盂肾炎等。

（2）缓升型：体温于数日内缓慢上升达高峰，见于伤寒、结核病等。伤寒以阶梯状上升的高热为特征。

2. 高热持续期　其特点为产热与散热在较高的水平上趋于平衡，体温维持在较高的状态。临床表现为皮肤潮红而灼热，呼吸和心率增快。此期持续时间可因病情和治疗效果而异，可为数小时、数天、甚至数周不等。

3. 体温下降期　其特点是散热增加而产热趋于正常，体温中枢恢复正常的调节水平。临床表现为病人大量出汗和皮肤温度降低。体温下降的方式有两种：

（1）骤降：体温于数小时内迅速降至正常，有时可低于正常，常伴有大汗。见于疟疾、大叶性肺炎、急性肾盂肾炎、回归热等。

（2）渐降：体温于数天内逐渐降至正常，见于伤寒、风湿热等。

（二）发热分度

根据口腔温度，临床上将发热分为下列四种程度：

1. 低热 37.3 ~ 38.0℃

2. 中等度发热 38.1 ~ 39.0℃

3. 高热 39.1 ~ 41.0℃

4. 超高热 >41.0℃

脉搏和呼吸通常随体温升高而加快。一般说来，体温升高1℃，脉搏每分钟约增加10次，呼吸每分钟约增加3 ~ 4次。

（三）常见热型

将病人每天不同时间测得的体温数值描记在体温单上（符号为：腋下温度"×"、口腔温度"●"、直肠温度"○"），将各体温数值点用蓝线连接起来形成体温曲线，该曲线的不同形态（形状）称为热型。不同的病因常形成不同的热型，临床上常见的热型如下：

1. 稽留热 体温持续在39.0 ~ 40.0℃，达数天或数周，24小时内波动范围不超过1℃。见于大叶性肺炎、伤寒等（图3-1）。

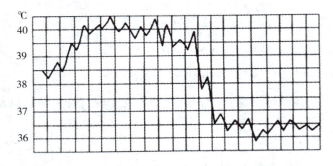

图3-1 稽留热

2. 弛张热 体温高低不一，24小时内波动范围达1℃以上，但最低温度仍高于正常水平。见于败血症、重症肺结核、风湿热等（图3-2）。

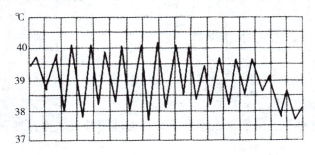

图3-2 弛张热

3. 间歇热 体温骤升达高峰后持续数小时,又骤然降至正常水平持续一天至数天,如此高热期与无热期反复出现。见于疟疾、急性肾盂肾炎等(图3-3)。

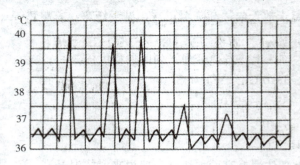

图3-3 间歇热

4. 回归热 体温急骤升高至39.0℃以上,持续数天后又骤降至正常水平,高热期与无热期各持续若干天后规律性交替一次。见于回归热、霍奇金(Hodgkin)病等(图3-4)。

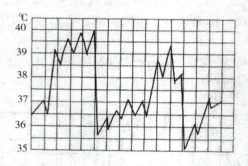

图3-4 回归热

5. 不规则热 发热的体温曲线无一定规律。见于流行性感冒、肺结核、渗出性胸膜炎等(图3-5)。

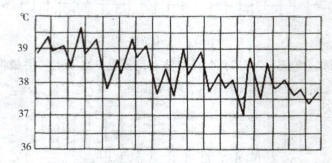

图3-5 不规则热

(四)发热时间长短

1. 急性短期发热 多见于急性感染,如肺炎球菌肺炎、流行性腮腺炎、急性细菌性痢疾等。

2. 慢性长期发热

（1）长期不明原因中、高热：是指体温在38.0℃以上，持续时间超过2周的发热。见于恶性肿瘤（如恶性组织细胞病、淋巴瘤、肝癌）、结缔组织病（如系统性红斑狼疮）等。

（2）长期低热：是指体温在38.0℃以下，持续1个月以上的慢性发热。见于慢性感染（如结核病、慢性肝胆管感染）、甲状腺功能亢进症、自主神经功能紊乱、夏季低热等。

【护理评估要点】

（一）相关病史

重点了解：病人发热前是否有拔牙或其他手术史，是否有饮用野外水或不洁饮水史，是否有与动物密切接触史；既往有否类似发热史，如有，应询问发热间隔时间是否存在周期性或规律性；既往发热曾做过的处理及处理效果。

（二）发热的特点

注意评估发热的时间、程度、缓急、季节及热型等。①午后低热，夜间盗汗常见于肺结核。②高热常见于急性肺炎、急性化脓性扁桃体炎、伤寒、疟疾、急性肾盂肾炎等急性感染性疾病。③低热常见于风湿热、类风湿关节炎、恶性肿瘤、手术后吸收热等。④冬春季节发热常有受风或受寒的病史，常见于流行性感冒、流行性脑脊髓膜炎、麻疹、白喉、斑疹伤寒、肺炎等；夏秋季发热常见于细菌性痢疾、伤寒、流行性乙型脑炎、脊髓灰质炎等；夏收与秋收时节发热可见于钩端螺旋体病。⑤输血、输液引起的发热反应常发生在输血、输液过程中。

（三）伴随症状

1. 发热伴昏迷 见于肺性脑病、肝性脑病、化脓性脑膜炎、结核性脑膜炎、脑出血等中枢神经系统疾病。

2. 发热伴寒战 见于大叶性肺炎、败血症、胆囊炎、流行性脑脊髓膜炎、疟疾等。

3. 发热伴结膜充血 见于麻疹、流行性出血热、钩端螺旋体病、斑疹伤寒等。

4. 发热伴单纯疱疹 见于大叶性肺炎、疟疾、流行性脑脊髓膜炎等。

5. 发热伴出血 见于重症麻疹、流行性出血热、败血症、急性白血病、急性再生障碍性贫血等。

6. 发热伴淋巴结肿大 见于传染性单核细胞增多症、风疹、淋巴结结核、局灶性化脓性感染等。

7. 发热伴肝脾大 见于病毒性肝炎、肝及胆道感染、疟疾、血吸虫病、白血病、恶性淋巴瘤等。

8. 发热伴关节肿痛 见于风湿热、败血症、猩红热、痛风等。

（四）对人体功能性健康形态的影响

主要有：①营养-代谢形态：有无食欲减退、体重减轻、体液不足、脱水等改变。②认知-感知形态。有无意识障碍、抽搐、疼痛等改变。

【相关护理诊断】

1. 体温过高 与病原体感染有关；与体温调节中枢功能障碍有关。

2. 体液不足/有体液不足的危险 与退热时出汗过多和（或）液体摄入不足有关。

3. 营养失调：低于机体需要量 与长期发热代谢率增高及营养物质摄入不足有关。

4. 口腔黏膜受损 与发热引起的口腔黏膜干燥有关。

5. 潜在并发症 惊厥、意识障碍。

第二节 水 肿

在正常人体中，血管内液体不断地从毛细血管小动脉端滤出至组织间隙，成为组织液，同时组织液又不断地从毛细血管小静脉端回吸入血管中，两者保持着动态平衡。人体组织间隙有过多的液体积聚引起组织肿胀称为水肿（edema）。浆膜腔水肿称为积液（hydrops），如胸腔积液、腹腔积液、心包腔积液和关节腔积液。水肿按部位可分为全身性水肿和局部性水肿；按性质可分为凹陷性水肿与非凹陷性水肿。当身体各部分（主要是皮下组织）组织间隙均有液体积聚时称为全身性水肿；体液积聚于局部组织间隙时，称为局部性水肿。按压后出现凹陷的水肿称为凹陷性水肿；按压后无明显凹陷的水肿称为非凹陷性水肿。

【发生机制】

正常人体组织间液体量通过机体内外液体交换和血管内外液体交换的平衡维持恒定。肾脏在维持体内外液体交换平衡中起着重要作用。毛细血管内静水压、组织液胶体渗透压、血浆胶体渗透压、组织内静水压是维持血管内外液体交换平衡的因素，当这些因素发生障碍时，可引起组织间液生成过多或回吸收过少，形成水肿。水肿的发生机制综合起来有五点：①钠和水的潴留。②毛细血管内滤过压升高。③毛细血管壁通透性增加。④血浆胶体渗透压降低。⑤淋巴回流受阻。

【病因】

（一）全身性水肿

1. 心源性水肿 见于右心衰竭、渗出性心包炎、慢性缩窄性心包炎，以右心衰竭最常见。其主要发生机制是：①静脉回流受阻，致静脉压和毛细血管内滤过压升高，液体从血管内滤出增多。②心排出量减少，肾血流量减少，导致肾小球对水和钠滤过减少，继发性醛固酮增多，肾素－血管紧张素系统活性也增高，肾小球对钠、水的重吸收增加，引起钠、水潴留。

2. 肾源性水肿 见于急性或慢性肾炎、肾病综合征等。其发生机制随疾病而异。①肾炎性水肿主要是由于肾小球滤过率明显减少而不伴有肾小管对钠、水重吸收的相应减少，大量钠、水滞积于体内，引起血浆容量和血管外细胞外液量的明显增多，组织间液不能被淋巴回流所代偿，于是出现全身水肿。②肾病性水肿主要是由于大量蛋白尿所致的低蛋白血症，以及循环血量减少，继发性醛固酮增多，引起钠、水的潴留。

3. 肝源性水肿 主要见于肝硬化失代偿期。其主要发生机制是：①肝脏合成血浆蛋白减少，血浆胶体渗透压降低。②门静脉高压，致腹腔脏器血液回流受阻，毛细血管内滤过压升高。③肝淋巴液回流障碍。

4. 营养不良性水肿　见于慢性消耗性疾病、长期营养缺乏、蛋白丢失性胃肠病、严重烧伤等。其主要发生机制是血浆蛋白减少而引起的胶体渗透压降低。另外，维生素 B_1 缺乏亦可引起水肿。

5. 其他全身性水肿　黏液性水肿、经前期紧张综合征、药物性水肿、特发性水肿、妊娠高血压综合征、血管神经性水肿等。

（二）局部性水肿

1. 炎症性水肿　见于急性蜂窝织炎、丹毒、痈等。

2. 局部静脉回流受阻　见于上腔静脉阻塞综合征、肢体静脉血栓形成、血栓性静脉炎、下肢静脉曲张等。

3. 局部淋巴回流受阻　见于丝虫病、淋巴结清扫术后（如乳腺癌腋窝淋巴结清扫术后引起上肢淋巴回流障碍出现手臂水肿）等。

【临床表现】

（一）全身性水肿

1. 心源性水肿　其主要特点是上行性水肿。水肿首先发生于身体下垂部位，立位时，首先出现于下肢，尤其以踝部较明显；半卧位时，则先出现在臀部、大腿部及腰背部；卧位时，则首先出现于骶部。水肿在劳累后明显，休息后减轻。随着心力衰竭的加重，水肿逐渐向上扩展。严重时可并发胸膜腔、腹膜腔甚至心包腔积液。

2. 肾源性水肿　其主要特点是下行性水肿。急性肾炎时，病人早期于晨间起床时，发现眼睑与颜面浮肿，迅速发展为全身性水肿。肾病综合征的全身性水肿最明显，以重度全身性水肿、大量蛋白尿、严重低蛋白血症、高胆固醇血症为特征，其水肿的分布与体位关系不大。

心源性水肿与肾源性水肿的鉴别见表 3 - 1。

表 3 - 1　心源性水肿与肾源性水肿的鉴别

	心源性水肿	肾源性水肿
开始部位	从足部开始，向上延及全身	从眼睑、面部开向下始延及全身
发展快慢	发展比较缓慢	发展常较迅速
水肿性质	比较坚实，移动性小	比较软，移动性大
伴随症状	心脏增大、心脏杂音、肝大、静脉压升高等	高血压、蛋白尿、血尿、管型尿等

3. 肝源性水肿　腹水是肝硬化晚期的突出表现。水肿发生缓慢，常首先出现于踝部，严重时可出现下肢水肿，腹水甚至胸水，而头面部及上肢常无水肿。

4. 营养不良性水肿　其主要特点是先有体重减轻和消瘦等表现，以后才出现水肿，水肿常先从足部开始，逐渐扩展至全身。

5. 其他全身性水肿　主要有：①黏液性水肿：甲状腺功能减退所致。水肿为非凹陷性（水肿液中含大量亲水蛋白），有乏力、怕冷、皮肤粗糙、反应迟钝、毛发（特别是眉毛）脱落等表现。②经前期紧张综合征：多于月经前 7～14 天出现，眼睑、手、踝部轻度水肿，体重增加 1～2kg。常伴有烦躁、易怒、失眠、头痛、乏力、乳房胀痛、盆腔部沉重感，月经后水肿消失。③药物性水肿：引起水肿的药物有肾上腺皮质激素、雄激素、雌激素、利血平、胰岛素、甘草等。特点是用药后发生，停药不久后消失。④特发性水肿：水肿发生而无任何明显的、已知的原因，称为特发性水肿。一般只见于女性，水肿和月经有关，多局限于踝部与眼睑，一般为轻度，于站立或工作劳累后出现或加重。常伴有其他自主神经功能失调症状，而体格检查基本正常。⑤血管神经性水肿：由于对某种药物、食物或环境中的某种因素过敏（冷、热空气）引起的水肿，其特点是水肿突然发生，水肿部位无疼痛，但可有麻胀感，多见于面部、舌及唇处，消失较快。若水肿发生在喉头和（或）声门时，可危及病人生命。

（二）局部性水肿

1. 局部炎症水肿　水肿局部红、肿、热、痛。见于急性乳腺炎、疖、痈等。

2. 局部静脉回流受阻

（1）上腔静脉阻塞综合征：此为肺、纵隔肿瘤或炎症压迫上腔静脉或上腔静脉内血栓形成所致。水肿呈"披肩样"，即水肿发生于上腔静脉引流的面、颈、肩、上肢及上胸部。

（2）下肢深静脉血栓形成：突发一侧下肢（血栓形成部位以下）肿胀，伴疼痛和浅静脉扩张。

3. 局部淋巴回流受阻

（1）丝虫病引起的水肿多发生在下肢与阴囊处，状如象皮，按压无凹陷。

（2）淋巴结清扫术后引起的肢体水肿有肿瘤及手术史，开始水肿尚软，后逐渐变硬。

【护理评估要点】

（一）相关病史

重点了解：有无心、肝、肾、内分泌、代谢性等与水肿发生有关的疾病病史；有无使用激素类等可引起水肿的药物史；有无静脉血栓形成、妊娠高血压综合征、丝虫病及过敏性疾病等病史。

（二）水肿的特点

注意评估水肿的首发部位、发生时间、性质、程度及与体位、活动、用药、饮食、月经、妊娠等因素的关系及可使水肿加重或减轻的因素等。

（三）伴随症状

（1）严重水肿伴呼吸困难及发绀：见于急性肺水肿、左心衰竭及全心衰竭。

（2）全身水肿伴肝脏肿大：见于右心衰竭及全心衰竭。

（3）水肿伴高血压、蛋白尿：见于肾炎、肾病及妊娠高血压综合征。

（4）胸腔积液伴咳嗽、呼吸困难、胸痛：见于充血性心力衰竭、缩窄性心包炎、胸膜炎等。

（5）腹水、下肢水肿伴肝脾肿大、腹胀、食欲减退、肝掌、蜘蛛痣、腹壁静脉曲张：见于慢性肝炎、肝硬化、门静脉高压症。

（四）对人体功能性健康形态的影响

主要有：①活动－运动形态：严重全身水肿病人可出现活动无耐力，注意评估有无不能活动或活动不便及活动方式、活动量、活动后机体反应等。②营养－代谢形态：水肿病人皮肤抵抗力低下，注意评估皮肤有无破溃、继发感染、出现压疮及体重增加、尿量改变等。③休息－睡眠形态：注意评估病人休息、睡眠的质量及有无睡眠障碍及其程度等。④认知－感知形态：注意有无意识障碍、抽搐等改变。

【相关护理诊断】

1. 体液过多　与右心（或全心）功能不全有关；与肾脏疾病所致钠水潴留有关。

2. 皮肤完整性受损/有皮肤完整性受损的危险　与水肿所致组织细胞营养不良有关。

3. 活动无耐力　与胸腔积液、腹腔积液所致呼吸困难有关；与心功能不全所致机体活动能力下降有关。

4. 潜在并发症　急性肺水肿、急性心力衰竭、颅内压升高等。

第三节　咳嗽与咳痰

咳嗽（cough）是一种保护性反射动作。通过咳嗽可将呼吸道内的异物、分泌物、渗出物及坏死组织排出体外，起到排出异物和清洁呼吸道的作用。但频繁的刺激性咳嗽消耗体力，增加心脏负担，可影响工作和休息，甚至引起声门撕裂。呼吸道内的分泌物、渗出物及坏死组织、异物混合形成痰，随咳嗽动作将其排出，称为咳痰（expectoration）。

【发生机制】

咳嗽是由于延髓咳嗽中枢受刺激所致。有的刺激来自呼吸系统以外的器官，但大部分刺激来自呼吸道黏膜。呼吸道黏膜受到炎症、水肿、异物等刺激后，将冲动经迷走神经、舌咽神经、三叉神经的感觉纤维传入延髓咳嗽中枢，再通过喉下神经、膈神经、脊神经分别兴奋声带肌、膈肌、肋间肌引起咳嗽动作。咳嗽时，痰随之排出。

咳嗽动作的全过程分四个步骤：先是短而深的吸气，随之声门关闭，继而膈肌和肋间肌快速收缩，使肺内压增高，最后声门突然开放，膈肌快速收缩，将肺内高压空气喷射而出，冲击狭窄的声门裂隙而发生咳嗽动作，并产生音响，呼吸道内的分泌物或异物也随之排出。

【病因】

（一）呼吸系统疾病

1. 咽喉疾病　见于急性或慢性咽炎、咽结核与喉结核、喉癌等。

2. 气管、支气管疾病　见于慢性支气管炎、支气管哮喘、支气管扩张症、支气管肺癌、气管或支气管异物等。

3. 肺疾病　见于肺炎、肺结核、肺脓肿、肺吸虫病、尘肺等。

4. **胸膜疾病** 见于胸膜炎、自发性气胸、恶性肿瘤的胸膜浸润等。

（二）心血管系统疾病

1. **心脏疾病** 见于二尖瓣狭窄、左心衰竭、心包炎等。

2. **血管疾病** 见于肺动脉栓塞等。

（三）其他因素

1. **中枢神经因素** 见于习惯性咳嗽、癔病等。

2. **药物副作用** 见于服用巯甲丙脯酸（卡托普利）等。

【临床表现】

（一）咳嗽的性质

1. **干性咳嗽** 即刺激性咳嗽，指咳嗽无痰或痰量甚少。见于急性咽（喉）炎、急性支气管炎初期、胸膜炎、早期肺结核、中心型肺癌、肺炎支原体肺炎等。

2. **湿性咳嗽** 指痰量较多的咳嗽。见于慢性支气管炎、细菌性肺炎、支气管扩张症、肺脓肿等。

（二）咳嗽的时间与节律

1. **骤然发生的咳嗽** 见于急性上呼吸道感染、气管异物、吸入刺激性气体（氨气、氯气、二氧化氮气）等。

2. **长期慢性咳嗽** 见于慢性支气管炎、支气管哮喘、支气管扩张症、慢性肺脓肿等。

3. **阵发性咳嗽** 见于呼吸道异物、百日咳、支气管内膜结核、支气管肺癌等。

4. **定时咳嗽** 指咳嗽的出现和加剧有一定时间。晨起或夜间卧下时咳嗽见于慢性支气管炎、支气管扩张症等；夜间咳嗽比较频繁见于慢性心力衰竭、肺结核等。

（三）咳嗽的音色

1. **嘶哑咳嗽** 见于声带炎、喉结核、喉癌等。

2. **犬吠样咳嗽** 见于会厌、喉头疾患或气管受压。

3. **金属样咳嗽** 见于纵隔肿瘤、主动脉瘤、支气管肺癌等直接压迫气管。

4. **阵发性痉咳伴鸡鸣样回声** 见于百日咳。

5. **短促轻咳、咳而不爽** 见于干性胸膜炎、大叶性肺炎、胸部外伤后。

（四）痰的性状与量

1. **白色或无色黏痰** 常见于慢性咽炎、急性支气管炎、慢性支气管炎临床缓解期、支气管哮喘。

2. **痰白黏稠且牵拉成丝，难以咳出** 提示真菌感染。

3. **铁锈色痰** 见于大叶性肺炎。

4. **粉红色泡沫样痰** 见于二尖瓣狭窄和左心衰竭。

5. **大量稀薄浆液性痰，痰中含粉皮样物** 提示棘球蚴（包虫）病。

6. **果酱样痰** 见于肺吸虫病。

7. **黄绿色或翠绿色痰** 提示铜绿假单胞菌感染。

8. **大量脓臭痰** 见于肺脓肿。

【护理评估要点】

（一）相关病史

重点了解：有无肺炎、支气管炎、肺结核、肺脓肿、急性肺水肿、支气管肺癌、左心衰竭等与咳嗽咳痰有关疾病的病史；咳嗽咳痰与体位、睡眠、吸烟、寒冷、过敏等因素的关系。

（二）咳嗽咳痰的特点

注意评估咳嗽的性质、时间与节律、音色及痰液的性状与量（详见临床表现）。

（三）伴随症状

1. 剧烈咳嗽伴发热　见于严重呼吸道感染、重症肺炎、肺结核等。

2. 咳嗽伴胸痛　见于胸膜炎、支气管肺癌，剧烈咳嗽伴突发胸痛、呼吸困难见于自发性气胸。

3. 咳嗽伴呼吸困难　见于重症心肺疾病、大量胸腔积液、气胸等。

4. 咳嗽伴咯血　见于肺结核、肺癌、急性肺水肿。

5. 咳嗽伴喘息　见于支气管哮喘、急性肺水肿等。

（四）对人体功能性健康形态的影响

主要有：①活动－运动形态：频繁、剧烈的咳嗽、咳痰可影响病人进餐，引起食欲减退、生活自理能力下降、活动受限等改变。②休息－睡眠形态：注意评估病人休息与睡眠的质量、有无睡眠不足、失眠等睡眠形态紊乱及所引起的机体反应，特别是胸、腹部手术后频繁剧烈咳嗽可引起手术切口疼痛，甚至因胸腹腔压力过高而导致切口裂开。

【相关护理诊断】

1. 清理呼吸道无效　与严重感染所致痰液黏稠不易咳出有关；与病人体质虚弱，无力咳嗽或切口疼痛，不敢咳嗽有关。

2. 活动无耐力　与病人长期频繁剧烈咳嗽、营养摄入不足等有关。

3. 睡眠形态紊乱　与夜间频繁、剧烈咳嗽，不能正常睡眠有关。

4. 知识缺乏　缺乏吸烟危害健康方面的知识。

5. 潜在并发症　自发性气胸。

第四节　咯　血

喉以下的呼吸道及肺实质出血，血液随咳嗽动作从口腔排出，称为咯血（hemoptysis）。小量咯血是指每日咯血量少于100ml；中等量咯血是指每日咯血量在100～500ml之间；大量咯血是指每日咯血量超过500ml。咯血应注意与来自鼻腔、口腔、咽部、上消化道的出血相鉴别。

【发生机制】

咯血的发生多由于炎症、肿瘤、压力增高或机械因素，使支气管、肺毛细血管渗出、充血、水肿和破裂出血，或支气管小静脉曲张破裂，支气管动脉、肺动脉破裂。

少数可由于凝血因子缺乏或凝血功能障碍、血小板质和量的改变，或先天性胚胎组织异位分布等引起继发性咯血。

【病因】

（一）呼吸系统疾病

1. 支气管疾病 见于慢性支气管炎、支气管扩张症、支气管肺癌、支气管内膜结核等。其发生机制是炎症或癌肿使其病灶处毛细血管通透性增高或黏膜下血管破裂。

2. 肺部疾病 见于肺结核、肺炎、肺脓肿、肺真菌病、肺吸虫病、肺转移瘤等。其发生机制是病灶处毛细血管通透性增高、小血管破裂、肺结核或肺脓肿空洞内小动脉瘤破裂。

（二）心血管系统疾病

主要见于风湿性心脏病二尖瓣狭窄和左心衰竭。其发生机制是肺淤血致肺内小静脉及毛细血管内压力升高，导致血液外渗、小静脉及毛细血管破裂。另外，房间隔缺损、肺梗死等亦可引起咯血。

（三）其他

1. 血液病 见于血小板减少性紫癜、再生障碍性贫血、急性白血病、血友病等。其发生机制主要是止血、凝血功能障碍。

2. 急性传染病 见于流行性出血热、百日咳、钩端螺旋体病等。

3. 胸部外伤 见于暴力、锐器、手术等造成的肺损伤。

4. 其他 见于系统性红斑狼疮、高山病、支气管子宫内膜异位症。

上述病因中，主要是呼吸系统疾病和心血管系统疾病，尤以肺结核、风湿性心脏病二尖瓣狭窄、支气管扩张症、肺脓肿、肺癌等临床上常见，而以肺结核为咯血最常见的病因。

【临床表现】

（一）咯血的年龄

儿童少量咯血应注意特发性含铁血黄素沉着症的可能。青少年咯血常见于肺结核、支气管扩张症、二尖瓣狭窄等。40 岁以上有长期吸纸烟史者应考虑肺癌的可能。

（二）咯血的量

根据咯血量的大小，咯血可表现为痰中带血、血块、全部是鲜血等，血块如阻塞呼吸道可引起窒息，出血量过大时，亦可出现失血性休克。大量咯血主要见于肺结核空洞、支气管扩张症和慢性肺脓肿，反复小量咯血主要见于肺癌。

（三）咯血的性状

咯血混有脓痰见于支气管扩张症、肺脓肿；咯血呈暗红色主要见于风湿性心脏病二尖瓣狭窄；咯砖红色胶冻样血痰主要见于克雷伯杆菌肺炎；咯黏稠暗红色血痰常见于肺梗死。

（四）咯血与呕血的鉴别

咯血来自呼吸道，呕血来自消化道，准确判断出血部位十分重要，两者鉴别见表 3-2。

表 3 - 2 咯血与呕血的鉴别

鉴别点	咯血	呕血
常见病因	肺结核、肺癌、支气管扩张症等	消化性溃疡、肝硬化、胃炎、胃癌等
出血先兆	喉部痒感、咳嗽、胸闷	上腹部不适、恶心、呕吐
出血方式	咯出	呕出
出血颜色	多鲜红	多棕黑、暗红
血液内混有物	气泡及痰	食物残渣与胃液
酸碱反应	碱性	酸性
出血后情况	痰中有血，无黑便	伴有黑便，痰中无血

【护理评估要点】

（一）相关病史

重点了解：有无支气管肺癌、肺结核、支气管扩张、二尖瓣狭窄、左心衰竭等临床常见引起咯血的疾病；有无肺脓肿、肺动脉高压、肺梗死、弥散性血管内凝血、子宫内膜异位症等可引起咯血的疾病；有无用力咳嗽、吸烟、受凉等诱因。

（二）咯血的特点

注意评估咯血与呕血的鉴别、咯血量、咯血颜色及性状等。①血液鲜红且咯血量大、出血速度快见于支气管动脉出血，大量快速出血可引起失血性休克等严重并发症。②血液暗红，出血速度慢多为支气管静脉出血。③暗红色血痰见于风湿性心脏病二尖瓣狭窄病人。④黏稠暗红血痰见于肺梗死病人。⑤浆液性粉红色泡沫样痰见于急性肺水肿病人。⑥铁锈色痰见于大叶性肺炎病人。⑦砖红色胶冻样血痰主要见于克雷伯杆菌肺炎病人。

（三）伴随症状

1. 咯血伴窒息 主要见于肺结核、肺癌、支气管扩张症等引起大咯血的病人。病人在大咯血过程中咯血突然减少或中止，出现气促、胸闷、烦躁不安或紧张、恐惧、大汗淋漓、颜面发绀、意识障碍等严重表现，为血块阻塞呼吸道所致，是咯血病人死亡的直接原因，应注意评估病人的意识状态、脉搏、血压、呼吸及先兆表现等。

2. 咯血伴发热 主要见于肺结核、肺脓肿、流行性出血热、钩端螺旋体病等。

3. 咯血伴胸痛 见于大叶性肺炎、肺梗死、肺结核、支气管肺癌等。

4. 咯血伴呛咳 见于支气管肺癌、肺炎支原体肺炎等。

5. 咯血伴皮肤黏膜出血 见于血液病、钩端螺旋体病、流行性出血热等。

（四）对人体功能性健康形态的影响

主要有：①活动 - 运动形态：长期慢性失血的病人可因身体虚弱、疲乏无力而影响活动方式、活动量等；大量咯血病人为了防止出血量增加必须卧床休息而不能进行正常的生活自理活动。②自我感知 - 自我概念形态：大量咯血病人可因失血量过大引起严重的恐惧、焦虑等，注意评估其严重程度。

【相关护理诊断】

1. 有窒息的危险 与大量咯血有关；与大量失血所致意识障碍有关；与病人身体虚弱，无力咳嗽所致血液潴留在大气道内有关。

2. 有感染的危险 与血液潴留在支气管内有关。

3. 焦虑/恐惧 与咯血不止有关；与担心预后有关。

4. 体液不足 与大咯血所致循环血量不足有关。

5. 潜在并发症 休克。

第五节 呼吸困难

病人主观上感觉空气不足，客观上表现为呼吸费力并伴有呼吸频率、节律和深度的改变称为呼吸困难（dyspnea）。严重的呼吸困难，病人被迫坐起呼吸，称为端坐呼吸（orthopnea）。

【病因与发生机制】

（一）肺源性呼吸困难

凡由呼吸系统疾病引起的呼吸困难统称为肺源性呼吸困难。

1. 呼吸道阻塞 见于急性喉炎、喉水肿、气管或支气管异物、慢性支气管炎、支气管哮喘等。其发生机制是呼吸道狭窄，引起通气功能障碍，导致缺氧和二氧化碳潴留，发生呼吸困难。

2. 肺部疾病 见于慢性阻塞性肺气肿、肺炎、肺结核、肺水肿、肺梗死、肺转移瘤、广泛性肺纤维化等。其发生机制主要是肺组织损害，肺泡通气量减低，换气功能障碍，发生呼吸困难。

3. 胸膜疾病 见于气胸、大量胸腔积液、胸膜粘连等。其发生机制是肺扩张和收缩受限，导致肺活量降低，通气减少，发生呼吸困难。

4. 胸廓疾病及膈肌运动障碍 见于胸廓畸形、肋骨骨折、腹腔内巨大肿瘤、大量腹水、急性腹膜炎等。其发生机制主要是呼吸幅度减小，呼吸运动减弱，肺活量减少，发生呼吸困难。

（二）心源性呼吸困难

凡由心血管系统疾病引起的呼吸困难统称为心源性呼吸困难。主要是各种原因导致的心力衰竭，尤其是左心衰竭。

1. 左心衰竭 引起左心衰竭的原因有：高血压性心脏病、冠状动脉粥样硬化性心脏病、病毒性心肌炎、原发性心肌病等。引起左心衰竭发生呼吸困难的主要机制是肺淤血和肺泡弹性降低，影响气体交换并通过神经反射刺激呼吸中枢发生呼吸困难。

2. 右心衰竭 引起右心衰竭的原因有：慢性肺源性心脏病、风湿性心脏病二尖瓣狭窄、慢性心包积液等。右心衰竭发生呼吸困难的主要机制是体循环淤血，右心房与上腔静脉压升高，刺激压力感受器，反射性地刺激呼吸中枢发生呼吸困难。

（三）中毒性呼吸困难

1. 药物和化学物品中毒 见于吗啡、巴比妥类和亚硝酸盐、氰化物中毒等。其发生机制是呼吸中枢受抑制或红细胞携氧能力降低或阻断氧的利用，发生呼吸困难。

2. 严重代谢失常疾病 见于糖尿病酮症酸中毒和慢性肾衰竭尿毒症期。其发生机制主要是出现代谢性酸中毒，血液中的酸性产物刺激颈动脉窦和主动脉体的化学感受器或直接刺激呼吸中枢，发生呼吸困难。

（四）神经精神性呼吸困难

1. 脑实质损害 见于脑炎、急性脑血管疾病、脑肿瘤、颅脑外伤等。其发生机制主要是呼吸中枢直接受压或供血减少，发生呼吸困难。

2. 脊髓及周围神经损害 见于急性脊髓炎、吉兰 – 巴雷（Guillain – Barre）综合征等。其发生机制是颈髓前角细胞或支配呼吸肌的神经损害，造成呼吸肌麻痹。

3. 神经症 见于精神紧张所致的癔病、神经衰弱等。

4. 其他 重症肌无力，呼吸肌麻痹致呼吸困难。

（五）血源性呼吸困难

主要见于贫血，尤其是严重贫血时。因红细胞携氧量减少，血氧含量降低，反射性引起呼吸困难。

上述病因中，临床上最常见的是肺源性呼吸困难和心源性呼吸困难。

【临床表现】

（一）肺源性呼吸困难

1. 吸气性呼吸困难 见于急性喉炎、喉水肿、气管或主支气管异物、急性咽后壁脓肿等。临床表现为吸气特别费力，严重者出现"三凹征"，即胸骨上窝、锁骨上窝、锁骨下窝在吸气时明显凹陷，可伴有干咳及高调的吸气性哮鸣音。

2. 呼气性呼吸困难 见于急性细支气管炎、支气管哮喘、慢性阻塞性肺气肿等。临床表现为呼气特别费力、呼气延长而缓慢或双呼气，常伴有呼气性哮鸣音。

3. 混合性呼吸困难 见于重症肺炎、广泛性肺纤维化、大片肺不张、大量胸腔积液、气胸等。临床表现为呼气与吸气均感费力，呼吸频率增加。

（二）心源性呼吸困难

1. 左心衰竭 左心衰竭引起的呼吸困难表现为劳动时发生或加重，休息后缓解或减轻，称为"劳力性呼吸困难"。部分病人常于夜间睡眠中突然胸闷气急憋醒而被迫坐起，持续数分钟至数十分钟后症状逐渐消失，称为夜间阵发性呼吸困难。严重的夜间阵发性呼吸困难，出现明显的气喘、面色发绀、躁动不安、大汗淋漓、两肺哮鸣音、咳粉红色泡沫样痰、心率加快，称为"心源性哮喘"。夜间阵发性呼吸困难是心源性呼吸困难的特征表现。

2. 右心衰竭 右心衰竭引起的呼吸困难表现较左心衰竭为轻，常伴有双下肢水肿、肝肿大、颈静脉怒张及肝颈静脉回流征阳性、末梢发绀明显等。

（三）中毒性呼吸困难

1. 药物和化学物品中毒 吗啡、巴比妥类中毒时，抑制呼吸中枢，表现为呼吸缓慢或呼吸节律异常；氰化物中毒时，呼吸困难迅速而严重，剂量大时可猝死（1979 年国际心脏病学会、美国心脏学会以及 1970 年世界卫生组织定义的猝死为：急性症状发生后即刻或者 24 小时内发生的意外死亡。目前大多数学者倾向于将猝死的时间限定在发病 1 小时内）。

2. 严重代谢失常疾病 糖尿病酮症酸中毒和尿毒症引起的呼吸困难表现为深而大的呼吸，可伴有鼾音，称为酸中毒大呼吸或库斯莫尔（Kussmaul）呼吸。

（四）神经、精神性呼吸困难

1. 脑实质损害 脑实质损害所致的呼吸困难表现为呼吸深而慢或呼吸节律改变，心率亦变慢。

2. 脊髓及周围神经损害 吉兰－巴雷综合征所致的呼吸困难表现为呼吸肌麻痹，伴四肢对称性、进行性感觉障碍和弛缓性瘫痪；急性脊髓炎累及颈髓时亦表现为呼吸肌麻痹，病变以下肢体弛缓性瘫痪。

3. 神经症 癔病病人呼吸困难表现为呼吸浅表和呼吸频速（可达 100 次/分钟），神经衰弱病人可出现叹气样呼吸。

（五）血源性呼吸困难

重度贫血、高铁血红蛋白血症时，因红细胞减少或红细胞携氧量减少，血氧含量下降，表现为呼吸加速、心率加快，伴皮肤黏膜苍白。急性出血或休克时，因缺血及血压下降，呼吸中枢受到刺激而引起呼吸增快。

【护理评估要点】

（一）相关病史

重点了解：病人有无急性喉炎、喉水肿、支气管哮喘、慢性阻塞性肺气肿、血气胸、大量胸腔积液、心力衰竭等临床常见引起严重呼吸困难的疾病；有无吗啡、巴比妥类药物、亚硝酸盐等毒物中毒，糖尿病酮症酸中毒及慢性肾衰竭等代谢性酸中毒，脑实质损害、脊髓及周围神经损害等疾病；有无缺氧、活动过量、精神过度紧张等明显诱因。

（二）呼吸困难的特点

注意评估以下内容：①呼吸困难发生的缓急和持续时间：在数分钟或数小时内发生的呼吸困难多见于支气管哮喘、急性肺水肿、气胸等；数天或数周出现的呼吸困难常与心力衰竭、胸腔积液等有关；呼吸困难持续存在超过数月或数年常与慢性阻塞性肺部疾病、肺动脉高压等有关。②呼吸困难的性质：肺源性呼吸困难可表现为吸气性、呼气性和混合性呼吸困难；心源性呼吸困难表现为劳力性呼吸困难、心源性哮喘；药物、毒物中毒及酸中毒可出现呼吸缓慢、深大呼吸；吉兰－巴雷综合征、破伤风可出现呼吸麻痹等。③呼吸频率、节律和深度：呼吸节律改变多由脑实质损害，如呼吸中枢衰竭等所致，病人可出现潮式呼吸、间断呼吸；频率 < 5 次/分钟或 > 40 次/分钟，伴有意识障碍提示病情危重。④呼吸困难发生的时间及与活动、体位的关系：急性左心衰竭病人多发生夜间阵发性呼吸困难，并出现心源性哮喘；严重心肺疾病引起的呼吸困难多于活动后加重。⑤呼吸困难的程度及对日常生活自理能力的影响：呼吸困难是一种主观感受，难以确切判断其严重程度，临床可通过了解呼吸困难与日常生活活动能力水平的关系判断呼吸困难的程度，见表3－3。

表3－3 呼吸困难与日常生活活动能力水平的关系

分度	呼吸困难程度	日常生活活动能力水平
Ⅰ度	日常活动无不适，中、重体力活动时出现气促	正常，无气促
Ⅱ度	与同龄健康人平地行走无气促，登高或上楼时出现气促	满意，有轻度气促，日常生活可自理，不需帮助或中间停顿
Ⅲ度	与同龄健康人以同等速度行走时出现呼吸困难	尚可，有中度气促，日常生活可自理，但必须停顿下来喘息，费时、费力
Ⅳ度	以自己的步行速度平地行走100m或数分钟即有呼吸困难	差，有显著呼吸困难，日常生活自理能力下降，需部分帮助
Ⅴ度	洗脸、穿衣、甚至休息时也有呼吸困难	困难，日常生活不能自理，完全需要帮助

（三）伴随症状

（1）呼吸困难伴窒息感：见于支气管哮喘、心源性哮喘、癔病、急性喉炎、喉水肿、气管异物等。

（2）呼吸困难伴发热：最常见于肺炎、支气管炎、肺脓肿等呼吸道及肺的感染性疾病。

（3）呼吸困难伴咳嗽、咯血：见于支气管扩张症、肺结核、慢性肺脓肿、二尖瓣狭窄等。

（4）呼吸困难伴昏迷：见于脑炎、脑膜炎、脑出血、脑外伤等中枢神经系统疾病。

（5）呼吸困难伴胸痛：常见于大叶性肺炎、自发性气胸、急性渗出性胸膜炎、急性心肌梗死等。

（6）呼吸困难伴严重发绀、大汗、四肢厥冷、面色苍白、脉搏细速、血压下降：提示病情危重。

（四）对人体功能性健康形态的影响

主要有：①健康感知－健康管理形态：评估病人有无自我管理能力下降、卫生及生活习惯等改变。②活动－运动形态：评估病人有无发绀、活动受限、日常生活自理能力下降表现。③认知－感知形态：评估病人有无语言障碍、烦躁不安、意识障碍等改变。

【相关护理诊断】

1. 低效性呼吸形态 与上呼吸道梗阻有关；与心肺功能不全有关。

2. 气体交换受损 与心肺功能不全、肺部感染等所致有效肺呼吸面积减少、肺组织弹性减退等有关。

3. 活动无耐力 与呼吸困难所致能量消耗增加和缺氧等有关。

4. 语言沟通障碍 与严重喘息有关；与使用呼吸机辅助呼吸等有关；与严重脑缺氧、脑水肿等所致意识障碍有关。

5. 恐惧　与严重呼吸困难所致极度紧张、濒死感等有关。

6. 潜在并发症　急性意识障碍。

第六节　发　绀

血液中还原血红蛋白增多，或出现异常血红蛋白衍化物（高铁血红蛋白、硫化血红蛋白）而使皮肤黏膜呈现青紫色的现象称为发绀（cyanosis）。全身皮肤黏膜均可出现发绀，但在皮肤较薄、色素较少和毛细血管丰富的末梢部位如口唇、舌、口腔黏膜、鼻尖、颊部、耳垂、甲床等处更易观察到。

【病因与发生机制】

（一）血液中还原血红蛋白增多

血液中还原血红蛋白增多引起的发绀出现与否，取决于血液中还原血红蛋白的绝对量。当毛细血管血液中还原血红蛋白量超过 50g/L 时，皮肤黏膜即可出现发绀。因此，严重贫血病人（血红蛋白量 <50g/L 时），即使全部氧合血红蛋白都处于还原状态，也不足以引起发绀，而真性红细胞增多症的病人，血液中还原血红蛋白多超过 50g/L，故常有发绀表现。

1. 中心性发绀　由心、肺疾病导致动脉血中还原血红蛋白增多所致。

（1）肺性发绀：见于呼吸道梗阻（喉水肿、气管异物等）、肺组织严重病变（慢性纤维空洞型肺结核、慢性肺脓肿等）。其发生机制是血液流经肺脏时，未得到充分的氧合。

（2）心性混血性发绀：见于法洛（Fallot）四联症、房间隔缺损等。其发生机制是部分静脉血未通过肺脏进行氧合作用，而通过异常通道直接进入体循环，分流量超过心排出量的1/3时，即出现发绀。

2. 周围性发绀　由周围循环血流障碍所致。

（1）静脉淤血：见于右心衰竭、慢性缩窄性心包炎等。其发生机制是体循环淤血，周围血流缓慢，氧在组织中消耗过多。

（2）动脉缺血：见于严重休克。其发生机制是循环量不足，微循环淤血，周围循环缺血、缺氧。

（3）冷凝集素血症或冷球蛋白血症：冷凝集素主要出现在肺炎支原体肺炎病人血液中，遇寒冷天气时，冷凝集素可使红细胞在肢端毛细血管内凝集，引起发绀。大量的冷球蛋白几乎只见于多发性骨髓瘤病人，在低温时发生凝固，使红细胞滞留于末梢局部，引起发绀。

（4）其他：雷诺（Raynaud）病、肢端发绀症、血栓闭塞性脉管炎、寒冷环境等均可由于周围血管舒缩功能紊乱引起发绀。

3. 混合性发绀　中心性发绀和周围性发绀并存时称为混合性发绀。见于全心衰竭。其发生机制是左心衰竭引起肺淤血，血液在肺内氧合不足；右心衰竭引起周围循环血流缓慢，氧在组织中消耗过多。

（二）血液中含有异常血红蛋白衍化物

1. 高铁血红蛋白血症 见于伯氨喹啉、亚硝酸盐、磺胺类、非那西丁、硝基苯等中毒。其发生机制是血红蛋白分子中的二价铁被三价铁取代，形成高铁血红蛋白，失去携氧能力。由于进食大量含有亚硝酸盐的变质蔬菜产生的发绀，称为"肠源性青紫症"。血液中高铁血红蛋白量超过 30g/L，皮肤黏膜即出现发绀。

2. 硫化血红蛋白血症 凡能引起高铁血红蛋白血症的药物或化学物质也能引起硫化血红蛋白血症，但病人须同时有便秘或服用硫化物（主要为含硫的氨基酸），在肠内形成大量硫化氢，硫化氢与血红蛋白结合形成硫化血红蛋白。血液中硫化血红蛋白量达 5g/L 时，即可出现发绀，但临床上罕见。

临床上的发绀绝大多数是由血液中还原血红蛋白增多引起的。

【临床表现】

（一）血液中还原血红蛋白增多所致发绀

1. 中心性发绀 发绀呈全身性，除四肢和颜面外，还累及黏膜和躯干的皮肤；发绀部位的皮肤温暖；局部虽经加温和按摩，发绀仍不消退。

2. 周围性发绀 发绀为局部性，常见于肢体的末梢部位和下垂部分，如肢端、耳垂、口唇；发绀部位的皮肤冰冷；局部经加温和按摩后，发绀即可消退。

（二）血液中异常血红蛋白衍化物所致发绀

1. 高铁血红蛋白血症 发绀出现急骤，呈暂时性；静脉血呈深棕色，暴露于空气中不转变为鲜红色，加入硫代硫酸钠或维生素 C 后可转变为鲜红色；静脉注射美蓝或大量维生素 C 可使发绀消退且为急救措施。

2. 硫化血红蛋白血症 发绀持续时间长，可达几个月或更长；病人血液呈蓝褐色；分光镜检查可确定硫化血红蛋白的存在；发绀虽重但一般无呼吸困难。

【护理评估要点】

（一）相关病史

重点了解：病人有无喉水肿、气管异物、慢性纤维空洞型肺结核、慢性肺脓肿、法洛四联症、房间隔缺损、右心衰竭、慢性缩窄性心包炎、严重休克、真性红细胞增多症、雷诺病、血栓闭塞性脉管炎等引起全身或局部发绀的疾病；有无服用磺胺类、非那西丁等药物史，亚硝酸盐化学毒物及变质蔬菜摄入史；有无寒冷、吸烟、缺氧、出血等引起发绀的诱因。

（二）发绀的特点

注意评估病人发绀的类型及部位、发绀的程度等。①发绀的类型及部位：喉水肿、气管异物、慢性纤维空洞型肺结核、慢性肺脓肿、法洛四联症、房间隔缺损等引起的中心性发绀，临床表现为全身性发绀，除四肢与面颊外，可见于舌及口腔黏膜、躯干皮肤，且皮肤温暖；右心衰竭、慢性缩窄性心包炎、严重休克、雷诺病、血栓闭塞性脉管炎等引起的周围性发绀，发绀常出现在肢体下垂及周围部位（如肢端、耳垂及颜面），皮肤湿冷，经按摩或加温发绀可消失。②发绀的程度：发绀的严重程度与皮肤厚度、着色情况有关，皮肤较薄、色素较少和毛细血管丰富的循环末稍部位，如唇、舌、口腔黏膜、鼻尖、面颊、耳垂、甲床等处发绀易观察，而其他部位，特别是色素沉着时不易观察；心肺疾病引起的发绀程度严重，常伴有呼吸困难；高铁血红蛋白血症、硫化血红蛋白血症虽发绀明显，但不伴呼吸困难或呼吸困难很轻。

（三）伴随症状

1. 急性发绀伴意识障碍　见于急性药物或化学毒物中毒、休克、急性肺部感染、急性心力衰竭、急性呼吸道梗阻等。

2. 发绀伴呼吸困难、咳嗽、咳痰、咯血或水肿　见于慢性心肺功能不全。

3. 发绀伴杵状指（趾）　提示发绀长期存在，见于法洛四联症、慢性肺脓肿、支气管扩张症等。

4. 发绀伴头痛、头晕　多为缺氧所致，纠正缺氧后可改善。

5. 发绀伴蹲踞　是法洛四联症的典型表现。

（四）对人体功能性健康形态的影响

主要有：①活动－运动形态：评估病人有无呼吸困难、活动受限、活动后发绀程度加重等改变。②自我感知－自我管理形态：评估病人有无焦虑、恐惧等压力与压力应对方面的改变。

【相关护理诊断】

1. 活动无耐力　与心肺功能不全、氧的供需失衡有关。

2. 低效性呼吸形态　与呼吸系统疾病所致的肺泡通气、换气、弥散功能障碍有关。

3. 气体交换受损　与心肺功能不全所致肺淤血有关。

4. 焦虑/恐惧　与缺氧所致呼吸费力等有关。

第七节　心　悸

自觉心跳并伴有心前区不适感，称为心悸（palpitation）。心悸是临床上常见的症状之一，可以是生理性的反应，也可能是病理性表现。心悸常引发病人焦虑、恐惧等心理反应。

【发生机制】

心悸的发生机制目前尚未完全清楚，一般认为心脏活动过度是心悸发生的基础，常与心率及心搏出量改变有关。心动过速时，心脏舒张期缩短，心室充盈不足，当心室收缩时，心室肌与心瓣膜的紧张度突然增加，可引起心搏增强而感心悸；心律失常如过早搏动时，在一个较长的代偿期之后的心室收缩，往往强而有力，会出现心悸。心悸的出现与心律失常及存在时间长短有关，如突然发生的阵发性心动过速，心悸往往较明显，而在慢性心律失常，如心房颤动时可因逐渐适应而无明显心悸。心悸的发生常与精神因素及注意力有关，焦虑，紧张及注意力集中时易出现。心悸可见于心脏病者，但与心脏病不能完全等同，心悸不一定有心脏病，反之心脏病病人也可不发生心悸，如无症状的冠状动脉粥样硬化性心脏病，就无心悸发生。

【病因】

（一）心脏搏动增强

1. 生理性心脏搏动增强　见于剧烈体力活动、精神紧张、过量吸烟、过量饮酒、喝浓茶或咖啡、药物影响（使用麻黄素、氨茶碱、阿托品等）。

2. 病理性心脏搏动增强

（1）心室增大：见于高血压性心脏病、风湿性心脏病主动脉瓣关闭不全、脚气性心脏病（维生素 B_1 缺乏引起）等。

（2）心排出量增多：见于高热、贫血、甲状腺功能亢进症等。

（二）心律失常

1. 心动过速　见于窦性心动过速、阵发性心动过速、快速型心房颤动、快速型心房扑动等。

2. 心动过缓　见于窦性心动过缓、病态窦房结综合征、交界性心律、高度房室传导阻滞等。

3. 其他　过早搏动（早搏）、心房颤动等。

（三）自主神经功能紊乱

自主神经功能紊乱见于神经衰弱、心脏神经症。发病常与精神因素有关。

【临床表现】

（一）心悸的诱发因素

心悸在吸烟、饮酒、喝浓茶、喝咖啡、使用某些药物（麻黄素、氨茶碱、肾上腺素、阿托品、甲状腺素片等）、精神紧张、受惊吓时出现，多提示为生理性；在高血压性心脏病、风湿性心脏病、冠心病、先天性心脏病室间隔缺损等病史基础上出现的心悸，多提示为病理性。

（二）心悸的强度

突发的心律失常，如阵发性心动过速、急性心肌缺血引起的心房颤动，病人感觉心悸明显；慢性的心律失常，如慢性心房颤动，因病人已经逐渐适应，病人感觉心悸较轻。

（三）几种出现心悸疾病的特点

1. 心脏神经症　多见于青年女性，在休息状态下发生，心悸持续时间短，常伴有全身乏力、头痛、耳鸣、失眠、多梦、记忆力减退等症状。β－肾上腺素能受体功能亢进综合征是心脏神经症的一种特殊表现形式，除心悸外，尚可出现心电图 S－T 段下移、T 波平坦或倒置，易与心肌缺血或心肌损害混淆，可用普萘洛尔（心得安）试验鉴别。普萘洛尔试验的做法是：①首先描记常规静息心电图。②口服普萘洛尔 20mg 或普萘洛尔 20mg 加于 25% 葡萄糖注射液中静脉注射。③用药后 0.5 小时、1 小时、2 小时各描记心电图一次。④将常规静息心电图与用药后心电图对照，若用药后心电图 S－T 段、T 波恢复正常，为阳性，提示为功能性，即 β－肾上腺素能受体功能亢进综合征；若用药后心电图 S－T 段、T 波仍不正常，为阴性，提示为器质性，可为心肌缺血或心肌损害。

2. 甲状腺功能亢进症　多见于 20 ~ 40 岁女性，心悸经常存在，常伴有怕热、多汗、易激动、食欲亢进等症状。

3. 病毒性心肌炎　多见于青少年，心悸突然发生，可追溯到 1 个月前有上呼吸道或肠道病毒感染史。

【护理评估要点】

（一）相关病史

重点了解：病人有无高血压性心脏病、风湿性心脏病、冠状动脉粥样硬化性心脏病、先天性心脏病室间隔缺损、心律失常、甲状腺功能亢进症、高热、贫血、低血糖、心脏神经症等疾病；有无饮酒、浓茶、咖啡或使用麻黄素、氨茶碱、肾上腺素、阿托品、甲状腺素片等药物史；有无吸烟、精神紧张等诱因。

（二）心悸的特点

注意评估心悸的性质、发作频率、病人的主观感受等。①心悸的性质：生理性见于正常人剧烈活动、受惊吓、精神过度紧张、吸烟、饮酒、饮浓茶、咖啡或使用麻黄素、氨茶碱、肾上腺素、阿托品、甲状腺素片等药物时或后；病理性主要见于高血压性心脏病、风湿性心脏病、冠状动脉粥样硬化性心脏病、先天性心脏病室间隔缺损等。②发作频率：偶发性心悸常见于阵发性心动过速、过早搏动等；频发性心悸常提示器质性心脏病。③病人的主观感受：心悸是一种自觉症状，个人感受不同，主诉方式各异，程度差别较大，临床客观判断其程度较为困难，可让病人描述心悸时的自我感觉，如心跳快慢、搏动强弱、搏动规律、是否伴胸闷、胸痛、呼吸困难、头晕、晕厥等。

（三）伴随症状

1. 心悸伴头晕、晕厥　多见于各种原因引起的心律紊乱，如高度房室传导阻滞、阵发性心动过速引起的心源性脑缺氧综合征。

2. 心悸伴呼吸困难　见于各种原因引起的心功能不全。

3. 心悸伴胸痛、胸闷　见于心绞痛、心肌梗死、心脏神经症。

4. 心悸伴冷汗，手足冰冷、麻木　见于交感神经功能亢进症。

5. 心悸伴恐惧　见于心悸初发者和心脏神经症，初发者突感心悸可产生恐惧感。

（四）对人体功能性健康形态的影响

主要有：①活动－运动形态：评估病人有无活动受限、疲乏等改变。②自我感知－自我管理形态的改变，注意评估病人有无焦虑、恐惧等压力与压力应对方面的改变。

【相关护理诊断】

1. 活动无耐力　与心悸发作所致的疲乏、无力有关。

2. 恐惧　与心悸发作对心脏功能的影响有关。

第八节　胸　痛

胸痛（chest pain）是由多种原因引起的临床常见症状。症状的严重性不一定和病情轻重相平行，其意义可大可小，起源于局部胸壁，意义较小，如为内脏疾病所致，则往往有重要意义。

【发生机制】

缺氧、炎症、肌张力改变、癌肿浸润、组织坏死等各种病理因素刺激胸部的肋间神经、膈神经、交感神经、迷走神经产生痛觉冲动，传至大脑皮质的痛觉中枢引起胸痛。此外，因病变内脏的传入神经与分布于体表的传入神经进入脊髓同一节段并在后角发生联系，故来自内脏的痛觉冲动直接激发脊髓体表感觉神经元，引起相应体表区域的痛感，称牵涉痛。如心绞痛时除出现心前区、胸骨后疼痛外，还可放射至左肩及左前臂内侧。

【病因】

（一）胸壁疾病

1. 软组织损伤或炎症 见于胸部挫伤、胸背肌劳损、流行性胸痛、急性乳腺炎、急性蜂窝织炎等。

2. 骨骼疾病 见于肋软骨炎、肋骨骨折、胸骨骨折、急性白血病等。

3. 肋间神经疾病 见于肋间神经炎、带状疱疹、肋间神经肿瘤等。

（二）呼吸系统疾病

1. 肺疾病 见于肺炎、肺癌、肺结核、肺梗死等。

2. 胸膜疾病 见于胸膜炎、胸膜间皮瘤、自发性气胸等。

（三）心血管系统疾病

1. 器质性疾病 见于心绞痛、急性心肌梗死、主动脉瓣狭窄、心肌炎、心包炎等。

2. 功能性疾病 心脏神经症等。

（四）其他

1. 纵隔疾病 见于纵隔肿瘤、纵隔炎等。

2. 食管疾病 见于食管炎、食管癌、食管裂孔疝、食管贲门失弛缓症等。

3. 腹部疾病 见于膈下脓肿、病毒性肝炎、肝癌、肝脓肿、胆囊炎、脾梗死等。

【临床表现】

（一）胸痛的部位

胸壁疾病引起的疼痛常固定于病变部位；胸膜及肺疾病引起的疼痛多位于一侧或局部；食管和纵隔疾病引起的疼痛常位于胸骨后；心绞痛、急性心肌梗死的疼痛常位于胸骨后或心前区；急性心包炎、心脏神经症引起的疼痛多位于心前区。

（二）胸痛的性质

肋间神经痛为灼痛或刀割样痛；胸膜炎、自发性气胸、心包炎、心脏神经症多为刺痛；食管炎多为烧灼痛；心绞痛、急性心肌梗死多为压榨性或窒息性闷痛；急性纵隔炎多为钝痛或隐痛。

（三）胸痛持续的时间

心绞痛疼痛多为 1~5 分钟，一般不超过 15 分钟；急性心肌梗死疼痛可持续数小时以上；心脏神经症疼痛可为数秒钟；胸壁疾病、胸膜及肺疾病、纵隔疾病多为较长时间的持续疼痛。

（四）胸痛的影响因素

心绞痛常于活动或精神紧张时诱发，服硝酸甘油片迅速缓解；心脏神经症的疼痛多在休息时出现，活动或转移注意力可消失；反流性食管炎的疼痛常发生在餐后，平卧位或弯腰时诱发，给予制酸药（如胃舒平）或胃动力药（如吗叮啉）可缓解；胸壁疾病、胸膜疾病引起的疼痛可因深呼吸或咳嗽加重。

（五）胸痛的放射

心绞痛、急性心肌梗死的疼痛向左肩、左前臂放射；膈下脓肿的疼痛可向右肩放射；食管炎、食管裂孔疝的疼痛可向背部放射。

【护理评估要点】

（一）相关病史

重点了解：病人有无胸部损伤、急性乳腺炎、胸骨/肋骨骨折、带状疱疹、肺癌、肺梗死、胸膜炎、自发性气胸、心绞痛、急性心肌梗死、纵隔肿瘤、食管癌等各种引起胸痛的疾病；有无剧烈运动、用力咳嗽、过度劳累、精神紧张、情绪激动等诱因。

（二）胸痛的特点

注意评估胸痛的部位、性质、持续时间、影响因素等（见临床表现）。

（三）伴随症状

1. 压榨性心前区疼痛伴窒息感、休克　见于急性心肌梗死。

2. 胸痛伴吞咽困难　见于食管炎、食管癌等食管疾病。

3. 胸痛伴咯血　见于肺栓塞、支气管肺癌。

4. 胸痛伴呼吸困难　见于大叶性肺炎、自发性气胸、大量胸腔积液、肺栓塞等。

5. 胸痛伴咳嗽、咳痰和（或）发热　见于气管炎、肺炎、肺结核等。

（四）对人体功能性健康形态的影响

主要有：①睡眠－休息形态：病人可因严重胸痛、心绞痛发作或心肌梗死而影响休息和睡眠，注意评估休息与睡眠的质量、有无入睡困难、睡眠不足等改变。②自我感知－自我管理形态：注意评估病人有无焦虑、恐惧等压力与压力应对方面的改变。③活动－运动形态：评估病人有无活动受限、疲乏等改变。

【相关护理诊断】

1. 胸痛　与心肌缺血、缺氧有关。

2. 焦虑/恐惧　与疼痛迁延不愈有关；与剧烈疼痛有关。

3. 潜在并发症　休克。

第九节　腹　痛

腹痛（abdo 分钟 al pain）是临床上常见的症状。腹痛多由腹腔脏器的器质性病变或功能性障碍引起，也可因胸部及全身病变造成。发生腹痛的原因很多，在诊断时要全面分析，注意鉴别。

【发生机制】

炎症、缺血、肌肉痉挛、脏器包膜牵张、胃液、胆汁等各种病理因素刺激分布于腹壁的脊神经（胸 5～12、腰 1～2）或分布于腹腔脏器的交感神经和迷走神经产生痛觉冲动，传至大脑皮质的痛觉中枢引起腹痛。脊神经对刺激反应敏锐，能较准确地反应病变部位；内脏神经对牵拉、扩张或痉挛性收缩敏感，定位常不够准确。此外，腹痛和胸痛一样，也存在着牵涉痛。

【病因】

（一）腹部疾病

1. 炎症　见于胃炎、肠炎、阑尾炎、肝炎、肝脓肿、胆囊炎、胰腺炎、肾盂肾炎、盆腔炎、腹膜炎等。

2. 溃疡　见于胃、十二指肠溃疡。

3. 肿瘤　见于胃癌、肝癌、胰腺癌、结肠癌、卵巢癌等。

4. 结石　见于胆道结石、泌尿道结石、胃柿石症等。

5. 梗阻　见于幽门梗阻、肠梗阻。

6. 扭转、穿孔或破裂　见于肠扭转、卵巢扭转、胃穿孔、肠穿孔、阑尾穿孔、胆囊穿孔、肝破裂、脾破裂、异位妊娠破裂等。

7. 血管阻塞　见于肠系膜动脉栓塞、脾动脉栓塞、肾动脉栓塞、肠系膜静脉血栓形成等。

8. 寄生虫病　见于肠蛔虫病、肠钩虫病、肠蛲虫病、胆道蛔虫病等。

9. 胃肠神经功能紊乱　见于一过性胃肠痉挛、肠易激综合征等。

10. 其他　见于急性胃扩张、胃下垂、痛经、腹壁挫伤、腹壁脓肿、腹壁带状疱疹等。

（二）胸部疾病

胸部疾病见于肺下叶肺炎、胸膜炎、急性心肌梗死、食管裂孔疝等。

（三）全身性疾病

全身性疾病见于荨麻疹、过敏性紫癜、铅中毒、糖尿病、尿毒症、血卟啉病等。

【临床表现】

（一）腹痛的部位

腹痛的部位一般即为病变所在部位。因此，可以根据腹腔脏器的解剖位置大致判断病变的脏器。病毒性肝炎、胆囊炎、胆石症多为右上腹部痛；胃炎、胃癌、消化性溃疡多为上腹部痛；胰腺炎、胰腺癌多为左上腹痛；肾盂肾炎、肾及输尿管结石多为腰部或侧腹部痛；急性肠炎、肠蛔虫病引起中腹部或脐周痛；阑尾炎、阿米巴痢疾引起右下腹痛；细菌性痢疾、溃疡性结肠炎引起左下腹痛；膀胱炎、膀胱结石、痛经引起下腹部痛。

（二）腹痛的性质

慢性隐痛或钝痛多见于慢性胃炎；反复烧灼样痛多见于消化性溃疡；突发的刀割样痛多见于胃、十二指肠溃疡急性穿孔；钻顶样痛见于胆道蛔虫症；阵发性绞痛多见于胆道结石、泌尿道结石、机械性肠梗阻；持续性锐痛多见于急性腹膜炎；慢性肝炎、幽门梗阻多为胀痛；血卟啉病可出现剧烈绞痛或紧缩痛；急性阑尾炎可出现转移性右下腹痛。

（三）腹痛的影响因素

胆囊炎、胆石症的疼痛常因进油腻食物诱发；胃溃疡的疼痛为饭后痛，服碱性药物可缓解；十二指肠溃疡的疼痛为空腹痛或夜间痛，吃食物或服碱性药物可缓解；胃、十二指肠溃疡急性穿孔、急性胰腺炎、急性胃扩张多因暴饮暴食而诱发。胃黏膜脱垂症的疼痛左侧卧位减轻，右侧卧位加重；食管裂孔疝的腹痛于进食后卧位出现，站立位或散步可缓解；胃肠炎症性疾病按压疼痛加重，胃肠痉挛性疾病按压疼痛减轻。

（四）腹痛的放射

胆囊炎、胆石症的腹痛可向右肩部放射；肾及输尿管结石引起的侧腹痛可向大腿内侧及会阴部放射；胰腺炎的腹痛可向左腰背部放射；子宫、输卵管及直肠病变可向腰骶部放射。

（五）腹痛的急缓

根据起病情况，临床上通常将腹痛分为急性和慢性。急性腹痛具有起病急、进展迅速、变化快、病情重、先腹痛后发热等特点，大多属外科范围。常见的疾病有：急性胃肠穿孔、肠梗阻、急性阑尾炎、肝破裂、脾破裂、异位妊娠破裂、卵巢囊肿蒂扭转等。慢性腹痛具有起病缓、病程长、时轻时重等特点，大多属内科范围。常见的疾病有：慢性胃炎、胃十二指肠溃疡、肠易激综合征、慢性病毒性肝炎、肝脓肿、慢性胆囊炎、胆囊结石、慢性胰腺炎、慢性细菌性痢疾、阿米巴痢疾等。

【护理评估要点】

（一）相关病史

重点了解：病人有无与腹痛相关的病史（见临床表现）；有无酗酒、暴饮暴食、进食油腻食物、腹部遭受暴力/受凉等常见诱因。

（二）腹痛的特点

注意评估病人腹痛的性质、部位、发作时间、程度、有无放射或牵涉痛、与体位的关系（见临床表现），以及腹痛与年龄、性别、职业的关系等。幼儿腹痛常见于先天性肠道畸形、肠套叠、肠蛔虫病等；青壮年以急性阑尾炎、急性胰腺炎、消化性溃疡等多见；中老年以胆囊炎、胆石症、恶性肿瘤、心血管疾病多见；育龄女性急性腹痛要考虑卵巢囊肿蒂扭转、异位妊娠破裂等；有长期铅接触史者要考虑铅中毒。

（三）伴随症状

1. 腹痛伴发热、寒战　见于急性胆道感染、胆囊炎、肝脓肿、腹腔脓肿及腹腔外疾病。

2. 腹痛伴黄疸　见于肝、胆、胰腺疾病及急性溶血性贫血等。

3. 腹痛伴休克　多见于肝脾破裂、异位妊娠破裂时引起的大量失血，也常见于胃肠穿孔、绞窄性肠梗阻、肠扭转、急性出血坏死性胰腺炎、急性心肌梗死等。

4. 腹痛伴呕吐　见于肠梗阻、急性胃肠炎、幽门梗阻等。

5. 腹痛伴反酸、嗳气　见于胃十二指肠溃疡、胃炎等。

6. 腹痛伴腹泻　见于急性胃肠炎、消化道肿瘤、细菌性痢疾等。

7. 腹痛伴血便　见于肠套叠、结肠癌、急性出血性坏死性肠炎、过敏性紫癜等。

8. 腹痛伴血尿　见于泌尿系统结石、急性膀胱炎等。

（四）对人体功能性健康形态的影响

主要有：①营养－代谢形态：腹痛病人可因进食加重疼痛，或因治疗护理需要禁食，或伴有腹泻等不能正常进食而引起饮食摄入不足、水和电解质紊乱等，注意评估病人有无营养不良、酸碱中毒等改变。②睡眠－休息形态：病人可因频繁、剧烈腹痛而不能正常休息与睡眠，注意评估病人有无休息与睡眠的数量和质量变化、有无睡眠形态紊乱等。③自我感知－自我管理形态：长期严重腹泻、急性腹泻等注意评估病人有无焦虑、恐惧等压力与压力应对方面的改变。④活动－运动形态：评估病人有无活动受限、疲乏等改变。

【**相关护理诊断**】

1. 腹痛　与腹部缺血、炎症等病理改变刺激神经有关。

2. 恐惧　与剧烈疼痛、担心疾病预后等有关。

3. 焦虑　与病痛迁延不愈或治疗效果不显著等有关。

4. 活动无耐力　与急性腹痛影响病人休息和日常活动有关。

5. 潜在并发症　休克。

第十节　恶心与呕吐

恶心与呕吐是临床常见症状。恶心（nausea）常为呕吐的先兆，是指一种急迫欲吐的感觉，但胃内容物并没有吐出来。呕吐（vomiting）是指胃内容物或一部分小肠内容物不自主地经贲门、食管从口腔中冲出的现象。呕吐可将食入胃内的有害物质吐出，从而起到保护性作用，但频繁而剧烈的呕吐可引起脱水、电解质紊乱、酸碱平衡失调、营养障碍等。

【**发生机制**】

恶心与呕吐的发生机制相同。呕吐中枢位于延髓，延髓有两个不同作用的呕吐机构：一是呕吐中枢，位于延髓外侧网状结构的背部；二是化学感受器触发带，位于延髓第四脑室底部。呕吐中枢支配呕吐的实际动作，它接受来自消化道和身体其他部分、大脑皮质、前庭器官以及化学感受器触发带的传入冲动。化学感受器触发带本身不能直接引起呕吐动作，但可接受吗啡、洋地黄、吐根碱等药物与化学物质的刺激，产生传入冲动至呕吐中枢而引起呕吐。

呕吐过程可分为三个阶段：恶心、干呕与呕吐，但有时可无恶心或干呕的先兆。首先是幽门收缩与关闭，胃逆蠕动，胃底充盈，继而贲门开放，同时腹肌收缩，膈面下降，腹压增高，迫使胃内容物通过食管、咽部而排出口外。若胃逆蠕动较弱或贲门不开，胃内容物无法排出，则表现为恶心。

【病因】

(一) 中枢性呕吐

中枢性呕吐是指呕吐中枢直接受刺激引起的呕吐。

1. 中枢神经系统疾病 见于脑炎、脑膜炎、颅内高压症、脑血管疾病、偏头痛、颅脑外伤等。

2. 前庭神经功能障碍 见于梅尼埃（Meniere）病、晕动病、迷路炎、前庭神经元炎、链霉素中毒等。

3. 全身性疾病 见于代谢失调（如低钠血症、碱中毒、尿毒症、糖尿病酮症酸中毒）、药物刺激（吗啡、洋地黄类、吐根碱等）、妊娠呕吐、精神性呕吐、甲状腺危象等。

(二) 反射性呕吐

1. 咽部受刺激 见于吸烟、剧咳、鼻咽部炎症等。

2. 胃、十二指肠疾病 见于急性或慢性胃肠炎、消化性溃疡、急性胃扩张或幽门梗阻、十二指肠雍滞等。

3. 肠道疾病 见于急性阑尾炎、机械性肠梗阻、急性出血坏死性肠炎、腹型过敏性紫癜等。

4. 肝、胆、胰疾病 见于急性肝炎、肝硬化、肝淤血、急性胆囊炎、急性胰腺炎等。

5. 腹膜疾病 见于急性腹膜炎等。

6. 其他 见于肾或输尿管结石、急性肾盂肾炎、急性盆腔炎、异位妊娠破裂、心肌梗死、心力衰竭、青光眼等。

【临床表现】

(一) 呕吐特点

颅内压升高时，呕吐急促、猛烈、顽固，呈喷射状。前庭神经功能障碍常表现为呕吐、眩晕、眼球震颤、耳鸣等共存。胃的病变往往先有恶心，后出现呕吐，吐后感到胃部轻松舒适，故病人常设法诱吐（如用手指刺激咽部）。急性腹膜炎、急性阑尾炎、急性肠炎等引起的呕吐，胃吐空后，仍干呕不止，常伴腹痛。

(二) 呕吐物性状

幽门梗阻的呕吐物含有隔餐或隔日食物，并有腐臭味；肠梗阻的呕吐物为黄绿色液体，可有粪臭味；胆道蛔虫病的呕吐物中可含有蛔虫；胃炎的呕吐物中含有大量的黏液及食物。

【护理评估要点】

(一) 相关病史

重点了解：病人有无脑炎、脑膜炎、颅内高压症、脑血管疾病、颅脑外伤等中枢神经系统疾病；梅尼埃病、晕动病等前庭神经功能障碍；低钠血症、碱中毒、尿毒症、糖尿病酮症酸中毒等代谢失调；吗啡、洋地黄类等药物刺激及妊娠呕吐；急慢性胃肠炎、消化性溃疡、急性胃扩张、幽门梗阻、机械性肠梗阻等胃肠道疾病；有无进食不洁食物、乘车、乘船、闻及特殊气味等诱因。

（二）恶心、呕吐的特点

注意评估呕吐的方式、呕吐物性状、呕吐的时间及与进食、情绪、运动、用药等的关系。①呕吐的方式：一般呕吐前先有恶心，继之胃内容物经口吐出或溢出，吐后有轻松感；颅内压升高时多无恶心或较轻，呕吐剧烈呈喷射状，吐后不感轻松，常伴剧烈头痛和不同程度的意识障碍；神经症性呕吐多无恶心，且于接触食物时或进食后即吐；梅尼埃病、晕动病等前庭神经功能障碍常表现为呕吐、眩晕、眼球震颤、耳鸣等共存；胃部病变往往先恶心后呕吐，吐后胃部舒适，病人常通过刺激咽部等方法引起呕吐，减轻不适；急性腹膜炎、急性阑尾炎、急性肠炎等常在胃内容物吐空后仍干呕不止，并伴腹痛。②呕吐物性状：幽门梗阻呕吐物常为宿食，并有酸腐味；低位小肠梗阻呕吐物为黄绿色，有粪臭味；胆道蛔虫症呕吐物中可含有蛔虫；上消化道出血常为咖啡渣样呕吐物；霍乱、副霍乱呕吐物为米泔水样；有机磷中毒呕吐物有大蒜味。③呕吐的时间及与进食、情绪、用药等的关系：育龄女性晨起呕吐见于早孕反应，也可见于尿毒症、慢性乙醇中毒等；餐后6~12小时或夜晚呕吐见于幽门梗阻；进食中或餐后即吐，见于幽门管溃疡、精神性呕吐；使用吗啡、洋地黄类等药物也可引起呕吐。

（三）伴随症状

1. 呕吐伴剧烈头痛 见于颅内高压症、偏头痛、青光眼等。

2. 呕吐伴腹痛 见于肠梗阻、急性胃肠炎、急性胰腺炎、胆石症等。

3. 呕吐伴腹泻 见于细菌性食物中毒、各种原因所致急性中毒、甲状腺危象等。

4. 呕吐伴眩晕、眼球震颤 见于晕动病、梅尼埃病、迷路炎等。

5. 呕吐伴胸痛 见于急性心肌梗死、肺梗死。

（四）对人体功能性健康形态的影响

主要有：①营养－代谢形态：重点评估病人有无进食、进液及体重改变，有无水、电解质及酸碱平衡紊乱等改变。②认知－感知形态：重点观察老人、儿童及病情危重的病人有无意识障碍等认知－感知改变。

【相关护理诊断】

1. 舒适的改变(恶心/呕吐) 与急性胃肠炎有关；与幽门梗阻有关；与服用药物有关。

2. 体液不足(有体液不足的危险) 与频繁剧烈呕吐引起体液丢失过多及摄入量减少有关。

3. 营养失调(低于机体需要量/有营养失调低于机体需要量的危险) 与长期频繁呕吐和液体摄入量不足有关。

4. 潜在并发症 窒息。

第十一节 腹 泻

正常人一般每天排便1~2次，粪便性质正常，即为黄褐色软便，成形，不含异常成分。各种原因致排便次数增加，粪便稀薄，或带有黏液、脓血、未消化的食物称为腹泻（Diarrhea）。腹泻可由许多疾病引起，特别是胃肠道疾病。腹泻在临床上分为急性和慢性两大类。急性腹泻起病急，病程在两个月以内。慢性腹泻是指腹泻持续或反复发作（间歇期在 2~4 周内），病程超过两个月。

【发生机制】

尽管引起腹泻的原因很多，其发生机制归纳起来有以下五点：①肠黏膜分泌增多（分泌性腹泻）。②肠黏膜吸收障碍（吸收不良性腹泻）。③肠腔内渗透压升高（渗透性腹泻）。④肠蠕动过快（动力性腹泻）。⑤肠黏膜渗出过多（渗出性腹泻）。

【病因】

（一）急性腹泻

1. 食物中毒　细菌性食物中毒可由沙门菌、嗜盐菌、金黄色葡萄球菌、变形杆菌等引起。非细菌性食物中毒可由毒蕈、河豚、鱼胆、发芽马铃薯、桐油等引起。

2. 急性肠道感染　见于霍乱或副霍乱、急性细菌性痢疾、急性阿米巴痢疾、病毒性肠炎等。

3. 变态反应性疾病　见于变态反应性肠炎（系指某些健康者，当进食一般人能耐受的食物后，出现呕吐、腹痛与腹泻，可伴有荨麻疹、偏头痛等症状，引起该病的常见食物有鱼、虾、奶、菠萝等）、腹型过敏性紫癜等。

4. 化学物质中毒　见于有机磷农药、砷、锌、锑等急性中毒。

5. 药物副作用或服用泻剂　应用利福平、新斯的明、驱蛔灵等药物后或服用各种泻剂如硫酸镁、果导、番泻叶、大黄等后。

6. 饮食不当　进食生冷、油腻食物。

（二）慢性腹泻

1. 肠源性腹泻　临床上最常见的慢性腹泻。①肠道感染与寄生虫病：如慢性细菌性痢疾、慢性阿米巴痢疾、蛔虫病、蛲虫病、钩虫病、鞭虫病、慢性血吸虫病等。②肠肿瘤：如结肠癌、直肠癌、小肠恶性淋巴瘤等。③其他：如局限性肠炎、溃疡性结肠炎、吸收不良综合征等。

2. 胃源性腹泻　胃酸及胃蛋白酶缺乏致消化不良引起。见于慢性胃炎、胃癌、胃大部切除术后等。

3. 胰源性腹泻　胰腺分泌的消化液减少致消化不良引起。见于慢性胰腺炎、胰腺癌等。

4. 肝胆源性腹泻　可能与胆盐减少影响脂肪吸收或肠道淤血影响黏膜吸收有关。见于肝硬化、慢性胆囊炎等。

5. 内分泌与代谢障碍疾病　见于甲状腺功能亢进症、尿毒症、糖尿病性肠病等。

6. 胃肠神经功能紊乱　见于肠易激综合征等。

在上述病因中，肠道感染和细菌性食物中毒是腹泻最常见的原因。

【临床表现】

（一）急性腹泻

急性腹泻的临床特点是：①起病急骤，排便次数多（每天可达 10 次以上），粪便稀薄，常含致病性微生物、红细胞、脓细胞、脱落的上皮细胞、黏液等病理成分。②腹泻时常伴有肠鸣音亢进、肠绞痛或里急后重。③大量腹泻时可引起脱水、电解质紊乱、代谢性酸中毒。

（二）慢性腹泻

慢性腹泻的临床特点是：①起病缓慢或急性起病病程超过 2 个月。②常表现为腹泻与便秘交替现象，粪便可含黏液、脓细胞、红细胞等病理成分。③长期腹泻导致营养障碍、维生素缺乏、体重减轻、甚至营养不良性水肿。④慢性腹泻急性发作时表现特点与急性腹泻基本相同。

（三）粪便的性状

腹泻时，粪便的性状对病因的诊断有一定帮助。例如：细菌性食物中毒粪便呈糊状或水样；急性细菌性痢疾、溃疡性结肠炎粪便呈脓血样；霍乱或副霍乱粪便呈米泔样；阿米巴痢疾粪便呈果酱样且有特殊腥臭味；急性出血性坏死性肠炎粪便呈洗肉水样且有特殊腥臭味；胰腺炎或吸收不良综合征粪便量多、含大量脂肪及泡沫、气多而臭；肠易激综合征腹泻间歇期粪便呈羊粪样且表面附有大量黏液。

【护理评估要点】

（一）相关病史

重点了解：病人有无急慢性细菌性痢疾、急慢性阿米巴痢疾、溃疡性结肠炎、慢性血吸虫病、肠肿瘤、胃癌、胃大部切除术、慢性胰腺炎、胰腺癌、慢性胆囊炎、肠道过敏等引起腹泻的常见病病史；有无过食生冷油腻、不洁饮食或进食毒蕈、河豚、发芽马铃薯及其他可能引起腹泻的变质食物；是否服用番泻叶、硫酸镁、大黄等引起腹泻的药物；有无旅行、聚餐史；有无腹部受凉、过劳、过于紧张等诱因。

（二）腹泻的特点

注意评估腹泻的次数、性状、颜色、气味、内容物及量，加重或缓解因素（见临床表现）。

（三）伴随症状

1. 腹泻伴高热 见于急性感染性疾病，如细菌性痢疾、伤寒等。

2. 腹泻伴里急后重感 见于乙状结肠、直肠病变。

3. 腹泻伴下腹部疼痛 多见于结肠炎、结肠溃疡等结肠病变。

4. 腹泻伴脐周绞痛、肠鸣音亢进 多见于小肠炎症。

5. 腹泻伴低热 见于肠结核、非特异性溃疡性结肠炎。

6. 腹泻伴恶心、呕吐 多见于急性食物中毒、急性胃肠炎。

7. 腹泻伴体重减轻 常见于结肠癌、直肠癌等肠道恶性肿瘤及甲状腺功能亢进症、各种原因所致消化吸收不良。

（四）对人体功能性健康形态的影响

主要有：①排泄形态：注意排泄时间、方式、量及质的改变。②营养－代谢形态：有无体重减轻、脱水、肛门周围皮肤破损等改变。③活动－运动形态：有无活动能力减弱、体质虚弱等改变。④休息－睡眠形态：有无睡眠减少、体力不支、精力不足等改变。⑤认知－感知形态：小儿急性感染引起腹泻伴高热，注意有无意识障碍、抽搐等改变。

【相关护理诊断】

1. 腹泻　与胃肠道感染有关；与结肠癌有关；与胃大部切除有关等。

2. 体液不足/有体液不足的危险　与急性腹泻丢失液体过多有关。

3. 营养失调　低于机体需要量，与长期慢性腹泻有关。

4. 皮肤完整性受损/有皮肤完整性受损的危险　与排便次数多及排泄物刺激肛门周围皮肤有关。

5. 活动无耐力　与慢性腹泻体力过度消耗有关；与睡眠不足体力精力恢复不良有关。

6. 睡眠形态紊乱　与腹泻所致睡眠时间不足有关；与慢性腹泻迁延不愈有关。

7. 焦虑　与慢性腹泻迁延不愈有关。

第十二节　便　秘

正常人一般每天排便1~2次，粪便性质正常，即黄褐色软便，成形，不含异常成分。大便次数减少（一般每周少于3次），粪便干结，排便困难称为便秘。

【发生机制】

（1）正常排便需要具备：①有足够引起正常肠蠕动的肠内容物，即足够的食物量、食物中含有适量的纤维素和水分。②肠道内肌肉张力正常及蠕动功能正常。③有正常的排便反射。④参与排便的肌肉功能正常。⑤胃肠道无梗阻，肠蠕动功能正常。其中任何一项条件不能满足，都可发生便秘。

（2）便秘的发生机制主要有：①肠蠕动减弱。②肠蠕动受阻。③排便反射减弱或消失。④肛门括约肌痉挛。⑤腹肌与膈肌的收缩力减弱。

【病因】

（一）结肠性便秘

1. 进食量少或食物内缺乏纤维素　见于吃蔬菜少或不愿吃蔬菜者、消化道疾病（食管癌、胃癌、病毒性肝炎等）所致食欲减退者。

2. 结肠平滑肌张力减弱　见于老年人、体弱者、长期卧床者、服用某些药物（如吗啡、阿托品、颠茄等）、全身疾病影响（如糖尿病、尿毒症、甲状腺功能减退症等）。

3. 结肠梗阻　结肠癌、肠粘连等。

4. 结肠自主神经调节失常　见于肠易激综合征、神经症等。

（二）直肠性便秘

1. 因疼痛惧怕排便 见于痔疮、肛裂、肛门周围脓肿等。

2. 忽略排便 见于工作紧张、地点不方便等。

3. 长期依赖 见于经常使用泻药、灌肠协助排便者。

【临床表现】

（一）排便特点

排便次数少，可数天内不排便。排便时不易排出，费力、时间长。用力排便可引起肛周疼痛，甚至造成肛裂或痔疮出血。

（二）粪便特点

粪便干燥、坚硬，有时呈"羊粪"状。

【护理评估要点】

（一）相关病史

重点了解：病人有无尿毒症、肠梗阻、糖尿病、妊娠及痔疮、肛裂、肛门周围脓肿等引起便秘的全身或局部疾病；有无腹部手术史；是否年老体弱、长期卧床或服用吗啡、阿托品、颠茄类药物，经常服用泻药或灌肠；饮食习惯与排便习惯；有无精神紧张、工作压力过大、环境改变等诱因。

（二）排便的特点

注意评估排便次数、粪便性状及软硬度、便秘时对病人身体与心理等的影响。便秘时粪便不能及时排出体外，可引起腹胀、头痛、头晕、食欲不振、疲乏等中毒症状；粪便在肠腔滞留过久可致直肠、肛门过度充血，促发或加重痔疮、肛裂，使病人不敢排便，不仅增加了排便困难，还可形成恶性循环，加重便秘；粪便在肠腔滞留过久，粪块过于坚硬，排便困难可引起肛门周围疼痛，甚至肛裂或痔疮出血等。

（三）伴随症状

1. 便秘伴急性腹痛、腹胀、呕吐、腹部包块或肠型、肠鸣音亢进 见于机械性肠梗阻。

2. 便秘伴便血及肛门周围疼痛 多见于肛裂、痔疮等直肠或肛门疾病。

3. 便秘与腹泻交替出现 多见于肠结核、结肠肿瘤、溃疡性结肠炎等。

4. 便秘且粪便变细，伴便血、消瘦 多见于结肠癌、直肠癌。

（四）对人体功能性健康形态的影响

主要影响有：①营养-代谢形态：注意有无食欲不振、贫血、消瘦、毒素吸收中毒等改变。②自我感知-自我管理形态：注意评估长期严重便秘的病人有无精神紧张、焦虑、恐惧、抑郁等压力与压力应对方面的改变。

【相关护理诊断】

1. 便秘 与麻痹性肠梗阻有关；与饮食中食物纤维含量过少有关；与长期卧床有关；与环境改变有关；与结肠癌/直肠癌引起的肠道功能改变有关。

2. 疼痛 与粪便过于干硬、排便困难有关；与排便困难所致肛裂等有关。

3. 组织完整性受损/有组织完整性受损的危险 与粪便过于干硬、排便困难、肛裂等有关。

4. 知识缺乏 缺乏有关促进排便、预防便秘方面的知识。

第十三节 呕血与便血

上消化道出血，血液从口腔排出，称为呕血（hematemesis）。上消化道是指十二指肠以上的消化道，包括食管、胃、十二指肠。胃空肠吻合术后的空肠、胰腺、胆道的出血也属于上消化道出血的范围。消化道出血，血液从肛门排出，称为便血（hematochezia）。另外，鼻咽部出血咽下，食用动物血（如猪血）、铁剂（如硫酸亚铁）、铋剂（如胶态次枸橼酸铋、果胶铋）、炭粉及某些中药也可使粪便变黑，应予注意。

【发生机制】

归纳起来，有以下四点：①凝血功能障碍，因为肝脏破坏、维生素 K 缺乏、遗传因素等造成凝血因子缺乏。②毛细血管壁功能异常，过敏、急性感染、维生素 C 缺乏、维生素 P（芦丁）缺乏等造成毛细血管壁破坏或致密性下降。③血小板异常，遗传、免疫因素、血液病等造成血小板数量减少或粘附、聚集功能下降。④血管破裂，胃底、食管的曲张静脉被鱼刺、骨头等粗糙食物划破，痔破裂，溃疡病时小动脉被腐蚀破裂等。

【病因】

（一）上消化道疾病

1. 食管疾病 见于反流性食管炎、食管憩室炎、食管癌、食管贲门黏膜撕裂（Mallory – Weiss syndrome）综合征等。

2. 胃与十二指肠疾病 见于消化性溃疡、急性胃炎、慢性胃炎、胃癌、胃黏膜脱垂症、十二指肠炎、钩虫病等。其中以消化性溃疡最常见。

3. 肝、胆道、胰腺疾病 见于肝硬化门脉高压症、胆石症、胆道感染、胆管癌、胰头癌等。

（二）下消化道疾病

1. 小肠疾病 见于急性出血性坏死性肠炎、麦克（Meckel）憩室炎、小儿肠套叠、小肠血管瘤等。

2. 结肠疾病 见于结肠癌、结肠息肉、溃疡性结肠炎、细菌性痢疾、阿米巴痢疾等。

3. 直肠肛管疾病 见于直肠癌、直肠息肉、痔、肛裂、肛瘘等。

4. 肠道血管畸形 见于先天性血管畸形、遗传性毛细血管扩张症等。

（三）其他

1. 血液病 见于白血病、再生障碍性贫血、血小板减少性紫癜、血友病等。

2. 急性传染病 见于流行性出血热、钩端螺旋体病、出血性麻疹、重症病毒性肝炎等。

3. 维生素缺乏 维生素 C 缺乏、维生素 K 缺乏、维生素 P 缺乏等。

【临床表现】

（一）出血的部位

呕血一般表示出血来自上消化道，呕出血液的颜色取决于血液在胃内停留时间的长短，如果在胃内停留时间较长，则呕出的血液呈暗红色或咖啡色；如果在胃内停留时间较短，则呕出的血液呈鲜红色。便血的颜色可呈鲜红、暗红或黑色。鲜血便一般表示出血来自回肠下段、结肠、直肠肛管等部位，特别是来自直肠肛管、肛门。黑色便一般表示出血来自上消化道或小肠，特别是来自上消化道，并且血液在肠道内停留的时间较长。来自上消化道或小肠的血液在肠道下行过程中，红细胞被破坏，释放出血红蛋白，血红蛋白与食物中的硫化物结合形成硫化亚铁，使粪便变为黑色，硫化铁刺激肠道分泌较多的黏液且附着于黑便表面，外观黑亮，似柏油，故又称柏油样便。幽门以下的部位出血一般无呕血，仅表现为黑便，幽门以上的部位出血一般既有呕血又出现黑便。因此，黑便的病人可无呕血，而呕血的病人几乎都有黑便。

（二）出血的量

消化道出血量少而未引起大便颜色改变，须经隐血试验才能确定的称为隐血。一般认为上消化道出血量达 60ml 以上时，可出现黑便，胃内积血达 250ml 以上时，可出现呕血。在数小时内出血量超过 1000 ml 或循环血量 20% 的上消化道出血称为上消化道大出血。上消化道大出血除表现为呕血或便血外，更早出现的是头晕、心悸、脉速、面色苍白、黑矇、出冷汗等血容量急剧减少的表现。由于出血量多，血液迅速流至直肠，病人因有便意而去厕所，在排便时或排便后易发生晕厥。

（三）呕血与咯血的鉴别

见本章第四节表 3 - 2。

【护理评估要点】

（一）相关病史

重点了解：病人有无食管癌、消化性溃疡、钩虫病、肝硬化门脉高压症、胆管癌、胰头癌等上消化道疾病，有无急性出血性坏死性肠炎、结肠癌、细菌性痢疾、阿米巴痢疾、直肠癌、痔疮、肛裂等下消化道疾病及白血病、再生障碍性贫血、血小板减少性紫癜、流行性出血热、钩端螺旋体病、出血性麻疹等全身或局部疾病；病人出血前有无酗酒、进食粗糙刺激性食物、精神刺激、剧烈呕吐及服用肾上腺皮质激素、吲哚美辛、水杨酸类等药物史。

（二）呕血与便血的特点

注意评估病人是否为消化道出血，出血量、出血部位，呕血与咯血鉴别，出血是否停止，呕血与便血的次数、颜色等。如短时间内呕出咖啡样物质或排出柏油样或暗红色血便，提示有继续出血。出血停止后，黑便持续时间与病人排便次数有关，若每天排便 1 次，粪便颜色约在 3 天恢复正常。另外，出血是否停止还要根据临床表现等综合判断。

（三）伴随症状

1. 呕血与黑便伴慢性、周期性、与饮食有关的节律性上腹疼痛 见于消化性溃疡。

2. 呕血与黑便伴脾大及腹壁静脉曲张 见于肝硬化。

3. 鲜血便伴排便时肛门剧痛 见于肛裂等。

4. 血便伴里急后重感 见于细菌性痢疾、直肠炎、直肠癌等。

5. 呕血与血便伴全身出血倾向 见于白血病、再生障碍性贫血、血小板减少性紫癜、血友病等血液病。

（四）对人体功能性健康形态的影响

主要有：①营养－代谢形态：注意有无贫血、消瘦、营养不良等改变。②自我感知－自我管理形态：注意评估长期呕血、便血病人有无精神紧张、焦虑、恐惧等压力与压力应对方面的改变。

【相关护理诊断】

1. 组织灌注无效 与上消化道/下消化道出血所致血容量不足有关。

2. 活动无耐力 与呕血、便血所致贫血有关。

3. 有皮肤完整性受损的危险 与便血频繁，排泄物刺激肛门周围皮肤有关。

4. 焦虑/恐惧 与大量呕血、便血有关。

5. 知识缺乏 缺乏有关出血性疾病的防治知识。

6. 潜在并发症 休克。

第十四节　黄　疸

由于血液中胆红素浓度升高（超过 34.2μmol/L）而使皮肤、黏膜、巩膜黄染的现象称为黄疸（jaundice）。血清胆红素的浓度正常为 1.7～17.1μmol/L，血清胆红素浓度达到 17.1～34.2μmol/L 时，虽然超过了正常范围，但皮肤、黏膜、巩膜无黄染，称为隐性黄疸。临床上，并非所有的皮肤黄染都是胆红素浓度升高造成的。胡萝卜、南瓜、西红柿、柑桔等均含有较多的胡萝卜素，食入过多也可致皮肤黄染，称为假黄疸。假黄疸引起的黄染出现在手掌、足底、前额、鼻部皮肤，肝功能检查血清胆红素浓度正常。老年人内眦部易出现球结膜下脂肪堆积，呈斑块状，与黄疸不同。

【胆红素的正常代谢】

（一）胆红素的来源

血液中的胆红素主要来源于红细胞中的血红蛋白。正常红细胞寿命约 120 天，衰老的红细胞在单核－吞噬细胞系统被破坏，释放出血红蛋白，血红蛋白分解为胆红素、铁、珠蛋白。这种不溶于水的、非结合状态的胆红素称为游离胆红素（非结合胆红素）。游离胆红素随血流的运行到达肝脏。

（二）胆红素的肝内转变

随血液运行的游离胆红素到达肝脏后，被肝细胞摄入肝细胞内。在肝细胞内的微粒体中受葡萄糖醛酸转移酶的作用，与葡萄糖醛酸结合，形成葡萄糖醛酸胆红素（结合胆红素）。结合胆红素被主动排泌入毛细胆管，成为胆汁的一部分。

（三）胆红素的胆道排泄

进入毛细胆管的结合胆红素随胆汁经胆道进入肠道，在肠道内细菌的作用下，还原为无色的尿胆原。大部分尿胆原在肠内进一步氧化为尿胆素从粪便中排出，称粪胆素。小部分尿胆原在肠内被重吸收入血液，经门静脉回到肝脏。大部分回肝的尿胆原在肝细胞内再变成结合胆红素，随胆汁排入肠道，形成"胆红素的肠肝循环"。小部分回肝的尿胆原经体循环由肾脏排出，遇到空气被氧化为尿胆素，这是尿液呈浅黄色的原因之一（图3-6）。

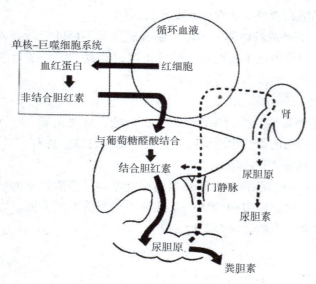

图3-6　胆红素正常代谢示意图

（四）两种胆红素的区别

结合胆红素和游离胆红素的理化性质、病理状态下的变化有极大的不同，两者的区别见表3-4。

表3-4　两种胆红素的区别

结合胆红素	游离胆红素
呈水溶性	呈脂溶性
形成后被排泌入胆汁中	产生后被释放入血液中
可通过肾小球滤过排出	不能被肾小球滤过排出
尿液中可有	尿液中无

【病因与发生机制】

按照病因，一般把黄疸分为溶血性、肝细胞性、胆汁淤积性（阻塞性）三种类型。另外，还有一种临床少见的黄疸，先天性非溶血性黄疸，是由于机体胆红素代谢功能缺陷引起的，大多为家族遗传性。

（一）溶血性黄疸

1. 病因　见于各种原因引起的溶血性疾病，如误输异型血、疟疾、败血症、蚕豆病、新生儿溶血性贫血、自身免疫溶血性贫血、阵发性睡眠性血红蛋白尿等。

2. 发生机制 ①红细胞大量破坏，游离胆红素形成过多，超过了肝细胞对胆红素的代谢能力。②红细胞大量破坏引起的贫血、缺氧和红细胞破坏产物的毒性作用等可减弱肝细胞对胆红素的代谢能力。上述机制引起游离胆红素在血液中含量上升。

（二）胆汁淤积性黄疸

1. 病因 见于胆石症、胆管炎、胆道蛔虫病、胆管癌、胰头癌、壶腹癌、原发性胆汁性肝硬化、毛细胆管炎型病毒性肝炎等。

2. 发生机制 肝外或肝内胆管阻塞，结合胆红素不能随胆汁排入肠道，阻塞部位上方的胆汁淤积，胆管内压不断增高，胆管扩张，终致小胆管及毛细胆管破裂，结合胆红素返流入血液中，血液中结合胆红素含量升高。

（三）肝细胞性黄疸

1. 病因 见于病毒性肝炎、中毒性肝炎、肝癌、肝硬化等。中毒性肝炎是某些对肝细胞有直接损伤作用的毒性物质引起的，常见的有毒蕈、棉籽、异烟肼、四氯化碳、重金属（汞、铅、锑）等。

2. 发生机制 ①肝细胞损害，转化游离胆红素为结合胆红素的能力下降。②已经形成的结合胆红素可通过破裂的肝细胞及破裂的小胆管返流入血。以上两种机制引起血液中游离胆红素和结合胆红素含量均升高。

【临床表现】

（一）溶血性黄疸

溶血性黄疸临床表现的特点是：①血清中游离胆红素浓度升高。②小便色可变深，尿中尿胆原增加，但无胆红素。③大便色变深，粪中粪胆原大量增加。④急性溶血时表现为寒战、头痛、高热、腰背酸痛等，而慢性溶血时可表现为脾大。⑤黄疸呈浅柠檬色。⑥溶血性贫血表现：网织红细胞增加，骨髓红细胞系统增生旺盛。

（二）胆汁淤积性黄疸

胆汁淤积性黄疸临床表现的特点是：①血清中结合胆红素浓度升高。②小便色可变深，尿中尿胆原减少（不完全梗阻时）或消失（完全梗阻时），尿中胆红素阳性。③大便色变浅或呈灰白色，粪中粪胆原减少或消失。④常伴有皮肤瘙痒、心动过缓（血液中胆酸盐升高所致）。⑤黄疸颜色呈暗黄、黄绿或绿褐色。⑥血清中碱性磷酸酶升高是胆汁淤积的标志。

（三）肝细胞性黄疸

肝细胞性黄疸临床表现的特点是：①血清中游离胆红素与结合胆红素浓度均升高。②小便色深，尿中尿胆原增加（肝细胞损害，处理吸收尿胆原的能力下降）或减少（肝内毛细胆管阻塞），尿中胆红素阳性。③大便色正常或变浅，粪中粪胆原正常或减少（肝内毛细胆管阻塞）。④常伴有全身乏力、食欲不振、恶心、厌油、腹胀、右上腹痛等。⑤黄疸颜色呈浅黄至深金黄色。⑥肝功能检查氨基转移酶特别是丙氨酸氨基转移酶升高。

【护理评估要点】

（一）相关病史

重点了解：病人有无疟疾、败血症、蚕豆病、新生儿溶血性贫血、胆石症、胆道蛔虫症、胆管癌、胰头癌、病毒性肝炎、中毒性肝炎、肝癌、肝硬化等引起黄疸的溶血性疾病和肝胆疾病；有无长期用药史、大量饮酒史；有无肝炎病人密切接触史、近期血液制品输注史等。

（二）黄疸的特点

注意评估黄疸的性质（见临床表现）、程度、鉴别真假性黄疸等。①黄疸程度的评估：临床根据粪与尿的颜色、皮肤与巩膜黄染的深浅、皮肤瘙痒的程度判断黄疸的轻重。一般而言，皮肤与巩膜黄染越深，病情越重；胆道梗阻越完全，皮肤瘙痒越严重，粪便颜色越淡；黄疸伴皮肤瘙痒表示黄疸程度重，皮肤瘙痒减轻则提示病情好转。②鉴别真假性黄疸：根据皮肤黏膜及巩膜有无黄染、程度、分布范围进行鉴别。进食过多的胡萝卜、南瓜、橘子等可致血液中胡萝卜素增加而引起皮肤黄染，但以手掌、足底、前额、鼻部等处明显，一般巩膜及口腔黏膜无黄染；长期服用阿的平、呋喃类、维生素 B_2 等含有黄色素的药物也可引起皮肤、巩膜黄染，巩膜黄染的特点是近角膜缘处明显。

（三）伴随症状

1. 黄疸伴寒战、高热　见于急性胆管炎、急性溶血性疾病等。

2. 黄疸伴恶病质　见于肝癌、胰头癌、胆总管癌、壶腹癌等。

3. 黄疸伴右上腹阵发性绞痛　见于胆道结石梗阻等。

4. 黄疸伴剑突下钻顶样疼痛　见于胆道蛔虫症。

5. 黄疸出现前有发热、乏力、食欲下降、恶心、呕吐，黄疸出现后症状减轻　多为甲型肝炎。

6. 黄疸伴上消化道出血、腹水　见于重症肝炎、肝硬化晚期。

（四）对人体功能性健康形态的影响

主要有：①睡眠－休息形态：注意评估有无因皮肤瘙痒所致不能正常休息与睡眠。②自我感知－自我概念形态：有无因皮肤、黏膜、巩膜黄染所致的自我形象紊乱、焦虑、恐惧等改变。

【相关护理诊断】

1. 舒适的改变　与胆红素排泄障碍、血液中胆酸盐过高导致的皮肤瘙痒有关。

2. 有皮肤完整性受损的危险　与胆汁淤积性黄疸所致皮肤瘙痒有关。

3. 自我形象紊乱　与黄疸所致皮肤、黏膜、巩膜黄染有关。

4. 焦虑　与皮肤严重黄染影响自我形象有关；与病因不明、创伤性病因学检查有关。

第十五节　排尿异常

正常成人 24 小时（一昼夜）排尿量约 1000～2000ml，平均 1500ml 左右。日间排尿 4 ~ 6 次，夜间就寝后 0 ~ 2 次，每次尿量 200 ~ 400ml。常见排尿异常包括多尿、少尿与无尿、尿痛、尿频、尿急。

成人 24 小时（一昼夜）尿量经常超过 2500ml，称为多尿（polyuria）。

成人 24 小时（一昼夜）尿量少于 400ml 或每小时尿量持续少于 17ml，称为少尿（oliguria）。24 小时（一昼夜）尿量持续少于 100ml 或 12 小时内完全无尿，称为无尿（anuria）。

尿痛（odynuria）是指排尿时有疼痛感觉。尿频（frequent micturition）是指排尿的次数增多。尿急（urgent micturition）是指尿意一来，迫不及待要立即排尿的感觉。尿频、尿急、尿痛合称为膀胱刺激征（irritation symptom of bladder）。

【病因与发生机制】

（一）多尿

1. 内分泌与代谢障碍疾病　见于尿崩症、糖尿病、原发性醛固酮增多症、原发性甲状旁腺功能亢进症等。

尿崩症是由于下丘脑 - 神经垂体受损，抗利尿激素分泌减少，以致造成远端肾小管及集合管对水分重吸收减少而大量排尿。亦有肾小管及集合管对抗利尿激素不敏感而引起大量排尿者。糖尿病的尿量增加是尿中含有葡萄糖，造成渗透性利尿。原发性醛固酮增多症多尿的主要机制是增多的醛固酮作用于远端肾小管排钾保钠，血钠增高刺激渗透压感受器，引起口渴，以致多饮而出现多尿。原发性甲状旁腺功能亢进症时，甲状旁腺激素分泌增多，抑制近端肾小管重吸收磷酸根，磷酸根随尿排出增多引起多尿。

2. 肾脏疾病　见于慢性肾炎、慢性肾盂肾炎等。

3. 精神因素　见于精神性多尿症。多尿由狂饮所致。

（二）少尿与无尿

1. 肾前性　见于各种原因引起的休克、重度失水、心力衰竭、肾动脉栓塞或血栓形成等。由于肾血流量减少，肾小球滤过率降低所致。

2. 肾性　见于急性肾炎、慢性肾炎急性发作、尿毒症等。由于肾实质病变，肾单位毁损，致肾小球滤过率严重降低所致。

3. 肾后性　见于泌尿系结石、肿瘤、前列腺增生症等。由于尿路梗阻致尿液不能排出。

（三）膀胱刺激征

见于急性尿道炎、急性膀胱炎、急性肾盂肾炎、泌尿系结核、淋病、膀胱癌继发感染、膀胱或尿道结石等。临床上以急性膀胱炎、急性肾盂肾炎引起的膀胱刺激征多见。

【临床表现】

（一）多尿

多尿病人排尿次数和每次排尿量均增多。尿崩症病人每日尿量多在 5L 以上，甚至高达十余升。糖尿病病人每日尿量一般不超过 5L。原发性醛固酮增多症病人以夜尿增多为突出表现。

（二）少尿与无尿

肾前性少尿尿量为轻或中度减少，一般不会出现无尿，尿比重增高（＞1.020），病因矫正、血压或血容量恢复后，尿量迅速增多。肾后性因素所致者常出现突然的少尿或完全无尿，可在耻骨联合上方触及膨大的膀胱。肾性少尿伴有尿液的明显异常，如出现血尿、蛋白尿、管型尿等，急性肾衰竭病人突然出现尿少，慢性肾衰竭病人则尿量逐渐减少。

（三）膀胱刺激征

上尿路感染（肾盂肾炎、输尿管炎）未侵犯膀胱之前，一般不出现尿痛、尿频、尿急，下尿路感染（膀胱炎、尿道炎），尿痛、尿频、尿急较严重。上尿路感染常有腰背痛，下尿路感染常有明显的肉眼血尿。

【护理评估要点】

（一）相关病史

重点了解：病人有无尿崩症、糖尿病、原发性醛固酮增多症、原发性甲状旁腺功能亢进症、休克、心力衰竭、肾动脉栓塞、急性肾炎、慢性肾炎、急性肾盂肾炎、慢性肾盂肾炎、尿毒症、泌尿系结石/肿瘤、前列腺增生症、膀胱炎等引起排尿异常的疾病；有无大量饮水或饮水量减少、服用利尿剂、精神过度紧张等诱因。

（二）排尿的特点

注意评估排尿异常的性质及分类、排尿的次数、尿量等改变（见临床表现）。

（三）对人体功能性健康形态的影响

主要有：①排泄形态：注意评估有无尿失禁、尿潴留及其他排尿形态异常等改变。②睡眠－休息形态：有无因尿频、尿急、尿痛、尿失禁、尿潴留等引起排尿规律改变而影响休息与睡眠，睡眠形态改变等。③自我感知－自我概念形态：有无紧张、焦虑、恐惧等压力与压力应对方面的改变。

【相关护理诊断】

1. **体液过多** 与尿量减少、水钠潴留有关。

2. **体液不足** 与尿崩症、糖尿病等所致尿量过多、体液丢失过多等有关。

3. **睡眠形态紊乱** 与排尿规律改变有关。

4. **疼痛** 与膀胱结石、尿路结石、尿路感染等有关。

5. **体温升高** 与急性尿路感染有关。

6. **自我形象紊乱** 与不能自行控制排尿有关。

7. **焦虑** 与预感自身受到疾病威胁有关。

第十六节　头　痛

颈以上的部位称为头，但一般所说的头痛（headache）是指额、顶、颞及枕部的疼痛。头痛是临床上常见的症状之一，既可由头部病变引起，又可因全身或内脏器官疾病造成。头痛可以是器质性病变引起的，如颅内肿瘤，也可以发生于功能性病变，如偏头痛。临床上多数头痛无特异性，但有些头痛则是严重疾病的信号。

【发生机制】

颅外各层结构对痛觉均敏感，颅内结构只有血管、脑膜、脑神经（三叉神经、舌咽神经、迷走神经）及颈神经（1、2、3）对痛觉敏感。各种致病因素通过以下机制产生头痛：①使颅内外血管收缩、扩张及血管受到牵引或伸展。②使脑膜受到刺激或牵拉。③三叉、舌咽、迷走神经及颈神经受到刺激、挤压或牵拉。④头颈部肌肉收缩。⑤眼、耳、鼻、鼻窦、牙齿等病变疼痛，扩散或反射至头部。⑥理化因素及内分泌紊乱（如脑内组织胺和 5 – 羟色胺增多）。

【病因】

（一）颅脑病变

1. 颅内疾病

（1）颅内感染性疾病：各种病原体所致的脑膜炎、脑炎都可出现头痛。常见的疾病有：流行性脑脊髓膜炎、结核性脑膜炎、流行性乙型脑炎、新型隐球菌性脑膜炎、病毒性脑炎、化脓性脑炎（又称脑脓肿，常因慢性化脓性中耳炎向颅内直接蔓延造成）。

（2）颅内血管性疾病：见于脑出血、蛛网膜下腔出血、脑动脉血栓形成、脑栓塞、脑供血不足、颅内动脉瘤、脑血管畸形（可分为动静脉型和毛细血管型。前者常见，乃由一团扩张的畸形血管形成，大小不一，多出现于大脑中动脉分布的区域。后者少见，由多数扩张的毛细血管形成，可散布于脑的任何部位）、颅内静脉窦（上矢状窦、乙状窦、海绵窦）血栓形成、偏头痛等。

（3）颅内肿瘤：包括脑肿瘤和颅内转移癌。常见的脑肿瘤有：神经胶质瘤、脑膜瘤、垂体腺瘤、神经纤维瘤等。颅内转移癌由肺癌、鼻咽癌、乳腺癌、肾上腺癌、白血病等转移而来，最多见于由肺癌和鼻咽癌转移。

（4）颅脑损伤：脑震荡、脑挫裂伤、慢性硬膜下血肿及慢性脑内血肿、脑外伤后遗症（脑外伤三个月后症状仍持续存在）。

（5）其他：头痛型癫痫、腰椎穿刺及腰椎麻醉后头痛等。

2. 颅外疾病

（1）颅骨疾病：颅骨肿瘤、颅骨骨折、畸形性骨炎（Paget 病，为一原因不明的慢性进行性骨病，常见症状为骨疼痛与畸形，除侵犯颅骨外，还可侵犯股骨、腓骨、胫骨等）。

（2）肌收缩性头痛：又称紧张性头痛，是慢性头痛最常见的一种。由于头部或颈部肌肉持久收缩及继发血管扩张引起。

（3）神经痛：三叉神经痛、舌咽神经痛、枕神经痛等。

（4）其他：眼源性头痛（远视、近视、散光）、耳源性头痛（中耳炎）、鼻源性头痛（鼻炎、鼻窦炎、鼻咽癌）、齿源性头痛（牙龈炎、龋齿等）。

（二）全身性病变

1. 急性感染 见于流行性感冒、急性肾盂肾炎、肺炎球菌肺炎等。

2. 心血管疾病 见于高血压病、充血性心力衰竭、风湿热等。

3. 中毒 见于铅、汞中毒，一氧化碳中毒，有机磷农药中毒，阿托品、颠茄中毒，毒蕈中毒等。

4. 其他 见于月经期头痛、绝经期头痛、中暑。

（三）神经症

见于神经衰弱、癔病、抑郁性神经症等。

【临床表现】

（一）头痛的部位

急性感染性疾病引起的头痛多呈弥漫性全头痛。偏头痛与颅神经痛出现一侧头痛。流行性脑脊髓膜炎、蛛网膜下腔出血引起的头痛多在颈枕部。浅表的头痛多见于眼源性、鼻源性、齿源性及颅外疾病引起的头痛，如肌收缩性头痛。深在的头痛多由脑脓肿、脑肿瘤、脑炎等颅内病变引起，疼痛常向病灶同侧的外面放射。

（二）头痛的性质

搏动性头痛或跳痛，常见于高血压病、偏头痛、脑供血不足、头痛型癫痫、急性感染等。阵发性电击样或撕裂样疼痛多见于三叉神经痛和舌咽神经痛。头部重压感、紧箍感、戴紧帽感的疼痛多见于紧张性头痛，也可见于脑外伤后遗症。爆裂样或斧劈样头痛可见于蛛网膜下腔出血。

（三）头痛发生及持续的时间

晨间加剧的头痛可见于脑肿瘤等颅内占位性病变。有规律的晨间头痛见于鼻窦炎。长时间阅读后发生的头痛为近视等引起的眼源性头痛。偏头痛在月经期发作频繁。神经衰弱引起的头痛以病程长、明显的波动性与易变性为特点。

（四）头痛发生的急缓

突然发生的头痛伴有发热者，常由感染疾病所致。突然发生的头痛伴有意识障碍而无发热者，多为颅内血管性疾病。慢性进行性头痛伴有颅内压升高的症状（呕吐、视乳头水肿）应考虑颅内占位性病变。慢性头痛无颅内压升高症状，但伴有神经症症状，多为紧张性头痛。

（五）头痛的影响因素

转头、低头、咳嗽常使脑肿瘤及脑膜炎的头痛加剧。压迫颈总动脉可使偏头痛或高血压性头痛减轻。偏头痛病人，服用麦角胺后头痛可迅速缓解。紧张性头痛，常因紧张、烦躁、焦虑而加重，也可因局部按摩而缓解。

【护理评估要点】

（一）相关病史

重点了解：病人有无流行性脑脊髓膜炎、结核性脑膜炎、流行性乙型脑炎、病毒性脑炎、化脓性脑炎等颅内感染性疾病；有无脑出血、脑血栓、脑栓塞等脑血管疾病；有无神经胶质瘤、脑膜瘤、垂体瘤、神经纤维瘤等颅内肿瘤；有无脑震荡、脑挫裂伤等颅脑损伤；有无高血压病、充血性心力衰竭、一氧化碳中毒、癫痫或眼、耳、鼻、齿等引起头痛的全身或局部疾病；有无精神紧张、咳嗽、打喷嚏、摇头、俯身等加重头痛的因素。

（二）头痛的特点

注意评估头痛发作情况、部位、出现时间与持续时间（见临床表现）、头痛的程度与性质。头痛的程度一般分为轻、中、重三度，但与病情轻重并无平行关系。三叉神经痛、偏头痛及脑膜刺激头痛最为剧烈，脑肿瘤头痛多为轻、中度疼痛。高血压、血管性及发热性疾病多为搏动性头痛，神经痛多呈电击样或刺痛，肌肉收缩性头痛多为重压感、紧箍感或钳夹样疼痛。

（三）伴随症状

1. 剧烈头痛伴喷射状呕吐、视神经乳头水肿　常为颅内压增高所致。

2. 头痛伴剧烈眩晕　见于小脑肿瘤、椎－基底动脉供血不足等。

3. 头痛伴失眠、多梦、注意力不集中　多见于神经症。

4. 头痛伴视力障碍　见于青光眼、蝶鞍区肿瘤等。

5. 头痛突然加剧并伴有意识障碍　多提示脑疝。

6. 头痛伴脑膜刺激症　提示脑膜炎、蛛网膜下腔出血。

7. 头痛伴癫痫发作　见于脑血管畸形、脑内寄生虫病、脑肿瘤等。

8. 头痛呈慢性进行性伴精神症状　应警惕脑肿瘤。

（四）对人体功能性健康形态的影响

主要评估病人有无因频繁、剧烈头痛引起紧张、焦虑、恐惧等自我感知－自我概念形态的改变。

【相关护理诊断】

1. 疼痛（头痛）　与各种原因所致脑血管、脑膜、脑神经受刺激等有关。

2. 焦虑　与头痛迁延不愈、疗效不佳等有关。

第十七节　焦　虑

个体对客观事物的态度和因之而产生的内心体验在医学上称为情绪或情感，焦虑是临床最常见的情绪或情感反应之一。焦虑（anxiety）是指一种内心紧张不安，预感到似乎将要发生某种不利情况而又难于应付的不愉快情绪。与焦虑表现相近的是恐惧（fear），不同的是，焦虑发生于危险或不利情况来临之前，这种危险或不利情况往往是不明确的；恐惧则发生于面临危险之时，引发恐惧的危险是明确的、真实的，如对疼痛或死亡的恐惧。焦虑虽是一种不愉快的情绪体验，但它具有重要的适应功能。焦虑提醒人们警觉可能存在的内部和外部危险，提高人们预见危险的能力，并通过不断调整自己的行为，学习应付不良情绪的方法和策略。因此，适当的焦虑具有保护性作用，是有益的。但严重而持久的焦虑则会因精力的过度消耗，对个体健康造成威胁。

【发生机制】

焦虑是一种与不确定的危险因素（往往与一定的现实情境有联系）有关的忧虑和不良预感，是机体对危险的一种内部警告机制，是应激反应的表现。Selye认为个体的应激反应是按三个阶段逐渐发展的。①警报反应期（alarm reaction stage）：不良预感对机体的刺激通过下丘脑作用于肾上腺、肝脏等腺体和组织，促使激素分泌增加，血糖升高以做好防御准备。②抵抗期（resistance stage）：若应激持续存在，则进入该期。此期消化系统功能降低，肺的通气量增加，心跳增强、增快，以便向骨骼肌输送含氧量更高、更有营养的血液，满足机体进行各种防御反应的需要。若应激被克服，个体适应成功，机体的各种反应逐渐恢复正常，否则，进入第三阶段。③衰竭期（exhaustion stage）：由于应激未被克服而长期存在，上述生理反应被持续激发，直至机体的所有适应性资源被耗尽仍无力恢复，最终导致衰竭死亡。

【病因】

（一）生活事件引发的心理冲突

是焦虑最基本的原因。任何可威胁到身体和心理安全的情景、事件或变化都可因应激而产生焦虑，常见的有：结婚、迁居、工作调动、患病、住院、久病不愈、意外不幸、亲人病危、人际关系紧张等。焦虑反应的强弱程度与个体的发展阶段、个性特点、健康状况及应对能力等有关。一般而言，一贯胆小羞怯、缺乏自信、躯体状况不良者，应对心理、社会应激的能力较差，较易发生焦虑。

（二）其他

1. 躯体疾病 常见于内分泌系统疾病如甲状腺功能亢进症、甲状腺功能减低症、甲状旁腺功能亢进症，神经系统疾病如脑炎、脑肿瘤、脑血管病，以及低血糖等。

2. 某些药物的长期应用、中毒或戒断 见于苯丙胺、阿片类、育亨宾及某些抗精神病药物等的应用。

3. 精神疾病 疑病症、恐惧症、精神分裂症等精神疾病均可出现不同程度的焦虑症状。

【临床表现】

焦虑的表现与个体的心理、社会素质、成熟程度、所受教育及生活经验等有关。

（一）临床表现特点

1. 内心不良的情绪体验 内心感到紧张、不安，严重者可产生恐惧感，犹如大祸临头而惶惶不安。一个人可能不知道自己焦虑的原因，但不可能不知道自己的焦虑情绪。若焦虑持续存在、焦虑程度与现实处境极不相称或无明确诱因者，应考虑焦虑性神经症的可能。焦虑性神经症（简称焦虑症），是以广泛和持续焦虑或反复发作的惊恐不安为主要特征的神经症性障碍。

2. 外部表情及行为 可表现为紧缩双眉、语音及语调变化、哭泣、易怒、坐立不安、肌肉震颤或发抖等。此外，为了缓解内心的紧张、不安可产生各种复杂的行为反应，如咬指甲、来回踱步、反复翻弄东西、对自身健康状况过分关注等。焦虑较轻时，可表现为注意力集中、有好奇心、反复询问某一问题或提问较多、解决问题的能力增强；焦虑较重时，则表现为注意力分散、定向力改变、难以沟通，不能正常学习和工作。

3. 自主神经功能失调 以交感神经功能亢进为主要特点，表现为心悸、血压升高、面色潮红或苍白、出汗、呼吸急促、过度换气、头痛、眩晕、恶心、腹泻、尿频等。

4. 睡眠障碍 可表现为入睡困难、躺在床上思虑所担心的问题、睡眠间断或有不愉快的梦境体验。

（二）临床分级

焦虑对个体的影响与焦虑的程度、持续时间及应对焦虑的能力有关。其主要影响表现为焦虑所引起的认知能力改变对工作、学习及日常生活的影响。此外，长期承受严重焦虑还可导致慢性心身疾病。焦虑是一个连续体，为了便于观察和评估，依据其对个体的影响程度不同，可分为四级：

1. 轻度焦虑（mild anxiety）   个体的认知能力增强，注意力集中；有好奇心、常提问题；考虑问题全面；能应对和解决各种情况和问题；工作效率高。

2. 中度焦虑（moderate anxiety）   能专心于某些事情，做事非常认真、有效率，但是对其他事情则无法面面俱到，甚至会选择性拒绝。一旦对其提出过多要求，则会发生冲突，易激惹。有时可能没有注意到周围情况及变化，在适应和分析方面存在一定困难。

3. 重度焦虑（severe anxiety）   认知能力明显下降，注意力集中在细节上，或高度分散，不能集中，甚至给予指导也难以改善。常用过去的观点观察现在的经历，几乎不能理解当前的情境。不仅严重影响学习，日常生活也受到影响。

4. 恐慌（panic）   是一种严重的精神失调，表现为接受能力失常，注意力集中在夸大的细节上，经常曲解当时的情景，学习难以进行，并失去维持有目的的活动的能力。有时对微小的刺激也会产生不可预料的反应，有临近死亡的感觉，日常生活受到严重的影响。

【护理评估要点】

（一）相关病史

重点了解：病人有无结婚、迁居、工作调动、患病、住院、久病不愈、意外不幸、亲人病危、人际关系紧张等诱发焦虑的因素；有无甲状腺功能亢进症、脑炎、低血糖等相关躯体疾病病史；有无疑病症、恐惧症、精神分裂症等精神疾病病史；有无酗酒及滥用药物史。处于焦虑状态的人往往容易误解交谈内容或注意力不集中，因此交谈内容应尽可能简单明了，并注意适当的重复。耐心倾听病人的叙述及解答有关提问也是非常必要和有益的。

（二）焦虑的特点

注意评估焦虑的表现及程度（见临床表现）、应激与应对能力、个性心理特点和社会支持系统。应激与应对能力包括既往的应对策略，近期所经历的各种应激事件、对应急事件的看法、所采取的应对措施及其效果等。个性心理特点包括性格类型、思维和行为模式，对人生、自我及周围环境的态度及看法等；是否存在思维僵化、刻板，缺乏灵活性及想像力；是否行为谨慎、恪守常规、追求完美；是否对自身及周围环境容易采取否定和怀疑的态度等。社会支持系统包括可提供帮助及情感支持的家人、朋友、同事等以及可获得的支持的性质及程度等。

（三）伴随症状

1. 焦虑伴甲状腺肿大、甲亢面容　　见于甲状腺功能亢进症。

2. 焦虑伴冲动性伤害自身行为（如剪除自己的乳头或生殖器）　　见于精神分裂症。

（四）对人体功能性健康形态的影响

主要有：①睡眠－休息形态：评估病人有无因焦虑引起的入睡困难、多梦、早醒、失眠等。②认知－感知形态：有无记忆力不集中、思维过程改变、学习和工作困难等。

【相关护理诊断】

1. 焦虑　　与担心疾病预后不良有关；与缺乏术后康复知识有关；与即将分娩有关。

2. 睡眠形态紊乱　　与焦虑引起的焦虑过度有关。

3. 有营养失调的危险　　高于机体需要量与焦虑所致进食过量有关。

4. 自我认可紊乱　　与重度焦虑所致认知能力改变有关。

5. 思维过程紊乱　　与重度焦虑所致认知能力改变有关。

6. 无能为力感　　与重度焦虑有关。

第十八节　抑　郁

抑郁（depression）是一种以心境低落为主的不愉快情绪体验，是最常见的情绪状态之一。许多人会在其一生的某个时期有过抑郁的情绪体验，特别是中年以后，发生抑郁的可能性逐年增加。处于抑郁状态的人对自身及周围事物持消极、悲观或否定的态度，其表现可由轻度的情绪不佳到沮丧、愁眉苦脸，甚至严重至绝望自杀。

【发生机制】

抑郁的发生机制尚未完全阐明，目前认为是在遗传因素和生理紊乱的基础上，个体对应激反应适应不良而产生的。Engel 认为人对应激事件的反应可分为两类：一类是与焦虑、恐惧和愤怒有关的"或战或逃反应"，主要为交感神经活动增强的表现；另一类是与抑郁、悲观、失望和失助有关的"保存－退缩反应"。在"保存－退缩反应"中，下丘脑－垂体－肾上腺皮质轴活动减弱，迷走神经活动减弱，肾上腺皮质激素分泌增多，外周血管阻力增大，骨骼肌运动减少。事实上，人在应激状态下的生理和心理反应是十分复杂的，抑郁与焦虑情绪可同时出现，亦可先表现为焦虑、恐惧，而后出现抑郁、绝望。

面对挫折或失去亲人等情况，感到悲伤或哀痛是正常的，但一般人会随着时间的推移而逐渐减轻或消退。由于遗传因素导致缺乏自信、消极悲观、多愁善感的性格缺陷或其机体的神经化学、内分泌（儿茶酚胺和吲哚胺）紊乱，加之没有得到适度的情感和社会支持，这种情绪可长期持续存在。长期持续的过度反应可造成免疫功能及再生能力下降而导致各种身心疾病的发生。

【病因】

（一）生活事件引发的心理冲突

对生活事件的应对不良是抑郁的基本原因。常见的有：亲人去世、久病不愈、婚姻不幸、人际关系紧张、退休、经济困难等。这些生活事件导致孤独、无助、无望或内疚感而产生抑郁情绪。老年人抑郁发生率较高的原因主要是丧偶、退休、机体功能减退以及自理能力下降。

（二）其他

1. 某些躯体疾病　见于脑血管疾病、库欣病、甲状腺功能亢进症、甲状腺功能减低症、产后感染等。

2. 长期服用某些药物　治疗高血压的药物（利血平、甲基多巴）、避孕药、激素类药物（泼尼松、地塞米松）、抗结核药及抗癌药等。

3. 某些精神疾病　抑郁也可以是某些精神疾病的表现，见于抑郁性神经症、抑郁症、神经分裂症等。

【临床表现】

由于个体的差异、产生抑郁的原因不同等，抑郁的严重程度及持续时间不同，临床表现也各不相同。抑郁最常见、最主要的临床表现是不同程度的情绪低落。

（一）临床表现特点

1. 情绪低落　可表现为悲伤、沮丧、忧郁、缺乏自信、内疚、自责、无精打采、对那些曾经带来快乐的事情或活动失去兴趣或乐趣。随着抑郁的加重，可出现无助感、无价值感、无望感或罪恶感，对生活失去兴趣、消极厌世、表情淡漠、不爱说话，甚至产生自杀的想法或企图。不同的人对抑郁的反应不同，有的人可能极力掩盖自己的感觉，而有的人可能会经常哭泣。某些人初期可无明显的抑郁情绪，被称为隐匿性或微笑性抑郁，但通过交谈可发现其潜埋于内心的悲伤和失望感。

2. 躯体不适　表现为头痛、头晕、疲乏无力、口干、食欲改变而导致体重减轻或增加等。

3. 睡眠障碍　表现为入睡困难、熟睡不醒、早醒、醒后难以入睡等。某些人会感觉经常处于昏昏入睡的状态。

4. 思维和行动异常　见于严重抑郁者。表现为：①思维迟滞：思维过度缓慢，回答问题需时较长，有时伴有记忆力下降；思维内容多为消极、悲观、不愉快的往事或联想；主动语言减少，语速缓慢，内容简单。②行动迟滞：主动活动减少，生活被动，不修边幅，回避社交，行动缓慢。

（二）临床分度

1. 轻度抑郁发作　具有典型的抑郁症状，通常为症状困扰，继续进行日常工作和社会活动有一定困难，但病人的社会功能一般不会受影响。整个发作至少持续2周。

2. 中度抑郁发作　具有典型的抑郁症状，病人进行工作、社交或家务活动有相当困难，整个发作至少持续2周。

3. 重度抑郁发作　病人常表现出明显的痛苦，自尊丧失、无用感、自罪感很突出，有自杀倾向或自杀行为，抑郁发作中几乎总是存在躯体症状，抑郁发作一般持续 2 周。

【护理评估要点】

（一）相关病史

重点了解：病人有无亲人去世、久病不愈、婚姻不幸、人际关系紧张、下岗、退休、经济困难等诱发抑郁的因素；有无脑血管疾病、库欣病、甲状腺功能亢进症、甲状腺功能减退症、产后感染等相关躯体疾病病史；有无抑郁症、精神分裂症等精神病病史；有无长期服用某些与抑郁有关的药物史。

（二）抑郁的特点

注意评估抑郁的表现及程度（见临床表现）、家族史、文化背景、个性心理特征、应激与应对能力和社会支持系统。家族史和文化背景包括父母、祖父母、外祖父母有无类似情绪和从小生长的家庭氛围、文化熏陶、社会环境；个性心理特征注意有无缺乏自信、对周围环境及未来易于采取消极的态度等个性倾向；应激与应对能力包括对所经历的各种应激事件的看法、采取应对措施及其效果等；社会支持系统注意评估在应急事件时，可提供帮助及情感支持的家人、朋友、同事等以及可获得的支持的性质及程度等。

（三）伴随症状

1. 抑郁伴黏液性水肿面容　见于甲状腺功能减退症。

2. 抑郁伴幻觉（尤其是伴幻听）　见于精神分裂症等。

（四）对人体功能性健康形态的影响

主要有：①活动－运动形态：评估病人有无因抑郁引起的日常活动的自理能力下降。②自我感知－自我概念形态：有无自我感觉不良或绝望、自杀企图。③角色－关系形态：有无社会交往困难或就业困难等。

【相关护理诊断】

1. 个人应对无效　与失业引起的抑郁反应有关；与丧偶引起的抑郁反应有关；与思维过程改变、决策困难有关。

2. 焦虑　与担心疾病预后不良有关；与久病不愈有关。

3. 睡眠形态紊乱　与抑郁所致悲观、自责有关。

4. 有营养失调的危险：低于机体需要量　与抑郁所致食欲下降有关。

5. 疲乏　与抑郁、悲观的情绪有关。

6. 思维过程紊乱　与严重抑郁所致认知能力改变有关。

7. 社交孤立/社交障碍　与严重抑郁所致的行为退缩有关。

8. 执行治疗方案无效　与抑郁所致的行为退缩、决策困难有关。

第十九节　抽　搐

骨骼肌不自主的强烈收缩称为抽搐（tic）。根据骨骼肌收缩的范围，通常可分为局限性抽搐和全身性抽搐。根据骨骼肌收缩的性质，可分为间歇性收缩、强直性收缩和阵挛性收缩。骨骼肌呈强直性收缩与阵挛性收缩时称为惊厥（convulsion），惊厥常表现为全身性抽搐。全身性抽搐对人的危害大，可造成骨折、呼吸暂停、意识障碍等。

【发生机制】

尚未完全明了。目前认为与运动神经元异常放电有关。上运动神经元异常放电与脑水肿、脑缺氧、脑局部瘢痕、低血糖、遗传缺陷等有关，下运动神经元异常放电与作用于脊髓前角等处的药物（如士的宁）、毒素（如破伤风毒素）等有关。

【病因】

（一）颅脑疾病

1. 颅内感染性疾病　见于流行性脑脊髓膜炎、流行性乙型脑炎、病毒性脑炎、脑脓肿等。

2. 颅内寄生虫病　见于脑囊虫病、脑包虫病、脑血吸虫病、脑型疟疾等。

3. 颅内肿瘤　包括脑肿瘤和颅内转移癌。常见的脑肿瘤有：神经胶质瘤、脑膜瘤、垂体腺瘤、神经纤维瘤等。颅内转移癌常见于肺癌和鼻咽癌的颅内转移。

4. 脑血管疾病　见于脑出血、蛛网膜下腔出血、脑栓塞等。

5. 颅脑损伤　见于脑震荡、脑挫裂伤、颅内血肿等。

6. 某些类型的癫痫　见于癫痫大发作、强直性发作、部分运动性发作等。

（二）全身性疾病

1. 感染　见于中毒性肺炎、中毒性细菌性痢疾、伤寒、败血症、流行性出血热、破伤风、狂犬病等。

2. 内分泌及代谢障碍疾病　见于糖尿病、尿毒症、肝性脑病、低血糖、甲状腺危象、低钙血症、低镁血症、碱中毒等。

3. 心血管疾病　见于心肌梗死、严重休克、急性心源性脑缺血综合征等。

4. 中毒　见于一氧化碳、安眠药、有机磷农药、酒精等中毒。

5. 物理因素所致疾病　见于中暑、触电、淹溺等。

【临床表现】

（一）全身性抽搐

全身骨骼肌痉挛，表现为四肢强直性或阵挛性抽搐，可伴短暂意识障碍（如昏迷）、呼吸停止、大小便失禁、舌咬伤、骨折等。

（二）局限性抽搐

局部骨骼肌痉挛，表现为单一肢体、手、足、口角、眼睑等处抽搐，可伴有局部不适感、焦虑、恐惧等。

【护理评估要点】

（一）相关病史

重点了解：病人有无流行性脑脊髓膜炎、流行性乙型脑炎、病毒性脑炎、脑脓肿、脑囊虫病、脑包虫病、脑型疟疾、脑肿瘤、颅内转移癌、脑出血、蛛网膜下腔出血、脑栓塞、脑震荡、脑挫裂伤、颅内血肿、癫痫发作、中毒性肺炎、中毒性细菌性痢疾、破伤风、狂犬病、肝性脑病、甲状腺危象、低钙血症、急性心源性脑缺血综合征、中暑、触电等引起抽搐的全身或局部疾病；有无精神紧张、高热、严重感染等诱因。

（二）抽搐的特点

主要评估全身性抽搐或局限性抽搐、抽搐发作程度、频率、持续与间隔时间等。

（三）伴随症状

1. 全身性抽搐伴高热　多见于小儿急性感染。

2. 全身性抽搐伴高血压　见于原发性高血压、急性肾炎、妊娠高血压综合征等。

3. 抽搐伴肌肉疼痛　见于破伤风。

4. 抽搐伴意识障碍　多提示病情危重，也可见于癫痫大发作等。

（四）对人体功能性健康形态的影响

主要有：①排泄形态：注意有无尿失禁、无力排便等改变。②应对 – 应激耐受形态：注意有无个人或家庭应对无效。

【相关护理诊断】

1. 完全性尿失禁　与抽搐发作所致短暂意识丧失有关。

2. 排便失禁　与抽搐发作所致短暂意识丧失有关。

3. 有受伤的危险　与抽搐发作所致短暂意识丧失有关。

4. 有窒息的危险　与抽搐发作时意识丧失所致呼吸道分泌物误吸入气道有关；与抽搐发作所致舌后坠堵塞气道有关。

第二十节　意识障碍

意识是大脑功能活动的综合表现，即对周围环境和自身的知觉状态。正常人意识清醒。意识障碍是指人体对周围环境及自身状态的识别和觉察能力出现障碍的一种精神状态。意识持续中断或丧失称为昏迷，昏迷是最严重的意识障碍。

【发生机制】

意识由意识内容及其"开关"系统两个部分组成。意识内容即大脑皮质的功能活动，包括记忆、思维、定向力和情感，以及通过视、听、语言和复杂运动等与外界保持紧密联系的能力。意识"开关"系统包括经典的感觉传导通路（特异性上行投射系统）和脑干网状上行激动系统（非特异性上行投射系统）。意识"开关"系统激活大脑皮质并使之维持一定水平的兴奋性，使机体处于觉醒状态。在此基础上，大脑皮质产生意识内容。各种因素如炎症、外伤、肿瘤、缺血、缺氧、葡萄糖供给不足、电解质及酸碱平衡紊乱、神经传导介质异常等造成脑干网状上行激动系统和大脑皮质广泛而严重的损害或功能严重低下时，即出现意识障碍。

【病因】

（一）颅脑疾病

1. 颅内感染性疾病　见于流行性脑脊髓膜炎、流行性乙型脑炎、病毒性脑炎、脑脓肿等。

2. 颅内肿瘤　包括脑肿瘤和颅内转移癌。常见的脑肿瘤有：神经胶质瘤、脑膜瘤、垂体腺瘤、神经纤维瘤等。颅内转移癌常见于肺癌和鼻咽癌的颅内转移。

3. 脑血管疾病　见于脑出血、蛛网膜下腔出血、脑栓塞等。

4. 颅脑损伤　见于脑震荡、脑挫裂伤、颅内血肿等。

（二）全身性疾病

1. 急性感染　见于中毒性肺炎、中毒性细菌性痢疾、伤寒、败血症、流行性出血热、脑型疟疾等。

2. 内分泌及代谢障碍疾病　见于糖尿病、尿毒症、肝性脑病、低血糖、甲状腺危象等。

3. 心血管疾病　见于心肌梗死、严重休克、急性心源性脑缺血综合征等。

4. 中毒　见于一氧化碳、镇静催眠药、有机磷农药、酒精等中毒。

5. 物理因素所致疾病　见于中暑、触电、淹溺等。

【临床表现】

（一）意识障碍的基本类型

1. 嗜睡　是一种病理性的倦睡，表现为持续的、延长的睡眠状态，可唤醒，并能正确回答问题及配合检查，但反应迟钝，刺激去除后即又入睡。

2. 意识模糊　是较嗜睡程度深的意识障碍。病人能保持简单的精神活动，但对时间、人物、地点的定向力发生障碍，常伴有错觉和幻觉，思维紊乱。

3. 昏睡　呈深度的睡眠状态，大声呼叫或强刺激（如压迫眶上神经、摇动病人身体等）方能唤醒，但很快又再入睡，醒时答话含糊或答非所问。

4. 昏迷　表现为意识丧失，运动、感觉和反射等功能障碍，任何刺激均不能使病人苏醒，按其程度分为浅昏迷和深昏迷。

（1）浅昏迷：对疼痛刺激有痛苦表情或躲避反应；角膜反射、瞳孔对光反射、吞咽反射、眼球运动尚存在。

（2）深昏迷：对任何刺激均无反应；肌肉松弛，深、浅反射消失。

5. 谵妄　这是一种以兴奋性增高为主的高级神经中枢急性活动失调状态，表现为意识模糊、定向力丧失、错觉、幻觉、躁动不安、言语杂乱。常见于急性感染发热期、某些药物（如颠茄类）中毒、代谢障碍、循环障碍、中枢神经系统疾病等。

（二）意识障碍的鉴别

1. 晕厥（昏厥）　由于大脑一过性广泛供血不足所致的突然发生的短暂的意识丧失状态，可迅速恢复。昏迷的意识丧失通常持续时间较长，恢复较难。

2. 发作性睡病　该病是一种睡眠异常。病人在正常人不易入睡的场合下，如行走、骑自行车、进食时均能出现难以抑制的睡眠，其性质与生理睡眠无异，持续数分钟至数小时，但可唤醒。

3. 眩晕　是病人感到自身或周围环境物体旋转或摇动的一种主观感觉障碍，常伴有客观的平衡障碍，一般无意识障碍。

4. 闭锁综合征　病人脑桥基底部损伤致其以下双侧锥体束损害，除眼睛能活动外，随意运动消失，但意识完全清醒，能用眼球垂直运动或睁、闭眼示意。

5. 持续性植物状态（植物人）　病人完全失去对自身及周围环境的认知，有睡眠－觉醒周期，丘脑下部及脑干的自主功能完全或部分保存，称为植物状态。此种状态持续1个月以上称为持续性植物状态，即植物人。昏迷病人无睡眠－觉醒周期。

【护理评估要点】

（一）相关病史

重点了解：病人有无流行性脑脊髓膜炎、流行性乙型脑炎、病毒性脑炎、脑脓肿等颅内感染性疾病，脑肿瘤和颅内转移癌（如肺癌和鼻咽癌脑转移），脑出血、蛛网膜下腔出血、脑栓塞等脑血管疾病，脑震荡、脑挫裂伤、颅内血肿等颅脑损伤，中毒性肺炎、中毒性细菌性痢疾、伤寒、败血症、流行性出血热、脑型疟疾等全身急性感染，糖尿病、尿毒症、肝性脑病、低血糖、甲状腺危象等内分泌及代谢障碍疾病，心肌梗死、严重休克、急性心源性脑缺血综合征等心血管疾病，一氧化碳、安眠药、有机磷农药、酒精等中毒及中暑、触电、淹溺等相关疾病的病史；有无过度紧张、过度悲伤、过度用力、过量饮酒、过度日晒、缺氧等诱因。

（二）意识障碍的特点

注意评估意识障碍的程度及临床特点、意识障碍的动态变化等。

（1）观察意识障碍的程度及临床特点：可通过与病人交谈，了解其思维、反应、情感活动、定向力等，必要时进行痛觉试验、角膜反射、瞳孔对光反射等判断意识障碍的程度。意识障碍由轻到重依次为嗜睡、意识模糊、谵妄、昏睡、昏迷（见临床特点），按 Glasgow 昏迷评分量表（Glasgow coma scale，GCS）对意识障碍的程度进行评估见表3－5。GCS 反映意识障碍等级评分的项目包括睁眼反应、运动反应、语言反应，分别检测三个项目并予以计分，再将各项分值相加，求和，即可得到病人意识障碍程度的客观评分。GCS 昏迷评分的临床意义是：GCS 总分范围3～15分，14～15分为正常，8～13分为意识障碍，≤7分为浅昏迷，＜3分为深昏迷。评估中注意运动反应的刺激部位应以上肢为主，并以最佳反应记分。

（2）观察意识障碍的动态变化：可将 GCS 三项评分的结果分别绘制成三条横向曲线，动态的观察病人意识障碍演变的连续性。如分值减少，曲线下降，提示病人意识障碍程度加重；反之，分值增加，曲线上升，则提示病人意识障碍的程度减轻，病情趋于好转。

表3－5　Glasgow 昏迷评分量表

评分项目	反应	得分
睁眼反应	正常睁眼	4

续表

评分项目	反应	得分
	对声音刺激有睁眼反应	3
	对疼痛刺激有睁眼反应	2
	对任何刺激无睁眼反应	1
运动反应	可按指令动作	6
	对疼痛刺激能定位	5
	对疼痛刺激有肢体退缩反应	4
	疼痛刺激时肢体过屈（去皮质强直）	3
	疼痛刺激时肢体过伸（去大脑强直）	2
	对疼痛刺激无反应	1
语言反应	能准确回答时间、地点、人物等定向问题	5
	能说话，但不能准确回答时间、地点、人物等定向问题	4
	词语不当，但字意可辨	3
	言语模糊不清，字意难辨	2
	任何刺激无语言反应	1

（三）伴随症状

1. 昏迷伴瞳孔扩大　见于癫痫大发作、低血糖，阿托品、颠茄、一氧化碳中毒等。

2. 昏迷伴瞳孔缩小　见于氯丙嗪、有机磷农药、毒蕈、巴比妥类药物中毒及尿毒症、桥脑出血等。

3. 昏迷伴抽搐　见于癫痫大发作、高血压脑病、脑出血、脑肿瘤等。

4. 昏迷伴黄疸　见于肝性脑病、钩端螺旋体病等。

5. 昏迷伴皮肤湿冷　见于低血糖、有机磷农药中毒、毒蕈中毒等。

6. 昏迷伴高血压　见于高血压脑病等。

7. 昏迷伴低血压　见于各种原因的休克。

8. 昏迷伴发热　先发热后昏迷见于流行性乙型脑炎、流行性脑脊髓膜炎、中毒性细菌性痢疾等感染性疾病；先昏迷后发热见于脑出血、蛛网膜下腔出血、脑挫裂伤、巴比妥类药物中毒等非感染性疾病。

（四）对人体功能性健康形态的影响

主要有：①健康感知－健康管理形态：注意评估有无对环境感知的障碍、自理能力的改变等。②营养－代谢形态：注意评估病人有无口腔炎、角膜炎、角膜溃疡、压疮等改变。③活动－运动形态：注意有无关节僵直、肌肉萎缩、肢体畸形等改变。④排泄形态：有无小便失禁、大便失禁、便秘、尿潴留等排泄形态异常。⑤认知－感知形态：注意评估病人对时间、地点、人物等定向力的改变，对各种刺激感知障碍的程度等。⑥角色－关系形态：注意有无家庭照顾者角色困难等改变。

【相关护理诊断】

1. 急性意识障碍　与脑出血有关；与肝性脑病等有关。

2. 清理呼吸道无效 与意识障碍所致咳嗽、吞咽反射减弱或消失有关。

3. 有窒息的危险 与意识障碍所致咳嗽、吞咽反射减弱或消失,异物堵塞气道有关。

4. 有误吸的危险 与意识障碍所致咳嗽、吞咽反射减弱或消失有关。

5. 有外伤的危险 与意识障碍所致躁动不安有关。

6. 有皮肤完整性受损的危险 与意识障碍所致自主运动消失有关;与意识障碍所致排便、排尿失禁等有关。

7. 完全性尿失禁 与意识障碍所致排尿失控有关。

8. 有感染的危险 与意识障碍所致咳嗽、吞咽反射减弱或消失有关;与意识障碍所致不能正常进食,机体抵抗力低下有关。

9. 营养失调 低于机体需要量 与意识障碍所致不能正常进食有关。

10. 口腔黏膜受损 与意识障碍所致吞咽反射减弱或消失有关。

11. 排便失禁 与意识障碍所致排便失控有关。

12. 躯体活动障碍 与意识障碍所致自主运动丧失有关。

13. 有废用综合征的危险 与意识障碍所致自主运动丧失有关。

（李广元　尹先永）

第四章 | 身体评估

第一节 一般状态评估

一般状态评估是全身评估的第一步，是对病人全身状态等的概括性观察，评估方法以视诊为主，必要时配合触诊或借助体温计、血压计、听诊器等。

一般状态评估的内容包括：性别、年龄、生命征（体温、脉搏、呼吸、血压）、发育与体型、营养状态、意识状态、面容与表情、体位与步态、皮肤和淋巴结等。生命征是评价生命活动存在与否及其质量的指标，是一般状态评估的重要项目。

一、性别

正常人的性征明显，性别（sex）不难判断。性征的正常发育与雌激素和雄激素有关。

（1）男性，雄激素的主要生理作用为：①刺激男性附性器官（附睾、前列腺、阴茎等）的发育，并维持其成熟状态。②刺激男性副性征（胡须、喉结突出、声音低沉等）的出现，并维持其正常状态。③维持正常的性欲。④促进蛋白质的合成。⑤刺激骨髓的造血功能。

（2）女性，雌激素的主要生理作用为：①刺激女性附性器官（输卵管、子宫、阴道、外阴等）的发育，并维持其成熟状态。②刺激女性副性征（乳房增大及产生乳晕、声音尖细等）的出现，并维持其正常状态。③维持正常的性欲。④其他：促进蛋白质的合成和降低血胆固醇等。另外，女性体内少量的雄激素可刺激阴毛和腋毛的生长。某些疾病或性染色体异常时会使性征发生改变，某些疾病的发生也与性别有一定的关系。

（一）某些疾病对性征的影响

肾上腺皮质肿瘤或长期使用肾上腺皮质激素，可使女性发生男性化，表现为：阴蒂肥大，喉结突出，声音低粗，长出胡须，乳房不发育，闭经。肝硬化所引起的睾丸功能损害或肾上腺皮质肿瘤可引起男性女性化，表现为：乳房发育，腋毛稀少，皮肤细腻，皮下脂肪丰满，声音尖细。垂体或垂体肿瘤（垂体嫌色细胞瘤、周围颅咽管瘤等）侵犯下丘脑时，可造成肥胖生殖无能综合征，男性表现为：阴茎呈儿童型，不长胡须、阴毛、腋毛，中等肥胖，生长延迟等；女性表现为：外阴呈儿童型，原发性闭经，中等肥胖等。

（二）性染色体异常对性别和性征的影响

性染色体在男性和女性各有不同，男性为46XY，女性为46XX。如果性染色体的数目和结构异常则会对性发育和性征产生影响，临床上出现性发育异常。①Turner综合征，又称性腺发育障碍症，染色体核型多为45XO，表现为女性，出现以下特征：矮身材，低智力，短颈，颈蹼，肘外翻，上腭高尖，下颌收缩，乳房不发育，原发性闭经。②Kliefelter综合征，又称细精管发育障碍症，染色体核型多为47XXY，表现为男性，出现以下特征：小阴茎，小睾丸，无精子，不育，胡须、阴毛与腋毛稀少或缺如，乳房发育，智力低下。

（三）性别与某些疾病的发生率有关

临床统计某些疾病的发生率与性别有关，如甲状腺疾病和系统性红斑狼疮多发生于女性，胃癌、食管癌多发生于男性；甲型血友病多见于男性，偶发于女性。

二、年龄

年龄（age）通过问诊可获知，但一些特殊情况下，如意识障碍、故意隐瞒真实年龄时需通过观察来获知。判断年龄多以皮肤的弹性与光泽、肌肉的状态、毛发的颜色与分布、面与颈部皮肤的皱纹、牙齿的状态等为依据。人的健康状态与环境保健等有很大关系，因此发育的速度和衰老的程度也往往因此而不同。故对年龄的外观评估只能是大体的判断。

年龄与疾病的发生、发展及预后关系密切。如佝偻病、麻疹、白喉多见于幼儿与儿童；结核病、风湿热多见于少年与青年；高血压、动脉硬化性疾病则多见于中、老年人。

三、生命征

（一）体温

1. 体温测量方法及正常范围

（1）腋测法：擦干腋下汗液，将消毒后的体温计水银端放入评估者腋窝深处，嘱被评估者屈臂过胸夹紧，10分钟后读数，正常值为36℃~37℃。此法简便、安全，不易发生交叉感染，病人易接受，在临床应用最为广泛。

（2）口测法：将消毒后的体温计水银端置于被评估者的舌下，嘱被评估者紧闭口唇，用鼻呼吸，必要时用手托住体温计，3分钟后读数，正常值为36.3℃~37.2℃。此方法测量结果较准确。

（3）肛测法：被评估者取侧卧位，暴露肛门区，将消毒后的肛门体温计水银端涂以润滑剂，徐徐插入肛门，深达体温计长度的3~4cm为止，3分钟后读数，正常值为36.5℃~37.7℃。此方法测量结果最准确，但不容易为被评估者接受，多用于婴幼儿、精神异常及意识障碍者。

2. 体温测量的注意事项
测量时应注意：①体温测量前应将体温计汞柱甩到35℃以下。②婴幼儿、精神异常及意识不清者禁用口测法。③使用口测法或腋测法时，测量前不能用热水漱口或热毛巾擦拭腋部。④体温计附近不能放置冰袋、热水袋等过冷或过热的物体。

3. 体温异常及其临床意义

（1）体温升高：指体温高于正常，即发热，见于感染、创伤、肿瘤、抗原－抗体反应、内分泌代谢障碍等疾病。

（2）体温降低：指体温低于正常，常见于休克、严重营养不良、甲状腺功能减退及在低温环境下暴露过久时。

（二）脉搏

1. 评估方法　应选择浅表动脉，一般多取桡动脉为测量部位，在某些特殊情况下也可查颞动脉、颈动脉、肱动脉、股动脉、足背动脉等。协助被评估者取仰卧位或坐位，手臂放于舒适位置，腕部伸展。评估者以示指、中指和无名指的指腹平放于被评估者手腕桡动脉搏动处，压力大小以清楚触到脉搏为宜，计数 1 分钟，两侧均须触诊以作对比。

2. 正常状态

（1）脉率：即每分钟脉搏的次数，正常成人安静状态下脉率为 60～100 次/分。老年人偏慢，平均约 55～60 次/分；婴幼儿偏快，可达 130 次/分。

（2）脉律：正常人脉律规整，部分健康的儿童、青少年可出现窦性心律不齐，表现为脉搏吸气时增快，呼气时减慢。

（3）强弱：正常人脉搏呈中等强度，且每次强弱相等，但由于年龄、性别和体质等的不同存在较大的差异。

3. 常见异常脉搏及其临床意义

（1）水冲脉：脉搏骤起骤降，犹如潮水涨落。评估时，紧握被评估者手腕掌面桡动脉处，将其前臂抬举过头，可明显感知犹如水冲的脉搏。此为脉压差增大所致，见于主动脉瓣关闭不全、甲状腺功能亢进症、动脉导管未闭及严重贫血等。

（2）交替脉：指节律规则而强弱交替的脉搏。一般认为系左心室收缩力强弱交替所致，是左心衰竭的重要体征之一，见于高血压性心脏病、急性心肌梗死等。

（3）奇脉：指平静吸气时脉搏明显减弱或消失，又称"吸停脉"。心脏压塞或缩窄性心包炎时，吸气时右心舒张受限，回心血量减少，右心排血量相应减少，使肺静脉回流入左房血量减少，左室排血减少，形成脉搏减弱，甚至不能扪及。

（4）无脉：即脉搏消失。多见于严重休克，多发性大动脉炎时由于某一段动脉闭塞相应部位脉搏亦可消失。

（5）脉搏短绌：指脉率少于心率。常见于心房颤动。

（三）呼吸

1. 评估方法　静息状态下观察胸壁或腹壁的起伏，一吸一呼为一次，测 1 分钟记数。危重病人呼吸微弱时，可用棉花纤维置于病人鼻孔前，观察棉花纤维吹动次数，测 1 分钟记数。

2. 正常状态　正常成人静息状态下，呼吸节律规整，深浅适度，频率 16～20 次/分，呼吸与脉搏之比为 1∶4。新生儿呼吸频率较快，约 44 次/分，随年龄增长而逐渐减慢。

3. 常见异常呼吸及其临床意义

（1）呼吸频率变化：

①呼吸过速：指呼吸频率超过 24 次／分，见于发热、剧烈运动、贫血、甲状腺功能亢进症等。

②呼吸过缓：指呼吸频率低于 12 次／分，见于麻醉剂或镇静剂过量、颅内压增高等。

（2）呼吸深度变化：

①呼吸浅快：见于肺炎、胸膜炎、胸腔积液、呼吸肌麻痹等。

②呼吸深快：见于剧烈运动、情绪激动、过度劳累等。

③呼吸深长：见于严重代谢性酸中毒，如尿毒症、糖尿病酮症酸中毒。此种呼吸称为库斯莫尔呼吸。为严重的代谢性酸中毒时，机体为排除过多的二氧化碳而采取的调节代偿。

（3）呼吸节律变化：

①潮式呼吸：又称陈－施（Cheyne－Stokes）呼吸，表现为呼吸由浅慢而逐渐变深快，再由深快到浅慢，此期持续 30 秒至 2 分钟，随后经过 5～30 秒的呼吸暂停，又重复上述过程，如此周而复始。（图 4－1）。

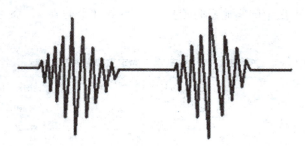

图 4－1　潮式呼吸

②间停呼吸：又称比奥（Biot）呼吸，表现为有规律的呼吸几次后，突然停止一段时间，又开始规律呼吸，如此周而复始（图 4－2）。

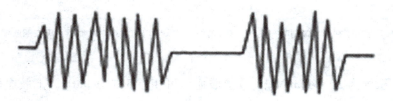

图 4－2　间停呼吸

上述两种异常呼吸均由呼吸中枢的兴奋性降低，使调节呼吸的反馈系统失常所致。轻度缺氧时，呼吸中枢兴奋性下降，不能刺激引起呼吸，只有当缺氧加重，二氧化碳潴留到一定程度时，才能兴奋呼吸中枢，使呼吸恢复和加强。但呼吸增强，二氧化碳呼出后，呼吸中枢又失去刺激，呼吸再次减弱，乃至暂停。此两种呼吸多见于中枢神经系统疾病（如脑炎、脑膜炎、颅内压增高等）和某些中毒（如糖尿病酮症酸中毒、巴比妥中毒等）。间停呼吸较潮式呼吸更严重，多在临终前出现。

（四）血压

血压是指流动的血液对血管壁的侧压力，通常指动脉血压。血压的高低主要取决于外周血管阻力、大动脉壁的弹性、心搏出量及心肌收缩力。

1. 测量方法　目前临床上广泛采用间接测量法，即袖带加压法测量血压。常用的血压计有汞柱式、弹簧式和电子血压计，以汞柱式血压计最为常用。

测量血压时，被评估者在安静环境下休息 5～10 分钟，取坐位或仰卧位，被测上肢（通常为右上肢）裸露，伸直并轻度外展，上臂与心脏在同一水平。将袖带紧贴皮肤缠于上臂，使其下缘距肘弯横纹上方 2～3cm，袖带的气囊部分对准肱动脉。将听诊器体件置放在肱动脉搏动处，向袖带内充气，边充气边听诊，充气至肱动脉搏动消失时，再升高 20～30mmHg 后，缓慢放气。当听到第一次声响时，血压计上的读数即为收缩压。继续放气，声音逐渐增强，然后突然减弱变为低沉，最终消失，声音消失时的读数为舒张压。收缩压与舒张压之差为脉压。血压记录用收缩压/舒张压表示，单位为 mmHg。

某些疾病尚须加测下肢血压。被检者取俯卧位，袖带缠于大腿部，下缘距腘窝上方 3～4cm，其余步骤与判定方法同上。

2. 血压标准　根据中国高血压防治指南（2005 年修订版），18 岁以上成人血压水平的规定见表 4-1。

表 4-1　血压水平的定义和分类

类别	收缩压（mmHg）	舒张压（mmHg）
正常血压	<120	<80
正常高值	120～139	80～89
高血压		
1 级高血压（轻度）	140～159	90～99
2 级高血压（中度）	160～179	100～109
3 级高血压（重度）	≥180	≥110
单纯收缩期高血压	≥140	<90

注：如收缩压与舒张压不在同一级别时，按其中较高的级别分类。单纯收缩期高血压也可按照收缩压水平分为 1、2、3 级。

正常脉压约为 30～40mmHg，双上肢血压可相差 5～10mmHg，下肢血压比上肢血压高 20～40mmHg。

3. 血压改变的临床意义

（1）高血压：采用标准测量方法，非同日至少两次或两次以上，舒张压平均值 90mmHg 以上，或收缩压平均值 140mmHg 以上，可诊断为高血压。如仅收缩压平均值达到标准称为收缩期高血压。正常人的血压常受各种环境因素的影响而变动，尤以收缩压明显。情绪激动、紧张、恐惧、吸烟、疼痛等均可使血压上升。临床上，大多数高血压为原发性高血压（高血压病），少数继发于其他疾病，如肾动脉狭窄、嗜铬细胞瘤、原发性醛固酮增多症、皮质醇增多症等。

（2）低血压：血压低于90/60mmHg者称为低血压。见于休克、急性心肌梗死、心力衰竭、心包压塞等。另外，可有体质性低血压和体位性低血压。

（3）脉压的改变：脉压＞40mmHg为脉压增大，见于主动脉瓣关闭不全、原发性高血压、甲状腺功能亢进症、严重贫血等。脉压＜30mmHg为脉压减小，见于低血压、主动脉瓣狭窄、心包积液、心力衰竭等。

（4）双上肢血压不对称：正常人双上肢血压相似或有轻度差异，若双上肢血压相差大于10mmHg则属异常。主要见于多发性大动脉炎、先天性动脉畸形、血栓闭塞性脉管炎等。

（5）上下肢血压差异常：正常人下肢血压较上肢血压高20～40mmHg，如出现下肢血压低于上肢血压，考虑主动脉缩窄或胸腹主动脉型大动脉炎等。

四、发育与体型

（一）发育

发育（development）正常与否，根据年龄、智力和体格成长状态（身高、体重、第二性征）之间的关系来判断。发育正常时，年龄、智力和体格成长状态之间的关系是均衡一致的。

判断成人发育正常的指标有：①胸围约等于身高的1/2。②两上肢平展的长度约等于身高。③坐高约等于下肢的长度。④头部长度为身高的1/7～1/8。

机体的发育受种族、遗传、内分泌、营养代谢、生活条件、体育锻炼等多种因素的影响。临床上发育异常与内分泌改变的关系最为密切。如在发育成熟前，生长激素分泌增多可致体格异常高大（身高超过2m），称巨人症；在发育成熟后，生长激素分泌增多可致肢端及面颊部骨骼明显增长，称肢端肥大症；生长激素分泌不足可致体格异常矮小（身高低于1.3m）但智力正常，称垂体性侏儒症；小儿甲状腺激素分泌减少可致体格矮小伴智力低下，称呆小病。

（二）体型

体型（habitus）是身体各部发育的外观表现，包括骨骼、肌肉的生长与脂肪的分布状态等。临床上将成人体型分为以下三种：

1. 正力型（匀称型） 身体各部分结构匀称适中，腹上角90°左右。正常成人多为此型。

2. 无力型（瘦长型） 体高肌瘦、颈细长、肩窄下垂、胸廓扁平、腹上角小于90°，呈锐角。

3. 超力型（矮胖型） 体格粗壮、颈粗短、肩宽平、胸围增大、腹上角大于90°，呈钝角。

五、营养状态

机体的营养状态取决于机体对营养物质摄取和利用的能力，与食物的摄入、消化、吸收和代谢等因素密切相关，并受到心理、社会、文化和经济等因素的影响，其状态可作为鉴定健康和疾病的指标之一。营养过度和营养不良均为营养状态异常，营养过度引起肥胖，营养不良引起消瘦。营养状态通常可通过皮肤、毛发、皮下脂肪、肌肉发育情况，结合年龄、身高和体重进行综合评估。

（一）评估方法与正常状态

1. 测量体重与身高 根据体重与身高的关系判断营养状态。应于清晨、空腹、排便后，使用体重计进行测量。

（1）标准体重：标准体重的计算方法为：标准体重（kg）＝身高（cm）－105。实际体重在标准体重的 ±10% 范围内属于正常。超过正常的 10%～20% 为超重，超过 20% 为肥胖；低于正常的 10%～20% 为消瘦，低于 20% 以上为明显消瘦，极度消瘦称为恶病质。

（2）体重指数（body mass index，BMI）：是衡量标准体重的常用指数，计算方法为：体重指数（BMI）＝体重（kg）/身高的平方（m^2）。我国成人 BMI 正常范围为 18.5～24，BMI＜18.5 为消瘦，BMI＞25 为肥胖。

2. 皮褶厚度 临床上通过皮下脂肪厚度测量来评估脂肪的贮存情况，常用的测量部位有肱三头肌、肩胛骨下和脐旁。以肱三头肌皮褶厚度（triceps skinfold，TSF）测量最常用。具体方法是：被评估者取立位，手臂放松下垂，掌心对着大腿侧面，评估者站在被评估者背面，用拇指和食指在肩峰至尺骨鹰嘴连线中点的上方 2cm 处捏起皮褶，捏时两指间的距离为 3 cm，用皮脂卡测量被捏起的皮肤皱褶的厚度，重复 2 次取其平均值。中国健康成人标准厚度为：男性为 13.1 mm ±6.6mm，女性为 21.5mm ±6.9mm。TSF 实测值＞90% 以上为正常，90%～80% 为轻度营养不良，80%～60% 为中度营养不良，＜60% 为重度营养不良。

3. 综合判断 根据皮肤、毛发、皮下脂肪和肌肉发育等综合判断是临床上常用的评估营养状态的方法。临床上把营养状态一般分为良好、中等、不良三个等级。

（1）良好：皮肤黏膜红润、有光泽、弹性好，皮下脂肪丰满，皮褶厚度正常或增大，肌肉结实，毛发、指甲润泽。

（2）不良：皮肤黏膜干燥、弹性减低，皮下脂肪菲薄，皮褶厚度低于正常，肌肉松弛无力，毛发稀疏干枯，指甲粗糙无光泽。

（3）中等：介于良好与不良之间。

（二）常见的营养状态异常

1. 营养不良 临床多表现为消瘦，重度出现恶病质。多为由于摄食不足和（或）消耗增多引起，多见于长期或严重的疾病。常见原因如下：

（1）摄食及消化障碍：见于食管、胃肠道、肝、胆、胰腺病变，严重的恶心、呕吐所致的摄食障碍，消化液或酶的生成减少造成的消化和吸收不良。

（2）消耗增多：见于活动性结核病、恶性肿瘤、代谢性疾病、内分泌疾病和严重的神经精神疾病等。

2. 营养过度 肥胖主要原因为摄食过多，也与内分泌、遗传、生活方式、运动及精神因素等有关。按病因肥胖可分为外源性肥胖内源性肥胖两种：

（1）外源性肥胖：也称单纯性肥胖，主要因摄食过多或运动过少及生活方式所致，常有遗传倾向。其全身脂肪分布均匀，多无其他异常改变。

（2）内源性肥胖：也称继发性肥胖，多由某些内分泌疾病与代谢性疾病引起引起，其脂肪分布常有特征性表现，如皮质醇增多症患者呈向心性肥胖，脂肪主要积聚在面颈、躯干及臀部。

六、意识状态

意识是大脑高级神经中枢功能活动的综合表现，即人对周围环境和自身状态的认知和觉察能力。凡影响大脑功能活动的疾病都会引起不同程度的意识改变，称为意识障碍。根据意识障碍的程度，临床上将其分为嗜睡、意识模糊、昏睡、昏迷和谵妄。

（一）评估方法

1. 问答 即通过与被评估者的对话来了解其思维、反应、情感、计算及定向力等方面的情况。

2. 痛觉试验 压迫眶上神经、刺激大腿内侧皮肤等。

3. 反射检查 瞳孔对光反射、角膜反射及腱反射等。

（二）正常意识状态

正常人意识清晰，反应敏锐、精确，思维活动正常，语言流畅、准确，表达能力良好，定向力正常。

（三）意识障碍及其临床意义

见第二章第二十节。

七、面容与表情

面容与表情（facial features and expression）是反映个体情绪状态的重要指标。健康人面容润泽，表情自如，神态安怡。当某些疾病发展到一定程度时，会出现一些特殊性的面容和表情，对疾病的诊断有重要的临床意义。临床上常见的典型面容如下：

1. 急性病容 表情痛苦，躁动不安，呼吸急促，面色潮红可伴有口唇疱疹。常见于急性感染性疾病，如肺炎球菌肺炎、疟疾、流行性脑脊髓膜炎等。

2. 慢性病容 面色苍白或灰暗，面容憔悴，双目无神。多见于慢性消耗性疾病，如恶性肿瘤、严重肺结核、肝硬化等。

3. 贫血面容 面色苍白，唇舌色淡，表情疲惫。见于各种原因引起的贫血。

4. 肝病面容 面色黧黄，额部、鼻背、双颊有褐色色素沉着，有时可见蜘蛛痣。见于慢性肝脏疾病。

5. 肾病面容 面色苍白，眼睑、颜面浮肿，舌质色淡。见于慢性肾脏疾病。

6. 二尖瓣面容 面色晦暗，两颊紫红，口唇紫绀。见于风湿性心脏病二尖瓣狭窄（图4-3）。

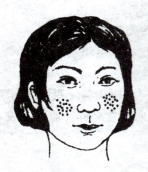

图4-3 二尖瓣面容

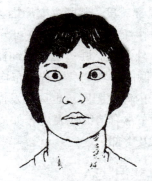

图4-4 甲状腺功能亢进症面容

7. 甲状腺功能亢进症面容 表情惊愕，眼裂增宽，眼球突出，瞬目减少，兴奋不安，烦躁易怒。见于甲状腺功能亢进症（图4-4）。

8. 黏液性水肿面容 面色苍白、颜面水肿，睑厚面宽，目光呆滞，表情淡漠，眉发脱落，反应迟钝，动作缓慢。见于甲状腺功能减退症。

9. 伤寒面容 表情淡漠，反应迟钝，呈无欲状态。见于伤寒。

10. 肢端肥大症面容 头颅增大，面部变长，下颌增大向前伸，眉弓及两颧隆起，唇舌肥厚，耳鼻增大。见于肢端肥大症（图4-5）。

11. 满月面容 面圆如满月，皮肤发红，常伴有痤疮和毛发增多。见于库欣（Cushing）综合征及长期应用肾上腺皮质激素者。

12. 苦笑面容 牙关紧闭，面肌痉挛，呈苦笑状。见于破伤风症。

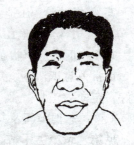

图4-5 肢端肥大症面容

13. 面具面容 面部呆板，无表情，似面具样。见于震颤麻痹、脑炎等。

八、体位与步态

（一）体位

体位（position）指被评估者休息时身体所处的状态与位置。临床上常分为自动体位、被动体位、强迫体位。体位对某些疾病的诊断具有一定的意义。

1. 自动体位 身体活动自如，不受限制。见于正常人、轻症或疾病早期，也有部分病人病情虽严重而体位仍不受限制。

2. 被动体位 不能自己调整及变换身体位置。见于极度衰弱或意识丧失者。

3. 强迫体位 为减轻疾病痛苦而被迫采取的体位。常见的强迫体位有以下几种。

（1）强迫仰卧位：病人取仰卧位，双腿屈曲，借以减轻腹肌的紧张，见于急性腹膜炎。

（2）强迫俯卧位：俯卧以减轻脊背肌肉紧张。见于脊柱疾病。

（3）强迫侧卧位：病人卧向患侧，以减轻疼痛并有利于健侧代偿呼吸，减轻呼吸困难。见于一侧胸膜炎和大量胸腔积液。

（4）强迫坐位（端坐呼吸）：病人坐于床沿，两手置于膝盖上或扶持床边。此体位有助于胸廓和辅助呼吸肌运动，使膈肌活动度加大，增加肺通气量，并可减少下肢回心血量，减轻心脏负荷。见于心、肺功能不全。

（5）强迫蹲位：在步行或其他活动过程中，由于呼吸困难或心悸而采取蹲踞位或膝胸位以缓解症状。见于法洛四联症等先天性发绀型心脏病。

（6）强迫停立位：在步行时，心前区疼痛突然发作，被迫立即站立，并用手捂心前区，待症状稍缓解后才能断续行走。见于心绞痛。

（7）角弓反张位：颈及脊背肌肉强直，以致头向后仰，胸腹前凸，背过伸，躯干呈弓形。见于破伤风及小儿脑膜炎等。

（8）辗转体位：病人因疼痛辗转反侧，坐卧不安。见于胆石症、胆道蛔虫症、肠绞痛等。

（二）步态

步态（gait）是指走路时所表现的姿态。健康人步态稳健。在某些疾病时，可引起步态的改变。常见典型的异常步态有以下几种。

1. 蹒跚步态 走路时身体左右摇摆鸭行。见于佝偻病、大骨节病、进行性肌营养不良及先天性双侧髋关节脱位等。

2. 醉酒步态 行走时躯干重心不稳，步态紊乱似醉酒状。见于小脑疾患、酒精及巴比妥中毒。

3. 跨阈步态 因踝部肌腱、肌肉弛缓，患足下垂，行走时必须抬高下肢才能起步。见于腓总神经麻痹。

4. 共济失调步态 行走不稳，起步时将足高抬，骤然垂落，双目向下注视，两脚间距较宽，闭目时不能保持平衡。见于脊髓疾病。

5. 慌张步态 起步困难，起步后小步急速前冲，身体前倾，难以止步。见于震颤性麻痹。

6. 剪刀步态 由于双下肢肌张力增高，移步时下肢内收过度，双腿交叉呈剪刀状。见于脑性瘫痪与截瘫。

九、皮肤

皮肤的评估主要通过视诊，必要时可配合触诊。

（一）颜色

皮肤颜色与种族和遗传有关，而毛细血管的分布，血液充盈度，色素量的多少及皮下脂肪的厚薄等因素亦可影响肤色。常见的异常变化有以下几种。

1. 苍白（pallor） 皮肤苍白见于贫血、休克、寒冷等。四肢末端的局限性苍白，多由于局部动脉痉挛或闭塞所致，见于雷诺病、血栓闭塞性脉管炎等。

2. 发红（redness）　皮肤发红与毛细血管扩张充血、血流加速和增多以及红细胞量增多有关。生理情况见于运动、饮酒、日晒或情绪激动等；病理情况见于发热性疾病（如肺炎球菌肺炎、肺结核等）、阿托品中毒、一氧化碳中毒等。

3. 发绀（cyanosis）　易见于口唇、面颊、耳廓及肢端。见于血液中还原血红蛋白增多或异常血红蛋白血症。

4. 黄染（stained yellow）　早期或轻微时见于巩膜及软腭黏膜，较明显时见于皮肤，多见于黄疸。

5. 色素沉着（pigmentation）　色素沉着是由于表皮基底层的黑色素增多，致使部分或全身皮肤的色泽加深。正常人身体的外露部分，以及乳头、腋窝、生殖器官、关节、肛门周围等处色素较深。如这些部位的色素明显加深，或其他部位出现色素沉着，则提示有病理改变。常见于慢性肾上腺皮质功能减退症、肝硬化、晚期肝癌、疟疾及使用砷剂和抗肿瘤药物等。妊娠期妇女，在面部、额部可出现棕褐色对称性色素斑，称为妊娠斑。老年人全身或面部也可发生散在的色素斑片，称为老年斑。

6. 色素脱失（depigmentation）　因酪氨酸酶缺乏，使体内酪氨酸不能转化为多巴而形成黑色素，导致皮肤局部或全身性色素脱失。常见有白癜、白斑和白化症。

（1）白癜：为大小不等的多形性色素脱失斑片，可逐渐扩大，但进展缓慢，多见于身体外露部位，无自觉症状也不引起生理功能改变。常见于白癜风。

（2）白斑：为圆形或椭圆形色素脱失斑片，面积一般不大，常发生于口腔黏膜与女性外阴部，有发生癌变的可能。

（3）白化症：为一种遗传性疾病，由先天性酪氨酸酶缺乏引起，全身皮肤和毛发色素脱失。

（二）湿度

皮肤湿度（moisture）与汗腺分泌功能、气温及空气的温度变化有关。正常人在气温高、湿度大的环境中出汗增多是一种生理调节功能。病理性出汗增多见于甲状腺功能亢进症、风湿热、结核病及布氏杆菌病等。夜间睡后出汗称盗汗，是结核病的重要征象。手脚皮肤发凉而大汗淋漓称为冷汗，见于休克和虚脱病人。皮肤异常干燥无汗，见于维生素 A 缺乏症、严重脱水及黏液性水肿等。

（三）弹性

皮肤弹性（elasticity）与年龄、营养状态、皮下脂肪及组织间隙液体量多少有关。儿童、青年人皮肤紧张富有弹性，中年以后皮肤逐渐松弛，弹性减弱，老年人皮肤组织萎缩、皮下脂肪减少，弹性较差。检查方法是用食指和拇指将手背或上臂内侧皮肤提起，片刻后松手，皮肤皱褶迅速恢复原状为弹性正常。皮肤皱褶展平缓慢为弹性减弱，见于慢性消耗性疾病或严重脱水病人。

（四）皮疹

皮疹（skin eruption）多为全身性疾病的表现之一，常见于传染病、皮肤病、药物及其他物质所致的过敏反应等。检查时应注意皮疹出现部位、发展顺序、分布情况、形态、大小、颜色、压之是否褪色、持续及消退时间、有无痛痒及脱屑等。常见皮疹

如下:

1. 斑疹　局部皮肤发红,一般不隆起皮肤表面。见于斑疹伤寒、丹毒、风湿性多形性红斑等。

2. 丘疹　为局限性、实质性、隆起的皮肤损害,伴有皮肤颜色的改变。见于药物疹、猩红热、湿疹等。

3. 斑丘疹　在丘疹周围有皮肤发红的底盘称为斑丘疹。见于风疹、麻疹、猩红热、药物疹等。

4. 玫瑰疹　为直径2~3mm的鲜红色圆形斑疹,因病灶周围血管扩张所致,手指按压可褪色,松开时又复出现。多出现于胸腹部皮肤,为伤寒、副伤寒的特征性皮疹。

5. 荨麻疹　又称风团,为稍隆起皮面苍白色或红色的局限性水肿,大小不等,发生快,消退亦快,消退后不留痕迹,常伴有剧痒,为速发性皮肤变态反应所致。见于各种过敏反应。

(五)压疮

压疮(pressure sore)也称褥疮,是由于局部组织长时间受压,血液循环障碍,局部持续缺血、缺氧、营养不良而致的软组织溃烂和坏死,又称为压力性溃疡。多见于枕部、耳廓、肩胛部、肘部、髋部、骶尾部、膝关节内外侧、内外踝、足跟等身体受压部位。活动障碍、神经功能障碍、感觉功能下降、循环障碍等是形成压疮的危险因素。

根据组织损害程度,可将压疮分为4期:

Ⅰ期:为淤血红肿期,浅颜色的皮肤可见皮肤呈持续的红色不消退,较黑的皮肤则呈蓝色或紫色。伴有红、肿、热、痛。

Ⅱ期:为炎性浸润期,皮肤的部分层次如表皮层、真皮层或两者均发生损伤或坏死,表现为受损皮肤呈紫红色,有水疱形成、浅表破溃。

Ⅲ期:为浅表溃疡期,全层皮肤破坏,可深及皮下组织和深层组织。皮肤溃疡比较深,疼痛加剧,可伴有或不伴有深层组织的损伤。

Ⅳ期:为坏死溃疡期,全层皮肤及骨骼、肌肉及肌腱、韧带等发生坏死,溃疡很深,有时有窦道形成。严重者可并发脓毒血症,危及生命。

(六)出血

皮下出血可分为以下几种:直径小于2mm称为瘀点,3~5mm为紫癜,5mm以上为瘀斑,片状出血伴皮肤隆起者为血肿。小的瘀点应与红色皮疹或小红痣鉴别。皮疹受压时一般可褪色或消失,瘀点和小红痣受压后不褪色。皮肤黏膜出血见于造血系统疾病、重症感染、某些血管损害性疾病以及毒物或药物中毒等。

(七)蜘蛛痣及肝掌

蜘蛛痣(spider angioma)是皮肤小动脉末端分支扩张所形成的血管痣,形似蜘蛛(图4-6)。多出现于上腔静脉分布的区域,如面、颈、手背、上臂、前胸及肩部等处。大小不一,直径可由帽针头大到数厘米以上,评估时用棉签或火柴杆按压蜘蛛痣的中心,则其辐射状小血管网即褪色,去除压力后又复出现。一般认为蜘蛛痣的出现与肝脏对体内雌激素灭活作用减弱有关。常见于急、慢性肝炎或肝硬化，有时也见于妊娠期妇女及健康人。

手掌大、小鱼际处发红，加压后褪色，称为肝掌（liver palm）。发生机制和临床意义与蜘蛛痣相同。

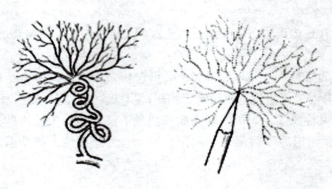

图 4 - 6　蜘蛛痣

（八）水肿

水肿（edema）是皮下组织的细胞内及组织间隙内液体潴留过多所致。轻度水肿视诊不易发觉，可配合触诊。通常取胫骨前内侧皮肤，用手指按压被评估部位 3～5 秒钟，若按压部位发生凹陷，称为凹陷性水肿（pitting edema）。颜面、胫骨前内侧及手足背皮肤水肿，伴皮肤干燥、苍白、粗糙，但指压后无组织凹陷，为黏液性水肿。见于甲状腺功能减退。全身性水肿常见于肾炎和肾病、心力衰竭、肝硬化失代偿期和营养不良等。局限性水肿见于局部炎症、外伤、过敏、血栓性静脉炎等。临床上根据水肿的程度，可分为轻、中、重三度。

1. 轻度　仅见于眼睑、眶下软组织、胫骨前、踝部皮下组织，指压后可见组织轻度下陷，平复较快。

2. 中度　全身疏松组织均有可见明显水肿，指压后可出现明显的或较深的组织下陷，平复缓慢。

3. 重度　全身组织严重水肿，低垂部位皮肤紧张发亮，甚至有液体渗出。此外，胸腔、腹腔、鞘膜腔内可见积液，外阴部亦可见严重水肿。

（九）皮下结节

评估时注意其部位、大小、硬度、压痛及移动度。位于关节附近及长骨骺端圆形无压痛的硬质小结节多为风湿小结。在指尖、足趾、大小鱼际肌腱部位的粉红色或蓝色有压痛的小结节称 Osler 小结，见于感染性心内膜炎。游走性皮下结节，见于某些寄生虫病，如肺吸虫病。无明显局部炎症，生长迅速的皮下结节，见于肿瘤所致皮下转移。

（十）毛发

毛发（hair）的多少、分布和颜色因性别与年龄而有所不同，亦受遗传、营养和精神状态的影响。一般男性体毛较多，女性体毛较少。中年以后因毛发根部的血运和细胞代谢减退，头发可逐渐减少或色素脱失，形成秃顶或白发。

1. 病理性脱发

（1）头部皮肤疾病：如脂溢性皮炎、螨寄生等，脱发以顶部为著。

（2）神经营养障碍：如斑秃，多为圆形脱发，范围大小不等，发生突然，可再生。

（3）某些发热性疾病：如伤寒。

（4）某些内分泌性疾病：如甲状腺功能减退症、垂体功能减退症等。

（5）理化因素性脱发：如接受过量的放射线、应用抗癌药物如环磷酰胺等。

2. 毛发异常增多　见于内分泌疾病或长期使用肾上腺皮质激素等。

（1）先天性多毛：特发性多毛症、先天性脊柱裂、毛痣等。

（2）内分泌疾病：库欣综合征、肢端肥大症、多囊卵巢综合征等。

（3）使用药物：大剂量睾酮、长期应用糖皮质激素、口服避孕药等。

十、表浅淋巴结

淋巴结分布于全身，一般只能检查到身体各部位的表浅淋巴结。正常表浅淋巴结较小，直径多在 0.2～0.5cm 之间，质地柔软，表面光滑，与相邻组织无粘连，无压痛，不易触及。

（一）表浅淋巴结的分布部位

1. 头颈部淋巴结群

（1）耳前淋巴结：位于耳屏前方。

（2）耳后淋巴结：位于耳后乳突表面、胸锁乳突肌止点处，亦称为乳突淋巴结。

（3）枕后淋巴结：位于枕部皮下，斜方肌起点与胸锁乳突肌止点之间。

（4）颌下淋巴结：位于颌下腺附近，在下颌角与颏部的中间部位。

（5）颏下淋巴结：位于颏下三角内，下颌舌骨肌表面，两侧下颌骨前端中点后方。

（6）颈前淋巴结：位于胸锁乳突肌表面及下颌角处。

（7）颈后淋巴结：位于斜方肌前缘。

（8）锁骨上淋巴结：位于锁骨与胸锁乳突肌所形成的夹角处。

2. 上肢淋巴结

（1）腋窝淋巴结：是上肢最大的淋巴结组群，可分为五群：外侧淋巴结群；胸肌淋巴结群；肩胛下淋巴结群；中央淋巴结群；腋尖淋巴结群。

（2）滑车上淋巴结：位于上臂内侧，内上髁上方 3～4cm 处，肱二头肌和肱三头肌之间的间沟内。

3. 下肢淋巴结

（1）腹股沟淋巴结：位于腹股沟韧带下方股三角内，分上下两群。

（2）腘窝淋巴结：位于小隐静脉和腘静脉的汇合处。

表浅淋巴结以组群分布，一个组群的淋巴结收集一定区域的淋巴液。耳后、乳突区的淋巴结收集头皮范围内的淋巴液；颌下淋巴结群收集口底、颊黏膜、牙龈等处的淋巴液；颏下淋巴结收集颏下三角区内组织、唇和舌部的淋巴液；颈深淋巴结上群收集鼻咽部淋巴液，下群收集咽喉、气管、甲状腺等处的淋巴液；锁骨上淋巴结群左侧收集食管、胃等器官的淋巴液；右侧收集气管、胸膜、肺等处的淋巴液；腋窝淋巴结群收集躯干上部、乳腺、胸壁等处的淋巴液；腹股沟淋巴结群收集下肢及会阴部的淋巴液。局部炎症或肿瘤可引起相应区域的淋巴结肿大。

（二）评估方法及顺序

1. 评估方法　评估淋巴结的方法是视诊和触诊。视诊时不仅要注意局部征象（包括皮肤是否隆起，颜色有无变化，有无皮疹、瘢痕、瘘管等），也要注意全身状态。触诊是评估淋巴结的主要方法。护士将示、中、环三指并拢，其指腹平放于被评估部位的皮肤上，由浅入深滑动触诊。触颈部淋巴结时让被评估者头稍低，使皮肤或肌肉放松，便于触诊。触锁骨上淋巴结时，被评估者头部稍向前屈，用双手进行触诊，左手触诊右侧，右手触左侧。触腋窝淋巴结时应以手扶病人前臂使其稍外展，以右手触左侧，左手触右侧，依次触诊腋窝尖群、中央群、胸肌群、肩胛下群和外侧群淋巴结。触滑车上淋巴结时，以左（右）手扶被评估者左（右）前臂，以右（左）手向滑车上部位触摸。

发现淋巴结肿大时应注意其部位、大小、数目、硬度、活动度、有无压痛、有无粘连，局部皮肤有无红肿、瘢痕、瘘管等，同时寻找引起淋巴结肿大的原发病灶。

2. 评估顺序　为了避免遗漏，应特别注意淋巴结评估的顺序。其基本顺序是：头颈部淋巴结、上肢淋巴结、下肢淋巴结。头颈部淋巴结的顺序是：耳前、耳后、枕部、颌下、颏下、颈前、颈后、锁骨上淋巴结；上肢淋巴结的顺序是：腋窝淋巴结、滑车上淋巴结；下肢淋巴结的顺序是：腹股沟部（先查上群、后查下群）、腘窝淋巴结。

（三）淋巴结肿大的临床意义

1. 局部淋巴结肿大

（1）非特异性淋巴结炎：由引流区域的急、慢性炎症所引起。如急性化脓性扁桃体炎、牙龈炎可引起颈部淋巴结肿大。急性炎症初始，肿大的淋巴结柔软、有压痛、表面光滑、无粘连，肿大至一定程度即停止。慢性炎症时，淋巴结较硬，最终淋巴结可缩小或消退。

（2）淋巴结结核：常发生在颈部血管周围，呈多发性，质地较硬，大小不等，可互相粘连，或与周围组织粘连，如发生干酪性坏死，可触及波动感。晚期破溃后形成瘘管，愈合后可形成瘢痕。

（3）恶性肿瘤淋巴结转移：转移所致肿大的淋巴结，质地坚硬，或有橡皮感，表面可光滑或突起，与周围组织粘连，不易推动，一般无压痛。胸部肿瘤如肺癌可向右侧锁骨上或腋窝淋巴结群转移；胃癌、食管癌多向左侧锁骨上淋巴结群转移，此种肿大的淋巴结称 Virchow 淋巴结，为胃癌、食管癌转移的标志。

2. 全身淋巴结肿大　肿大的淋巴结可遍及全身，大小不等，无粘连。可见于急、慢性淋巴结炎，淋巴瘤，各型急、慢性白血病，传染性单核细胞增多症等。

第二节 头部评估

一、头颅外形

（一）正常状态与评估方法

通过视诊观察头颅的大小、外形及运动情况。头颅的大小以头围来衡量，测量时以软尺自眉间向后经枕骨粗隆绕头一周。头围在发育阶段的变化为：新生儿约34cm，出生后的前半年增加8cm，后半年增加3cm，第2年增加2cm，第3、4年内约增加1.5cm，4～10岁共增加1.5cm，到18岁可达53cm或以上，此后基本无变化。矢状缝和其他颅缝大多在出生后6个月内骨化，骨化过早会影响颅脑的发育。

（二）常见异常头颅及其临床意义

1. 小颅 小儿囟门多在12～18个月内闭合，如过早闭合即可形成小颅畸形，较小的头围常提示伴大脑发育不全。

2. 巨颅 额、顶、颞及枕部突出膨大呈圆形，颈部静脉充盈，对比之下颜面很小。由于颅内压增高，压迫眼球，形成双目下视，巩膜上部外露，称落日现象。见于脑积水（图4-7）。

3. 尖颅 亦称塔颅，由于矢状缝与冠状缝过早闭合所致。其特征为头顶部尖突高起，与颜面比例失常。见于先天性尖颅并指（趾）畸形，即Apert综合征（图4-8）。

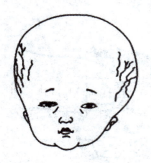

图4-7 脑积水

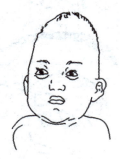

图4-8 尖颅

4. 方颅 前额左右突出，头顶平坦呈方形。见于小儿佝偻病或先天性梅毒。

5. 变形颅 发生于中年人，以颅骨增大变形为特征，同时伴有长骨的骨质增厚与弯曲。见于畸形性骨炎（Paget病）。

6. 头部运动异常 头部活动受限，见于颈椎疾患；头部不随意的颤动，见于帕金森（parkinson）病；与颈动脉搏动一致的点头运动，见于严重主动脉瓣关闭不全。

二、眼

（一）眉毛

正常人眉毛的疏密不完全相同，一般内侧与中间部分比较浓密，外侧部分较稀。

外 1/3 眉毛稀疏或脱落,见于黏液性水肿、腺垂体功能减退症、麻风病等。

（二）眼睑

1. **眼睑水肿** 因眼睑组织疏松,水肿易于在眼睑表现出来。常见于肾炎、肾病综合征、慢性肝病、营养不良、贫血、血管神经性水肿等。

2. **眼睑闭合障碍** 双侧眼睑闭合障碍主要见于甲状腺功能亢进症;单侧眼睑闭合障碍见于面神经麻痹。

3. **上睑下垂** 双侧上睑下垂见于先天性上睑下垂、重症肌无力;单侧上睑下垂提示动眼神经麻痹,见于脑炎、脑脓肿、脑外伤、白喉等。

4. **倒睫、睑内翻与睑外翻** 倒睫、睑内翻主要见于沙眼,由瘢痕收缩所致,亦可因先天性发育异常引起。睑外翻可见于烧伤等引起的眼睑皮肤面瘢痕收缩和面神经麻痹导致的眼睑闭合障碍。

（三）结膜

按解剖部位,可将结膜分为三部分:睑结膜、球结膜和穹窿结膜。结膜的观察最好在自然光线下进行,必要时可在手电筒光照下进行。

1. **眼睑翻转法** 观察睑结膜和穹窿结膜时,必须将眼睑翻转。下睑翻转法:以一手拇指或食指放在被评估者下睑中央部睑缘稍下方往下牵拉下睑,同时嘱其向上看,下睑结膜和下穹窿结膜就可暴露。上睑翻转法:嘱被评估者向下看,评估者将食指放在上睑中央眉下凹处,拇指放在睑缘中央稍上方的睑板前面,用这两个手指挟住此处眼睑皮肤,向前向下方牵拉眼睑,在食指轻轻下压的同时,拇指将眼睑皮肤往上捻卷,上睑即可被翻转（图 4 - 9）。

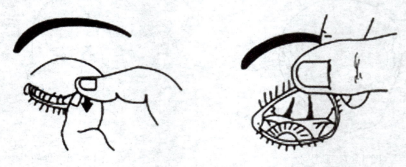

图 4 - 9　翻转眼睑观察上睑结膜

2. **常见改变及其临床意义** 结膜充血见于结膜炎、角膜炎;结膜苍白见于贫血;结膜发黄见于黄疸;结膜出现散在出血点,见于亚急性感染性心内膜炎、败血症;滤泡、乳头增生及血管翳见于沙眼;黄白色小颗粒见于结膜结石;球结膜水肿见于颅内压增高、肺性脑病、流行性出血热和重症水肿等。

（四）巩膜

巩膜不透明,血管极少,呈瓷白色。巩膜发黄,见于各种原因引起的黄疸,分布均匀,无隆起。内眦部出现黄色斑块,不均匀分布,隆起,为脂肪沉着所致,多见于中年及老年人,特别有高脂血症者。血液中其他黄色色素（如胡萝卜素等）增多时,一般黄染只出现于角膜周围，见于一次过食大量橘子、柑子等。

（五）角膜

角膜表面有丰富的感觉神经末梢，因此角膜的感觉十分灵敏。评估时应注意其透明度，有无云翳、白斑、溃疡、软化、新生血管、色素沉着等。云翳与白斑如发生在角膜的瞳孔部位，可引起不同程度的视力障碍；角膜周围血管增生（血管翳）可为严重沙眼所致；角膜软化见于婴幼儿营养不良、维生素 A 缺乏等；角膜边缘及周围出现灰白色混浊环，是类脂质沉着的结果，多见于老年人，故称为老年环，无自觉症状，不妨碍视力；角膜边缘出现黄色或棕褐色的色素环，环的外缘较清晰，内缘较模糊，称为凯费（Kayser – Fleischer）环，是铜代谢障碍的结果，见于肝豆状核变性。

（六）瞳孔

评估瞳孔时应注意其形状、大小，两侧是否等大、等圆，对光及集合反射等。

1. 瞳孔的形状及大小　正常瞳孔为圆形，双侧等大、等圆，直径为 3～4mm。瞳孔括约肌收缩，使瞳孔缩小，由动眼神经的副交感神经支配；瞳孔扩大肌收缩则使瞳孔扩大，由交感神经支配。瞳孔形状可因疾病而变化，青光眼或眼内肿瘤时，瞳孔可呈椭圆形；虹膜粘连时其形状可不规则。引起瞳孔大小改变的因素很多，生理情况下，婴幼儿和老年人瞳孔较小，在光亮处瞳孔较小，青少年瞳孔较大，精神兴奋或在暗处瞳孔可扩大；病理情况下，瞳孔缩小见于虹膜炎症、中毒（有机磷类农药、毒蕈中毒）、药物反应（毛果芸香碱、吗啡、氯丙嗪）等，瞳孔扩大见于外伤、颈交感神经刺激、青光眼绝对期、视神经萎缩、药物影响（阿托品、可卡因）等。瞳孔大小不等，常提示有颅内病变，如脑外伤、脑肿瘤、中枢神经梅毒、脑疝等。双侧瞳孔不等大，且变化不定，可能为中枢神经和虹膜的神经支配障碍，如瞳孔不等大且伴有对光反射减弱或消失以及意识不清，往往为中脑功能损害的表现。

2. 对光反射　分直接对光反射和间接对光反射。评估时，嘱被评估者注视正前方，以手隔开另一眼，用手电筒光照射其一侧瞳孔，被照的瞳孔立即收缩，移除光照后迅速复原，称直接对光反射灵敏；未被照的瞳孔也同时收缩，移除光照后迅速复原，称间接对光反射灵敏。对光反射迟钝或消失见于昏迷。浅昏迷对光反射迟钝，深昏迷对光反射消失。

3. 集合反射　嘱被评估者注视 1m 以外的目标（通常是评估者的食指尖），然后将目标逐渐移近眼球（距眼球约 10cm），正常人此时可见双眼内聚（辐辏反射），瞳孔缩小（调节反射），称为集合反射。集合反射消失，见于动眼神经损害、睫状肌和双眼内直肌麻痹。

（七）眼球

1. 眼球突出　双侧眼球突出见于甲状腺功能亢进症。病人除突眼外，可有以下眼征：①Dalrymple 征：眼球向正前注视时，角膜上缘的上方露出长条巩膜，呈受惊的眼部表情。②Graefe 征：眼球下转时上睑不能相应下垂。③Stellwag 征：瞬目减少。④Mobius征：眼球集合能力减弱。⑤Joffroy 征：上视时无额纹出现。单侧眼球突出，多由于局部炎症或眶内占位性病变所致，偶见于颅内病变。

2. 眼球下陷 双侧下陷见于严重脱水，单侧下陷见于霍纳（Horner）征或眼球萎缩。霍纳综合征表现为一侧面部无汗、眼睑下垂、瞳孔缩小、眼球内陷，为颈交感神经节受损所致，可见于肺尖部肺癌等。

3. 眼球运动 评估者将目标物（手指或棉签），置于被评估者眼前30～40cm处，嘱被评估者固定头部，眼球随目标方向移动，一般先查左眼，后查右眼，按水平向外→外上→外下，水平向内→向上→向下6个方向的顺序进行。眼球运动受动眼、滑车、外展三对脑神经支配，当这些神经麻痹时，就会出现眼球运动障碍，并伴有复视。由于支配眼肌运动的神经麻痹所发生的斜视，称为麻痹性斜视。多由脑炎、脑膜炎、脑脓肿、脑肿瘤、脑血管病所致。

双侧眼球发生一系列有规律的快速往返运动，称为眼球震颤。运动的速度起始时缓慢，称为慢相；复原时迅速，称为快相。运动方向以水平方向为常见，垂直和旋转方向较少见。检查时嘱被检者眼球随医生手指所示方向（水平或垂直）运动数次，观察是否出现震颤。自发的眼球震颤见于耳源性眩晕、小脑疾患等。

4. 眼压 眼压是指眼球内部的压力，它是眼内容物对眼球壁施加的均衡压力。眼内容物包括玻璃体、晶状体和房水，对眼压影响最大的是房水。正常的眼压不仅维持了眼球的正常形态，而且保证屈光间质发挥最大的光学性能。评估眼压可采用指测法和眼压计测量法。应用指测法时，先让被评估者向下看（不能闭眼），评估者用两食指交替地轻按上眼睑，其余手指放在额部及颞部。如发现眼球张力异常，则需用眼压计进一步测量。眼压的正常范围是11～21mmHg。

眼压增高见于颅内压增高、青光眼；眼压降低见于各种原因所致的严重脱水、眼球萎缩等。

（八）眼功能

1. 视力 视力分为中央视力与周边视力两种。中央视力是评估眼底黄斑中心凹的功能，周边视力即视野的检查，是指黄斑中心凹以外的视网膜功能。通常所指的视力即中央视力。中央视力的检测通用国际标准视力表进行，包括远距离视力表和近距离视力表。身体评估常规使用远视力表。

（1）评估方法（远视力）：视力表按标准亮度的光线照明，被评估者距离视力表5m，两眼分别进行，一般先右后左，先用手掌或小板遮盖左眼，检查并记录右眼视力，遮盖眼时不要压迫眼球。评估者用杆指着视力表的试标，嘱被评估者说出或用手势表示该试标的缺口方向，逐行检查，找出被评估者的最佳辨认行。如果在5m处连最大的试标（0.1行）也不能识别，则嘱其向视力表走近，直到识别试标0.1为止。如走到视力表1m处不能识别最大的试标时，则检查指数。检查距离从1m开始，逐渐移近，直到能正确辨认为止，并记录该距离。如指数在5cm处仍不能识别，则查手动。如果眼前手动不能识别，则查光感，在暗室中用手电照射受试眼，另眼须用手掌捂紧不让透光，根据眼前能否感觉光亮，记录"光感"或"无光感"。佩戴眼镜者，应分别记录裸眼视力与矫正视力。

（2）正常标准及临床意义：正常远视力标准为1.0，临床上又分为裸眼视力、矫正视力。裸眼视力，即患者不佩戴眼镜的视力；矫正视力，即验光试镜后的视力。临床诊断及视残评定的等级应以矫正视力为标准。视力好坏直接影响人的工作及生活能力。目前，一些发达国家将视力低于 0.5 称为视力损伤，作为能否驾车的标准。世界卫生组织的标准规定，患者的双眼矫正视力均低于 0.3 为低视力，矫正视力低于 0.05 为盲。

2. 色觉

（1）评估方法：色觉评估要在适宜的光线下进行，让被评估者在 50 厘米距离处读出色盲表上的数字或图像，如 5 ~ 10 秒内不能读出表上的彩色数字或图像，则可按色盲表的说明判断为某种色盲或色弱。

（2）正常标准及临床意义：色觉正常者能快速准确的识别色盲表上的数字或图像，色弱为对某种颜色的识别能力减低，色盲为对某种颜色的识别能力丧失。色觉障碍的病人不适于从事交通运输、服兵役（包括警察）、美术、印染、医疗、化验等项工作，对色觉进行评估对于全面掌握病人病后的生理状态以及心理、社会方面的反应，采取有针对性护理措施有一定的意义。

三、耳

（一）耳廓

注意耳廓的外形、大小、位置和对称性。缺损，见于先天性发育畸形和外伤。耳廓红肿伴局部热痛、常见于耳廓化脓性软骨膜炎。耳廓（耳轮处）出现黄白色结节，提示痛风石，见于痛风。

（二）外耳道

注意皮肤是否正常，有无溢液。有黄色油状物流出且无任何不适提示为油性耵聍，常伴腋臭。有脓液流出应考虑中耳炎、外耳道炎。有血液或脑脊液流出则应考虑颅底骨折。外耳道内有局部红肿疼痛，并伴耳廓牵拉痛提示外耳道疖肿。

（三）乳突

外壳由骨密质组成，内腔为大小不等的骨松质小房，乳突内腔与中耳相连。化脓性中耳炎引流不畅时可蔓延为乳突炎，此时可发现耳廓后方皮肤有红肿，乳突有明显压痛，有时可见瘘管或疤痕等。严重时，可继发耳源性脑脓肿或脑膜炎。

（四）听力

听力评估可先用粗略的方法了解被评估者的听力，必要时，通过精确测试方法确定耳聋的原因。

1. 评估方法 在静室内嘱被评估者闭目坐于椅子上，并用手指堵塞一侧耳道，评估者持手表（机械表）或以拇指与食指互相摩擦，自 1 米以外逐渐移近被评估者耳部，直到被评估者听到声音为止，测量距离，同样方法查另一耳。比较两耳的测试结果并与评估者（正常人）的听力进行对照。一般在 1 米处可闻机械表声或捻指声。

2. 临床意义 听力减退见于耳道耵聍或异物阻塞、听神经损害、局部或全身血管硬化、中耳炎、耳硬化等。

四、鼻

(一) 鼻的外形

视诊时注意鼻部皮肤颜色和鼻外形的改变。鼻外伤引起鼻出血者，应检查有无鼻骨或软骨的骨折或移位。蝶形红斑，鼻梁部皮肤出现红色斑块，病损处高起皮面并向两侧面颊部扩展，见于系统性红斑狼疮。酒糟鼻，鼻尖和鼻翼处皮肤红斑和毛细血管扩张、组织肥厚，为中老年人常见的慢性皮肤损害。蛙鼻，鼻梁宽平如蛙状，由于鼻腔堵塞、外鼻变形所致，见于肥大性或多发性鼻息肉。鞍鼻，鼻梁凹陷，似马鞍状，见于鼻骨折、鼻骨发育不良、先天性梅毒和麻风病等。鼻翼扇动，吸气时鼻孔张大，呼气时鼻孔回缩，见于伴有呼吸困难的高热性疾病、支气管哮喘和心源性哮喘发作时。

(二) 鼻中隔

正常鼻中隔位于鼻腔正中或稍有偏曲，如有明显的偏曲，并产生通气障碍，称为鼻中隔偏曲。严重的高位偏曲可压迫鼻甲，引起神经性头痛，也可因偏曲部骨质刺激黏膜而引起出血。鼻中隔出现孔洞称为鼻中隔穿孔，病人可听到鼻腔中有哨声，用小型手电筒照射一侧鼻孔，可见对侧有亮光透入。穿孔多为鼻腔慢性炎症、外伤等引起。

(三) 鼻出血

注意出血是单侧还是双侧。临床上鼻出血多为单侧，常见于外伤、鼻腔感染、局部血管损伤、鼻咽癌、鼻中隔偏曲等。双侧出血则多由全身性疾病引起，如某些发热性传染病（流行性出血热、伤寒等）、血液系统疾病（血小板减少性紫癜、再生障碍性贫血、白血病、血友病）、高血压病、重症肝炎、慢性肝炎、肝硬化、维生素 C 或维生素 K 缺乏等。

(四) 鼻腔分泌物

鼻腔黏膜受到各种刺激时会产生过多的分泌物。清稀无色的分泌物为卡他性炎症，多为病毒感染引起；黏稠发黄或发绿的分泌物为鼻或鼻窦的化脓性炎症，多为细菌感染引起。

(五) 鼻窦

鼻窦为鼻腔周围含气的骨质空腔，共四对（图 4-10），皆有窦口与鼻腔相通，当引流不畅时易于发生炎症。鼻窦炎时出现鼻塞、流涕、头痛和鼻窦压痛。各鼻窦区压痛的评估方法如下：

1. 上颌窦　评估者双手固定于被评估者两侧耳后，将拇指分别置于左右颧部向后按压。

2. 额窦　评估者一手扶持被评估者枕部，用另一手拇指或食指置于眼眶上缘内侧用力向后向上按压，或以两手固定头部，双手拇指置于眼眶上缘内侧向后、向上按压。

3. 筛窦　评估者双手固定于被评估者两侧耳后，双侧拇指分别置于鼻根部与眼内眦之间向后方按压。

4. 蝶窦　因解剖位置较深，不能在体表进行检查。

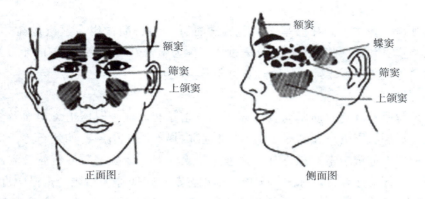

图 4 - 10　鼻窦

五、口

(一) 口唇

注意口唇颜色、有无疱疹、口角糜烂及歪斜。健康人口唇红润光泽。口唇苍白常见于贫血等；口唇发绀常见于心肺疾病等；口唇颜色深红，见于发热性疾病或一氧化碳中毒；口唇干燥并有皲裂，见于严重脱水；单纯疱疹为口唇黏膜与皮肤交界处发生的成簇半透明小水泡，病原体为单纯疱疹病毒，在机体抵抗力降低时出现，常伴发于大叶性肺炎、流行性脑脊髓膜炎、疟疾等；口唇突然发生非炎症性、无痛性肿胀，见于血管神经性水肿；口唇肥厚增大见于黏液性水肿及肢端肥大症等；口角糜烂见于核黄素缺乏；口角歪斜见于面神经麻痹；唇裂见于先天性发育畸形。

(二) 口腔黏膜

正常口腔黏膜光洁呈粉红色。出现蓝黑色色素沉着斑片多为肾上腺皮质功能减退症（Addison 病）。见到大小不等的黏膜下出血点或瘀斑，见于出血性疾病、维生素 C 缺乏等。在相当于第二磨牙的颊黏膜处出现帽针头大小白色斑点，周围有红晕，称麻疹黏膜斑（Koplik 斑），见于麻疹早期，对麻疹早期诊断有价值。黏膜溃疡可见于慢性复发性口疮。雪口病（鹅口疮）见于衰弱的病人、长期使用广谱抗生素和抗癌药者。

(三) 牙齿

评估时应注意有无龋齿、残根、缺牙和义齿等。若有牙齿疾患应按下列格式标明所在部位：

$$
右\ \frac{8\ 7\ 6\ 5\ 4\ 3\ 2\ 1\ \ |\ \ 1\ 2\ 3\ 4\ 5\ 6\ 7\ 8}{8\ 7\ 6\ 5\ 4\ 3\ 2\ 1\ \ |\ \ 1\ 2\ 3\ 4\ 5\ 6\ 7\ 8}\ 左
$$

上
下

1. 中切牙；2. 侧切牙；3. 尖牙；4. 第一前磨牙；5. 第二前磨牙

6. 第一磨牙；7. 第二磨牙；8. 第三磨牙

如 $\underline{7}$ 为左上第二磨牙病变；$\overline{1}$ 为右下中切牙病变；$\underline{6}$ 与 $\overline{4}$ 为龋齿，则记录为：$\frac{6}{4}$

龋齿。

正常牙齿为瓷白色。牙齿呈黄褐色称斑釉牙，为长期饮用含氟量过高的水所致。中切牙切缘呈月牙形凹陷且牙间隙分离过宽，称为哈钦森（Hutchinson）牙，为先天性梅毒的重要体征之一。单纯牙间隙过宽见于肢端肥大症。

（四）牙龈

正常牙龈呈粉红色，质坚韧且与牙颈部紧密贴合。检查时压迫无出血及溢脓。牙龈水肿见于慢性牙周炎。牙龈缘出血常为口腔内局部因素引起，如牙石等，也可由全身性疾病所致，如维生素 C 缺乏症、血液系统疾病等。牙龈挤压后有脓液溢出，见于慢性牙周炎、牙龈瘘管等。牙龈的游离缘出现蓝灰色点线称为铅线，是铅中毒的特征。在铋、汞、砷等中毒时，也可出现类似的黑褐色点线状色素沉着，应注意结合病史鉴别。

（五）舌

评估时应注意舌质、舌苔及舌的活动状态。正常人舌质淡红，苔薄白，舌体柔软，活动自如，伸舌居中，无震颤。舌体肥大常见于肢端肥大症和黏液性水肿；镜面舌（光滑舌），舌乳头萎缩，舌体变小，舌面光滑呈粉红色或红色，常见于缺铁性贫血、恶性贫血及慢性萎缩性胃炎；草莓舌，舌乳头肿胀突出呈鲜红色，形如草莓，见于猩红热；牛肉舌，舌面绛红，状如牛肉，见于烟酸缺乏；地图舌，舌表面呈不规则隆起，状如地图，见于核黄素缺乏；毛舌，舌面敷有黑色或黄褐色毛，此为丝状乳头缠绕真菌丝及其上皮细胞角化所形成，见于久病衰弱或长期使用广谱抗生素者；舌震颤，见于甲状腺功能亢进症；舌偏向一侧，见于舌下神经麻痹。

（六）咽部与扁桃体

咽部可分为鼻咽、口咽及喉咽三部分。咽部评估一般指口咽部。

1. 评估方法 被评估者取坐位，头略后仰，张口并发"啊"音，评估者将压舌板放在其舌的前 1/3 与后 1/3 交界处并迅速下压，此时软腭上抬，在良好照明的配合下，迅速观察其软腭、腭垂、软腭弓、扁桃体、咽后壁情况。

2. 常见异常改变及其临床意义 咽部黏膜急性充血、水肿，黏液分泌增多，提示急性咽炎。咽部黏膜慢性充血、表面粗糙，出现簇状淋巴滤泡或颗粒，提示慢性咽炎。咽后壁向前隆起，见于咽后脓肿。扁桃体肿大，表面光滑，无充血，隐窝内清洁，提示扁桃体生理性肥大。扁桃体肿大，急性充血，表面有白色或黄白色点状渗出物且易擦掉，伴寒战、高热，提示急性扁桃体炎。扁桃体肿大，慢性充血，隐窝内可有黄白色渗出物，无寒战、高热，提示慢性扁桃体炎。扁桃体肿大，表面有灰白色苔片状假膜，不易剥离，若强行剥离，则易引起出血，提示咽白喉。

3. 扁桃体肿大的分度 一般分为三度（图 4 - 11）：不超过咽腭弓者为Ⅰ度；超过咽腭弓者为Ⅱ度；达到或超过咽后壁中线者为Ⅲ度。应分两侧（左、右）记录扁桃体肿大的程度。

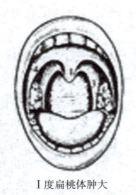
Ⅰ度扁桃体肿大

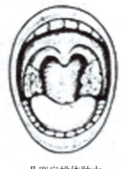
Ⅱ度扁桃体肿大

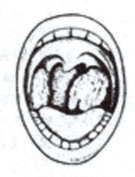
Ⅲ度扁桃体肿大

图4－11　扁桃体位置及其肿大分度示意图

六、腮腺

（一）正常状态

腮腺位于耳屏、下颌角及颧弓所构成的三角区内，正常时腺体薄而软，触诊时摸不出腺体轮廓。腮腺导管位于颧骨下1.5厘米处，横过嚼肌表面，开口于上颌第二磨牙相对的颊黏膜上，按压腮腺时，无分泌物流出。

（二）常见腮腺肿大的临床意义

腮腺肿大时，可见到以耳垂为中心的隆起，并可触及边缘不明显的包块。

1. 急性流行性腮腺炎　腮腺肿大多为双侧，始为单侧，继而累及对侧，表面皮肤亮而不红，有压痛，腮腺导管口可见红肿，挤压无脓性分泌物流出。

2. 急性化脓性腮腺炎　腮腺肿大多为单侧，表面皮肤红肿，有压痛，可有波动感，挤压时，腮腺导管口可见脓性分泌物溢出，多见于抵抗力低下的重症病人及口腔卫生不良者。

3. 腮腺肿瘤　混合瘤，质韧呈结节状，边界清楚，可有移动性。恶性肿瘤，质硬，生长迅速，与周围组织粘连，可伴有面瘫。

第三节　颈部评估

一、颈部的分区

为了准确描述和标记颈部病变的部位，根据解剖结构，可将每侧颈部分为两个三角区域：①颈前三角：为胸锁乳突肌内缘、下颌骨下缘与前正中线之间的区域。②颈后三角：为胸锁乳突肌后缘、锁骨上缘与斜方肌前缘之间的区域。

二、颈部的外形与活动

（一）正常状态

正常人直立位或坐位时颈部两侧对称，无偏斜。男性甲状软骨比较突出，形成喉头结节，女性则较平坦。颈部可向左右、前后自由转动，转动时可见胸锁乳突肌突起。

（二）异常改变及其临床意义

1. 头不能抬起 见于严重消耗性疾病的晚期、重症肌无力、进行性肌萎缩等。

2. 头向一侧偏斜 称为斜颈，见于颈肌外伤及瘢痕收缩、先天性斜颈等。

3. 颈部活动受限并伴有疼痛 见于颈肌扭伤或劳损、肥大性颈椎炎、颈椎关节脱位、颈椎结核及颈椎肿瘤等。

4. 颈部强直 为脑膜受刺激的特征，见于各种脑膜炎、蛛网膜下腔出血等。

5. 颈部包块 ①颈部淋巴结肿大，质韧，轻度压痛，提示为非特异性淋巴结炎。②颈部淋巴结肿大，相互粘连、融合成团，破溃后流豆渣样或米汤样物，周围皮肤呈暗红色，提示颈淋巴结结核。③颈部淋巴结肿大，质硬，无压痛，后出现粘连、破溃、出血，分泌物有恶臭味，提示恶性肿瘤淋巴结转移或恶性淋巴瘤。④包块为圆形，位于舌骨下、颈前中线处，直径约 1～2 cm，表面光滑、囊性感、无压痛，且随舌伸缩上下活动，为甲状腺舌骨囊肿。⑤位于颈后三角区、多在出生后或 2 岁前即出现的囊性薄壁包块，提示为囊状水瘤，为淋巴组织发育异常所致。

三、颈部血管

（一）颈静脉

正常人立位或坐位时，颈外静脉常不显露，平卧时可稍见充盈，但不超过锁骨上缘与下颌角距离的中上 2/3 水平且无搏动。

1. 颈静脉怒张及肝颈静脉回流征 颈静脉充盈超过正常水平，称为颈静脉怒张。评估者用手压迫被评估者右上腹肝脏部位，若颈静脉怒张更加明显，为肝颈静脉回流征阳性。两者均提示静脉压增高，见于右心衰竭、缩窄性心包炎、大量心包积液及上腔静脉阻塞综合征，以右心衰竭最为常见。

2. 颈静脉搏动 颈静脉怒张伴颈静脉搏动，提示三尖瓣关闭不全。

（二）颈动脉

正常人安静状态下不易看到颈动脉搏动，颈部大血管区闻不到血管杂音。

1. 颈动脉搏动 出现明显颈动脉搏动多见于主动脉瓣关闭不全、高血压、甲状腺功能亢进症及严重贫血等。颈动脉搏动应注意与颈静脉搏动鉴别：前者搏动强劲，为膨胀性，触诊时搏动感明显；后者搏动柔和，范围弥散，触诊时无搏动感。

2. 颈动脉杂音 在颈部大血管区若听到收缩期明显的粗糙血管杂音，应考虑颈动脉或椎动脉狭窄造成，常见于由大动脉炎、动脉硬化等。

四、甲状腺

（一）正常状态

甲状腺位于甲状软骨下方，呈蝶状紧贴在气管的两侧，部分被胸锁乳突肌覆盖。其表面光滑，质地柔软，可随咽动作向上移动，视诊不能看到，触诊不能触及。

（二）评估方法

甲状腺的评估方法包括视诊、触诊及听诊。被评估者取站立位或坐位，评估者先通过视诊观察甲状腺有无肿大及是否对称，然后进行触诊，触诊比视诊更能明确甲状腺的轮廓及病变的性质。前面触诊：评估者一手拇指施压于一侧甲状软骨，将气管推向对侧，另一手食、中指在对侧胸锁乳突肌后缘向前推挤甲状腺，拇指在胸锁乳突肌前缘触诊，配合吞咽动作，重复查，可触及被推挤的甲状腺（图4－12）。用同样方法查另一侧甲状腺。后面触诊：类似前面触诊。一手食、中指施压于一侧甲状软骨，将气管推向对侧，另一手拇指在对侧胸锁乳突肌后缘向前推挤甲状腺，食、中指在其前缘触诊甲状腺（图4－13），配合吞咽动作，重复查。用同样方法查另一侧甲状腺。当触到甲状腺肿大时，用钟形听诊器直接放在肿大的甲状腺上进行听诊。

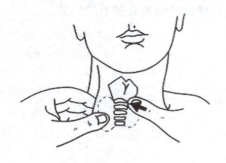

图4－12　甲状腺前面触诊

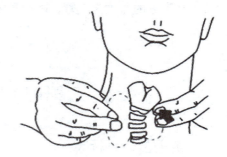

图4－13　甲状腺后面触诊

（三）甲状腺肿大的分度

甲状腺肿大分三度：不能看出肿大但能触及为Ⅰ度；能触及又能看到肿大，但在胸锁乳突肌以内者为Ⅱ度；肿大超过胸锁乳突肌外缘者为Ⅲ度。

（四）甲状腺肿大的临床意义

1. 单纯性甲状腺肿　包括地方性、散发性、生理性，以地方性甲状腺肿常见。地方性甲状腺肿，甲状腺肿大可达Ⅲ度，多为弥漫性，质地柔软，无压痛。

2. 甲状腺功能亢进症　甲状腺多为弥漫性肿大，质地较韧，无压痛，触诊可触及震颤，听诊能闻及明显的吹风样血管杂音。触及震颤和闻及血管杂音是甲状腺功能亢进症的特征性体征。

3. 甲状腺炎　常见的有亚急性甲状腺炎和慢性淋巴细胞性甲状腺炎（桥本甲状腺炎）。亚急性甲状腺炎，与病毒感染有关，甲状腺多为轻度肿大，常伴有结节，质稍韧，自觉痛感，压痛明显。慢性淋巴细胞性甲状腺炎，甲状腺多为中度肿大，质韧或较硬，可有痛感和压痛。

4. 甲状腺腺瘤　甲状腺出现单个圆形或椭圆形结节，质地稍硬，光滑，无压痛。

5. 甲状腺癌　甲状腺肿大，质地坚硬如石，表面有结节感，固定不易推动，无压痛。

五、气管

正常人气管位于颈前正中部，气管评估的目的是确定气管有无移位。

（一）评估方法

被评估者取坐位或仰卧位，颈部处于自然伸直状态，评估者将食指与无名指指端分别固定于两侧胸锁关节上，手掌与被评估者胸骨相平行，中指远端在胸骨上窝处上下、左右触摸气管，触及后置于其上，观察中指与食指、无名指指端之间的距离。中指触着气管在前正中线上，距食指、环指指端之间的距离相等，表示气管居中；两侧距离不相等则表示气管有移位。

（二）气管移位的临床意义

1. 气管移向健侧　见于患侧大量胸腔积液、大量胸腔积气、纵隔肿瘤及甲状腺肿大等。

2. 气管移向患侧　见于患侧肺不张、肺纤维化、广泛胸膜粘连肥厚等。

3. 气管牵曳　又称为 Oliver 征，是指在主动脉弓动脉瘤时，由于心脏收缩时瘤体膨大挤压其下方的左主支气管，因而每随心脏搏动可以触到气管向下的曳动。

（杨　峥）

第四节　胸部评估

一、胸部的体表标志

为准确地描述和记录胸部病变的部位和范围，利用胸壁上某些突起的骨骼、凹陷和人为的划线等作为标志。

（一）骨骼标志

1. 胸骨角　胸骨柄与胸骨体交接处向前突起而成，又称路易（Louis）角。该角与第 2 肋软骨相连，为计数肋骨的重要标志。它平对主动脉弓上缘、气管分叉处和第 4 胸椎。

2. 第 7 颈椎棘突　颈背部最突出处，其下部为胸椎的起点，为计数椎骨的标志。

3. 肩胛下角（左、右）　肩胛骨最下端，直立位，两上肢自然下垂时，该角平对第 7 肋和第 8 胸椎水平，可作为计数肋骨和椎骨的标志。

（二）窝和分区

1. 自然陷窝

（1）胸骨上窝：为胸骨柄上方的凹陷部，正常时气管位于其后正中。

（2）锁骨上窝（左、右）：为锁骨上方的凹陷部，相当于两肺尖的上部。

（3）锁骨下窝（左、右）：为锁骨下方至第 3 肋骨下缘的凹陷部，相当于两肺尖的下部。

（4）腋窝（左、右）：为上肢内上缘与胸壁相连的凹陷部。

2. 背部分区

（1）肩胛上区（左、右）：为肩胛冈以上的区域，外上方以斜方肌上缘为界，内侧为肩胛骨内缘，相当于两肺尖的下部。

（2）肩胛下区（左、右）：为两肩胛下角连线与第 12 胸椎水平线之间的区域，后正中线将其分为左右两部分。

（3）肩胛区：肩胛冈以下、两肩胛下角连线以上、内侧为肩胛骨内缘（两肩胛骨内缘以外）、外侧为腋后线（腋后线以后的区域）。

（4）肩胛间区（左、右）：外界为肩胛骨内缘，内侧为脊柱中线，下缘为肩胛下角连线水平，上缘为第一胸椎水平。

（三）线性标志

1. 前正中线　为通过胸骨正中的垂直线。

2. 锁骨中线（左、右）　为通过锁骨的肩峰端与胸骨端两者中点的垂直线，即通过锁骨中点向下的垂直线。在正常男性和儿童此线常通过乳头。

3. 腋前线（左、右）　通过腋窝前皱襞的垂直线。

4. 腋后线（左、右）　通过腋窝后皱襞的垂直线。

5. 腋中线（左、右）　通过腋窝顶部的垂直线，即腋前线与腋后线等距离的平行线。

6. 肩胛下角线（左、右）　坐位两臂自然下垂时，通过肩胛下角的垂直线。

7. 后正中线　通过椎骨棘突的垂直线，即脊柱中线（图 4－14，图 4－15，图4－16）。

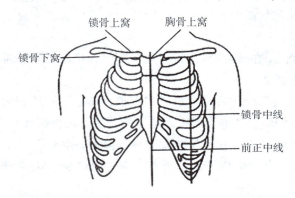

图 4－14　胸部体表标线与分区（正面图）

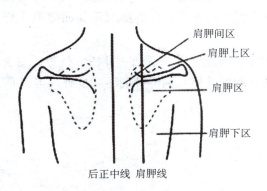

图 4－15　胸部体表标线与分区（背面图）

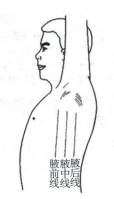

图 4－16　胸部体表标线与分区（侧面图）

二、胸壁、胸廓与乳房

（一）胸壁

1. 胸壁静脉　正常胸壁静脉无明显显露。胸壁静脉明显显露、充盈及曲张见于肝硬化门静脉高压症、上腔静脉或下腔静脉阻塞等。

2. 皮下气肿　正常胸壁无皮下气肿。出现皮下气肿时，用手按压局部可有握雪感或捻发感，用听诊器听诊可听到类似捻头发的声音称为皮下气肿捻发音。皮下气肿系气体存积胸部皮下所致，提示气管、肺、胸膜损伤或病变，亦可见于胸壁皮肤产气杆菌感染。

3. 胸壁压痛　正常胸壁无压痛。出现压痛见于肋间神经炎、肋软骨炎、胸壁软组织炎、肋骨骨折、急性白血病等。急性白血病时，可伴有胸骨叩击痛。

（二）胸廓

1. 正常状态　正常胸廓两侧大致对称，两肩平齐。成人胸廓前后径小于左右径，前后径与左右径之比为1∶1.5，小儿和老年人胸廓前后径略小于左右径或相等。

2. 常见的胸廓外形改变及其临床意义

（1）扁平胸：胸廓的前后径小于左右径的一半或以上，常见于瘦长体型或慢性消耗性疾病。

（2）桶状胸：胸廓的前后径与左右径几乎相等，呈圆桶状，常见于肺气肿，亦可见于老年人或矮胖体型者。

（3）佝偻病胸：胸廓的前后径略长于左右径，其上下距离较短，胸骨下端向前突起，胸廓前侧壁肋骨凹陷，又称为鸡胸，见于佝偻病。佝偻病还可出现下列胸廓改变：佝偻病串珠，沿胸骨两侧各肋软骨与肋骨交界处隆起；肋膈沟，下胸部前面的肋骨外翻，沿膈附着的部位其胸壁向内凹陷形成沟状带；漏斗胸，胸骨剑突处显著内陷，形似漏斗。

（4）胸廓一侧或局部变形：胸廓一侧隆起多见于该侧大量胸腔积液、大量胸腔积气等。胸廓一侧凹陷见于该侧肺广泛纤维化、广泛胸膜肥厚粘连等。胸廓局部隆起见于心脏扩大、心包积液、升主动脉瘤、胸壁肿瘤及肋软骨炎等。胸廓局部凹陷见于局限肺不张等。

（5）脊柱畸形引起的胸廓改变：表现为脊柱前凸、脊柱后凸、脊柱侧凸等，主要为胸椎病变造成，常见于胸椎先天发育畸形、胸椎结核、胸椎肿瘤、胸椎外伤等（图4-17）。

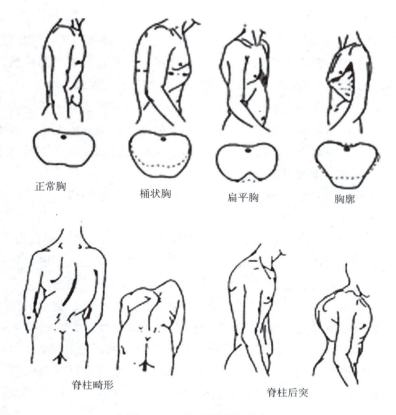

正常胸 桶状胸 扁平胸 胸廓

脊柱畸形 脊柱后突

图 4－17 胸廓外形的改变

（三）乳房

1. 评估方法 评估乳房时，应充分暴露双侧乳房、前胸、颈部，双上臂要在同一水平上。被评估者可取坐位、站立位或仰卧位。一般先做视诊，然后再做触诊。

（1）视诊：评估者站在被评估者的右面，观察双侧乳房的位置、大小、形态、对称性及有无溃疡、疤痕、色素沉着、水肿、过度角化等。必要时可嘱被评估者采取前倾位观察，此时乳房下垂，如有乳房病变并与胸肌粘连，则可出现局部凹陷。同时还需观察双侧乳头是否对称、有无移位和回缩、有无分泌物。

（2）触诊：①触诊顺序：为了评估和记录的方便，用通过乳头的水平线和垂直线将乳房分为 （内上）、（外上）、3（内下）、（外下）4 个象限。评估时按外上、外下、内下、内上、乳头的顺序进行。②触诊要点及注意事项：触诊时，应手指平置，压力适中（以能触及肋骨而不引起疼痛为宜）；触诊时，手指掌面应做圆周运动或来回滑动；先触诊健侧，后触诊患侧；触诊时，必须注意乳房的硬度和弹性、有无压痛及包块。若触及包块须注意其部位、大小、形态、硬度、压痛及

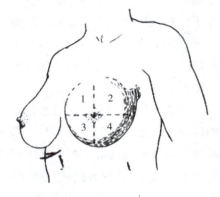

图 4－18 乳房病变的定位与划区

活动度（图4-18）。

2. 正常状态　儿童及男性乳房不大，乳头一般位于第四肋间锁骨中线处。女性乳房在青春期逐渐长大。青年女性发育成熟的乳房呈半球形，乳头呈圆柱状，乳房的上界在第2或第3肋骨，下界在第6或第7肋骨，内界起自胸骨缘，外界

止于腋前线。孕妇及哺乳期妇女乳房明显增大，向前突出或下垂，乳晕扩大，色素加深，可见浅表静脉扩张。正常乳房触诊呈模糊的颗粒感和柔韧感。青年女性质地均匀一致，老年女性略有不平，哺乳期妇女有结节感。正常乳房无压痛、无包块。

3. 常见异常改变及其临床意义

（1）男性乳房异常：乳房增大常见于内分泌紊乱，如使用雌激素、肾上腺皮质功能亢进症及肝硬化等。

（2）女性乳房异常：①在腋窝与腹股沟连线上，出现多个乳头或乳房，称为副乳，为发育过程中退化不全所致。②乳房包块，初起为硬结，继之红、肿、热、痛，甚至出现波动感，提示为急性乳腺炎。③乳房包块，凸凹不平，质地坚硬，不易推动，表面皮肤呈"橘皮"或"猪皮"样或形成溃疡、易出血、有恶臭，提示为乳腺癌。④一侧或双侧乳房多个囊性包块，与周围乳腺组织分界明显，提示为乳腺囊性增生病（慢性囊性乳腺病）。⑤乳房单个质韧包块，位于外上象限，表面光滑，提示为乳房纤维腺瘤。⑥乳房乳晕区单个直径数毫米大小包块，伴乳头血性（亦可为暗棕色）溢液，提示为乳管内乳头状瘤。⑦非哺乳期乳头流出清淡乳汁，多伴有闭经、不育，提示为泌乳素瘤。

三、肺和胸膜

（一）视诊

1. 呼吸运动　健康人在静息状态下呼吸运动稳定而有节律。正常男性与儿童以腹式呼吸为主，主要表现为膈肌运动，即胸廓下部及上腹部的动度较大。女性以胸式呼吸为主，主要表现为肋间肌运动。实际上这两种呼吸运动同时存在。某些疾病可使胸、腹式呼吸运动发生改变，常见改变为：胸式呼吸减弱而腹式呼吸增强，可见于肋间神经痛、肋骨骨折、肺炎、肺不张、胸膜炎、气胸等；腹式呼吸减弱而胸式呼吸增强，见于大量腹腔积液、腹腔巨大肿瘤、胃肠胀气、急性弥漫性腹膜炎等。

临床上当发生肺组织实变、肺气肿、肺肿瘤、肺空洞、胸腔积液、气胸、胸膜增厚或粘连等时，呼吸运动减弱或消失；发生代偿性肺气肿、酸中毒大呼吸时，呼吸运动增强。

当吸入气流受阻时，呼吸肌收缩，胸腔内负压增加，出现胸骨上窝、锁骨上窝及肋间隙向内陷，称为"三凹征"或三凹征阳性，多见于气管（主支气管）异物、急性喉炎、急性喉水肿等。当下呼吸道狭窄或部分阻塞时，出现呼气费力，呼气时间延长，常见于支气管哮喘和慢性阻塞性肺气肿。

2. 呼吸频率、深度及节律　见本章第一节一般状态评估。

（二）触诊

1. 胸廓扩张度 呼吸时，胸廓随之扩大和回缩，有一定运动度，即胸廓扩张度。正常两侧胸廓扩张度一致。

评估方法：评估者将两手掌平放于被评估者前胸下部两侧，拇指沿肋缘指向剑突，在深呼气末，拇指尖置于前正中线（或后正中线）两侧对称部位，嘱其做深呼吸，两手随之移动，观察两手拇指分开的距离（图4-19）。亦可于背部将两手掌贴于肩胛下区对称部位，两手拇指在后正中线相遇，当被评估者作深呼吸时，观察两拇指随胸廓扩张分开的距离是否相等。

胸腔积液、气胸、肺不张及大叶性肺炎等，病侧胸廓扩张度减弱。

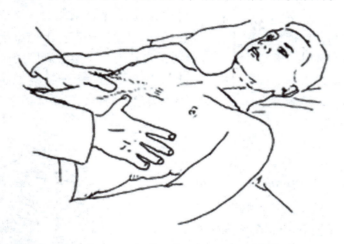

图4-19 评估胸廓呼吸动度的方法

2. 语音震颤 被评估者发自声门的语音产生声波振动，沿气管、支气管及肺泡传至胸壁，可用手感知，称为语音震颤。

评估方法：评估者双手掌平置于被评估者胸廓两侧对称部位，嘱其发长音"一"，手掌能感知振动。顺序为自上到下，由前到后，双手交叉，左右对比。

语音震颤的强度受发音的强弱、音调的高低、胸壁的厚薄、邻近组织及器官等情况的影响，故正常人胸部的语音震颤与年龄、性别、体型及部位有关：①成人较儿童强。②男性较女性强。③瘦者较胖者强。④前胸上部较下部强。⑤后背下部较上部强，肩胛间区较强。⑥右胸上部较左胸上部强。

病理情况下，影响语音震颤强弱的主要因素有气管与支气管是否通畅、肺组织的密度、胸膜腔的病变、胸壁传导是否良好等。

（1）语音震颤增强：主要见于①肺实变：肺泡内有炎性浸润，肺组织密度增高，声波传导良好，如大叶性肺炎实变期、肺梗死、压迫性肺不张等；②巨大空腔：肺内有接近胸壁的巨大空腔，且与支气管相通，声波在空腔中产生共鸣，若空腔周围有炎性浸润或与胸壁粘连，更有利于声波传导，如肺结核空洞、肺脓肿等。

（2）语音震颤减弱或消失：主要见于①支气管阻塞：声波传导受阻，如阻塞性肺不张。②肺气肿：肺内含气量增多。③胸腔积液或积气。④严重胸膜肥厚。⑤胸壁皮下气肿和水肿等。

3. 胸膜摩擦感 正常胸膜光滑，胸膜腔内有少量浆液起润滑作用，呼吸时不产生摩擦感。当胸膜发生炎症时，沉着其上的纤维蛋白使胸膜表面粗糙，呼吸时两层胸膜互相摩擦，触诊有似皮革相互摩擦的感觉，称为胸膜摩擦感，见于急性胸膜炎，在腋中线 5 ~ 7 肋间较易触及，呼气和吸气时均可出现，但吸气末更为明显。

（三）叩诊

1. 叩诊方法及注意事项

（1）叩诊方法：胸部叩诊的方法有间接和直接叩诊法两种，其中以间接叩诊法最为常用。

（2）注意事项：①体位：病人可取坐位或卧位，叩诊前胸时，胸部挺直；叩诊背部时，头稍低，胸稍向前倾，两手抱肩或抱肘；叩诊侧胸时，上肢举起抱枕部。②板指方向：叩诊前胸部时，板指平贴在肋间且与肋骨平行；叩诊肩胛间区时，板指与脊柱平行；至肩胛下角以下，板指仍需平贴于肋间并与肋骨平行。③顺序：叩诊时应自上而下，由前向后，两侧对比。④力度：叩击力量要均等，轻重需适宜。

2. 正常叩诊音

（1）正常肺部叩诊音：在胸部叩诊，正常肺野呈清音。由于多种因素影响，存在生理性差异。如肺上叶的体积较下叶小，含气量较少，且上胸部肌肉较厚，故前胸上部较下部叩诊音相对稍浊；右肺上叶较左肺小，且惯用右手者右侧胸大肌较左侧为厚，故右肺上部叩诊音亦相对稍浊；背部肌肉、骨骼层次较多，故背部叩诊音较前胸部稍浊；右侧腋下部因受肝的影响叩诊音稍浊。

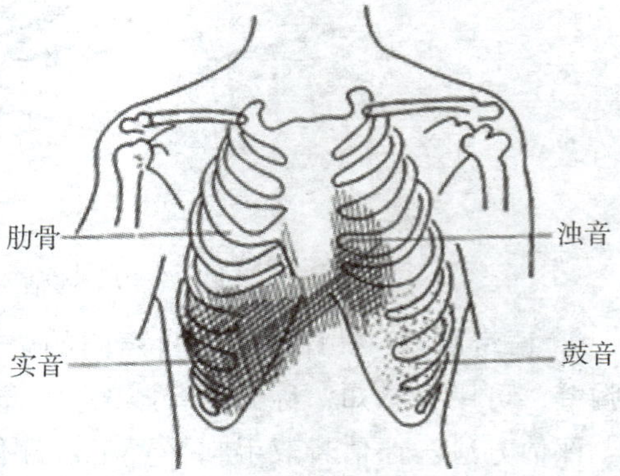

图 4 – 20　正常前胸叩诊音

（2）正常胸部叩诊音：在胸部叩诊，正常可叩出四种叩诊音。正常肺野呈清音；左侧腋前线下方胃泡区，又称为 Traube 鼓音区（图 4 – 20）呈鼓音；心脏或肝脏被肺覆盖的区域呈浊音；心脏或肝脏未被肺覆盖的区域呈实音。

3. 病理叩诊音 在正常肺部的清音区，若出现浊音、实音、过清音、鼓音，即为病理性叩诊音，提示肺、胸膜、胸壁有病理性改变。病理性叩诊音的性质和范围取决于病变的大小、性质及病变部位的深浅。一般病变部位深度距体表 5cm 以上，或病变范围直径小于 3cm 或少量胸腔积液，常不能分辨出叩诊音的改变。

（1）浊音：主要见于：①肺部大面积含气量减少，如肺炎、肺不张、肺梗死及重度肺水肿等。②肺内不含气的病灶，如肺内肿物、未破溃的肺脓肿等。

（2）实音：主要见于胸腔积液、胸膜肥厚、胸壁水肿、胸壁肿瘤等。

（3）鼓音：接近胸壁的肺内大空腔，其直径大于 3 ~ 4cm 时，病变区叩诊呈鼓音，如肺脓肿、空洞型肺结核、肺肿瘤或囊肿破溃形成的空洞；气胸时病侧呈鼓音。

（4）过清音：是由于肺泡含气量增加且弹力减弱所致，见于肺气肿。

4. 肺界的叩诊

（1）肺上界：即肺尖的宽度。自斜方肌前缘的中点开始向外叩，直至清音变为浊音，标记该点。然后再从上述中点向颈部方向叩，至清音变浊音，再标记该点。两点间的距离即为肺尖的宽度。正常宽度为 4～6cm，右侧较左侧稍窄。肺上界变窄或叩诊呈浊音，常见于肺结核；肺上界变宽，多见于肺气肿。

（2）肺下界：通常在两侧锁骨中线、腋中线和肩胛线上叩诊。正常人，在上述 3 条线上，肺下界分别为第 6、第 8 和第 10 肋间，两侧肺下界大致相同。叩诊时，嘱病人平静呼吸，从肺野的清音区开始，前胸部从胸骨角开始，后胸部从肩胛线上第 8 肋间开始，向下叩至实音点即为肺下界。肺下界可因体型、发育的不同而有差异。如矮胖者肺下界可上升一肋间，瘦长者则可下降一肋间。病理情况下，肺气肿、腹腔脏器下垂等可使肺下界下移，肺萎缩、胸腔积液、腹腔积液、腹腔巨大肿瘤等可使肺下界上移。

（3）肺下界移动度：即相当于呼吸时膈的移动范围。首先在被评估者平静呼吸时，在肩胛线上叩出肺的下界，然后被评估者在深吸气后屏住呼吸，立即再向下叩出肺下界，以笔作标记；再作深呼气后屏住呼吸，重新自上而下叩出肺下界，再以笔作标记，两个标记间的距离为肺下界移动度。正常人肺下界移动度范围为 6～8cm。移动度范围的多少与肋膈窦的大小有关，在腋中线及腋后线处移动度最大。肺下界移动度减弱见于肺气肿、肺不张、肺纤维化、肺炎和肺水肿。当胸腔大量积液、积气及胸膜广泛增厚粘连时，其移动度不能叩出（图 4-21）。

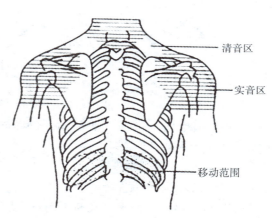

清音区

实音区

移动范围

图 4-21　正常肺尖宽度与肺下界移动度

（四）听诊

被评估者取坐位或卧位。听诊由肺尖开始，自上而下，由前向后，两侧对比。微张口做均匀呼吸，必要时做深呼吸或咳嗽。

1. 正常呼吸音

（1）支气管呼吸音：这种呼吸音是由口鼻吸入或呼出的气流在声门、气管及支气管形成湍流（漩涡）所产生的声音，类似将舌抬高，呼气时所发出的"哈"音。吸气是主动运动，吸气时声门增宽，气流通过较快；呼气是被动运动，声门变窄，气流通过较慢。①听诊部位：在喉部、胸骨上窝、背部 6、7 颈椎及 1、2 胸椎附近听到。②听诊特点：呼气时相长于吸气时相；呼气音强于吸气音。

（2）肺泡呼吸音：吸气时，气流经过支气管进入肺泡，冲击肺泡壁，使肺泡由松弛变为紧张，呼气时肺泡由紧张变为松弛，肺泡弹性的变化和气流产生的振动，形成肺泡呼吸音。此音类似上牙咬住下唇，吸气时发出的"夫"音。①听诊部位：除支气管呼吸音及支气管肺泡呼吸音分布区域外，肺部的其余部位，均可听到肺泡呼吸音。②听诊特点：吸气时相长于呼气时相；吸气音强于呼气音。肺泡呼吸音的强弱，与呼吸的深浅、胸壁的厚薄、肺组织的弹性以及被评估者体型、年龄、性别等有关。呼吸愈深愈快，肺泡呼吸音愈强；年龄愈小、胸壁愈薄、肺组织的弹性愈好，肺泡呼吸音则愈强。所以儿童强于成人，青、中年强于老年人；男性强于女性，系因男性呼吸运动力量较强，且皮下脂肪较少；肺组织较多，肌肉较薄的部位，如乳房下部、肩胛下区、腋窝下部肺泡呼吸音较强，肺尖、肺底较弱。

（3）支气管肺泡呼吸音：该呼吸音兼有支气管呼吸音和肺泡呼吸音两者的特点，故亦称混合性呼吸音。①听诊部位：正常在胸骨角、右肺尖、肩胛间区3、4胸椎水平听到。②听诊特点：吸气时相与呼气时相大致相等；其吸气音近似肺泡吸气音，但音响较强，音调较高；呼气音近似支气管呼气音，但音响较弱，音调较低（图4－22）。

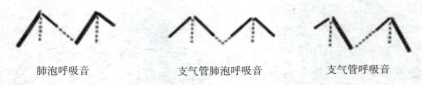

肺泡呼吸音　　　　　　支气管肺泡呼吸音　　　　　　支气管呼吸音

图4－22　三种正常呼吸音示意图

注：升支为吸气时相，降支为呼气时相；线条粗细表示音响强弱，长短表示时相；斜线与垂线的夹角表示音调高低，角度小为音调高，角度大为音调低。

2. 异常呼吸音（病理呼吸音）

（1）异常肺泡呼吸音

肺泡呼吸音减弱或消失：其原因与进入肺泡的空气量减少、气流速度减慢及呼吸音传导障碍有关。肺泡呼吸音减弱可出现于双侧、单侧或局部。常见原因有：①全身衰竭，呼吸无力。②胸廓活动受限，如胸痛、肋软骨骨化、肋骨切除等。③呼吸肌疾病，如重症肌无力、膈肌麻痹或痉挛等。④支气管狭窄或阻塞，如慢性支气管炎、支气管哮喘、阻塞性肺不张。⑤肺疾患，如肺气肿、肺炎早期及肺纤维化等。⑥胸膜疾病，如气胸、胸腔积液及胸膜肥厚等。⑦腹部疾病，如大量腹水、腹腔内巨大包块等。

肺泡呼吸音增强：双侧肺泡呼吸音增强，系因呼吸运动及通气功能增强使进入肺泡的空气量增多和（或）进入肺泡的气流速度加快所致，见于运动后、发热、贫血及代谢性酸中毒等。一侧肺或胸膜疾病，则出现健侧代偿性肺泡呼吸音增强。

呼气延长：肺泡呼吸音呼气时相明显延长，系因下呼吸道狭窄或部分阻塞，使呼气阻力增加，或肺泡壁弹性减弱，使呼气驱动力下降所致，见于支气管哮喘、慢性支气管炎和阻塞性肺气肿等。

（2）异常支气管呼吸音：凡在肺泡呼吸音听诊区域内听到支气管呼吸音，即为异常支气管呼吸音。常见于以下病变。

肺组织实变：支气管呼吸音通过致密的实变部位，由于传导良好，在胸壁易于听到。实变范围愈大、愈浅，其声音愈强；反之则弱。见于大叶性肺炎实变期、肺梗死等。

肺内大空洞：当空洞较大与支气管相通，且其周围肺组织又有实变时，音响在空洞内产生共鸣，加之实变组织传导良好，故可在胸壁听到支气管呼吸音。见于肺脓肿空洞、肺结核空洞等。

压迫性肺不张：肺组织受压，使肺膨胀不全，组织变致密，传导良好，在积液的上方可听到较弱的支气管呼吸音。见于胸腔积液等。

（3）异常支气管肺泡呼吸音：凡在肺泡呼吸音听诊区域内听到支气管肺泡呼吸音，即为异常支气管肺泡呼吸音（异常混合性呼吸音）。其产生机制是：①实变部位较深，被正常肺组织遮盖；②实变范围较小，且与正常肺组织相互掺杂存在。见于支气管肺炎、大叶性肺炎早期、肺结核等。

3. 啰音　啰音（rale）是指伴随呼吸音出现的附加音。依据其性质的不同，分为干啰音（rhonchi）和湿啰音（moist rale）两种。

（1）干啰音

产生机制：气管、支气管及细支气管狭窄或部分阻塞，气流通过时，产生湍流或黏稠分泌物振动所产生的音响。病理基础：①炎症引起的呼吸道黏膜充血、肿胀、黏稠分泌物增多。②支气管平滑肌痉挛。③管腔内有包块、异物。④管壁被管外淋巴结或包块压迫。

分类：根据其音调高低分为两种：①鼾音：又称低调干啰音，音调低而响亮，类似熟睡时的鼾声，发生于气管或主支气管。②哨笛音：又称高调干啰音，音调高，似乐音，根据其性质常被描述为哮鸣音、飞箭音、咝咝音等。两侧广泛的细小支气管强烈痉挛导致管腔狭窄通常出现哮鸣音。

听诊特点：①吸气与呼气均可听到，但在呼气末明显，持续时间较长。②不稳定，强度、性质、部位和数量易发生改变。③同一机体可同时听到两种干啰音。

临床意义：局限性，部位较固定者，常见于支气管内膜结核、支气管肺癌、纵隔肿瘤等。双侧肺部弥漫性干啰音，尤其是哮鸣音，常见于支气管哮喘、慢性支气管炎、心源性哮喘、支气管肺炎等。发生在主支气管以上的干啰音，有时不用听诊器亦可听到，谓之痰鸣，见于昏迷或濒死状态的病人（无力咳出分泌物）。

（2）湿啰音

产生机制：①呼吸过程中，气体通过气管、支气管及细支气管腔内的稀薄分泌物，如渗出液、痰液、血液及脓液等，形成的水泡破裂所产生的声音，故又称水泡音。②小支气管、细支气管管壁及肺泡因分泌物粘着而陷闭，吸气时突然被冲开，重新充气所产生的爆裂音。

分类：①大水泡音：又称粗湿啰音，产生于气管、主支气管或空洞内，于吸气早期出现。②中水泡音：又称中湿啰音，产生于中等口径的支气管，多发生于吸气中期。③小水泡音：又称细湿啰音，产生于小支气管和细支气管，多出现于吸气晚期。④捻发音：为一种极细而均匀一致的听诊音，似在耳边用手捻搓一束头发所发出的声音，故称捻发音，多于吸气末出现（图4-23）。

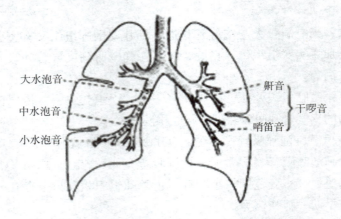

图4-23　啰音发生的部位

听诊特点：①吸气与呼气均可听到，但以吸气末明显，断续而短暂，一次连续多个出现。②稳定，部位及性质等易变性小。③同一机体可同时听到两种以上水泡音。

临床意义：局限性湿啰音，提示该部位有局限性病变，如大叶性肺炎、肺结核、支气管扩张等；两侧肺底的湿啰音，多见于肺淤血、支气管肺炎等；两肺满布湿啰音，多为急性肺水肿。大水泡音，见于肺水肿、支气管扩张、肺结核及肺脓肿；中水泡音，见于支气管炎、支气管肺炎等；小水泡音，见于细支气管炎、支气管肺炎、肺淤血及肺梗死等；捻发音，见于细支气管和肺泡充血或炎症，如肺炎早期、肺淤血等。老年人或长期卧床病人，初次深呼吸时，可在肺底听到捻发音，经数次呼吸后消失，无临床意义。

4. 语音共振　语音共振（听觉语音）产生的机制与语音震颤基本相同。

（1）评估方法：嘱被评估者用耳语音调发"一"或"一、二、三"的音，评估者用听诊器在胸部听诊。正常语音共振在气管及支气管附近较强，在肺底较弱。

（2）临床意义：语音共振改变的临床意义与语音震颤基本相同，但较语音震颤更为灵敏。减弱多见于胸腔积液、支气管阻塞、胸膜肥厚、肺气肿等。某些病理变化可使语音共振增强或性质发生变化，根据听诊音的差异，分为支气管语音、胸语音、羊鸣音和耳语音。支气管语音，语音共振增强且更加清晰，见于肺实变；胸语音，语音共振比支气管语音更强、更响亮、更清晰，见于大范围的肺实变，且有时出现在支气管语音之前；羊鸣音，似羊叫声，可在中等量积液上方胸部受到压迫的区域或肺实变伴有少量积液的部位听到；耳语音，当被评估者用耳语音调发"一"时，正常在肺泡呼吸音的区域仅听到极微弱的声音，该音增强、调变高且清晰时称耳语音，常见于肺实变。

5. 胸膜摩擦音　胸膜摩擦音是胸膜发生炎症或纤维渗出时，脏层和壁层胸膜随呼吸运动相互摩擦所产生的声音。这种声音颇似用一手掩耳，以另一手指在其手背上摩擦时所听到的声音，吸气或呼气时均可听到，但一般在吸气末或呼气初较为明显，屏气时即消失。胸膜摩擦音最易听到的部位是前下侧胸壁（腋中线5~7肋间），即呼吸运动最大的部位，可随体位的改变而消失或复现。常发生于纤维素性胸膜炎、肺梗死、胸膜肿瘤及尿毒症，亦可见于严重脱水的病人。在靠近心脏的胸膜发生炎症时，在呼吸和心脏跳动时都可听到的摩擦音，称为胸膜心包摩擦音。

（五）肺与胸膜常见病变的体征

肺与胸膜的常见病变有肺实变、肺不张、肺水肿、肺空洞、肺气肿、气胸、胸腔积液、胸膜增厚等，其体征见表4-2。

表4-2 肺与胸膜常见病变的体征

常见病变	视诊	触诊	叩诊	听诊
肺实变	胸廓对称，患侧呼吸运动减弱	气管居中，局部语颤增强	局部浊音	局部闻及支气管呼吸音、湿啰音，听觉语音增强
阻塞性肺不张	患侧胸廓凹陷，呼吸运动减弱	气管移向患侧，患侧或局部语颤消失	患侧或局部浊音或实音	患侧或局部呼吸音消失，无啰音，听觉语音消失或减弱
压迫性肺不张	胸廓不定，患侧呼吸运动减弱	气管不定，患侧或局部语颤增强	患侧或局部浊音或浊鼓音	患侧或局部闻及支气管呼吸音，无啰音，听觉语音消失或减弱
肺水肿	胸廓对称，呼吸运动减弱	气管居中，语颤正常或减弱	双肺清音或浊音	双肺呼吸音减弱，闻及湿啰音，听觉语音正常或减弱
支气管哮喘	桶状胸，呼吸运动减弱	气管居中，语颤减弱	双肺过清音	双肺呼气延长，闻及广泛哮鸣音
肺气肿	桶状胸，呼吸运动减弱	气管居中，语颤减弱	双肺过清音	双肺呼吸音减弱，呼气延长，无啰音，听觉语音减弱
肺空洞	胸廓正常或局部凹陷，呼吸运动局部减弱	气管居中或移向患侧，局部语颤增强	局部鼓音、破壶音、空瓮音	局部闻及支气管呼吸音，湿啰音，听觉语音增强
气胸	患侧胸廓饱满，呼吸运动减弱或消失	气管移向健侧，患侧语颤减弱	患侧鼓音	患侧呼吸音减弱或消失，无啰音，听觉语音减弱或消失
胸腔积液	患侧胸廓饱满，呼吸运动减弱	气管移向健侧，患侧语颤减弱或消失	患侧实音	患侧呼吸音减弱或消失，无啰音，听觉语音减弱或消失
胸膜增厚	患侧胸廓凹陷，呼吸运动减弱	气管移向患侧，患侧语颤减弱或消失	实音或浊音	患侧呼吸音减弱或消失，无啰音，听觉语音减弱或消失

（莫颖丽）

四、心脏

心脏在胸腔中纵隔内，位于胸骨体和第2~6肋软骨后方，第5~8胸椎前方，上方与大血管相连，下方为膈，其2/3居正中线左侧，1/3在其右侧，心脏前部大部分为右心室和右心房，小部分为左心室和左心房，心脏后部大部分为左心房，小部分为右心房，心脏膈部主要为左心室。

心脏的视诊、触诊、叩诊、听诊，对于判断有无心脏病以及心脏病的病因、性质、部位和程度均有重要意义。尤其在某些环境，如偏远的农村、山区发生紧急情况时，更需要用身体评估的方法评估心脏状态并作出及时的处理决定。因为许多心脏疾病并不一定需要 X 线或心电图等检查，只要经过细致准确的心脏评估便可得出正确的心脏结构与功能状况的准确判断。因此，应当重视并熟练掌握心脏的评估方法。

（一）视诊

心前区视诊时，被评估者取仰卧位，评估者站在病人右侧，视线与胸廓同高，观察心前区外形、心尖搏动及其他搏动。

1. 心前区外形　正常人心前区（相当于心脏在前胸壁上的投影）与右侧相应部位基本是对称的，异常情况有以下几种：

（1）心前区隆起：胸骨下段及胸骨左缘第 3、4、5 肋骨与肋间的局部隆起，为儿童时期心脏增大，尤其是右心室肥厚挤压胸廓所致。见于先天性心脏病如法洛四联症、肺动脉瓣狭窄等。

（2）心前区饱满：心前区肋间隙突出，常见于大量心包积液。

2. 心尖搏动　心脏收缩时，心尖向前冲击心前区左前下方胸壁，形成心尖搏动。

（1）正常心尖搏动：位于左侧第 5 肋间锁骨中线内侧 0.5～1.0cm 处，搏动范围的直径约为 2.0～2.5cm。由于胸壁肥厚、肺气肿或女性乳房遮盖的影响，可使相当一部分正常人见不到心尖搏动。观察心尖搏动时，需注意其位置、强度、范围有无异常。

（2）心尖搏动位置的改变：

生理因素的影响：①体位的影响：仰卧位时，心尖搏动可因膈肌较高而稍上移；左侧卧位时，心尖搏动可向左移 2～3cm；右侧卧位时，心尖搏动可向右移 1.0～2.5cm。②体型的影响：小儿、妊娠、矮胖体型者横膈位置较高，心脏常呈横位，心尖搏动向外上移位，可在左侧第四肋间锁骨中线外；瘦长体型者横膈下移，心脏呈垂直位，心尖搏动可位于左侧第 6 肋间。

病理因素的影响：①心脏疾病：左心室增大时，心尖搏动向左下移位；右心室增大时，因左心室被推向左后，心尖搏动向左移位，或向左上移位；先天性右位心时，心尖搏动位于右侧与正常心尖搏动相对应的部位。②胸部疾病：右侧胸腔积液或气胸时，心尖搏动移向健侧；肺不张、粘连性胸膜炎时，心尖搏动移向患侧。如侧卧位时，心尖搏动无移位，提示有心包纵隔胸膜粘连的可能。胸膜病变或脊柱畸形也可影响心尖搏动的位置。③腹部疾病：凡是能增加腹压而影响膈肌位置的疾病，均能影响心尖搏动的位置。例如大量腹水或腹腔巨大肿瘤使横膈抬高，心脏呈横位，导致心尖搏动位置上移。

（3）心尖搏动强弱及范围的改变：生理情况下，胸壁肥厚或肋间窄者，心尖搏动较弱且范围小；胸壁薄或肋间宽者心尖搏动相应增强且范围大；剧烈运动或精神紧张时，心尖搏动增强。病理情况下，发热、严重贫血、甲状腺功能亢进症及左心室肥厚均可使心尖搏动增强；扩张型心肌病、急性心肌梗死、心包积液、缩窄性心包炎、肺气肿、左侧大量胸腔积液及气胸等可使心尖搏动减弱甚或消失；心功能不全病人的心尖搏动较弥散，范围增大。

（4）负性心尖搏动：正常心脏收缩时，心尖搏动向外凸起。心脏收缩时心尖搏动内陷，称负性心尖搏动，见于粘连性心包炎或心包与周围组织广泛粘连时。

3. 心前区其他搏动 常见的搏动有：①胸骨左缘第 2 肋间的搏动，多见于肺动脉扩张或肺动脉高压。②胸骨右缘第 2 肋间的搏动，多见于主动脉弓动脉瘤或升主动脉扩张。③胸骨左缘第 3、4 肋间的搏动，见于右心室肥大。④剑突下搏动，见于肺气肿伴右心室肥大或腹主动脉瘤。鉴别搏动来自右心室或腹主动脉的方法有二种：一是嘱病人深吸气，搏动增强则为右心室搏动，减弱则为腹主动脉搏动。二是用二、三个手指平放，从病人剑突下向上压入前胸壁后方，搏动冲击手指末端，吸气时增强，则为右心室搏动；搏动冲击手指掌面，吸气时减弱，则为腹主动脉搏动。另外，消瘦者在剑突下亦可见到正常的腹主动脉搏动或垂位心的右心室搏动。

（二）触诊

1. 心尖搏动 视诊未见心尖搏动时，可通过触诊确定，视诊已见心尖搏动时，可以进一步证实视诊的结果。其正常状态、异常改变及其临床意义同视诊。由于心尖搏动冲击胸壁的时间即心室收缩的开始，触诊有助于确定心音、震颤及杂音出现的时期，也有助于确定心尖搏动是否为抬举性。抬举性心尖搏动是指心尖区徐缓、有力、局限的搏动，可使手指尖端抬起且持续到第二心音开始，同时心尖搏动范围也增大，见于左心室肥厚。

2. 震颤 震颤是触诊时手掌在心前区触及的一种微细的震动感。该感觉与用手在猫喉部摸到的呼吸震颤相似，因此也称猫喘。心脏震颤为器质性心血管疾病的特征性体征之一。

（1）产生机制：血流紊乱形成湍流（漩涡）使心瓣膜、心腔壁或血管壁发生震动而出现震颤。震颤的强度与瓣膜狭窄的程度、血流速度及心脏两腔室之间的压力差大小有关。瓣膜狭窄程度越重，血流速度越快，压力越大，震颤越强。但过度狭窄则震颤消失。

（2）分类及临床意义：触到震颤的部位往往能闻及杂音，但听到杂音时，不一定能触及震颤。如能触及震颤则可以肯定心脏有器质性病变。按震颤出现的时期，可分为收缩期震颤、舒张期震颤和连续性震颤三种。其出现的部位与临床意义见表 4 - 3。

表 4 - 3 心前区震颤的部位与临床意义

部位	时相	常见病变
胸骨右缘第二肋间	收缩期	主动脉瓣狭窄
胸骨左缘第二肋间	收缩期	肺动脉瓣狭窄
胸骨左缘第三、四肋间	收缩期	室间隔缺损
胸骨左缘第二肋间	连续性	动脉导管未闭
心尖区	舒张期	二尖瓣狭窄

3. 心包摩擦感　正常时心包腔内有少量的液体，以润滑壁层和脏层的心包膜。心包膜发生炎症时，纤维素渗出致心包膜表面粗糙，心脏收缩时粗糙的脏壁两层心包膜摩擦产生的震动在心前区被触知即为心包摩擦感。心包摩擦感在胸骨左缘第4肋间较易触及（因心脏在此处不被肺遮盖，且接近胸壁），以收缩期、坐位稍前倾、深呼气末更为明显。与胸膜摩擦感的区别在于屏气时胸膜摩擦感消失，心包摩擦感仍存在。心包腔内渗液增多，将脏壁两层心包膜隔开后，心包摩擦感消失，故心包摩擦感见于纤维素性心包炎，或称干性心包炎。

（三）叩诊

心脏叩诊的目的在于确定心脏（包括所属大血管）的大小、形状及其在胸腔内的位置。

1. 叩诊的方法及注意事项

（1）叩诊的方法：心界的叩诊采用间接叩诊法。

（2）注意事项：①体位：嘱被评估者取仰卧位或坐位，平静呼吸。②板指方向：仰卧位时，指板与肋间平行，坐位时，指板与所测定的心脏边缘平行。③叩诊顺序：通常的顺序是由外向内，自下而上，先左后右（先叩左界再叩右界）。叩诊时，沿肋间进行。叩左界时，从心尖搏动外2~3cm处开始，叩诊音由清音变为浊音即为心界外缘，确定心界后，再依次上移一个肋间叩诊，直至第2肋间；叩右界时，先叩出肝上界，然后在上一肋间开始，依次上移至第2肋间止。对各肋间叩得的浊音界逐一作出标记，并测量其与前正中线的垂直距离。

2. 正常心脏浊音界　心脏的浊音界包括绝对浊音界和相对浊音界（图4-24）。心脏及大血管为不含气器官，叩诊呈绝对浊音（实音）；而心脏被肺遮盖的部分叩诊呈相对浊音（浊音），心界是指心脏的相对浊音界，它反映心脏的实际大小。正常心右界各肋间几乎与胸骨右缘相合，仅在第4肋间处稍超过胸骨右缘；心左界在第2肋间几乎与胸骨左缘相合，其下一肋间直至第5肋间则逐渐左移并向左下形成向外凸起的弧形。正常人

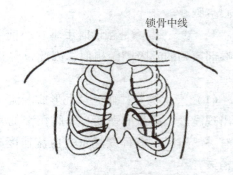

图4-24　心脏绝对浊音界和相对浊音界

心脏左右相对浊音界与前正中线的平均距离见表4-4。正常成人左锁骨中线至前正中线的距离为8~10cm。

表4-4　正常成人的心脏相对浊音界

右界（cm）	肋间	左界（cm）
2~3	Ⅱ	2~3
2~3	Ⅲ	3.5~4.5
3~4	Ⅳ	5~6
	Ⅴ	7~9

心界各部分的组成：心左界于第 2 肋间处相当于肺动脉段，向下为左心房的左心耳，再向下为左心室；心右界于第 2 肋间相当于上腔静脉和升主动脉，向下为右心房；心下界心尖部为左心室，其余均为右心室（图 4-25）。

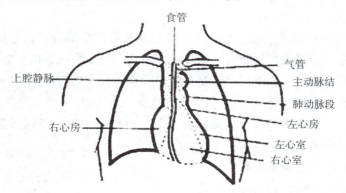

图 4-25　心脏各个部位在胸壁的投影

3. 心脏浊音界的改变及其临床意义　心脏浊音界的大小、形态、位置，受心脏本身因素和心脏以外因素的影响，以心脏本身因素的影响为主。

（1）心脏本身因素影响：

①左心室增大：心脏左界向左下扩大，心腰部由正常的钝角变为近似直角，使心浊音界外形呈靴形（靴形心）。常见于主动脉瓣关闭不全和高血压性心脏病，又称主动脉瓣型心（图 4-26）。

②左心房与肺动脉段扩大：可使心腰部饱满或膨出，，使心浊音界外形呈梨形（梨形心）。常见于二尖瓣狭窄，故又称二尖瓣型心（图 4-27）。

③心包积液：心界向两侧扩大，心浊音界的外形随体位改变，坐位时心浊音界呈三角烧瓶形，平卧位时心底部浊音界增宽。见于心包积液，为其特征性体征之一。

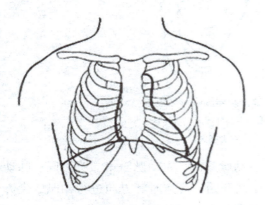

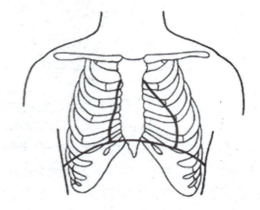

图 4-26　主动脉瓣关闭不全的心浊音界（靴形心）　　　图 4-27　二尖瓣狭窄的心浊音界（梨形心）

（2）心脏以外因素影响：一侧大量胸腔积液或气胸时可使心界移向健侧，而在患侧叩不出；一侧胸膜增厚或肺不张则使心界移向病侧；大量腹水或腹腔巨大肿瘤等可使横膈抬高，心脏呈横位，心脏左、右界都扩大；肺气肿时心脏浊音界变小或叩不出；

肺浸润、肺实变、肺部肿瘤或纵隔淋巴结肿大时，因心脏浊音区与病变浊音区连在一起，则心脏浊音区无法叩出。

（四）听诊

1. 听诊概述

（1）心脏瓣膜听诊区：心脏各瓣膜关闭与开放时产生的声音，常沿血流方向传导到前胸壁体表的不同部位，此处听诊最清楚，称为心脏瓣膜听诊区。心脏有四个瓣膜，通常有五个瓣膜听诊区（其中主动脉瓣有两个听诊区）。注意，心脏各瓣膜听诊区与其瓣膜口在胸壁上的投影并不相一致（图4-28）。

①二尖瓣区：心尖部，即心尖搏动最强处，也称心尖区。该区正常一般位于左侧第5肋间锁骨中线稍内侧。

②肺动脉瓣区：胸骨左缘第2肋间。

③主动脉瓣区：胸骨右缘第2肋间。

④主动脉瓣第二听诊区：胸骨左缘第3肋间，又称Erb区，多用于听诊主动脉瓣关闭不全的舒张期杂音。

⑤三尖瓣区：胸骨体下端近剑突稍偏右或稍偏左。

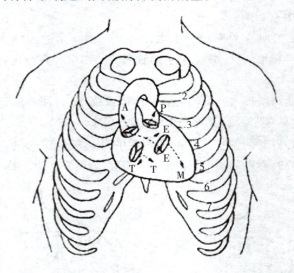

图4-28　心脏瓣膜解剖部位与瓣膜听诊区位置

M：二尖瓣区　A：主动脉瓣区　E：主动脉瓣第二听诊区（Erb）

P：肺动脉瓣区　T：三尖瓣区

（2）听诊顺序：听诊时可按二尖瓣区、主动脉瓣区、主动脉瓣第二听诊区、肺动脉瓣区、三尖瓣区的顺序进行。亦可由二尖瓣区开始，沿逆时针方向进行，即二尖瓣区、肺动脉瓣区、主动脉瓣区、主动脉瓣第二听诊区、三尖瓣区。

（3）听诊内容：心脏听诊内容包括心率、心律、心音、额外心音、心脏杂音及心包摩擦音。

2. 心率　心率是指每分钟心脏跳动的次数，以第一心音为准，通常在二尖瓣区听

取。正常成人的心率范围是 60 ~ 100 次/分。

（1）窦性心动过速：成人心率超过 100 次/分（一般不超过 140 ~ 160 次/分）或婴幼儿心率超过 150 次/分，称为窦性心动过速。生理状况下见于情绪紧张、剧烈运动等；病理状态下见于发热、休克、严重贫血、心力衰竭、甲状腺功能亢进症等。

（2）窦性心动过缓：成人心率低于 60 次/分（一般在 40 次/分以上），称为窦性心动过缓。生理状况下见于身体十分健壮者，如运动员；病理状态下见于颅内压升高、胆汁淤积性黄疸、甲状腺功能减退症等。心率低于 40 次/分，提示病态窦房结综合征或房室传导阻滞。

3. 心律 是指心脏跳动的节律。正常成人心脏跳动的节律是规整的。常见的心律不齐有如下几种。

（1）窦性心律不齐：表现为吸气时心率增快，呼气时心率减慢，屏气时均匀。一般无临床意义，可见于部分健康的儿童及青少年。

（2）过早搏动（期前收缩）：过早搏动简称早搏，是指在原来规则的心律基础上，心脏异位起搏点提前发出激动，引起一次心脏收缩，其后有一较长的间歇（代偿间歇），使基本的心律发生了改变。根据异位起搏点的不同，可分为室性早搏、房性早搏和交界性早搏，临床上以室性早搏最常见。根据早搏发生的频率可分为频发早搏（>6 次/分）与偶发早搏（<5 次/分）。早搏规律出现，可形成联律，每隔一个正常的心脏搏动出现一次早搏，称为二联律，每隔二个正常的心脏搏动出现一次早搏，或每隔一个正常心脏搏动出现二次早搏，称为三联律。室性早搏呈二联律或三联律，常见于洋地黄中毒或心肌病变。

（3）心房颤动：心房颤动是由于心房内异位起搏点发出的高频率的冲动（350 ~ 600 次/分）或异位冲动产生的环行运动所致。其听诊特点是：①心律绝对不规则。②第一心音强弱绝对不等。③脉搏短绌，即心室率大于脉率。心房颤动临床上常见于二尖瓣狭窄、冠状动脉粥样硬化性心脏病、甲状腺功能亢进症、高血压病等。

4. 心音 用心音图检查，可记录到四个心音，按其在心动周期中出现的先后顺序，依次命名为第一心音（S_1），第二心音（S_2），第三心音（S_3）和第四心音（S_4）。用听诊器听诊，通常只能听到第一和第二心音，在儿童和青少年中有时可听到第三心音。

（1）第一心音：出现在心室的等容收缩期，它的出现标志着心室收缩期的开始。①产生机制：第一心音主要是由二尖瓣和三尖瓣关闭产生的震动形成。②最响部位：第一心音在心前区各部分均可听到，但在心尖部最响。③与心尖搏动的关系：第一心音与心尖搏动同时出现。④听诊特点：第一心音音调较低，强度较响，持续时间较长，约 0.1 秒。

（2）第二心音：出现在心室的等容舒张期，它的出现标志着心室舒张期的开始。①产生机制：第二心音主要是由主动脉瓣和肺动脉瓣关闭产生的震动形成。②最响部位：第二心音在心前区各部均可听到，但在心底部最响。③与心尖搏动的关系：第二心音在心尖搏动之后出现。④听诊特点：第二心音音调较高，强度较弱，持续的时间较短，约 0.08 秒。

（3）第三心音：有时在第二心音之后（自第二心音开始后 0.12 ~ 0.18 秒）还可听

到一个短而弱的声音，称为第三心音。它是由于在心室的快速充盈期之末，血流自心房急速流入心室，冲击心室壁，使心室壁、房室瓣、腱索、乳头肌突然紧张、震动所致。第三心音的听诊特点是音调低钝而重浊，强度弱，持续时间短，约0.04秒。通常在心尖部或其内上方听得较清楚，左侧卧位、呼气末、或运动后心率由快又逐渐减慢时更为明显。见于部分正常的儿童和青少年。

（4）第四心音：出现在心室舒张末期，第一心音前0.1秒（收缩期前）。主要是由于心房肌在克服心室舒张末压用力收缩时使房室瓣及其相关结构如瓣膜、瓣环、腱索、乳头肌突然紧张震动所产生。正常情况下，不能被人耳听到，如能闻及则通常为病理性的，可在心尖部及其内侧听到。

心脏听诊最基本的技能是要判定第一心音和第二心音，并以此来判定心脏杂音或额外心音所处的心动周期时相。第一心音和第二心音的区别见表4-5。

表4-5　第一心音和第二心音的区别

右界（cm）	肋间	左界（cm）
区别点	第一心音	第二心音
最响部位	心尖部	心底部
音调	较低	较高
强度	较强	较弱
持续时间	较长，0.1秒	较短，0.08秒
与心尖搏动的关系	同时出现	在其后出现

（5）心音的改变及其临床意义

1）心音强度的改变：第一、第二心音同时增强见于胸壁薄或心脏活动增强时，如劳动、情绪激动、严重贫血等；同时减弱见于肥胖、胸壁水肿、左侧胸腔大量积液、肺气肿、心肌炎、心肌病、心肌梗死、心功能不全、休克、心包积液等。

第一心音强度的改变：①第一心音增强：见于二尖瓣狭窄、高热、贫血、甲状腺功能亢进症等。二尖瓣狭窄时，心室充盈减慢且减少，心室开始收缩时二尖瓣位置低垂，左心室血容量较少，使心室收缩期变短，左心室内压力迅速上升，致二尖瓣瓣膜突然紧张关闭，产生高调、清脆的第一心音。完全性房室传导阻滞时，心房和心室的搏动各不相关，形成房室分离，各自保持自己的心律，当心房、心室同时收缩时，则第一心音极强，称"大炮音"。②第一心音减弱：见于二尖瓣关闭不全、心肌炎、心肌病、心肌梗死、心力衰竭等。二尖瓣关闭不全时，左心室舒张期过度充盈，二尖瓣在心室收缩前位置较高，关闭时振幅较小，第一心音减弱。

第二心音强度的改变：①第二心音增强：主动脉瓣区第二心音增强，常见于高血压、动脉粥样硬化等；肺动脉瓣区第二心音增强，常见于肺动脉高压、二尖瓣狭窄等。②第二心音减弱：主动脉瓣区第二心音减弱，常见于主动脉瓣狭窄伴关闭不全，肺动脉瓣区第二心音减弱，常见于肺动脉瓣狭窄伴关闭不全。

2）心音性质的改变：当心肌有严重病变时，第一心音失去其原有的特征且明显减弱，与同时减弱的第二心音极相似,当心率增快时,收缩期与舒张期的时限几乎相等,听诊类似钟摆声,故称"钟摆律",又称"胎心律",常见于大面积急性心肌梗死、重症心肌炎等。

3)心音分裂:正常人心室收缩时,构成第一心音的两个主要成分二尖瓣与三尖瓣的关闭并不同步,二尖瓣关闭早于三尖瓣关闭约 0.02~0.03 秒。心室舒张时,构成第二心音的两个主要成分主动脉瓣与肺动脉瓣的关闭也不同步,主动脉瓣关闭早于肺动脉瓣关闭约 0.03 秒。当时间差小于 0.03 秒时,人耳是分辨不出来的,故听诊时为一个声音。如两个瓣膜关闭的时间差大于 0.03 秒时,听诊时即可听到两个声音,称为心音分裂。

第一心音分裂:二尖瓣与三尖瓣关闭的时间差增大造成第一心音分裂,在心尖区或胸骨左下缘听得较清楚。常见于完全性右束支传导阻滞、肺动脉高压等,因右心室收缩明显晚于左心室,故三尖瓣关闭明显晚于二尖瓣。

第二心音分裂:肺动脉瓣关闭与主动脉关闭的时间差增大造成第二心音分裂。生理性分裂,多见于青少年,由于深吸气时,胸腔负压增加,右心回心血量增加,右室射血时间延长,使肺动脉瓣关闭明显晚于主动脉瓣关闭造成。通常分裂,是最常见的第二心音分裂,常见于二尖瓣狭窄伴肺动脉高压、肺动脉瓣狭窄、完全性右束支传导阻滞(右室排血时间延长)等。固定分裂,是指第二心音分裂不受吸气、呼气的影响,第二心音分裂的两个成分时距较固定,见于先天性心脏病房间隔缺损。呼气时,右心房回心血量虽减少,但由于左房向右房的血液分流,右心血量增加,右心射血时间延长,肺动脉瓣关闭明显延迟,导致第二心音分裂,吸气时,回心血流增加,但右房压力增高使左向右分流稍减,抵消了吸气造成的右心血量增加,因此第二心音的分裂时距较固定。反常分裂,又称逆分裂,是指主动脉瓣关闭迟于肺动脉瓣,常见于完全性左束支传导阻滞、主动脉瓣狭窄、重度高血压等。

5. 额外心音 是指在正常的第一、第二心音之外听到的持续时间较短的附加心音。分为舒张期额外心音、收缩期额外心音和医源性额外心音。

(1)舒张期额外心音

1)奔马律:在第二心音之后出现的额外心音,当心率增加时,与原有的第一、第二心音构成类似马奔跑时的蹄声,故称奔马律。按出现的时间可分三种:①舒张早期奔马律:最常见,是病理性的第三心音,又称第三心音奔马律。第三心音奔马律是由于心室舒张期负荷过重,心肌张力减低与顺应性减退,以致心室舒张时,血流充盈引起室壁振动造成。舒张早期奔马律见于急性心肌梗死、重症心肌炎、心肌病等引起的心力衰竭时。②舒张晚期奔马律:又称收缩期前奔马律或房性奔马律,发生在第四心音出现的时间,为增强的第四心音,是由于心室舒张末期压力增高或顺应性减退,以致心房为克服心室的充盈阻力而加强收缩所产生的异常心房音。常见于高血压性心脏病、肥厚型心肌病、主动脉瓣狭窄等。③重叠型奔马律:为舒张早期和晚期奔马律重叠出现引起,如两种奔马律同时出现而无重叠则称舒张期四音律,常见于心肌病、心力衰竭等。奔马律是心肌严重损害的体征。

2)开瓣音:又称二尖瓣开放拍击声,见于二尖瓣狭窄而瓣膜尚柔软时。舒张早期血液自高压力的左房迅速流入左室,弹性尚好的瓣叶迅速开放后突然停止,产生的振动形成开瓣音，在心尖内侧听的较清楚。开瓣音的存在是二尖瓣瓣叶弹性尚好的标志，可作为二尖瓣分离术适应证的重要参考条件。

3）心包叩击音：舒张早期心室快速充盈时，增厚的心包阻碍心室舒张致心室在舒张过程中骤然停止导致室壁振动形成心包叩击音，在胸骨下段左缘听诊较清楚。见于缩窄性心包炎

（2）收缩期额外心音

1）收缩早期额外心音：在第一心音后 0.05～0.07 秒出现，又称收缩早期喀喇音，主要由于扩大的主动脉或肺动脉的动脉壁在心室射血时振动形成，在心底部听诊较清楚。肺动脉收缩期喷射音常见于肺动脉高压、原发性肺动脉扩张、轻度肺动脉瓣狭窄等。主动脉收缩期喷射音常见于高血压、主动脉瘤、轻度主动脉瓣狭窄等。

2）收缩中、晚期喀喇音：在第一心音后 0.08 秒出现称为收缩中期喀喇音，在第一心音后 0.08 秒以上出现称为收缩晚期喀喇音。见于二尖瓣脱垂，二尖瓣在收缩中、晚期脱入左房，引起瓣叶及其腱索突然振动产生收缩中、晚期喀喇音。由于二尖瓣脱垂可能造成二尖瓣关闭不全，因而部分二尖瓣脱垂病人可同时伴有收缩晚期杂音。收缩中、晚期喀喇音合并收缩晚期杂音合称为二尖瓣脱垂综合征。

（3）医源性额外心音：常见的有两种，人工瓣膜音和人工起搏音，前者是植入人工瓣膜所致，后者是植入心脏起搏器所致。

6. 心脏杂音 是指在心音与额外心音之外持续时间较长的音。

（1）杂音的产生机制：正常情况下血液流动呈层流状态，不发出声音。血流加速或血流紊乱使层流变为湍流（漩涡）震动心壁、大血管壁及瓣膜腱索产生杂音。具体机制如下（图 4－29）：

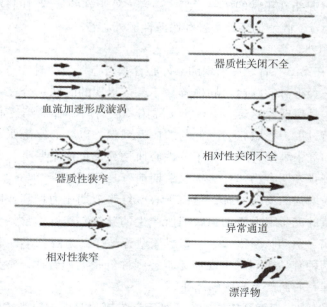

血流加速形成漩涡

器质性狭窄

相对性狭窄

器质性关闭不全

相对性关闭不全

异常通道

漂浮物

图 4－29　杂音产生机制示意图

①血流加速：如剧烈运动、严重贫血、高热、甲状腺功能亢进症等。

②瓣膜口狭窄：如二尖瓣狭窄、主动脉瓣狭窄、肺动脉瓣狭窄、先天性主动脉缩窄等。

③瓣膜关闭不全：如主动脉瓣关闭不全、二尖瓣关闭不全、肺动脉瓣关闭不全、二尖瓣脱垂等。

④心腔或大血管间异常通道：如房间隔缺损、室间隔缺损、动脉导管未闭等。

⑤心腔内有漂浮物：如断裂的腱索等。

⑥大血管瘤样扩张：如升主动脉瘤等。

（2）杂音的听诊要点：杂音的听诊应注意其出现的时期、最响部位、性质、传导方向、强度与形态，以及与体位、呼吸和运动的关系。

1）时期：按照杂音在心动周期中出现的时间可分为收缩期杂音、舒张期杂音和连续性杂音。出现在第一心音和第二心音之间的杂音称为收缩期杂音，出现在第二心音与下一心动周期第一心音之间的杂音称为舒张期杂音，连续出现在收缩期与舒张期的杂音称为连续性杂音。收缩期与舒张期均出现但不连续的杂音，称为双期杂音。应特别注意连续性杂音和双期杂音的区别。一般认为，收缩期杂音可能是功能性的也可能是器质性的，而舒张期杂音和连续性杂音只能是器质性的。按杂音出现的早晚、持续时间的长短，可分为早期、中期、晚期和全期杂音。

2）最响部位：杂音最响部位常与病变部位有关。一般情况下，杂音在某瓣膜听诊区最响，则提示该瓣膜有病变。例如：杂音在心尖部位最响，提示二尖瓣病变，杂音在主动脉瓣区最响，提示主动脉瓣病变等。心脏瓣膜以外的病变亦有不同的听诊部位，例如，室间隔缺损的杂音在胸骨左缘3肋间最响，房间隔缺损的在胸骨左缘2肋间最响，动脉导管未闭的杂音在在胸骨左缘2肋间及附近最响。

3）传导方向：杂音可以较局限，也可以向远处传导，杂音传导常沿着产生杂音的血流方向传导。较局限的杂音，例如：二尖瓣狭窄的舒张期杂音局限于心尖区；肺动脉瓣狭窄的收缩期杂音局限于胸骨左缘第2肋间。向远处传导的杂音，例如：二尖瓣关闭不全的收缩期杂音在心尖部位最响，向左腋下及左肩胛下角处传导；主动脉瓣关闭不全的舒张期杂音，在主动脉瓣第二听诊区最响，向心尖部传导；主动脉瓣狭窄的收缩期杂音，在主动脉瓣区最响，向上传至颈部。一般说来，杂音传导越远，声音越弱，但性质不变。因此，在心前区两个听诊区听到同性质、同时期的杂音时，哪一听诊区最响，则提示该听诊区为病变区，若移动听诊部位，杂音逐渐减弱，而移近另一听诊区时杂音又增强但性质不同，则应考虑两个瓣膜或部位均有病变。

4）性质：是指杂音的频率不同表现出的音色与音调的不同。根据杂音音色可分为吹风样杂音、隆隆样（雷鸣样）杂音、机器样杂音、喷射样杂音、叹气样杂音、乐音样杂音和鸟鸣样杂音等。根据杂音音调可分为柔和和粗糙杂音。病变性质不同，杂音的性质也不同。因此，临床上可根据杂音的性质判断病变的性质。例如：心尖区舒张期隆隆样杂音提示二尖瓣狭窄，心尖区粗糙的全收缩期杂音，提示二尖瓣关闭不全，主动脉瓣第二听诊区舒张期叹气样杂音主要见于主动脉瓣关闭不全，胸骨左缘2肋间及附近的连续机器样杂音主要见于动脉导管未闭，乐音样杂音常见于感染性心内膜炎等。一般说来，功能性杂音音调较柔和，器质性杂音音调较粗糙。

5）强度与形态：杂音的强度即杂音响亮的程度，杂音的形态即杂音的强度在心动周期中的变化规律。收缩期杂音的强度一般采用 levine 6 级分级法，见表 4－6。舒张期杂音的强度也可参照此标准，或分为轻、中、重度三级。6 级杂音分类法的记录方法：听到的杂音级别为分子，总的分级级数为分母，如响度为 2 级的杂音，记为 2/6 级杂音。

表 4－6　杂音强度分级

级别	响度	听诊特点	震颤
1	最轻	很弱，须在安静环境下仔细听诊才能听到，易被忽略	无
2	轻度	较易听到，杂音柔和	无
3	中度	明显的杂音，较响亮	无或可能有
4	响亮	杂音响亮	有
5	很响	杂音很强，向周围及背部传导	明显
6	最响	杂音极响、震耳，听诊器稍离开胸壁也能听到	强烈

一般 2 级以下的收缩期杂音为功能性的，无病理意义，3 级以上的多为器质性的，有病理意义。杂音的强度不一定与病变的严重程度成正比，病变较重时，杂音可较弱，相反，病变较轻时，杂音也可能较强。

常见的杂音形态（心音图记录）有 5 种：①递增型杂音：杂音由弱逐渐增强，如二尖瓣狭窄的舒张期隆隆样杂音。②递减型杂音：杂音由较强逐渐减弱，如主动脉瓣关闭不全时的舒张期叹气样杂音。③递增递减型杂音：又称菱形杂音，杂音由弱转强，再由强转弱，如主动脉瓣狭窄时的收缩期杂音。④连续型杂音：杂音由收缩期开始，逐渐增强，高峰在第二心音处，舒张期开始渐减，直到下一心动周期的第一心音前消失，如动脉导管未闭时的连续性杂音。⑤一贯型杂音：杂音强度大体保持一致，如二尖瓣关闭不全时的全收缩期杂音。

6）与体位、呼吸和运动的关系

体位：二尖瓣狭窄的舒张期杂音在左侧卧位时明显，主动脉瓣关闭不全的舒张期杂音在坐位且身体稍前倾时更清楚，二尖瓣、三尖瓣、肺动脉瓣关闭不全的杂音在仰卧位时较清楚。

呼吸：深吸气时，三尖瓣狭窄或关闭不全的杂音、肺动脉瓣狭窄或关闭不全的杂音增强。深呼气时，二尖瓣狭窄或关闭不全、主动脉瓣关闭不全或狭窄的杂音增强。深吸气后，紧闭声门并用力作呼气动作（Valsalva 动作），肥厚型梗阻性心肌病、主动脉瓣下狭窄的杂音增强，经瓣膜产生的杂音减弱。

运动：可使心脏杂音增强。

（3）杂音的临床意义：根据杂音产生的部位有无器质性病变，可区分为器质性杂音和功能性杂音，根据杂音的临床意义又可分为病理性杂音和生理性杂音。功能性杂音包括生理性杂音、相对性杂音（瓣膜相对狭窄或关闭不全产生的杂音）及全身性疾病导致的血流动力学改变（如甲状腺功能亢进症引起的血流加速）产生的杂音。生理性与器质性收缩期杂音的鉴别见表4－7。

表4－7　生理性与器质性收缩期杂音的鉴别

鉴别点	生理性	器质性
年龄	儿童、青少年多见	不定
部位	肺动脉瓣区或心尖区	不定
性质	柔和，吹风样	粗糙，风吹样，常呈高调
持续时间	短促	较长，多为全收缩期
强度	≤2/6级	≥3/6级
震颤	无	3/6级以上常伴有震颤
传导	局限	沿血流方向传导较远
心脏大小	正常	有心房或心室增大

1）收缩期杂音

①二尖瓣区：功能性杂音多见于运动、发热、贫血、妊娠及甲状腺功能亢进症等。杂音柔和，吹风样，2/6级以下，时间短，较局限。相对性杂音：是指有心脏病理意义的功能性杂音，如左心室增大引起的二尖瓣相对性关闭不全、高血压性心脏病、冠心病、贫血性心脏病和扩张型心肌病等。杂音较粗糙，吹风样，强度2～3/6级，持续时间长。器质性杂音，见于风湿性二尖瓣关闭不全、二尖瓣脱垂综合征等。杂音粗糙，吹风样，高调、响亮，强度在3/6级以上，时限长，可占全收缩期，甚至遮盖第一心音，并向左腋下传导。

②主动脉瓣区：功能性杂音见于升主动脉扩张如高血压、主动脉粥样硬化等。杂音柔和，常伴有主动脉瓣区第二心音亢进。器质性杂音见于主动脉瓣狭窄。杂音为喷射性，响亮且粗糙，并向颈部传导，常伴有震颤及主动脉瓣区第二心音减弱。

③肺动脉瓣区：功能性杂音常见于儿童及青少年。杂音柔和、吹风样，强度在2/6级以下，持续时间短。心脏病理情况下的功能性杂音见于肺动脉扩张产生的相对性肺动脉瓣狭窄，多由肺淤血或肺动脉高压引起。杂音较响，伴肺动脉瓣区第二心音亢进。器质性杂音见于肺动脉瓣狭窄。杂音为典型的收缩中期杂音，呈喷射性，粗糙，强度在3/6级以上，常伴震颤及肺动脉瓣区第二心音减弱。

④三尖瓣区：功能性杂音见于右心室扩大引起的三尖瓣相对性关闭不全，如二尖瓣狭窄、肺源性心脏病。杂音为吹风样，柔和，吸气时增强，3/6级以下。器质性杂音极少见。

⑤其他部位：功能性杂音见于部分青少年，在胸骨左缘第2、3、4肋间可闻及生理性杂音，主要是由于左或右心室将血液排入主或肺动脉时产生的紊乱血流所致，杂音柔和，无传导，一般为1～2/6级，平卧位吸气时清楚，坐位时减轻或消失。在胸骨

左缘第 3、4 肋间出现的响亮而粗糙的收缩期杂音伴震颤提示为器质性杂音，见于室间隔缺损或肥厚型梗阻性心肌病。

2）舒张期杂音

①二尖瓣区：相对性二尖瓣狭窄引起的功能性舒张期杂音，可发生于主动脉瓣关闭不全时，又称 Austin Flint 杂音，不伴有第一心音亢进或开瓣音，主要由于舒张期从主动脉反流左心室的血液将二尖瓣前叶冲起形成。该杂音应注意与二尖瓣狭窄引起的杂音鉴别。风湿性二尖瓣狭窄引起的器质性杂音，在心尖部闻及，出现于舒张中晚期，调低，隆隆样，递增性，不传导，左侧卧位呼气末较清楚，常伴第一心音亢进、二尖瓣开瓣音及舒张期震颤。

②主动脉瓣区：各种原因引起的主动脉瓣关闭不全所致的器质性杂音，为舒张早期递减型，柔和，叹气样，可向胸骨左缘及心尖部传导，在主动脉瓣第二听诊区听的较清楚，前倾、坐位、呼气末屏气，更易听到。常见于风湿性主动脉瓣关闭不全、先天性主动脉瓣关闭不全、梅毒性升主动脉炎等。

③肺动脉瓣区：多为功能性杂音。肺动脉扩张导致相对性肺动脉瓣关闭不全的杂音称为 Graham Steel 杂音，杂音为递减型，柔和，吹风样，吸气末增强，较局限，多伴肺动脉瓣区第二心音增强，常见于二尖瓣狭窄伴明显肺动脉高压。

④三尖瓣区：杂音局限于胸骨左缘第 4、5 肋间，低调、隆隆样，深吸气末增强，见于三尖瓣狭窄。

3）连续性杂音：多见于先天性心脏病动脉导管未闭。杂音粗糙、响亮，似机器转动样，持续于整个收缩期与舒张期，掩盖第二心音，在胸骨左缘第二肋间稍外侧闻及，常伴震颤。此外，先天性心脏病主动脉与肺动脉间隔缺损、冠状动静脉瘘、冠状动脉窦瘤破裂等也可出现连续性杂音。

7. 心包摩擦音 纤维素等的沉积使光滑的脏层与壁层心包膜变的粗糙，以致在心脏搏动时产生摩擦而出现的声音，称为心包摩擦音。该音为粗糙、高调、类似纸张摩擦的声音，在心前区或胸骨左缘第 3、4 肋间最清楚，坐位前倾或呼气末更明显，与呼吸无关，屏气时仍存在。见于各种感染性心包炎、急性心肌梗死后综合征、尿毒症、心脏损伤后综合征和系统性红斑狼疮等。当心包内有一定量积液后，心包摩擦音消失。

（五）常见心脏病变体征

常见的心脏病变有二尖瓣狭窄、二尖瓣关闭不全、主动脉瓣关闭不全、主动脉瓣狭窄、心包积液等，其体征见表 4-8。

表 4-8 常见心脏病变体征

心脏病变	视诊	触诊	叩诊	听诊
二尖瓣狭窄	二尖瓣面容，心尖搏动向左移位，发绀	心尖搏动向左移位，心尖部可触及舒张期震颤	心浊音界早期向左、后再向右扩大，心腰部膨出，心浊音界呈梨形	心尖部第一心音亢进，心尖部局限的隆隆样舒张中晚期杂音，可伴开瓣音、肺动脉瓣区第二心音亢进及分裂

续表

心脏病变	视诊	触诊	叩诊	听诊
二尖瓣关闭不全	心尖搏动向左下移位	心尖搏动向左下移位且范围较广，呈抬举性	心浊音界向左下扩大，后期亦可向右扩大	心尖部3/6级以上粗糙的吹风样全收缩期杂音，范围广泛，向左腋部及左肩胛下角传导，并可掩盖第一心音，P₂亢进、分裂，心尖部第一心音减弱
主动脉瓣狭窄	心尖搏动向左下移位	心尖搏动向左下移位，呈抬举性。胸骨右缘第二肋间可触及收缩期震颤	心浊音界向左下扩大	主动脉瓣区（一区）响亮粗糙收缩期杂音，向颈部传导，可伴第二心音减弱、第二心音逆分裂。心尖部第一心音减弱
主动脉瓣关闭不全	心尖搏动向左下移位，可有面色苍白，颈动脉搏动明显，并可随心脏收缩出现点头征	心尖搏动向左下移位且范围较广，呈抬举性。有水冲脉，毛细血管搏动征阳性	心浊音界向左下扩大，心腰明显凹陷呈直角，心浊音界呈靴形	主动脉瓣第二听诊区叹气样递减型舒张期杂音，向心尖部传导。可有股动脉枪击音及杜氏双重杂音，主动脉瓣区第一心音减弱
心包积液	心前区饱满，颈静脉怒张，心尖搏动减弱或消失	心尖搏动减弱或触不到，肝颈静脉回流征阳性，奇脉	心浊音界向两侧扩大，并可随体位改变而变化，呈烧瓶样	心音遥远，心率增快

（杨志林）

第五节　腹部评估

　　腹部位于胸廓和骨盆之间，包括腹壁、腹腔和腹腔脏器。腹部的范围，内部上起横膈，下至骨盆；体表上起两侧肋弓下缘和剑突，下至两侧腹股沟韧带和耻骨联合，前面和侧面由腹壁组成，后面为脊柱、肋骨和腰肌。为了避免触诊引起胃肠蠕动增加，使肠鸣音发生变化，腹部评估顺序为视、听、叩、触（但记录时仍按视、触、叩、听顺序），最主要的评估方法为触诊。

一、腹部体表标志及分区

（一）体表标志

　　为了准确描记腹部脏器病变的部位和范围，需要借助腹部体表某些突起的骨骼、肌肉等作为标志，常用的体表标志有：肋弓下缘、剑突、腹上角（两侧肋弓的交角）、腹直肌外缘、脐、髂前上棘、腹股沟韧带、肋脊角（背部两侧第12肋骨与脊柱的交角）、耻骨联合、腹中线（前正中线的延续）等，见图4-30。

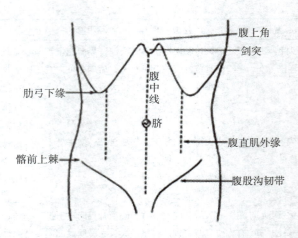

图 4-30 腹部前面体表标志示意图

(二) 腹部分区

临床上常用的分区方法有四区法和九区法。

1. 四区法　通过脐划一条垂线和一条水平线,将腹部分为四区,即右上腹、右下腹、左上腹和左下腹。

2. 九区法　用两条水平线和两条垂直线,将腹部分为九区。两条水平线分别为两侧第10肋下缘的连线(上面)和两侧髂前上棘的连线(下面);两条垂线分别为通过左、右髂前上棘至腹中线的水平线中点的垂线。这四条线相交将腹部分成九区,即左、右上腹部(季肋部),左、右侧腹部(腰部),左、右下腹部(髂窝部),上腹部,中腹部(脐部)和下腹部(耻骨上部)(图4-31)。各区所包含的主要脏器如下:

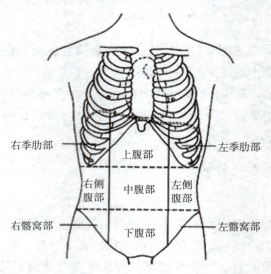

图 4-31 腹部体表九区法示意图

(1) 右上腹部(右季肋部):肝右叶,胆囊,结肠肝曲,右肾,右肾上腺。

(2) 右侧腹部(右腰部):升结肠,空肠,右肾。

（3）右下腹部（右髂部）：回肠下端，盲肠，阑尾，淋巴结，女性右侧卵巢及输卵管，男性右侧精索。

（4）左上腹部（左季肋部）：脾，胃，结肠脾曲，胰尾，左肾，左肾上腺。

（5）左侧腹部（左腰部）：降结肠，空肠，回肠，左肾。

（6）左下腹部（左髂部）：乙状结肠，淋巴结，女性左侧卵巢及输卵管，男性左侧精索。

（7）上腹部：胃，肝左叶，十二指肠，胰头，胰体，横结肠，腹主动脉，大网膜。

（8）中腹部：十二指肠，空肠，回肠，下垂的胃及横结肠，肠系膜，输尿管，腹主动脉，大网膜。

（9）下腹部：回肠，乙状结肠，输尿管，胀大的膀胱及女性增大的子宫。

二、视诊

进行腹部视诊时，被评估者应排空膀胱，取低枕仰卧位，两手自然置于身体两侧。温度要适宜，光线要充足，暴露要充分（但暴露时间不宜过长），从头侧或足侧射来的光线有利于观察腹部表面的轮廓、包块、肠型及蠕动波。评估者一般站在被评估者的右侧，按自上而下顺序观察。

（一）腹部外形

1. 正常状态 平卧时，匀称体型者，腹部平坦对称，即前腹壁与肋缘至耻骨联合大致位于同一水平面或略为低凹；小儿及肥胖者前腹壁呈圆形，高于肋缘与耻骨联合的平面，称腹部饱满；老年人及消瘦者前腹壁稍低于肋缘与耻骨联合的平面，称腹部低平。

2. 腹部膨隆 平卧时，前腹壁明显高于肋缘与耻骨联合平面，称腹部膨隆。

（1）全腹膨隆：①大量腹腔积液：腹壁松弛，液体沉积于腹腔两侧，呈蛙腹状。常见于肝硬化门静脉高压症、心力衰竭、缩窄性心包炎、腹膜转移癌、肾病综合征、结核性腹膜炎等。②腹内积气：包括胃肠道内积气和腹膜腔积气，腹部呈球形，转动体位，其形状无明显改变。胃肠道内积气常见于肠梗阻、肠麻痹。腹膜腔积气常见于胃肠穿孔、治疗性人工气腹。③腹内巨大包块：见于巨大卵巢囊肿、畸胎瘤等。④其他：晚期妊娠、肥胖症等。另外，当腹膜有炎症或肿瘤浸润时，腹部常呈尖凸状，称为尖腹。

（2）局部膨隆：多由于腹腔内某一脏器肿大、炎性包块、肿瘤等引起。例如，右上腹膨隆见于肝癌、肝脓肿、肝淤血、肝血管瘤等；上腹部膨隆见于胃癌、幽门梗阻、急性胃扩张等；右下腹膨隆见于阑尾炎性包块等。

3. 腹部凹陷 仰卧时前腹壁明显低于肋缘与耻骨联合平面，称腹部凹陷。

（1）全腹凹陷：见于极度消瘦和严重脱水。严重者前腹壁几乎贴近脊柱，弓肋、髂嵴和耻骨联合显露，使腹外形呈舟状，称舟状腹，见于恶病质，如慢性消耗性疾病的晚期（结核病、恶性肿瘤）、糖尿病等。

（2）局部凹陷：多由于手术后腹壁瘢痕收缩所致，当加大腹压或立位时凹陷更明显。吸气性呼吸困难时表现为上腹部在吸气时明显凹陷。

（二）呼吸运动

1. 正常状态　正常男性和儿童以腹式呼吸为主，正常成年女性以胸式呼吸为主。

2. 腹式呼吸改变

（1）腹式呼吸减弱或消失：常见于急性腹膜炎、膈肌麻痹、大量腹水、腹腔内巨大肿物及晚期妊娠等。

（2）腹式呼吸增强：常见于癔病、大量胸腔积液、大量胸腔积气等。

（三）腹壁静脉

1. 正常状态　正常腹壁皮下静脉一般不显露，较瘦或皮肤白皙的人隐约可见，腹壁皮肤薄而松弛的老年人多易看出，但静脉较直，无迂曲。脐水平线以上的腹壁静脉血流自下而上经胸壁静脉和腋静脉进入上腔静脉；脐水平线以下的腹壁静脉血流自上而下经大隐静脉进入下腔静脉。

2. 腹壁静脉曲张　腹壁静脉曲张是指腹壁静脉明显显露且迂曲变粗，为侧支循环形成引起，常见于肝硬化门静脉高压症、上腔静脉阻塞、下腔静脉阻塞。

（1）判断腹壁静脉血流方向的方法：选择一段没有分支的腹壁静脉，评估者将右手食指和中指并拢压在该段静脉上，一手指紧压不动，另一手指沿静脉紧压而向外移动，将静脉中的血液挤出，到一定距离后放松该手指，观察该段静脉是否充盈。如挤空的这一段静脉快速充盈，则血流方向是从放松手指一端流向紧压手指一端；如挤空的这一段静脉无充盈，则血流方向是从紧压手指一端流向放松手指一端（图4-32）。

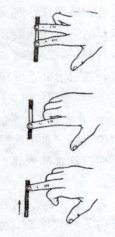

图4-32　判断静脉血流方向手法示意图

（2）腹壁静脉血流方向对血管阻塞部位的判断：①肝硬化门静脉高压症：腹壁静脉曲张以脐为中心向四周伸展呈"水母头样"，此处可听到静脉血管杂音，血流方向与正常的血流方向相同。②下腔静脉阻塞：曲张的静脉分布在腹壁两侧，脐以下腹壁静脉血流方向自下而上。③上腔静脉阻塞：曲张的静脉分布在腹壁两侧，脐以上静脉血流方向自上而下。

（四）胃肠型和蠕动波

胃和肠的轮廓分别称为胃型和肠型，胃肠蠕动时形成的推进性隆起称蠕动波。正常人腹部一般看不到胃型、肠型和蠕动波，腹壁松弛或菲薄的经产妇、老年人可能见到。

胃型、肠型和蠕动波多见于胃肠道梗阻。幽门梗阻（胃梗阻）时，可见胃型和胃蠕动波，胃蠕动波自左肋缘下开始，缓慢地向右推进，到达右腹直肌旁消失，称为正蠕动波，有时还可见到自右向左的逆蠕动波。肠梗阻时，可看到肠型和肠蠕动波，小肠梗阻所致的蠕动波多见于脐部。严重肠梗阻时，胀大的肠袢呈管状隆起，横行排列于腹中部，组成多层梯形肠型，并可见到明显肠蠕动波，运动方向不一致。出现肠麻痹时，则肠蠕动波消失。

（五）腹部皮肤

1. 皮疹 ①玫瑰疹：淡红色斑丘疹，直径 2～3mm，压之褪色，约 2～4 日消退，分批出现，见于伤寒。②带状疱疹：沿胸神经呈带状排列的粟粒至黄豆大小水疱，周围绕一红晕，多发生在腹壁一侧，一般不超过正中线，见于带状疱疹。

2. 色素 血液自腹膜后间隙渗到侧腹壁的皮下使左腰部皮肤呈蓝色（Grey – Turner sign），见于急性出血性胰腺炎等；腹腔内大出血使脐周围或下腹壁皮肤发蓝（Gullen sign），见于异位妊娠破裂等；腹部和腰部不规则的斑片状色素沉着，见于多发性神经纤维瘤；腹股沟及系腰带部位有褐色素沉着，见于肾上腺皮质功能减退；在脐与耻骨之间的中线上出现褐色素沉着，见于孕妇，分娩后可消失。

3. 腹纹 多出现在下腹部。银白色条纹（腹壁真皮结缔组织因张力增高裂开所致），见于肥胖者、经产妇；妊娠纹，呈淡蓝色或粉红色，见于孕妇；紫纹，除下腹部外，尚出现在臀部、股外侧和肩背部，见于皮质醇增多症。

4. 瘢痕 腹部瘢痕多为外伤、手术或皮肤感染的遗迹，特别是某些特定部位的瘢痕常提示手术史。例如：右下腹麦氏（McBurney）点切口瘢痕标志曾行阑尾手术；右上腹腹直肌旁切口瘢痕标志曾行胆囊手术；左上腹弧形切口标志曾行脾脏手术等。

5. 疝 体内的脏器或组织离开其正常的解剖部位，通过先天或后天的薄弱点、缺损或孔隙进入另一部位，称为疝。腹壁常见的疝有：脐疝，多见于婴幼儿，也可见于经产妇或大量腹水病人；切口疝，见于手术瘢痕愈合不良者；股疝，位于腹股沟韧带中部，多见于女性；腹股沟斜疝，多见于男性，位于腹股沟区或下降至阴囊。

6. 脐 正常脐清洁干燥。脐凹处出现浆液性或脓性分泌物，且有臭味，见于脐炎；脐凹处分泌物呈水样，且有尿臊味，见于脐尿管未闭；脐部溃疡坚硬、固定且突出，多见于癌肿。

三、触诊

腹部触诊时，被评估者一般排空膀胱，取仰卧位，头垫低枕，两手平放于躯干两侧，两腿屈起并稍分开，腹肌放松，张口缓缓作腹式呼吸。腹部无明确病变部位时，一般先从左下腹开始触诊，沿逆时针方向依次进行；腹部有明确病变部位时，则应从正常部位开始，逐渐移向病变部位。触诊过程中，注意与被评估者交流，随时观察其表情反应。

（一）腹壁紧张度

正常腹壁柔软，触诊时腹肌有一定张力，但无抵抗力。若评估者触诊的手过凉或因被评估者不习惯被触摸、怕痒导致的腹肌自主性痉挛，称肌卫增强，在适应、诱导或转移注意力后可消失，属于正常现象。

1. 腹壁紧张度增加 在某些病理情况下可引起全腹或局部腹壁紧张度增加

（1）全腹腹壁紧张度增强：①腹部饱满：腹壁肌张力增加，有抵抗感，但无肌痉挛，无压痛，主要由于腹腔内容物增加引起，见于肠胀气、气腹、大量腹水等。②腹部揉面感（柔韧感）：腹壁柔韧且具抵抗力，不易压陷，似和面时的柔韧性感，见于结核性腹膜炎、癌的腹膜种植或转移。③腹壁高度紧张：腹肌痉挛，有强烈抵抗感，伴明显压痛、反跳痛。腹壁硬如木板，称板状腹。全腹壁高度紧张见于急性弥漫性腹膜炎，多由急性胃肠道穿孔、胆囊穿孔、阑尾穿孔所致。

（2）局部腹壁紧张度增强：多由腹腔内某一脏器炎症波及腹膜引起，如左上腹肌紧张，常见于急性胰腺炎；右上腹肌紧张，常见于急性胆囊炎；右下腹肌紧张，常见于急性阑尾炎。

2. 腹壁紧张度减低

（1）全腹紧张度减低：腹壁松软无力，无弹性，多见于慢性消耗性疾病、大量放腹水后、经产妇、年老体弱及重度脱水等。

（2）腹壁肌张力消失：见于重症肌无力、脊髓损伤所致腹肌瘫痪。

（二）压痛与反跳痛

正常腹部无压痛及反跳痛。由浅入深，按压腹壁时发生疼痛，称为压痛。在触诊腹壁出现压痛时，手指可在原处稍停留片刻，使压痛趋于稳定，然后迅速抬起手指，如此时被评估者腹痛骤然加剧，并呈现痛苦表情，称为反跳痛。

1. 压痛 压痛有定位诊断的价值，当腹腔脏器出现炎症、淤血、肿瘤、破裂、扭转及腹膜受到各种刺激等，均可引起腹部压痛，压痛的部位往往正是病变所在部位。而有些病变的压痛仅局限于一点，称为压痛点。临床常见压痛部位或压痛点有：

（1）右上腹压痛：提示肝、胆等病变。

（2）上腹部压痛：提示胃、十二指肠等病变。

（3）左上腹压痛：提示胰、脾等病变。

（4）右下腹压痛：提示阑尾、升结肠、女性右侧输卵管或卵巢等病变。

（5）下腹部压痛：提示膀胱、女性子宫等病变。

（6）左下腹压痛：提示乙状结肠、女性左侧输卵管或卵巢等病变。

（7）脐部压痛：提示小肠病变，如急性肠炎、肠梗阻、各种肠寄生虫病等。

（8）阑尾压痛点：位于右髂前上棘至脐连线的中 1/3 与外 1/3 交界处，又称麦氏（McBurney）点。此点压痛，主要见于阑尾炎。

（9）胆囊压痛点 位于右侧腹直肌外缘与肋弓交界处。此点触痛，主要见于胆囊炎。

（10）肾脏和尿路压痛点：①季肋点，在第 10 肋前端。②上输尿管点，在腹直肌外缘脐水平线上。③中输尿管点，在两髂前上棘连线与通过耻骨结节所作垂直线的相交点，相当于输尿管进入骨盆处。④肋脊点，在脊柱外缘和第 12 肋骨下缘所成的夹角处。⑤肋腰点，在第 12 肋骨下缘和腰肌外缘所成的夹角处。上述各点压痛，主要见于泌尿系感染或结石（图 4－33）。

2. 反跳痛 压痛的部位标志常着病变的部位，反跳痛的出现则表示病变已累及壁层腹膜。壁层腹膜受到的刺激越强烈，反跳痛越明显，腹肌抵抗程度也越严重，即腹肌越紧张。

腹部压痛、反跳痛、腹肌紧张三者同时存在称为腹膜刺激征，是急性腹膜炎的可靠体征。

（三）波动感

腹腔内有大量游离液体时，用手指叩击腹部，可感到液体波动的感觉，称波动感，又称液波震颤。

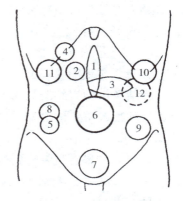

图 4 – 33　腹部常见压痛部位或压痛点

1. 胃炎、胃溃疡；2. 十二指肠溃疡；3. 胰腺炎；
4. 胆囊炎；5. 阑尾炎；6. 小肠疾病；
7. 膀胱炎或子宫病变；8. 回盲部炎症；
9. 乙状结肠病变；10. 脾、结肠脾曲病变；
11. 肝、结肠肝曲病变；12. 胰腺炎的腰部压痛点

1. 评估方法 病人取仰卧位，评估者用一手掌面贴于病人一侧腹壁，另一手四指并拢屈曲，用指端叩击对侧腹壁，如贴于腹壁的手掌有被液体波动冲击的感觉，为有波动感。为防止腹壁本身的震动传到对侧腹壁，可让助手将手掌尺侧缘或直尺压于脐部腹中线上，以阻止腹壁震动的传导。

2. 临床意义 触及波动感表示腹腔液体量已达 3000ml 以上。大量腹腔积液常见于肝硬化、原发性肝癌、急性腹膜炎、右心衰竭等。为观察腹腔积液的变化，常需定期在同样条件下测量腹围（常用厘米表示）进行比较。腹围测量方法是让病人排尿后平卧，用一软尺经脐绕腹一周，测得的周长即为腹围。

（四）腹部包块

腹部包块常由某些实质性脏器肿大（如肝、脾）或空腔脏器肿大（如胆囊）、肿瘤、囊肿或发炎的组织等引起。腹部触诊发现包块，一要注意触诊的要点，二要鉴别包块是良性还是恶性，三要区分包块是腹壁上的还是腹腔内的。

1. 触诊要点

（1）部位：从腹部各区的脏器分布，即可联想到其可能起源的脏器。如上腹中部的包块，多来源于胃或胰腺；右肋下的包块，常来源于肝脏和胆囊；两侧腹部的包块，常来源于结肠。

（2）大小：凡触及包块，都要准确量取纵径、横经和前后经的大小（厘米表示），以利动态观察。为了形象化，亦可用公认的大小实物作比喻，如黄豆、蚕豆、核桃、鸡蛋、拳头、西瓜等。

（3）形态：包块的形态如何，轮廓是否清楚，表面是否光滑，边缘是否规则，有无切迹等均应注意触察。如右肋缘下触到边缘光滑的卵圆形包块应考虑胆囊肿大；左肋缘下触到有明显切迹的包块主要考虑脾肿大。

（4）质地：质地一般可分软、韧、硬三种程度。包块质地柔软，见于囊肿、脓肿等，如卵巢囊肿、多囊肾等；质地韧可见于慢性肝炎；质地坚硬可见于肝癌等。

（5）压痛：炎性包块多有明显压痛，如右下腹包块的压痛，常见于阑尾周围脓肿、肠结核；右上腹肝脏肿大且有压痛常见于肝炎、肝脓肿等，淤血性肝肿大压痛多不明显。

（6）活动度：包块随呼吸上下移动，主要见于肝、脾、胃、肾或其肿物，胆囊因附在肝下，横结肠借助胃结肠韧带与胃相连，故其肿物也随呼吸而上下移动。肝脏、胆囊及带蒂的肿物或游走的脏器移动度大，局部炎性包块或脓肿及腹腔后壁的肿瘤，一般不移动。

（7）搏动性：如果在腹腔触到搏动性包块，则应考虑腹主动脉瘤的可能，但腹主动脉附近的包块，可因传导而触及搏动感，应加以鉴别。前者向四面扩散，后者只向一个方向传导。

2. 良性包块与恶性包块的鉴别

（1）良性包块：见于良性肿瘤、炎症包块、空腔脏器梗阻等。①良性肿瘤：由于生长缓慢，有完整的包膜，呈膨胀性生长，不转移。触诊时，一般界限清楚，表面光滑，边缘规则，活动度大。若为囊性，质地柔软，可呈圆形或卵圆形。②炎症包块：触诊可有明显压痛。③空腔脏器梗阻：有时包块可出现一些特殊形态，如肠套叠的腊肠样包块，蛔虫性肠梗阻的条索状包块，肠扭转可出现局部压痛的肠袢等。

（2）恶性包块：包括原发性恶性肿瘤与转移性恶性肿瘤。触诊时，包块呈实质性，形态不规则，表面凹凸不平，质地坚硬，活动受限。晚期病人可有恶病质。

3. 腹腔包块与腹壁包块的鉴别　腹壁紧张试验是区别包块位于腹壁还是腹腔内的方法：病人仰卧，两下肢伸直，腹肌放松，先观察包块的突出程度，再嘱病人用力屏气，做仰卧起坐或两腿悬空举起使腹肌紧张，如包块消失或不明显，表示包块位于腹腔内，如包块突出更为明显，则表示包块位于腹壁。

（五）肝脏触诊

1. 触诊方法

（1）单手触诊法：评估者右手2～5指并拢，掌指关节伸直，与肋缘大致平行的放置在脐右侧，自脐水平以下开始，分别沿右锁骨中线及前正中线，逐渐向肋缘移动。触诊时嘱被评估者做深而均匀的腹式呼吸，触诊的手法应与呼吸运动密切配合，呼气时，腹壁松弛下陷，右手逐渐向腹深部加压；吸气时，腹壁隆起，右手随腹壁缓慢被动抬起，且不要离开腹壁并适当加压，使评估者可能有两次机会触碰到肝缘。当被评估者呼气时，手指压向腹腔深部；吸气时，手指向上迎触下移的肝缘。此时，由于膈肌下降，而将肝下缘推向下方，恰好右手缓慢抬起且稍向前上方加压，便与肝下缘相遇，肝自手指下滑过；若未触及时，则可逐渐向上移动，每次移动不超过1厘米，直到触到肝缘或肋缘。

（2）双手触诊法：是常用的触诊方法，评估者位于被评估者的右侧，左手托住被评估者右腰部，拇指张开置于肋部，左手稍向上推以固定肝脏，右手手法同单手触诊，在右锁骨中线及前正中线上，分别触诊肝下缘并测量其与肋缘及剑突根部的距离，以厘米表示（图4-34）。触诊时应注意：①因主要以食指前端桡侧前外侧指腹接触肝脏，该部位最敏感。②对腹直肌发达者,右手应放在腹直肌外缘稍向外,否则肝缘易被其掩盖。③应配合呼吸运动,吸气时手指上抬速度要落后于腹壁的抬起,呼气时手指应在腹壁下陷前提前下压,这样才易触到肝脏。④对肝脏巨大的病人,评估者右手食指应从髂前上棘或更低平面开始,逐渐上移直至触到肝缘。⑤对有腹水的病人,应用冲击触诊法。

（3）钩指触诊法：评估者位于被评估者右肩旁,面向其足部,右手掌搭在其右前胸下部,右手 2～5 指并拢弯成钩状,嘱被评估者做深而均匀的腹式呼吸,吸气时,进一步屈曲指关节,以指腹触碰下移的肝下缘。常用于儿童和腹壁薄软者。

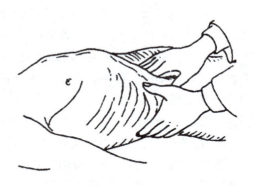

图 4 - 34 双手法肝脏触诊示意图

2. 触诊内容

（1）大小：正常人的肝脏,在右肋缘下一般触不到。腹壁松软或体瘦的人,于深吸气末,可于右肋弓下触及肝下缘,但不超过 1cm,在剑突下可触及肝下缘,但一般不超过 3cm,在腹上角较锐的瘦高者剑突根部下可达 5cm,但不应超过剑突根部至脐距离的上 1/3 处。触及超过正常范围的肝脏见于肝肿大或肝下移。两者可用叩诊肝界的方法鉴别,如肝上界降低,且肝上下径正常,则为肝下移；如肝上界正常或升高则提示肝肿大。

肝下移肝脏质地柔软,表面光滑,无压痛。常见于内脏下垂、肺气肿或右侧胸腔积液（致膈肌下移）。

肝肿大可分为弥漫性肝肿大和局限性肝肿大。弥漫性肝肿大常见于肝炎、脂肪肝、肝淤血、肝硬化早期、白血病、血吸虫病、华支睾吸虫病等。局限性肝肿大常见于肝脓肿、肝囊肿、肝肿瘤等。

（2）质地：临床上常将肝脏的质地分为三级,即质软、质韧、质硬。正常肝脏质地柔软,如触口唇；慢性肝炎及肝淤血时,肝脏质韧如触鼻尖；肝硬化、肝癌质硬如触前额。肝脓肿或肝囊肿有液体时,呈囊性感,大而表浅者可触到波动感。

（3）表面形态和边缘：正常肝脏表面光滑,边缘整齐,且厚薄一致。肝边缘钝圆见于脂肪肝或肝淤血。肝表面不光滑,呈不均匀的小结节状,边缘不整齐且薄厚也不一致,见于肝癌、肝硬化、多囊肝和肝包虫病。肝表面呈大块状隆起,见于巨块型肝癌或肝脓肿。肝表面分叶似香蕉状,见于肝梅毒。

（4）压痛：正常肝脏无压痛。当肝包膜有炎性反应或因肝肿大受到牵拉时,则出现肝压痛。轻度弥漫性压痛见于肝炎、肝淤血等；剧烈局限性压痛常见于较表浅的肝脓肿。

当右心衰竭引起肝淤血肿大时,用手压迫肝脏可使颈静脉怒张更明显,称为肝 - 颈静脉回流征阳性。

（5）搏动：正常肝脏及炎症、肿瘤等引起的肝肿大并不伴有搏动。触到肝脏搏动,应注意分清是单向性的还是扩张性的。单向性常为传导性搏动，是肝脏传导了其下面的腹主动脉的搏动引起的，故置于肝脏表面的手掌有被向上推动的感觉。扩张性搏动见于三尖瓣关闭不全，是右心室收缩时的搏动通过右心房、下腔静脉而传导至肝脏引起的，将两手掌分别置于肝脏左右叶上面，即可感到两手被推向两侧。

（6）肝区摩擦感：评估者将右手掌面轻贴于肝区，让被评估者作腹式呼吸运动，正常时触不到摩擦感。肝表面和邻近的腹膜因有纤维素性渗出物而变得粗糙时，二者相互摩擦产生的振动被触知，称为肝区摩擦感，见于肝周围炎。

（7）肝震颤：正常肝脏触诊无震颤。检查需用浮沉触诊法。当手压下时，如感到一种微细的震动感，称为肝震颤，见于肝包虫病，因包囊中的多数子囊浮动，撞击囊壁而形成震颤。

（六）胆囊触诊

1. 胆囊肿大　可用单手滑行触诊法或钩指触诊法，触诊要领同肝脏触诊。正常胆囊一般不能触及。当胆囊肿大时，在右肋弓下腹直肌外缘可触到一卵圆形或梨形、张力较高的包块，随呼吸运动上下移动，质地视病变性质不同。胆囊肿大的主要原因有：①胆总管阻塞，胆汁大量潴留，见于壶腹周围癌、胆总管结石等，触之一般为囊性感而无压痛。②急性胆囊炎，胆囊渗出物潴留，触之有囊性感和明显压痛。③胆囊结石或胆囊癌，触之有实体感。④胰头癌，癌肿压迫胆总管导致胆道阻塞，黄疸进行性加深，胆囊也显著肿大，但无压痛，无发热，称无痛性胆囊增大征阳性。

2. 胆囊触痛及莫菲征　评估者以左手掌平放于被评估者右肋弓缘部，将左手大拇指指腹勾压于右腹直肌外缘与肋弓交界点（胆囊点）处，嘱被评估者缓慢深吸气。在吸气过程中，发炎的胆囊下移时碰到用力按压的拇指，可引起疼痛，此为胆囊触痛。因剧烈疼痛而使吸气停止，称莫菲征阳性（图4-35）。胆囊触痛及莫菲征阳性提示急性胆囊炎。

（七）脾脏触诊

1. 触诊方法　脾脏明显肿大而位置又较表浅时，可用右手单手触诊法，如肿大的脾脏位置较深，则应用双手触诊法。双手触诊法的评估方法是：被评估者取仰卧位，两腿稍屈曲，评估者左手绕过被评估者腹前方，手掌置于其左腰部第7~10肋处，试将脾脏从后向前托起，右手掌平放于腹部，与左肋弓大致成垂直方向，用弯曲的手指末端轻轻压向腹部深处，配合腹式呼吸运动，逐渐由下向上接近肋弓，有

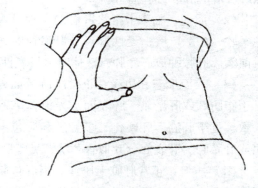

图4-35　莫菲征检查法

节奏地进行触摸，直到触及脾缘或左肋弓缘为止。如果脾脏肿大，当被评估者深吸气时，触诊的手指可触到脾脏边缘。当脾脏轻度肿大而仰卧位不易触到时，可嘱被评估者改用右侧卧位，右下肢伸直，左下肢屈曲，此时用双手触诊法则容易触到脾脏。

正常脾脏不能被触及，触及脾脏时应注意其大小、质地、表面情况、有无压痛及摩擦感等。

2. 脾脏肿大的测量方法　多采用用三线测量法，以厘米表示。①Ⅰ线测量（甲乙线）：指在左锁骨中线上，左锁骨中线与左肋弓缘交点至脾下缘的距离。当脾脏轻度肿大时，可仅作Ⅰ线测量。②Ⅱ线测量（甲丙线）：是指左锁骨中线与左肋弓缘交点至脾脏最远点的距离。③Ⅲ线测量（丁戊线）：是指脾右缘与前正中线的最大距离。如脾脏向右增大超过前正中线时，以"＋"表示；未超过前正中线则测量脾右缘与前正中线的最短距离，以"－"表示（图4－36）。

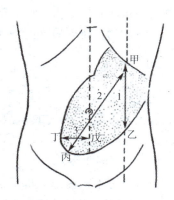

图4－36　脾肿大测量法

3. 脾脏肿大的触及特点　①位于左季肋部，其下缘可随呼吸上下移动。②有明显的边缘，中等以上的脾脏肿大者，可触到有特征性的1~2个脾切迹及脾的表面。③增大的脾位置较浅，贴近前腹壁，手指难以插入左肋缘下，在其上方叩诊呈浊音并与左季肋部脾浊音区相延续。

4. 脾脏肿大的分度及临床意义　临床上通常将肿大的脾脏分为轻度、中度和高度三种程度，见表4－9。

表4－9　脾肿大的分度

分度	标准
轻度	深吸气时脾脏在肋下不超过2cm
中度	深吸气时脾脏在肋下超过2cm 但在脐水平线以上
高度	深吸气时脾脏超过脐水平线或前正中线（巨脾）

轻度肿大常见于急性或慢性肝炎、粟粒型结核、伤寒、急性疟疾、感染性心内膜炎、败血症等，一般质地柔软；中度肿大，常见于肝硬化、慢性淋巴细胞白血病、慢性溶血性黄疸、淋巴瘤、系统性红斑狼疮、疟疾后遗症等，一般质地较硬；高度肿大，又称巨脾。脾表面光滑，常见于慢性粒细胞白血病、黑热病、慢性疟疾和骨髓纤维化症等；表面不光滑且有结节，则见于恶性组织细胞病、淋巴肉瘤；脾脏表面有囊性肿物多见于脾囊肿。脾压痛见于脾脓肿、脾周围炎和脾梗死，由于脾包膜有纤维素渗出，并累及壁层腹膜，故脾脏触诊时有摩擦感并有明显压痛。

（八）腹部正常可触到的脏器

正常人，尤其是体质较瘦者，腹腔内某一器官可以被触及，应注意与异常包块鉴别。常可被触及的脏器有：右肾下极、腹直肌腱划、主动脉腹部（腹主动脉）、横结肠（上腹部触到的一个活动的稍向下弯的横条状物，如腊肠样粗细）、

乙状结肠（左下腹腹沟韧带处触及的平滑、稍硬、腊肠样粗、无压痛的圆筒状物，有粪块潴留时，呈粗索条状物）、第4~5腰椎椎体、盲肠（在右下腹近腹股沟韧带处

可触到的表面光滑、无压痛、中度活动性的圆柱状物)、充盈的膀胱(在耻骨联合上方触及的囊性物,排尿后立即消失)、子宫(妊娠12周后,可在耻骨联合上方触到)。

四、叩诊

通过腹部叩诊了解腹腔实质脏器的大小和部位有无变化及有无叩痛、胃肠道充气状况、腹腔内有无积气或积液、胃与膀胱扩大的程度等。腹部叩诊一般采用间接叩诊法。

(一)腹部叩诊音

正常情况下,腹部大部分区域的叩诊音为鼓音,肝脏、脾脏、充盈的膀胱、增大的子宫占据的部位以及两侧腹部近腰肌处为浊音或实音。肝、脾及其他脏器的极度肿大,腹腔内肿瘤或大量腹水时,鼓音区范围缩小,病变部位可出现浊音或实音;胃肠高度胀气和胃肠穿孔致气腹时,鼓音区范围增大,鼓音也更明显。

胃泡鼓音区:在左前胸下部,为胃内含气所致。上界为肺的下缘及横膈,下界为肋弓,右界为肝左叶,左界为脾,成一半月形区。正常时此鼓音区的大小因胃内含气量的多少而异,胃扩张时此鼓音区增大,肝脾肿大时此鼓音区缩小。因此,此一区域之大小,可间接探知肝脾大小程度。此外,左侧胸腔积液时,该鼓音区也缩小。

(二)肝脏叩诊

通过肝脏叩诊可确定肝脏的界限和肝区有无叩击痛。

1. 肝脏的界限　叩诊肝上界时,通常是沿右锁骨中线、右腋中线和右肩胛线,由肺区向下叩至肝区,依次可叩得3个音响:即清音→浊音→实音,由清音转为浊音时,即为肝上界,此处相当于被肺遮盖的肝顶部。正常肝上界位于右锁骨中线第5肋间,腋中线第7肋间,肩胛线第10肋间。矮胖体型者肝上下界均高1个肋间,瘦长体型者则低1个肋间。继续向下叩,浊音转为实音,此处肝脏不被肺所遮盖,而直接贴近胸壁,称为肝绝对浊音界。再继续向下叩,由实音转为鼓音处,即为肝下界。确定肝下界,也可由腹部鼓音区沿右锁骨中线或正中线向上叩,由鼓音转为浊音处即是。正常肝下界,一般恰在右肋弓缘上。叩得的肝下界比触得的肝下缘一般高1～2cm,但若肝缘明显增厚,则两者接近。肝脏叩诊可以大致确定肝脏大小。沿右锁骨中线测量肝脏上缘至下缘的距离,成人正常约为9～11cm。

肝脏浊音界扩大见于肝癌、肝脓肿、肝炎、肝淤血及多囊肝等;肝脏浊音界缩小见于急性肝坏死、肝硬化和胃肠胀气等;肝浊音界消失代之以鼓音,多见于急性胃肠穿孔等。肝脏浊音界向上移位见于右肺纤维化、右下肺不张及气腹、鼓肠等;肝浊音界向下移位见于肺气肿、右侧张力性气胸等。膈下脓肿时,由于肝下移和膈升高,肝浊音区也扩大,但肝脏实际并未增大。

2. 肝区叩击痛　评估者将左手掌置于右季肋部肝脏表面,右手握拳,中等力量叩击左手背,正常无疼痛或轻度疼痛,出现较明显的疼痛时,称为肝区叩击痛。肝区叩击痛多见于肝炎、肝脓肿、肝癌和肝内胆管结石等。当有膈下炎症、左侧脾胃周围炎症时,亦可出现剧烈的叩击痛,应注意区别。

（三）脾脏叩诊

脾脏叩诊手法宜轻，沿左腋中线进行叩诊。正常时应在左腋中线第 9 至第 11 肋之间叩到脾浊音，其长度约为 4～7cm，前方不超过腋前线。脾浊音区扩大见于各种原因所致之脾肿大。脾浊音区缩小见于左侧气胸、胃扩张、肠胀气等。

（四）胆囊区叩击痛

胆囊位置较深，被肝脏遮盖，无法用叩诊检查其大小，但能检查胆囊区有无叩击痛。胆囊区叩击痛为胆囊炎的重要体征。

（五）肾区叩击痛

被评估者采取坐位或侧卧位，评估者用左手掌平放在被评估者的肾区，即肋脊角处，右手握拳用中等强度的力量叩击左手背，正常时肾区无叩击痛。肾区叩击痛常见于急性肾盂肾炎、肾结石、肾结核、肾脓肿及肾周围炎等。

（六）膀胱叩诊

膀胱叩诊在耻骨联合上方进行，自上向下叩。膀胱空虚时，叩不出膀胱的轮廓。当膀胱有尿液充盈时，耻骨上方叩出膀胱圆形浊音区。女性妊娠时的子宫增大、子宫肌瘤、卵巢囊肿，在该部位也叩出浊音，须加以鉴别。方法是让被评估者排尿或导尿后复查，如浊音区转为鼓音，即为尿潴留所致膀胱增大。腹水时，耻骨上方叩诊也有浊音区，但此区的弧形上缘凹向脐部，而膀胱肿大时，浊音区的弧形上缘凸向脐部。

（七）移动性浊音

腹腔内有较多的液体存留时，由于重力的作用，液体潴积于腹腔的低处，故在此处叩诊呈浊音。被评估者取仰卧位，腹中部因肠管内有气体，故在液面浮起，叩诊呈鼓音，两侧腹部因腹水积聚，叩诊呈浊音。评估者将板指固定在左侧腹的浊音处不动，嘱病人右侧卧位，再进行叩诊，此时因腹水积于下部，而肠管上浮，故上部呈鼓音，下腹呈浊音。再嘱病人取左侧卧位，同样方法叩诊，原来的浊音区变为鼓音区，原来的鼓音区变为浊音区。这种因体位不同而出现浊音区变动的现象，称为移动性浊音。当腹腔内游离腹水在 1000ml 以上时，即可叩出移动性浊音。少量的腹水可通过肘膝位叩出。让病人取肘膝位，使脐部处于最低部位，由侧腹向脐部叩诊，如脐部由仰卧位时的鼓音转为浊音，则提示有腹水的可能。出现腹水常见于心力衰竭、肾炎、肝硬化、急性腹膜炎等。

巨大的卵巢囊肿时，腹部也可出现大面积浊音，应注意鉴别：①卵巢囊肿所致浊音，被评估者取仰卧位时，浊音区在腹中部，鼓音区在腹部两侧。②卵巢囊肿的浊音为非移动性。③尺压试验鉴别法：被评估者取仰卧位，将一硬尺置于被评估者腹壁上，评估者两手将尺下压。如硬尺发生节奏性跳动，则为卵巢囊肿，为腹主动脉的搏动经囊肿壁传到硬尺所致；如硬尺不发生节奏性跳动，则为腹水。

五、听诊

腹部听诊时，应将听诊器体件置于腹壁上，有规律地移动其位置，全面听诊腹部九区，尤其是上腹部、脐部、右下腹部及肝、脾各区，重点是了解胃肠蠕动情况，对胃肠梗阻或急性腹膜炎等的诊断有一定帮助。

（一）肠鸣音

肠管蠕动时，肠内的气体和液体随之而流动，产生一种断断续续的咕噜声（或气过水声），称为肠鸣音。听诊肠鸣音通常在右下腹部。

1. 正常状态　正常情况下，肠鸣音大约每分钟 4~5 次，其频率、声响和音调变异较大，餐后或饥饿时明显，休息时较微弱。

2. 临床意义

（1）肠鸣音活跃：肠鸣音每分钟达 10 次以上，但音调无明显改变，常见于急性肠炎、口服泻药后、胃肠道大出血等。

（2）肠鸣音亢进：肠鸣音每分钟达 10 次以上，且音调高亢、响亮，呈金属音，见于机械性肠梗阻。

（3）肠鸣音减弱或消失：5 分钟听到 1 次，称肠鸣音减弱，5 分钟内未出现肠鸣音，称肠鸣音消失。肠鸣音减弱或消失常见于老年性便秘、低钾血症、麻痹性肠梗阻、急性腹膜炎等。

（二）振水音

振水音是指胃内气体与液体相互撞击而发出的声音。正常人喝进较多液体后可听到振水音，但空腹或饭后 6~8 小时以上则无振水音。

1. 评估方法　被评估者取仰卧位，评估者将听诊器体件置于被评估者上腹部，或用耳凑近此处，然后用稍弯曲的手指连续迅速地冲击上腹部，仔细听诊有无振水音。

2. 临床意义　空腹或饭后 6~8 小时以上听到振水音，表示胃内有液体潴留，见于幽门梗阻、急性胃扩张、胃液体分泌过多。

（三）血管杂音

正常腹部无血管杂音。腹部血管杂音对诊断某些疾病有一定的作用，听诊中不能忽视，血管杂音可分为动脉性杂音和静脉性杂音。

1. 动脉性杂音

（1）若在腹中部闻及粗糙的收缩期吹风样杂音，提示腹主动脉瘤、腹主动脉狭窄，前者可触及一搏动性包块，后者伴有下肢血压低于上肢，甚至足背动脉搏动消失。

（2）若在左或右上腹闻及粗糙的收缩期吹风样杂音，提示肾动脉狭窄。

2. 静脉性杂音　在脐周或上腹部闻及连续柔和的嗡鸣音，提示肝硬化门静脉高压症，可伴以脐为中心的辐射状腹壁静脉曲张。

（四）胎心音

妊娠 18~20 周可听到胎儿心音，该音系双音，第一音和第二音相接近，如钟表的"滴答"音，每分钟 120~160 次。妊娠 24 周以前，胎儿心音多在脐下正中或稍偏左、右听到，妊娠 6 个月以后，胎儿心音多在胎背所在侧听得清楚。胎儿心音消失，提示出现死胎，胎儿心音过快或过慢，常提示胎儿缺氧。

六、腹部常见病变体征

腹部的常见病变有腹水、幽门梗阻、胃肠胀气、气腹、急性腹膜炎、急性胆囊炎、急性阑尾炎等，其体征见表4-10。

表4-10 腹部常见病变体征

病变	视诊	触诊	叩诊	听诊
腹腔积液（腹水）	腹部隆起，呈蛙腹，可有脐疝、腹壁静脉曲张，腹式呼吸减弱或消失	大量腹水可有液波震颤	大量腹水叩出移动性浊音	肠鸣音减弱或消失
幽门梗阻	可见到胃型胃蠕动波		空腹时可叩到振水音	可闻及气过水声
腹腔积气	全腹膨隆，腹部呈球形	腹壁紧张度可增加	鼓音范围增大，甚至全腹，肝浊音界消失	肠鸣音减弱或消失
胃肠胀气	腹部局部膨胀或全腹部膨隆（如积气在小肠可见脐周不规则肠型和蠕动波）	腹壁紧张度可增加	鼓音范围增大，甚至全腹	肠鸣音减弱或消失
急性腹膜炎	急性危重病容，表情痛苦，强迫仰卧位，双下肢屈曲，呼吸浅快、腹式呼吸减弱或消失，腹部膨隆	腹肌紧张、腹部压痛和反跳痛，重者呈板状腹	鼓音，可有移动性浊音，叩诊肝浊音界缩小或消失	肠鸣音减弱或消失
急性阑尾炎	急性病容，表情痛苦	右下腹阑尾点局限压痛、反跳痛和腹肌紧张，有时右下腹可触及一压痛性包块		肠鸣音减弱或消失
急性胆囊炎	急性病容，表情痛苦	右上腹肌紧张，莫菲征阳性，有时可触及一囊性包块	胆囊区可有叩击痛	

（王所荣）

第六节 脊柱与四肢评估

一、脊柱

脊柱是支撑体重、维持躯体各种姿势的重要支柱，也是躯体完成各项活动的枢纽。脊柱由7个颈椎、12个胸椎、5个腰椎、5个骶椎、4个尾椎组成。脊椎的病变主要表现为疼痛、姿势或形态异常以及活动受限等。脊柱评估应注意其弯曲度、有无畸形、活动是否受限、有无压痛及叩击痛等。

（一）脊柱弯曲度

1. 生理性弯曲 正常人直立时，脊柱从侧面观察有四个生理性弯曲，颈段稍向前凸、胸段稍向后凸、腰椎明显向前凸、骶椎明显向后凸。

2. 评估方法 被评估者取立位或坐位，评估者用手指沿脊柱棘突尖以适当压力从上向下划压，划压后皮肤出现一条红色充血痕，以此痕为标准观察脊柱有无侧弯。另外还应从侧面观察脊柱各部形态，了解有无前后突出畸形。正常人脊柱无侧弯及前后突出畸形。

3. 脊柱病理性变形

（1）颈椎变形：颈椎侧偏见于先天性斜颈，病人头向一侧倾斜，患侧胸锁乳突肌隆起。

（2）脊柱后凸：脊柱胸段过度向后弯曲称脊柱后凸，也称驼背。脊柱后凸时，前胸凹陷，头颈部前倾。常见于①佝偻病：多在儿童期发病，坐位时胸段呈明显均匀性向后弯曲，仰卧位时弯曲可消失。②结核病：多在青少年期发病，病变常在胸椎下段及腰段，由于椎体的破坏、压缩，棘突明显向后凸出，形成特征性的成角畸形，常伴全身其他脏器的结核病如肺结核等。③强直性脊柱炎：多见于成年人，脊柱胸段成弧形或弓形向后凸，常伴脊柱强直性固定，仰卧位时亦不能伸直。④脊椎退行性变：多见于老年人，椎间盘退行性萎缩，骨质退行性变，胸腰椎后凸曲线增大。⑤其他：外伤所致脊椎压缩性骨折、脊椎骨软骨炎、发育期姿势不良等。

（3）脊柱前凸：脊柱过度向前凸出性弯曲称为脊柱前凸。病变多发生在腰椎部位，评估时发现病人腹部明显向前突出，臀部明显向后突出。多见于晚期妊娠、大量腹水、腹腔巨大肿瘤、第五腰椎向前滑脱、水平骶椎（腰椎角大于 34°）、髋关节结核及先天性髋关节后脱位等。

（4）脊柱侧凸：脊柱离开后正中线向左或右偏曲称脊柱侧凸。根据侧凸发生的部位不同，分为胸段侧凸、腰段侧凸及胸腰段联合侧凸；根据侧凸的性状不同，分为姿势性侧凸和器质性侧凸。①姿势性侧凸：脊柱无结构异常。姿势性侧凸的早期，脊柱的弯曲度不固定，改变体位可使侧凸消失。如平卧或向前弯腰时脊柱可恢复常态。主要见于儿童发育期坐、立姿势不良；一侧下肢明显短于另一侧而引起代偿性侧凸；椎间盘突出等所致坐骨神经痛引起的侧凸；脊髓灰质炎后遗症等。②器质性侧凸：脊柱器质性侧凸的特点是改变体位不能使侧凸得到纠正。主要见于慢性胸膜肥厚或胸膜粘连、肩部或胸廓畸形、先天性脊柱发育不全、营养不良、肌肉麻痹。

（二）脊柱活动度

1. 评估方法 被评估者取直立位，将其骨盆固定，嘱其做前屈、后伸、侧弯、旋转等动作，以观察脊柱的情况及有无变形，已有脊柱外伤、可疑骨折或关节脱位的病人，应避免脊柱活动，以防止损伤脊髓。

2. 正常活动范围 正常脊柱有一定活动度，但各部位的活动范围明显不同。颈椎和腰椎的活动范围最大，胸椎的活动范围很小，骶椎和尾椎几乎不活动。颈椎前屈时，颏部可触及胸骨柄。颈椎后仰时，两眼可直视上空，鼻尖与颏部在同一水平，颈椎部皮肤皱褶可与枕外粗隆接近。颈椎左右侧屈，可使耳廓接近肩部。颈椎在作旋转时（两肩不得旋转）可使下颌碰肩，且可看到侧方。胸腰段前屈与后伸，伸膝位前屈时，手指尖可达足或地面。屈膝位后伸时，指尖可达腘窝上部。脊柱左右侧弯可使脊柱成一均匀弯弧，指尖可达膝部。脊柱左右旋转（评估者用两手固定被评估者骨盆，被评估者两手抱住枕骨，躯干做左右旋转运动），旋转不受限。

正常人在直立、骨盆固定的条件下，颈段、胸段、腰段的活动范围参考值见表4-11。

表4-11　颈、胸、腰椎及全脊椎活动范围

	前屈	后伸	左右侧弯	旋转度（一侧）
颈椎	35~45°	35~45°	45°	60~80°
胸椎	30°	20°	20°	35°
腰椎	75°	30°	35°	8°
全脊柱	128°	125°	73.5°	115°

3. 活动受限的临床意义

（1）颈椎活动受限：颈椎及软组织有病变时，活动常不能达到以上范围，否则有疼痛感，严重时出现僵直。常见于颈部肌纤维组织炎及韧带受损、颈椎病、颈椎结核或肿瘤浸润、颈椎外伤、颈椎骨折或关节脱位。

（2）腰椎活动受限：常见于腰部肌纤维组织炎及韧带受损、腰椎椎管狭窄、腰椎间盘突出症、腰椎结核或肿瘤、腰椎骨折或脱位。

（三）脊柱压痛与叩击痛

1. 压痛

（1）评估方法：被评估者取端坐位，身体稍向前倾。评估者以右手拇指从枕骨粗隆开始自上而下逐个按压脊椎棘突及椎旁肌肉。

（2）临床意义：正常均无压痛。出现压痛，提示该部位的脊椎或肌肉出现病变。常见的病变有脊椎结核、椎间盘突出症、脊椎外伤或骨折、腰背肌纤维炎或劳损等。除颈椎外，颈旁组织的压痛也提示相应病变，如落枕时斜方肌中点处有压痛；颈肋综合征及前斜角肌综合征时，锁骨上窝和颈外侧三角区内有压痛。

2. 叩击痛

（1）评估方法：脊柱叩击痛的评估方法包括直接叩击法和间接叩击法。

①直接叩击法：被评估者取端坐位，评估者用叩诊锤或手指直接叩击各椎体的棘突。此法多用于查胸椎与腰椎。颈椎疾病，特别是颈椎骨关节损伤时，一般慎用或不用此法。

②间接叩诊法：被评估者取端坐位，评估者将左手掌面置于其头顶，右手半握拳以小鱼际肌部位叩击左手背，观察被评估者脊柱各部位有无疼痛。

（2）临床意义：正常人脊柱各部位无叩击痛。出现叩击痛的部位即为病变处。叩

击痛阳性见于脊柱结核、脊椎骨折及椎间盘突出症等。如有颈椎病变或颈椎间盘脱出症，间接叩诊时可出现上肢的放射性疼痛。

二、四肢与关节

四肢与关节的评估通常运用视诊和触诊，两者互相配合，特殊情况下采用叩诊和听诊。注意观察四肢及其关节的形态，肢体的位置、活动度或运动情况。正常人四肢与关节左右对称，形态正常，无肿胀，活动自如。

（一）肢体的形态异常

1. 腕关节和手关节常见畸形

（1）梭形关节：指间关节增生，肿胀呈梭状畸形，双侧呈对称病变。早期出现局部红肿及疼痛，晚期可见手指关节明显僵直，活动受限，手腕及手指向尺侧偏斜。多见于类风湿关节炎（图4-37）。

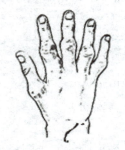
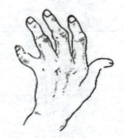

图4-37　梭形关节

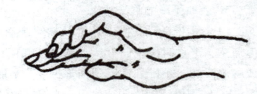

图4-38　爪形手

（2）爪形手：手指关节呈鸡爪样变形。常见于进行性肌萎缩、脊髓空洞症及麻风等。第4、5指爪形手则见于尺神经损伤（图4-38）。

（3）腕垂手：腕关节不能背伸，手指不能伸直，拇指不能外展，外观手腕呈下垂状。见于桡神经损伤（图4-39）。

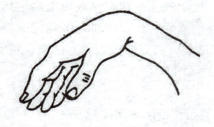
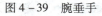

图4-39　腕垂手

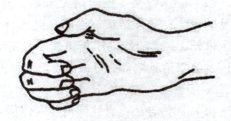

图4-40　猿掌

（4）猿掌：拇指、食指、中指不能伸展，拇指不能对掌，大鱼际肌萎缩，外观呈"猿形手"。见于正中神经损伤（图4-40）。

（5）杵状指（趾）：手指或足趾末端增生、肥厚、增宽、增厚，指甲从根部到末端拱形隆起呈杵状膨大，称杵状指（趾）。一般认为杵状指（趾）的发生与肢体末端慢性缺氧、代谢障碍及中毒性损害有关。缺氧时末端肢体毛细血管增生扩张，因血流丰富软组织增生，末端膨大。常见于：①呼吸系统疾病，如支气管肺癌、支气管扩张、慢性肺脓肿等。②心血管疾病，如发绀型先天性心脏病、亚急性细菌性心内膜炎等；③营养障碍性疾病，如肝硬化等（图4－41）。

（6）匙状甲：又称反甲，表现为指甲中央凹陷，边缘翘起，指甲变薄，表面粗糙有条纹。一般认为与缺铁、慢性缺氧、甲癣等有关。常见于缺铁性贫血（图3－42）。

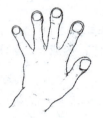

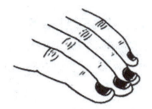

图4－41 杵状指　　　　　　　　　　　　　　　图4－42 匙状甲

2. 膝关节常见畸形

（1）膝内、外翻畸形：正常双脚并拢直立时，两膝与两内踝都可同时靠拢。如双内踝靠拢时，两侧膝关节分离，呈"O"型弯曲，称"O"型腿。如两侧膝关节靠拢时，两内踝分离，呈"X"形弯曲，称"X"形腿。多见于佝偻病。

（2）膝反张：膝关节过度后伸形成向前的反屈状，见于小儿麻痹后遗症、膝关节结核。

（3）膝关节肿胀：见于 ①膝关节积液：膝关节均匀性肿胀，双侧膝眼消失并突出。②膝关节结核：膝关节呈梭形膨大。③髌上囊内积液：髌骨上方明显隆起。④髌前滑膜炎：髌骨前面明显隆起。⑤半月板囊肿：关节间隙附近有突出物。

当怀疑膝关节内有积液时，可做浮试验髌：病人采取平卧位，下肢伸直放松，评估者左手拇指与其余四指分开固定在肿胀关节上方，并加压压迫髌上囊，右手拇指与其余四指分开固定在肿胀关节下方，使关节液集中于髌骨平面，然后用右手食指垂直按压髌骨并迅速抬起，按压时髌骨与关节面有碰触感，松手时髌骨浮起，即为浮髌试验阳性，提示有中等量以上的关节积液（图4－43）。

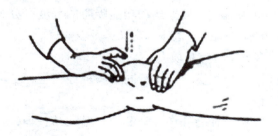

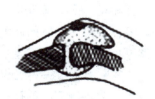

图4－43 浮髌试验

3. 踝关节及足部常见畸形

（1）扁平足：足纵弓塌陷，前半足外展，足跟外翻，形成足旋前畸形。横弓塌陷，前足增宽，足底前部形成胼胝。

（2）足内、外翻畸形：①足内翻：跟骨内旋，前足内收，足纵弓高度增加，站立时足不能踏平，外侧着地，多见于先天性畸形或小儿麻痹后遗症；②足外翻：跟骨外旋，前足外展，足纵弓塌陷，舟骨突出，扁平状，多见于胫前、胫后肌麻痹。

（3）马蹄足：踝关节跖屈，前半足触地，足不能背屈，多取旋后及内收位，多与内翻足并存，称马蹄内翻足，也称作"马蹄足"。多见于跟腱挛缩或腓总神经麻痹（图4-44）。

（4）高弓足：足纵弓高起，横弓下陷，足背隆起，足趾分开。

（5）跟足畸形：足不能跖屈，伸肌牵拉使踝关节背伸，形成跟足畸形，行走和站立时足跟着地。见于小腿三头肌麻痹（图4-44）。

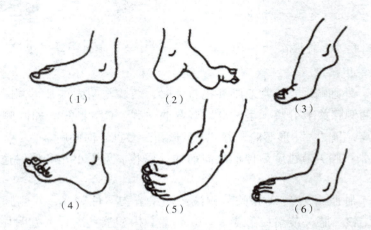

图4-44　足部常见畸形

(1) 扁平足；(2) 高弓足；(3) 马蹄足

(4) 跟足畸形；(5) 足内翻；(6) 足外翻

（二）肢体的运动功能异常

肢体的主动运动是在神经的协调下由肌肉、肌腱带动关节来完成的，其中任何一个环节受到损害，都会引起运动功能障碍。

1. 肢体瘫痪　随意运动功能障碍称为瘫痪，根据运动功能障碍的程度可分为完全瘫痪和不完全瘫痪。肢体瘫痪可分为单瘫、偏瘫、截瘫、交叉瘫及双侧瘫。

（1）单瘫：为单一肢体的瘫痪。多见于脊髓灰质炎。

（2）偏瘫：为一侧肢体（上、下肢）的瘫痪，可伴有同侧颅神经损害，是最常见的一种瘫痪。多见于颅内病变或脑卒中。

（3）截瘫：为双侧下肢的瘫痪。常见于脊髓外伤、脊髓炎、脊柱结核等，是由脊髓横贯性损伤造成的。

（4）交叉瘫：为一侧肢体的瘫痪及对侧颅神经瘫痪。多见于脑干病变。

2. 震颤　是指两组拮抗肌交替收缩所产生的不自主动作（不随意动作）。常见的类型有：①静止性震颤：静止时明显，运动时减弱，睡眠时消失，伴肌张力增高，见于帕金森病。②意向性震颤：又称动作性震颤。静止、休息时无震颤，动作时出现，愈接近目的物愈明显，见于小脑疾患。③老年性震颤：类似帕金森病的震颤，但肌张力通常不高，发生于老年人。

3. 扑翼样震颤 将被评估者两臂抬起，使其手和腕部悬空，则可出现两手快落慢抬的震颤动作，状似鸟飞扑翼样，常见于肝性脑病。

4. 舞蹈症 为面部肌肉及肢体的快速、无目的、不对称、不规则的不自主运动，表现为做鬼脸、转颈、耸肩、手指间断性伸屈、摆手和伸臂等舞蹈样动作，睡眠时可减弱或消失，多见于儿童风湿热。

5. 手足搐搦 手搐搦表现为腕部屈曲，手指伸展，指掌关节屈曲，拇指内收靠近掌心并与小指相对，形成"助产士手"；足搐搦则表现为踝关节与跖趾关节跖屈曲，足趾伸直。在发作间隙可作激发试验诱发：在被评估者前臂缠血压计袖带，然后充气使水银柱达舒张压以上，持续4分出现搐搦为阳性。手足搐搦见于低钙血症和碱中毒。

(三) 肢体的血管异常

肢体的血管评估包括动脉和静脉。动脉主要评估上肢的肱动脉、桡动脉、尺动脉和下肢动脉的股动脉、腘动脉、胫后动脉及足背动脉。注意动脉有无迂曲、扩张、动脉壁增厚、有无搏动、震颤及血管杂音。静脉主要评估上肢的头静脉、贵要静脉、肘正中静脉、前臂正中静脉和下肢的大隐静脉、小隐静脉。注意静脉有无扩张、扭曲、伸延、囊袋状隆起，有无溃疡、瘘道形成等。

1. 动脉变硬迂曲呈条索状 正常情况下，动脉管壁光滑、柔软，有一定的弹性，用一手指压迫动脉某处，阻断血流，则其远端的动脉壁不能触及，如仍能触及，则标志已有动脉硬化。动脉壁变硬、弹性丧失、呈条索状，见于早期动脉硬化；动脉迂曲甚至出现结节，见于明显动脉硬化。

2. 动脉搏动减弱或消失 生理情况下，两侧脉搏差异很小。两侧桡动脉搏动强弱不等，见于上肢多发性大动脉炎等；左侧脉搏出现较右侧脉搏晚，见于主动脉弓动脉瘤；下肢脉搏弱于上肢脉搏、甚至触不到，见于下肢多发性大动脉炎、主动脉缩窄；一侧胫后动脉或足背动脉脉搏减弱或消失，多见于下肢血栓闭塞性脉管炎等。

3. 下肢静脉曲张 一般多发生在小腿，曲张的静脉如蚯蚓状怒张、弯曲，久立加重，卧位抬高下肢可减轻，局部皮肤颜色紫暗并有色素沉着，甚至形成溃疡，严重时小腿有明显的肿胀感。多见于长期从事站立性工作的人或栓塞性静脉炎病人。

4. 周围血管征 周围血管征包括：①水冲脉（脉搏骤起骤落，犹如潮水涨落）。②枪击音（将听诊器膜型体件放在股动脉上，闻及与心跳一致的、短促响亮如射枪的"嘚–嘚"音）。③杜若兹（Duroziez）双重杂音（将听诊器钟型体件稍加压力置于股动脉上，闻及收缩期与舒张期双期吹风样杂音）。④毛细血管搏动征（用手指轻压病人指甲末端或以玻片轻压病人口唇黏膜，使局部发白，当心脏收缩和舒张时则发白的局部边缘发生有规律的红、白交替改变）。周围血管征主要见主动脉瓣重度关闭不全、动脉导管未闭、甲状腺功能亢进症、严重贫血等。

第七节　生殖器、肛门与直肠评估

一、生殖器

（一）男性生殖器

男性生殖器包括阴茎、阴囊、睾丸、附睾及精索、前列腺等。睾丸、附睾及精索位于阴囊内。评估时应让病人充分暴露下身，双下肢取外展位，先评估外生殖器阴茎及阴囊，后评估内生殖器、前列腺及精囊。

1. 阴茎　呈圆柱体，分头、体、根三部分，由 3 个海绵体（两个阴茎海绵体，一个尿道海绵体）构成。阴茎皮肤薄而软，并有显著的伸缩性。阴茎海绵体充血后阴茎变粗、变硬，称为勃起。

（1）包皮：阴茎的皮肤在冠状沟前向内翻转覆盖于阴茎表面称为包皮，成人包皮不应掩盖尿道口，翻起后应露出阴茎头。若翻起后仍不能露出尿道口或阴茎头称为包茎，多为先天性包皮口狭窄或炎症、外伤后粘连所致。包皮超过阴茎头，但翻起后能露出阴茎头和尿道口，称为包皮过长，易引起炎症或包皮嵌顿，甚至可诱发阴茎癌。

（2）阴茎头与阴茎颈：阴茎前端膨大的部分称为阴茎头，俗称龟头。在阴茎头、颈交界部位有一环形浅沟，称为阴茎颈或阴茎头冠。评估时将包皮上翻暴露出全部阴茎头及阴茎颈，观察其表面的色泽、有无充血、水肿、分泌物及结节。正常阴茎头红润光滑，质地柔软。出现硬结并伴有暗红色溃疡、易出血或融合为菜花状，应考虑阴茎癌。阴茎颈处出现单个椭圆形硬质溃疡称为下疳，愈后留有瘢痕，提示梅毒。阴茎部如出现淡红色小丘疹融合成蕈样，呈乳突状突起，提示尖锐湿疣。

（3）尿道口：评估时用示指置于龟头上，拇指置于龟头下，轻轻挤压将尿道口分开，仔细观察有无红肿、分泌物及溃疡（图 4 - 45）。正常尿道口黏膜红润、清洁、无分泌物。尿道口红肿，附着分泌物或有溃疡，且有触痛，多见于尿道炎。尿道口狭窄见于先天性畸形或炎症粘连。尿道口位于阴茎腹面称为尿道下裂。

（4）阴茎大小：正常成年人阴茎长 7～10cm。成人阴茎过小呈婴儿型见于垂体功能或性腺功能不全。儿童阴茎过大呈成人型，见于性早熟，如促性腺激素过早分泌，假性性早熟见于睾丸间质细胞瘤。

2. 阴囊　为腹壁的延续部分，囊壁由多层组织构成。阴囊内有一隔膜将其分为左右两个囊腔，各含精索、睾丸和附睾。

（1）评估方法：采用视诊与触诊。被评估者取立位或仰卧位，两腿分开。先观察阴囊皮肤及外形，后进行阴囊触诊。触诊时，评估者将双手拇指置于阴囊前面，其余四指放在阴囊后面，双手同时触诊。触睾丸时，应注意其大小、形状、硬度、有无触痛及缺如，并注意两侧的对

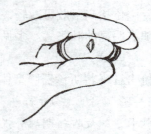

图 4 - 45　男性尿道
评估手法

比。阴囊肿大时，应做透光试验。阴囊透光试验做法：用不透明的纸片卷成圆筒（直径约5cm），一端置于肿大的阴囊表面，手电筒在对侧照射，从纸筒的另一端观察阴囊。如阴囊呈半透明橙红色，为透光试验阳性；不透光则为透光试验阴性。

（2）阴囊外观：正常阴囊皮色深暗多皱褶；外有少量阴毛，富有汗腺及皮脂腺。视诊时注意观察皮肤有无皮疹、脱屑等损害，观察阴囊外形有无肿胀。常见异常改变及其临床意义：①阴囊肿大见于阴囊水肿、睾丸鞘膜积液、阴囊疝或睾丸肿瘤。阴囊疝是肠管或肠系膜经腹股沟管下降至阴囊内所形成，表现为一侧或双侧阴囊肿大，触之有囊性感，有时可推回腹腔，但用力使腹腔内压增高时可再降入阴囊。鞘膜积液触之有水囊样感。睾丸鞘膜积液（液体）与阴囊疝或睾丸肿瘤（实体物）可通过阴囊透光试验鉴别，前者阴囊透光试验阳性，后者阴囊透光试验阴性。②阴囊象皮肿：阴囊皮肤水肿粗糙、增厚如象皮样，多为血丝虫病引起的淋巴管炎或淋巴管阻塞所致。

（3）精索：由输精管、提睾肌、血管及淋巴管等组成，位于附睾上方，呈柔软的索条状，无压痛。常见异常改变及其临床意义：①精索呈串珠样肿胀，见于输精管结核。②精索触及蚯蚓团样感，为精索静脉曲张。③靠近附睾的精索有结节，常由血丝虫病引起。④精索有挤压痛且局部皮肤红肿，多见于精索的急性炎症。

（4）睾丸：睾丸呈椭圆形，表面光滑柔韧，两侧大小基本一致。常见异常改变及其临床意义：①睾丸急性肿痛且压痛明显，见于外伤、流行性腮腺炎、淋病等。②睾丸慢性肿痛多由结核引起。③单侧睾丸肿大、质硬并有结节，应考虑睾丸肿瘤或白血病细胞浸润。④睾丸过小常为先天性或内分泌疾病引起，如肥胖性生殖无能症等；睾丸萎缩见于流行性腮腺炎或外伤后遗症及精索静脉曲张。⑤睾丸未降入阴囊内而在腹股沟管内或阴茎根部、会阴部等处，称为隐睾症，一侧多见。⑥未触及睾丸，应考虑先天性无睾症。后两者影响生殖器官和第二性征的发育。

（5）附睾：是贮存精子和促进精子成熟的器官，位于睾丸后外侧，上端膨大为附睾头，下端细小如囊锥状为附睾尾，正常无结节，无压痛。常见异常改变及其临床意义：①附睾呈结节状硬块，并伴有输精管增粗且呈串珠状，多为附睾结核。结核灶可与阴囊皮肤粘连，破溃后形成瘘管不易愈合。②急性炎症时肿痛明显，常伴有睾丸肿大，附睾与睾丸分界不清。③慢性附睾炎时，附睾肿大且有轻压痛。

3. 前列腺

（1）正常状态：前列腺位于膀胱下方，耻骨联合后约2cm处，是包绕尿道根部的实质性附属性腺，尿道从前列腺中纵行穿过，排泄管开口于尿道前列腺部。正常成人前列腺距肛门约4cm，质韧而有弹性，左、右两叶之间可触及中间沟，每叶前列腺约拇指指腹大小。

（2）评估方法：被评估者取肘膝位或右侧卧位。评估者食指戴指套，涂以润滑剂，徐徐插入肛门，向腹侧触诊。触诊时，注意前列腺大小、质地、表面情况、压痛、中间沟是否消失等。需留取前列腺液送检时，应同时作前列腺按摩。方法是：食指由外向内、同时向下徐徐按摩数次后，再沿中间沟向尿道口方向滑行挤压，即可见前列腺液从尿道口流出。

（3）常见异常改变及其临床意义：①前列腺肿大且有明显压痛，见于急性前列腺炎。②前列腺肿大，中间沟消失但表面光滑、质硬、无压痛及粘连，见于良性前列腺肥大症。③前列腺肿大、质硬，并可触及结节，应考虑前列腺癌。

（二）女性生殖器

女性生殖器包括内外两部分，一般情况下女性病人的生殖器不作常规评估，全身性疾病疑有局部表现时或怀疑生殖系统疾病时对女性生殖器进行评估。评估时病人应排空膀胱，暴露下身，仰卧于检查台上，两腿外展、屈膝，评估者带无菌手套进行。评估采用视诊与触诊。触诊包括双合诊、三合诊、肛腹诊。未婚女性一般行肛腹诊。特别提示：男性医护人员评估女性病人时，须有女医务人员或家属在场。

1. 外生殖器

（1）阴阜：位于耻骨联合前面，此处因皮下脂肪丰富而柔软丰满。性成熟后皮肤有阴毛，呈倒三角形分布，为女性第二性征。常见异常改变及其临床意义：①若阴毛先浓密后脱落而明显稀少或缺如，见于性功能减退症或席汉综合征（Sheehan's syndrome）。席汉综合征是指产后大出血、出血性休克引起垂体缺血性坏死，促性腺激素分泌减少导致阴毛脱落、性欲减退、闭经及产后无乳的一组表现。②阴毛明显增多，呈男性分布，多见于肾上腺皮质功能亢进症。

（2）大阴唇与小阴唇：大阴唇为一对纵行长圆形隆起的皮肤皱襞，皮下组织松软，富含脂肪及弹力纤维，性成熟后表面有阴毛。未生育妇女两侧大阴唇自然合拢遮盖外阴；经产妇两侧大阴唇常分开；老年人或绝经后常萎缩。小阴唇位于大阴唇内侧，为一对较薄的皮肤皱襞，两侧小阴唇常合拢遮盖阴道外口。小阴唇表面光滑、呈浅红色或褐色，前端融合后包绕阴蒂，后端彼此会合形成阴唇系带。常见异常改变及其临床意义：①阴唇皮肤增厚似皮革，色素增加，并有群集成片的小多角性扁平丘疹，伴外阴瘙痒，提示为外阴慢性单纯性苔藓。②阴唇皮肤变薄，干燥，皲裂，菲薄甚至似卷烟纸样，提示为外阴硬化性苔藓。③阴唇出现对称性、多发性米粒至高粱粒大小成簇疱疹，提示为生殖器疱疹。④阴唇及其周围多发性乳头状疣，其上可有指样突起，可融合成鸡冠状或菜花样，提示为尖锐湿疣。⑤局部色素脱失，出现境界醒目的白色斑片，提示为外阴白癜风。

（3）阴蒂：阴蒂为两端小阴唇前端会合处与大阴唇前连合之间的隆起部分，外表为阴蒂包皮，露出的阴蒂头直径约0.6～0.8 cm。常见异常改变及其临床意义：①阴蒂过小见于性功能发育不全。②阴蒂肥大主要见于女性假两性畸形，该畸形是由于肾上腺皮质增生、肿瘤或使用了大量的雄激素造成女性的男性外表。表现为阴蒂肥大似阴茎、喉结突出、发音低粗、乳房不发育等。

（4）阴道前庭：阴道前庭为两侧小阴唇之间的菱形裂隙，前部有尿道口，后部有阴道口。前庭大腺分居于阴道口两侧，如黄豆粒大，开口于小阴唇与处女膜的沟内。未开始性生活者处女膜完整，已婚者有处女膜裂痕，经产妇仅余残痕。常见异常改变及其临床意义：①尿道口两侧红肿、疼痛并有脓液流出，见于前庭大腺脓肿。②尿道口两侧肿大明显而压痛轻，可见于前庭大腺囊肿。

2. 内生殖器

（1）阴道：阴道为生殖通道，平常前后壁相互贴近，内腔狭窄，但富于收缩和伸展性。受性刺激时阴道前 1/3 产生收缩，分娩时可高度伸展。用拇、食指分开两侧小阴唇，在前庭后部可见阴道外口，其周围有处女膜。正常阴道黏膜呈浅红色，柔软、光滑。观察时应注意其紧张度，有无肿块、分泌物、出血等。

（2）子宫：正常宫颈表面光滑，妊娠时质软呈紫色，成年未孕子宫长约 7.5cm，宽约 4cm，厚约 2.5cm。触诊子宫使用双合诊法，应注意宫颈有无充血、糜烂、肥大及息肉。正常产后妇女子宫增大，触之较韧，光滑无压痛；子宫体积匀称性增大见于妊娠；非匀称性增大见于各种肿瘤。

（3）输卵管：正常输卵管表面光滑、质韧无压痛，不易触及。常见异常改变及其临床意义：①输卵管肿胀、增粗或有结节，弯曲或僵直，且常与周围组织粘连、固定，明显触压痛者，多见于急、慢炎症或结核。②明显肿大可为输卵管积脓或积水。③双侧输卵管病变，管腔变窄或梗阻，则难以受孕。

（4）卵巢：卵巢为一对扁椭圆形性腺，具有生产卵子、分泌性激素的功能。成年女子的卵巢约 4cm×3cm×1cm 大小，表面光滑、质软。绝经后萎缩变小、变硬。常见异常改变及其临床意义：①增大伴压痛常见于卵巢炎症。②卵巢不同程度肿大常提示卵巢囊肿。

二、肛门与直肠

直肠全长约 12～15cm，上接乙状结肠，下连肛管，肛管下端在体表的开口为肛门。肛门与直肠的评估方法以视诊、触诊为主，辅以内镜检查。可根据评估目的不同，让病人采取不同的体位。

（一）常用体位

1. 肘膝位　被评估者两肘关节屈曲，置于床上，胸部尽量靠近检查台，两膝关节屈曲成直角跪于检查床上，臀部抬高。此体位最常用于评估前列腺、精囊和进行乙状结肠镜检查（图 4－46）。

2. 左侧卧位　被评估者向左侧卧位，右腿向腹部屈曲，左腿伸直，臀部靠近检查台右边。适用于病重、年老体弱或女性病人。

3. 仰卧位或截石位　被评估者仰卧，臀部垫高，两腿屈曲、抬高并外展。适用于病重体弱者、膀胱直肠窝的评估和进行直肠双合诊（即右手示指在直肠内，左手在下腹部，双手配合，以评估盆腔脏器或病变情况）。

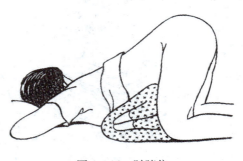

图 4－46　肘膝位

4. 蹲位　被评估者蹲成排大便时的姿势，屏气向下用力。适用于评估直肠脱出、内痔及直肠息肉等。

肛门与直肠评估结果及其病变部位应按时钟方向进行记录，并注明评估时的体位。

肘膝位时肛门后正中点为 12 点钟位，截石位时则与此相反，为 6 点钟位。

(二) 视诊

1. 视诊方法　评估者用手分开被评估者臀部，仔细观察肛门及周围皮肤颜色及皱褶。正常颜色较深，皱褶自肛门向外周呈放射状，让被评估者收缩肛门括约肌时皱褶更明显，作排便动作时皱褶变浅。另外，还应注意观察肛门周围有无脓血、黏液、肛裂、瘢痕、外痔、瘘管口、溃疡、脓肿等。

2. 常见异常改变及其临床意义　①肛门闭锁与狭窄，多见于新生儿先天性畸形，因感染、外伤、手术引起的肛门狭窄，可在肛周发现瘢痕。②肛门周围红肿及压痛，常见于肛门周围脓肿或炎症。③肛裂为肛管下段（齿状线以下）深达皮肤全层的纵行及梭行裂口或感染性溃疡，排便时疼痛，粪便周围附有少量鲜血，触诊时有明显触压痛。④痔是直肠下端黏膜下或肛管边缘皮下的内痔静脉丛或外痔静脉丛扩大和曲张所致的静脉团，常表现为大便带血、痔块脱出、疼痛或瘙痒感。痔可分为外痔、内痔和混合痔。外痔是肛门外口（齿状线以下）的紫红色柔软包块，表面为肛管皮肤覆盖；内痔是肛门内口（齿状线以上）的柔软紫红色包块，表面被直肠下端黏膜覆盖，排便时可突出肛门外；混合痔是齿状线上、下均可发现的紫红色包块，兼有内、外痔的特点。⑤肛门直肠瘘，简称肛瘘，是直肠、肛管（内口）与肛门皮肤（外口）相通的瘘管，多为肛管或直肠周围脓肿与结核所致，不易愈合。肛瘘可在肛门周围皮肤处发现瘘管开口，有时可见脓性分泌物流出，在直肠或肛管内可见内口或伴有硬结。⑥直肠脱垂，又称脱肛，是指肛管、直肠、乙状结肠下端的肠壁部分或全层向外翻出而脱出于肛门外，肛门外见到柔软紫红色包块。

(二) 触诊

1. 触诊方法　肛门和直肠的触诊称为肛门指诊或直肠指诊。被评估者可采取肘膝位、左侧卧位或仰卧位，评估者右手食指戴指套或手套，涂适量润滑剂（如液体石蜡），将食指置于肛门外口轻轻按摩，待病人肛门括约肌放松后，再徐徐插入肛门、直肠内（图 4-47）。指诊时注意有无触痛、波动感、包块，黏膜是否光滑，指套上是否有异常物质，如黏液、脓液、血液等。必要时做直肠镜和乙状结肠镜检查。

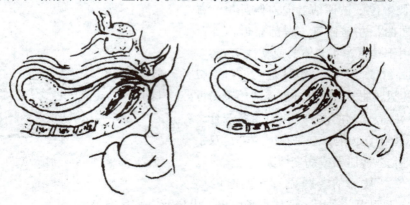

图 4-47　直肠指诊

2. 常见异常改变及其临床意义　①剧烈触痛，见于肛裂或感染。②触痛伴有波动感，见于肛门、直肠周围脓肿。③触及柔软、光滑而有弹性的包块，多为直肠息肉。④触及坚硬、凹凸不平的包块，应考虑直肠癌。⑤指诊后指套表面带有黏液、脓液或血液，提示直肠炎或直肠癌。

（饶学军）

第八节　神经系统评估

神经系统评估包括脑神经、运动功能、感觉功能、神经反射及自主神经评估等。本节主要介绍脑神经、感觉功能、运动功能、神经反射评估。评估时，应使被评估者充分配合，评估者要耐心细致，尽可能避免遗漏体征。

一、脑神经

（一）嗅神经

1. 评估方法　被评估者闭双眼，先按压住一侧鼻孔，评估者取检测气味用的物品靠近被评估者另一侧开放的鼻孔，嘱其深吸气，然后让其说出所闻到的气味；用同样方法评估另一侧鼻孔。检测气味常用的物品有：香皂、杏仁、香烟、咖啡、巧克力等。评估时应注意：①确定两侧的嗅觉是否一致。②为保证结果的准确性，可取 2～3 种不同测试物分别检测。③测试物的气味应为被评估者熟悉且无刺激性，刺激性大的物品如甲醛、酒精、氨水等不宜采用。

2. 临床意义　具有气味的微粒（嗅素）随气流进入鼻腔，接触嗅黏膜，溶入嗅腺的分泌物中，刺激嗅细胞发出神经冲动，经嗅神经、嗅球、嗅束、传至大脑海马旁回中的嗅觉中枢，产生嗅觉。从嗅黏膜到嗅觉中枢通路中的任何一个部位损害，均可出现嗅觉障碍。常见的嗅觉障碍有：①嗅素不能到达嗅区黏膜所致的嗅觉减退或失嗅：见于各种原因引起的鼻腔阻塞，如鼻甲肥大、鼻息肉、鼻中隔偏曲等。②嗅黏膜、嗅神经、嗅球、嗅束损害所致的嗅觉减退或失嗅：见于鼻炎、嗅神经炎、颅前窝骨折累及筛孔等。③嗅觉中枢病变所致的嗅觉异常：可表现为嗅觉过敏（嗅敏度增强）、错嗅（香被辨为臭）、幻嗅（无嗅素而有味）等，见于癔病、神经症、精神分裂症等。

（二）视神经

主要是视力评估，评估方法与临床意义见本章第二节头部评估。

（三）动眼神经、滑车神经、展神经

1. 评估方法　①外观：主要观察眼裂有无增大或缩小，眼球有无突出或内陷，眼球有无偏斜，眼睑有无下垂，瞳孔状况。②眼球运动：嘱其向上、向下、向内、向外转动运动，观察有无眼球运动障碍，眼球有无偏斜。③对光反射（直接与间接）与调节反射。

2. 临床意义　①出现眼球运动向内、向上、向下运动障碍，上睑下垂，瞳孔散大，

出现复视，调节反射消失，均提示动眼神经麻痹。②单纯出现眼球向下及向外运动障碍（减弱），提示滑车神经麻痹。③出现眼球向外运动障碍及伴有麻痹性内斜视，提示展神经麻痹。

（四）三叉神经

三叉神经感觉纤维分布于面部皮肤及眼、鼻、口腔黏膜；运动纤维支配咀嚼肌、颞肌和翼状内外肌的运动。

1. 评估方法

（1）感觉功能：嘱被评估者闭眼，依次进行触觉、痛觉、温觉等的检查，检查时，应注意仔细观察被评估者的反应，两侧对比，如有异常，确定其病变区域（眼支分布于眼裂以上的皮肤，上颌支分布于眼裂与口裂之间，下颌支分布于口裂与下颌底之间）。检查触觉用棉絮或软毛刷触面部皮肤，检查痛觉用针尖轻刺面部皮肤，检查温觉用装热水（40℃~50℃）或冷水（5℃~10℃）的试管接触面部皮肤。

（2）角膜反射（详见本节神经反射评估）。

（3）运动功能：评估者用双手分别按压被评估者两侧的颞肌、咀嚼肌并嘱其做咀嚼动作，比较两侧肌力，嘱其做张口动作，比较下颌有无歪斜（以露齿时上下门齿的中缝线为标准）。

2. 临床意义

（1）感觉功能障碍：某支分布区域或一侧面部触觉、痛觉、温觉减退或消失，提示该支或同侧三叉神经损害，常见于三叉神经痛、脑桥小脑脚肿瘤、延髓空洞症。

（2）运动功能障碍：一侧咀嚼肌肌力减弱、下颌偏向病侧，提示该侧三叉神经运动纤维受损，常见于牙根脓肿、龋齿、颅脑损伤或肿瘤等。

（五）面神经

1. 评估方法

（1）运动功能：首先观察被评估者额纹、鼻唇沟、眼裂、口角有否改变，并作两侧对比。然后嘱其做皱额、闭眼、露齿、微笑、鼓腮、吹口哨等动作，并作两侧对比。

（2）味觉功能：让被评估者伸舌，评估者依次取少量酸（柠檬）、甜（糖）、苦（奎宁）、咸（盐）的测试物品溶于水后，用棉棒蘸取涂在被评估者一侧舌前部，嘱被评估者用手指出某个预定的符号（酸、甜、苦、咸），但不能讲话和缩舌，分别测试两侧。注意每测一种测试物后应用清水漱口，以免发生干扰。

2. 临床意义

（1）一侧额纹变浅或消失、眼裂增大、鼻唇沟变浅，不能皱额、闭眼、鼓腮或吹口哨漏气，露齿或微笑时口角歪向健侧，提示该侧面神经周围性瘫痪，常见于面神经炎等。

（2）双侧额纹正常、眼裂正常、能皱额、能闭眼，但一侧鼓腮或吹口哨漏气、露齿或微笑口角歪向患侧，提示该侧中枢性瘫痪，常见于脑血栓形成、脑出血、脑肿瘤、脑炎等。

（3）舌前2/3味觉消失，提示面神经在面神经管内损伤，常见于面神经炎。中枢性面瘫与周围性面瘫的鉴别，见表4-12。

表 4 - 12 中枢性面瘫和周围性面瘫的鉴别

项目	中枢性面瘫	周围性面瘫
受损部位	核上组织受损（皮质、皮质脑干纤维、内囊、脑桥等）	面神经核或面神经受损
病因	脑血管疾病、脑肿瘤、脑炎等	受寒、耳部或脑膜感染、神经纤维瘤等
面肌	病灶对侧颜面下部肌肉麻痹，不能露齿、鼓腮、吹口哨	病灶同侧面肌麻痹，不能露齿、鼓腮、吹口哨
角膜反射	存在	消失
鼻唇沟	变浅	变浅
口角	示齿时口角偏向病侧	示齿时口角偏向病灶对侧
味觉功能	无障碍	舌前 2/3 味觉障碍

（六）位听神经（前庭蜗神经）

1. 评估方法

（1）听力：听力粗测：在安静环境下，被评估者用棉花阻塞另一侧外耳道，评估者持机械手表自 1 米以外逐渐移近该侧耳，直至被评估者听清表声为止，记录手表与该耳的距离，同样方法测另一耳。正常人一般在距离 1 米处可闻及机械表音。听力精确测试：最常用、最基本的是音叉试验。①任内试验（Rinne test）：又称气骨导比较试验。评估者手持音叉柄，向另一手掌的鱼际肌或肘关节处轻击音叉臂，评估气导听力时，立即将振动的叉臂末端置于距被评估者外耳道 1 cm 处，且与外耳道口位于同一水平面；评估骨导听力时，立即将振动的叉柄末端的底部紧贴在鼓窦区或其上方的颅外面。通过比较同侧气传导和骨传导的时间判断耳聋的性质。气导声响强于骨导声响，为正常人或感音性耳聋；骨导声响较气导强，为传导性耳聋；两者传导时间相等为混合性耳聋或中度传导性耳聋。②韦伯试验（Weber test）：又称骨导偏向试验。评估者将音叉击响后，立即将振动的叉柄末端的底部紧贴在颅中线的前额部或下颌部，比较被评估者两侧耳骨导听力的强弱。两侧听力相等，为正常人或两耳听力同等程度下降；病侧骨传导较强，骨导偏向耳聋侧，为传导性耳聋；病侧骨导听力减弱，骨导偏向健侧，为正常或感音性耳聋。③施瓦巴赫试验（Schwabch test）：又称骨导对比试验，是病人和正常人骨导听力进行比较。将击响的音叉按任内试验法交替测病人和正常人的骨传导听力，先放于正常人（一般为本人）身上，声音消失后，迅速放于被评估者的身上。然后再给被评估者做骨导试验，声音消失后，迅速放于评估者的相应部位。两者骨导时间相似，为正常；被评估者骨导时间大于评估者（正常人），为传导性耳聋；被评估者骨导时间小于评估者（正常人），为感音性耳聋。

（2）前庭神经：①一般观察：观察被评估者有无眼球震颤、平衡障碍。②特殊检查：旋转试验、外耳道灌注冷水及热水试验，详见耳鼻咽喉科学。

2. 临床意义

（1）耳聋：传导性耳聋常见于耵聍栓塞、外耳道异物、中耳炎、鼓膜穿孔或破裂等。感音性耳聋常见于药物损害（链霉素、庆大霉素、卡那霉素等）、噪音损害、听神经炎、脑干血管病、多发性硬化等。

（2）平衡障碍：平衡障碍表现为眩晕，伴恶心、呕吐及眼球震颤，常见于梅尼埃（Meniere）病、迷路炎、椎基底动脉供血不足、前庭神经元炎、听神经瘤等。

（七）舌咽神经与迷走神经

1. 评估方法　①运动功能：嘱被评估者做张口动作，首先观察两侧软腭高度是否一致、悬雍垂是否居中。然后，嘱其发"啊"音，注意观察软腭上提及悬雍垂偏移情况。②味觉功能：同面神经的味觉功能检查，注意将测试物涂于舌后1/3处。③咽反射：嘱被评估者做张口动作，用压舌板轻触咽后壁，正常出现咽部肌肉收缩并诱发恶心反射。再让其饮水，观察有无呛咳或水从鼻孔流出现象（如被评估者平时已有饮食呛咳，不应再做饮水观察）。

2. 临床意义　一侧舌咽神经与迷走神经核及核以下损害，出现声音嘶哑及带鼻音，吞咽困难及呛咳，患侧软腭不能上抬，咽反射消失，悬雍垂偏向对侧；双侧舌咽神经与迷走神经核及核以下损害（周围性延髓麻痹），出现声音嘶哑及带鼻音，吞咽困难及呛咳，两软腭不能上抬，咽反射消失，常伴舌肌萎缩，又称真性球麻痹；双侧舌咽神经与迷走神经核上损害（中枢性延髓麻痹），出现声音嘶哑及带鼻音，吞咽困难及呛咳，但咽反射亢进，无舌肌萎缩，又称假性球麻痹。真性球麻痹与假性球麻痹的鉴别见表4-13。

表4-13　真性球麻痹与假性球麻痹的鉴别

项目	真性球麻痹	假性球麻痹
受损部位	延髓的舌咽、迷走神经或其核	双侧上运动神经元病损（主要是运动皮质及其发出的皮质脑干束）
病因	脑炎、脊髓灰质炎、多发性神经炎等	两侧脑血管病及脑炎等
表现	吞咽困难、咽部感觉丧失、咽反射消失、常伴舌肌萎缩；一侧受损时表现为病侧软腭不能上举、悬雍垂偏向健侧、病侧咽反射消失。双侧受损时表现为声音嘶哑	声音嘶哑、吞咽困难、咽部感觉存在、咽反射亢进、无舌肌萎缩，伴有下颌反射和掌颏反射亢进
锥体束征	阴性	阳性

（八）副神经与舌下神经

1. 副神经　副神经支配胸锁乳突肌与斜方肌。评估方法：让被评估者做旋颈与耸肩动作，观察动作情况，并作两侧对比。临床意义：一侧胸锁乳突肌瘫痪，头不能向同侧倾斜，面不能转向对侧，可伴肌肉萎缩；一侧斜方肌瘫痪，同侧肩下垂，耸肩力量减弱，可伴肌肉萎缩。提示同侧副神经损伤。

2. 舌下神经　舌下神经支配舌肌。评估方法：让被评估者伸舌，观察舌的运动情况。临床意义：伸舌时，舌尖偏向一侧，伴舌肌萎缩，提示同侧舌下神经损伤；舌不能伸出，提示双侧舌下神经损伤。

二、运动功能

运动是指骨骼肌的活动，可分为随意运动、不随意运动和共济运动。随意运动受大脑皮质运动区支配，主要由锥体束完成；不随意运动由锥体外系和小脑支配。

（一）肌力评估

1. 评估方法 肌力是指肢体随意运动时肌肉收缩的力量。嘱被评估者肢体做伸、屈动作，评估者施以相反的力，观察肌力状态；或嘱被评估者作肢体抬高动作，观察其肢体的活动状况。注意两侧比较。

2. 肌力分级 肌力采用 0~5 级六级分类法。

0 级 完全瘫痪，肌肉无收缩。

1 级 肌肉可收缩，但不能产生动作。

2 级 肢体可在床面移动，但不能抬起。

3 级 肢体能抗地心引力抬离床面，但不能克服阻力。

4 级 肢体能对抗阻力，但力量较弱。

5 级 正常肌力。

3. 临床意义 肌力减弱或丧失即瘫痪。具体临床意义见第三章第六节四肢与关节评估。

根据病变部位不同，瘫痪分为上运动神经元性瘫痪（中枢性瘫痪）和下运动神经元性瘫痪（周围性瘫痪），二者鉴别见表 4-14。

表 4-14 上、下运动神经元瘫痪鉴别

	上运动神经元瘫痪	下运动神经元瘫痪
瘫痪分布	整个肢体为主	肌群为主
肌张力	增强	减弱或消失
腱反射	增强或亢进	减弱或消失
病理反射	有	无
肌萎缩	无	有

（二）肌张力

1. 评估方法 肌张力是指静止状态下的肌肉紧张度。评估时，评估者用手挤捏被评估者肌肉以感知其硬度及弹性；用一手扶住关节，另一手握住肢体远端做被动伸、屈动作以感知其阻力。

2. 临床意义

（1）肌张力增高：①肌肉坚实变硬，肢体被动伸、屈阻力大呈折刀现象（起始阻力大，终末突然减弱），提示锥体束损害，常见于脑血管病如脑血栓形成、脑出血等。②肌肉坚实变硬，肢体被动伸、屈阻力大呈铅管样（阻力均匀一致变大），提示锥体外系损害，常见于帕金森病等。

（2）肌张力降低：肌肉松软无力，肢体被动伸、屈阻力减退，关节活动范围增大，提示脊髓或周围神经损害，常见于脊髓前角灰质炎、周围神经病等。

（三）不随意运动

不随意运动亦称不自主运动，是指被评估者意识清醒的情况下，出现的不受主观意识支配、无目的的异常动作。主要包括舞蹈症、震颤、抽搐等，评估方法及临床意义具体见第三章第六节四肢与关节评估。

（四）共济运动

机体完成某一动作时，某一肌群协调一致的运动称为共济运动。共济运动主要由小脑维持完成，前庭神经系统、视神经、深感觉、锥体外系等也参入其中。常用的检查有：

1. 指鼻试验　评估方法：被评估者手臂外展伸直，然后让其用食指触指自己的鼻尖，先慢后快，先睁眼做，再闭眼做，先做一侧，再做另一侧。临床意义：正常人指鼻准确。一侧指鼻不准确、动作缓慢或出现震颤，提示同侧小脑半球病变。睁眼时指鼻准确，闭眼时不准确，提示深感觉障碍，见于脊髓梅毒。

2. 跟膝胫试验　评估方法：被评估者取仰卧位，将一侧足跟部放在另一肢体膝关节下端，嘱其足跟沿胫骨前缘滑下，先睁眼做，再闭眼做，先做一侧，再做另一侧，观察整个动作过程。临床意义：正常人整个动作过程流畅、准确。一侧动作不准确或出现震颤，提示同侧小脑半球病变。睁眼时动作准确，闭眼时动作不准确，提示深感觉障碍，见于脊髓梅毒。

3. 快复轮替动作　评估方法：让被评估者伸直手掌，并以前臂做快速的旋前旋后动作，先做一侧，再先做另一侧，观察其整个动作过程。临床意义：整个动作过程流畅、准确。一侧动作笨拙，缓慢而不均匀，提示同侧小脑半球病变。

4. 闭目难立征（Romberg test）　评估方法：被评估者双足跟并拢直立，向前平伸双手，先睁眼做，再闭眼做，观察其站立情况。正常人睁闭眼站立均平稳。睁闭眼均站立不平稳，提示小脑半球病变。睁眼时站立平稳，闭眼时，出现身体晃动或倾斜，提示深感觉障碍，见于脊髓梅毒。

三、感觉功能

感觉是作用于各个感受器的各种形式刺激在人脑中的直接反映。解剖学将感觉分为内脏感觉、特殊感觉（视觉、听觉、味觉、嗅觉）和一般感觉（浅感觉、深感觉和复合感觉）。感觉功能评估必须在被评估者意识清醒及精神状态正常时进行。评估时应嘱被评估者闭目，充分暴露被测部位，将刺激物由感觉障碍区移向正常区，或由正常区移向感觉过敏区，注意两侧对比、上下对比及远、近端对比。对意识不清的被评估者或小儿，可根据面部表情、肢体回缩动作及哭叫等反应，粗略估计感觉功能有无障碍。避免暗示性提问，必要时重复进行。

（一）浅感觉

1. 评估方法　评估触觉用棉花捻触皮肤，评估痛觉用针轻刺皮肤，评估温度觉用装热水（40℃~50℃）或冷水（5℃~10℃）的试管接触皮肤。嘱被评估者闭眼，依次进行触觉、痛觉、温度觉的评估，评估时，应注意仔细观察被评估者的反应，两侧对比，如有异常（感觉过敏、减退或消失），确定其区域。

2. 临床意义　痛觉、温度觉异常，提示脊髓丘脑侧束损害。触觉异常，提示脊髓丘脑后索损害。

（二）深感觉

1. 评估方法　被评估者闭眼，依次评估运动觉、位置觉、震动觉，并作两侧对比。评估运动觉时，评估者用手轻捏被评估者的手指或足趾上下移动，让其说出移动的方向；评估位置觉时，评估者将被评估者的肢体摆成一定姿势或放置在一定位置，让其说出其所摆姿势或所处的位置；评估震动觉时，评估者将敲击后震动的音叉（128Hz）柄放在被评估者肢体突起的骨骼处如内踝、外踝、桡骨茎突、尺骨鹰嘴、髌骨等，让其说出有无震动及震动持续时间。

2. 临床意义　正常人能正确说出评估时的运动觉、位置觉、震动觉。一侧深感觉障碍或消失，提示同侧脊髓后索损害。

（三）复合感觉（精细触觉，皮质感觉）

1. 评估方法　被评估者闭眼，依次评估皮肤定位觉、两点辨别觉、实体辨别觉和体表图形觉，并作两侧对比。评估皮肤定位觉时，用棉签轻触被评估者皮肤，让其说出所触部位；评估两点辨别觉时，用分开的双脚规轻刺被评估者两点皮肤，逐渐缩小距离，直至感觉为一点时为止（正常：指尖处皮肤为 $2 \sim 8mm$，手背处皮肤 $2 \sim 3cm$，躯干处皮肤 $6 \sim 7cm$）；评估实体辨别觉时，将硬币、笔、火柴盒等日常熟悉的物品让被评估者用手抚摸，然后说出物品的名称及形状；评估体表图形觉时，评估者在被评估者皮肤上画简单图形如三角形、圆形或写简单的字，然后让其说出是何图形或何字。

2. 临床意义　复合感觉障碍，提示大脑皮质损害。

（四）感觉障碍

根据病变的性质，感觉障碍可分为抑制性症状和刺激性症状。

1. 抑制性症状　指感觉径路破坏出现感觉减退或缺失。

（1）感觉缺失：是指被评估者在意识清楚的情况下，对刺激无任何感知。若同一部位各种感觉均缺失，称为完全性感觉缺失；在同一部位一种或数种感觉缺失而其他感觉存在，称为分离性感觉障碍。

（2）感觉减退：是指被评估者在意识清楚的情况下，感觉敏感度下降，对强的刺激产生弱的感觉。

2. 刺激性症状　是指由于感觉径路受到刺激或兴奋性增高而出现的异常感觉。

（1）感觉过度：对刺激的阈值增高且反应时间延长。表现为对轻微刺激的辨别力减弱，当受到强烈刺激后，经过一段时间潜伏期达到阈值后，才出现一种定位不明确的强烈不适感或疼痛。

（2）感觉过敏：指给予轻微刺激引起强烈疼痛的感觉。

（3）感觉异常：指无外界刺激而出现的异常自发性感觉，如麻木感、痒感、针刺感、蚁走感、束带感、肿胀感等。

（4）感觉倒错：指对刺激的错误感觉，如非疼痛刺激产生疼痛的感觉，冷的刺激产生热的感觉。

（5）疼痛：依病变部位及疼痛特点分为：①局部疼痛：指病变部位的局限性疼痛，如神经炎的局部神经痛。②放射性疼痛：指疼痛由局部扩展到受累的感觉神经支配区，如坐骨神经痛。③扩散性疼痛：疼痛由一个神经分支扩散到另一分支分布区，如手指远端挫伤疼痛扩散到整个上肢。④牵涉痛：内脏病变出现的相应体表区疼痛，如心绞痛引起左肩及左上肢痛。

四、神经反射

神经反射评估对神经系统疾病的定位诊断具有重要价值。反射是通过反射弧（感受器、传入神经元、中枢、传出神经元和效应器）完成的。反射弧中任何一个环节发生病变，都能影响反射活动，表现为反射减弱或消失。同时，反射又受高级神经中枢控制，锥体束以上发生病变时，则可使反射活动失去抑制，而出现反射亢进。评估时应使病人肌肉放松，肢体置于合适位置并注意两侧对比。

（一）生理反射

根据刺激的部位，可将生理反射分为浅反射和深反射。刺激皮肤或黏膜引起的反射称为浅反射，刺激肌腱、骨膜引起的反射称为深反射。

1. 浅反射

（1）角膜反射：嘱被评估者眼睛向内上方注视，用湿棉絮尖从视野外侧轻触被评估者一侧角膜外缘，观察眼睑闭合情况，同侧眼睑闭合称为直接角膜反射，对侧眼睑闭合称为间接角膜反射。角膜反射的传入神经为三叉神经眼支，中枢为脑桥，传出神经为面神经。临床意义：正常反应为双侧眼睑迅速闭合。直接与间接角膜反射均消失，见于被测侧三叉神经损害；直接反射消失，间接反射存在，见于被测侧面神经瘫痪；角膜反射完全消失，见于深昏迷（图4－48）。

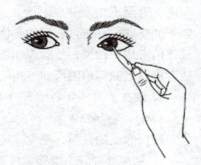

图4－48　角膜反射评估示意图

（2）腹壁反射：被评估者仰卧，双下肢稍屈曲，使腹壁松弛，评估者用钝头竹签分别沿肋弓下缘、平脐水平及腹股沟上缘平行方向，迅速由外向内轻划两侧腹壁皮肤，正常反应受刺激部位腹肌收缩，即腹壁反射存在（图4－49）。腹壁反射的传入、传出神经均为肋间神经。反射中枢：上腹壁为胸髓 7～8 节段；中腹壁为胸髓 9～10 节段；下腹壁为胸髓 11～12 节段。上、中或下部反射消失分别见于上述不同平面的胸髓病损。一侧腹壁反射减弱或消失见于同侧锥体束病损。双侧腹壁反射完全消失见于深昏迷、急性腹膜炎、肥胖者、老年人及经产妇等。

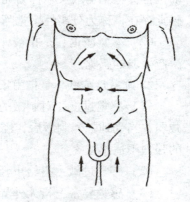

图4－49　腹壁反射和提睾反射评估示意图

（3）提睾反射：用钝头竹签由下而上轻划男性被评估者股内侧上方皮肤，观察睾丸上提情况。正常反应为同侧提睾肌收缩，睾丸上提（图4-49）。其传入和传出神经皆为生殖股神经，中枢为腰髓1~2节段。双侧反射消失见于腰髓1~2节段损害；一侧反射消失见于同侧锥体束损害。此外，腹股沟疝、阴囊水肿、睾丸炎等局部病变亦可使该反射减弱或消失。

2. 深反射

（1）肱二头肌反射：评估者左手托住被评估者屈曲的肘部，拇指置于肱二头肌肌腱上，以叩诊锤叩击拇指，观察前臂运动情况。正常反应为肱二头肌收缩，前臂快速屈曲。肱二头肌反射传入、传出神经为肌皮神经，反射中枢在颈髓5~6节段（图4-50）。

（2）肱三头肌反射：被评估者上臂外展，肘部半屈，评估者左手托住被评估者肘部，右手用叩诊锤直接叩击鹰嘴上方1.5~2cm处的肱三头肌肌腱，观察前臂运动情况。正常肱三头肌收缩，前臂稍伸展。肱三头肌反射的传入、传出神经为桡神经，反射中枢在颈髓7~8节段（图4-51）。

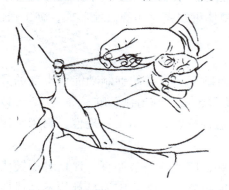
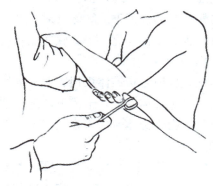

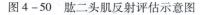

图4-50　肱二头肌反射评估示意图　　　图4-51　肱三头肌反射评估示意图

（3）膝腱反射：被评估者取坐位时，小腿完全放松下垂，取仰卧位时，评估者左手托起膝关节，使髋、膝关节稍屈曲，右手用叩诊锤叩击髌骨下方股四头肌肌腱，观察小腿运动情况。正常反应为股四头肌收缩，小腿伸展。膝反射的传入、传出神经为股神经，反射中枢在腰髓2~4节段（图4-52）。

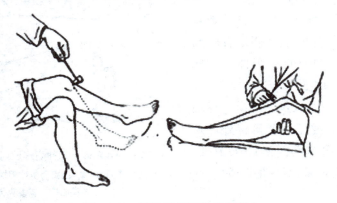

图4-52　膝腱反射评估示意图

（4）跟腱反射：被评估者仰卧，髋及膝关节稍屈曲，下肢取外展外旋位，评估者左手托被评估者足掌，使足呈过伸位，右手持叩诊锤叩击跟腱，观察足运动情况。正常反应为腓肠肌收缩，足向跖面屈曲。跟腱反射的传入、传出神经为胫神经，反射中枢在骶髓 1～2 节段（图 4 - 53）。

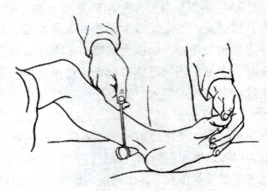

图 4 - 53　跟腱反射评估示意图

深反射改变的临床意义：①深反射减弱和消失：常见于下运动神经元瘫痪，如周围神经炎、神经根炎、脊髓前角灰质炎等；肌肉疾患，如重症肌无力、周期性瘫痪等；脑或脊髓的急性损伤，如急性脊髓炎、脑出血早期；深昏迷、深度麻醉等。被评估者精神紧张或注意力集中于测部位，可出现可疑性减弱或消失。②深反射亢进：常见于锥体束损害，如脑血栓形成、脑出血等。此外，也见于神经症、甲状腺功能亢进症等。

（二）病理反射

病理反射是指锥体束损害时，大脑失去了对脑干和脊髓的抑制功能而出现的异常反射，又称锥体束征。锥体束征阳性常见于脑血栓形成、脑出血、脑炎等。1.5 岁以内的婴幼儿由于锥体束尚未发育完善，也可出现这种反射，不属于病理性。临床常用的病理反射有：

1. 巴宾斯基（Babinski）征　被评估者仰卧，髋及膝关节伸直，评估者用钝头竹签由后向前划足底外侧缘，至小趾根部再转向拇趾侧，正常反应为足趾均不动或向跖面屈曲。阳性反应为拇趾缓缓背伸，其余四趾呈扇形散开（图 4 - 54）。

2. 奥本海姆（Oppenheim）征　评估者用拇指及示指沿被评估者胫骨前缘自上而下用力滑擦，阳性反应同 Babinski 征（图 4 - 54）。

3. 戈登（Gordon）征　评估者将拇指和其余四指分置于被评估者腓肠肌处，以适度力量挤捏，阳性反应同 Babinski 征（图 4 - 54）。

4. 查多克（Chaddock）征　评估者用钝头竹签沿被评估者足背外侧从外踝下方由后向前划至趾跖关节处，阳性反应同巴宾斯基征（图 4 - 54）。

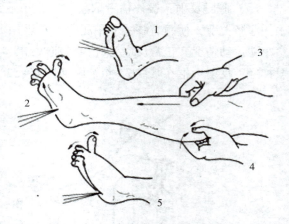

图 4 - 54　几种病理反射示意图
1. 巴宾斯基征阴性；2. 巴宾斯基征阳性、奥本海姆征阳性；
3. 戈登征阳性、查多克征阳性

（三）脑膜刺激征

软脑膜和蛛网膜的炎症，或蛛网膜下腔出血，可刺激脊神经根，导致其支配的肌肉发生反射性痉挛，当牵拉这些肌肉时，被评估者可出现防御反应，从而产生一系列阳性体征，统称为脑膜刺激征。见于各种脑膜炎、脑炎、蛛网膜下腔出血、颅内压增高、脑水肿等。

1. 颈强直　被评估者去枕仰卧，双下肢伸直，评估者右手置于被评估者胸前，左手托其枕部并使其作被动屈颈动作。正常颈部柔软易屈，若颈有抵抗或下颏不能前屈并有痛苦表情，提示为颈强直。

2. 凯尔尼格（Kernig）征　被评估者仰卧，评估者托起被评估者一侧大腿，使髋、膝关节各屈曲成直角，然后一手置于其膝关节前上方固定膝关节，另一手托其踝部，将被评估者小腿抬高尽量使其膝关节伸直。正常膝关节可伸达135°以上。阳性表现为伸膝受限，并伴大腿后侧及腘窝部疼痛（图4-55）。

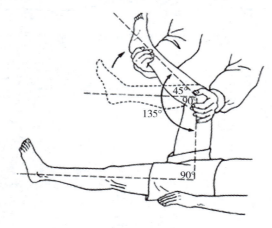

图4-55　凯尔尼格征评估示意图

3. 布鲁津斯基（Brudzinski）征　被评估者仰卧，下肢伸直，评估者用一手托被评估者枕部，另一手置于被评估者胸前，使头前屈。正常表现双下肢不动；阳性表现为双侧膝关节和髋关节同时屈曲（图4-56）。

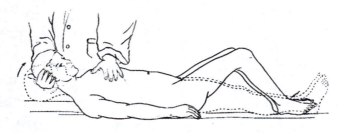

图4-56　布鲁津斯基征评估示意图

（四）拉赛克（Lasegue）征

Lasegue征为神经根或坐骨神经受刺激引起。常见于坐骨神经炎、腰椎间盘突出症或腰骶神经根炎等造成的坐骨神经痛。

　　被评估者仰卧，双下肢伸直，评估者一手置于被评估者膝关节上，另一手将其下肢抬起。正常人伸直的下肢可抬高70°以上，抬高小于30°以下并出现自上而下的放射性疼痛为阳性（图4-57）。

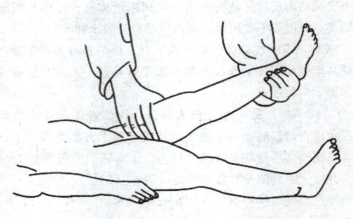

图4-57　拉赛克征评估示意图

（陈云华）

第五章 | 心理与社会评估

第一节 心理与社会评估概述

社会因素以其刺激的特殊性和强度影响个体的心理状态，而心理的反应性和易感性又会因个体对所面临刺激情境的认知、评价及应对能力的不同而影响人的健康。人是具有生理、心理、社会功能的有机整体，具有生物与社会双重属性，人的健康不仅受其机体生理结构与功能的影响，而且还与其心理状态和社会因素等密切相关。因此，对健康的评估，不仅要对个体的身体状态进行评估，同时必须对其心理和社会等方面的状态进行评估，只有这样才能获得全面、系统、准确的健康资料，为被评估者提供包括生理、心理、社会等方面的整体护理。

一、心理与社会评估的目的

（1）了解个体的心理、社会问题及其诱因，为有针对性地开展心理护理、制定社会支持计划、更好地满足个体心理与社会需求，提供基础材料。

（2）了解个体社会支持系统是否有效，为充分调动其社会支持力量、促进康复提供依据。

（3）评估个体的人格，了解其人格倾向性、人格心理特征、自我意识等，作为进行心理护理和选择护患沟通方式的依据。

（4）评估个体的应激源、应激反应及其应对方式，为制定切实可行的护理计划，帮助其有效应对应激源、减轻应激反应奠定基础。

（5）评估个体的角色功能，以帮助其尽快适应角色，消除由此带来的应激反应。

（6）评估个体的文化背景，以便为其提供符合其文化需求的护理。

（7）评估个体的家庭功能，找出影响个体健康的家庭因素，以便从家庭整体功能状况判断个体的健康，并制定有针对性的家庭护理计划，更好地维护其成员的健康。

（8）评估个体的环境，明确个体现存的或潜在的环境危险因素，指导制定环境干预措施，创造一个安全、便利、舒适的环境。

二、心理与社会评估的内容

1. 一般社会内容

（1）被评估者：姓名、性别、年龄、出生地、职业、文化程度、婚姻状况、生活习惯和嗜好等。

（2）家庭：包括被评估者直系亲属的一般情况，如目前与谁共同生活，关系如何；直系亲属中是否有人遭遇重大突发事件；遇有重大困难时，直系亲属中是否有人提供帮助，与此人关系如何；家庭遇有危机时通常解决的方法等。

2. 主观资料 被评估者患病前或入院前一年的应激水平。①家庭角色方面：被评估者在家庭中的地位、责任，与家庭成员之间的关系，过去一年内家庭中发生的变化，涉及的家庭成员、变化发生的时间等。②社会角色方面：被评估者主要的谋生手段、对社会期望的变化，是否存在不寻常的压力及其原因，出院后这些压力是否继续存在等。③被评估者的应对能力：面临困难时的应对方式，是主动找人倾诉、商议，或不予理睬、发泄愤怒、沮丧、焦虑等；曾遇到或感到最困难的事情、困扰的时间及最终解决的方法等。④被评估者日常状况：包括睡眠、食欲、精力或体力、性功能方面的改变等，是否担忧目前疾病会引起各方面功能改变等。⑤被评估者对疾病的理解：是否清楚发病原因或入院原因、住院的感觉，以及疾病对今后生活、工作和家庭的影响，希望医护人员提供的最大帮助等。

3. 客观资料

（1）客观资料包括被评估者的一般外表与行为。①活动能力：自理能力、步伐、行动姿势、修饰自己的能力、衣着是否恰当、非言语沟通的特征。②语言能力：言语是否流畅、准确，条理是否清楚，有无言语交流障碍、书写能力。③感觉能力：各种感觉的感受性以及适应性、代偿性等。④意识状态：对言语、碰触、疼痛等刺激有无反应、反应程度及其方式。⑤定向力：自知力、对熟悉的人所处地点和位置的分辨力以及对时间概念把握的准确性等。⑥注意力：是否对刚说过的话或发生的事随即遗忘，或对近期事情记忆不清，或对过去的事情（几天、几周或几年）记忆犹新，注意力集中时间的长短，晤谈中观察被评估者注意力能否适当集中、维持时间、是否容易分散或难以转移等。⑦认知能力：一般性知识水平，如是否善于积累生活常识，对养成良好卫生习惯意义的认识及防病知识的了解情况等；能否接受并理解医护人员对其疾病及有关知识的讲解，是否愿意听从护士的指导；是否参与当前大家关心事情的讨论等。⑧情绪特征：包括情绪体验和情绪表现。常见的情绪状态为安宁、平静、满意、愉快或轻度焦虑等，但有时也表现为显著的消极情绪，如害羞、自责、怨恨、不满、生气、愤怒、恐惧和悲哀等。⑨人格表现：被评估者的人格不同，患病后对疾病的态度各异。而疾病又会影响被评估者原有人格特点，甚至会出现本来没有的特征。护士通过了解被评估者患病前对现实事物的态度，分析其人格特征的类型，还可根据其处理人际关系的特点，分析其行为类型。

（2）通过对以上资料的分析，判断以下情况：①智力正常：通过对被评估者观察力、注意力、记忆力、思维力和操作能力等的综合分析，判断其智力状况。智力正常是心理健康的基本条件。②情绪健康：是心理健康的一个重要指标。具有健康心理的人，能经常保持乐观、自信的心境，热爱生活，积极向上，同时善于觉察和控制自己的情绪，保持情绪稳定。③意志健全：其标准是行为具有自觉性、果断性、坚持性和自制力。心理健康者总是有目的地进行各项活动，在遇到问题时能经过考虑而采取果断决定，并能够克服困难以实现预定目的的。④人格完善：主要标志是人格的结构中各要素完整统一，具有恰当的自我意识，以积极进取的信念、人生观作为人格的核心，并以此为中心把自己的需要、愿望、目标和行为统一起来。⑤人际关系和谐：心理健康者，能用尊重、平等、信任、友爱、宽容、谅解的积极态度与别人相处，既有广泛而稳定的人际关系，又有志同道合的知心朋友。⑥与社会协调一致：心理健康者，能有效的处理与周围现实的关系，对社会现状有较为清晰的认识，其观念、动机及行为能跟上时代的发展，言行符合社会规范和要求，能对自己的行为负责，当自己的愿望与社会的要求相矛盾时能及时进行自我调整。⑦心理行为符合年龄特征和角色特征：心理健康者应有与同年龄多数人相一致的表现，其心理行为应与其角色、身份相符合。

（3）在分析和评价被评估者的心理状态时，应注意区分心理问题和心理障碍。①心理问题：指在时间性质方面有近期发生、持续时间较短的特点，问题的内容尚未泛化且只局限在引发事件自身，其反应强度不甚剧烈，并未严重影响思维逻辑性的心理紊乱。护士可予以及时的心理支持和咨询指导。②心理障碍：指初始反应强烈，持续时间长久，问题的内容充分泛化，自身有难以克服的精神负担所致的心理紊乱。有时因长期精神折磨，可伴人格障碍。多由心理医师进行心理治疗并辅以药物治疗。

（4）在资料分析的基础上，进一步对线索做出判断及解析，找出病人目前最主要的心理与社会问题。①人际关系方面：是否存在社交障碍、社交不足、过度或无效；是否感到孤独，并感到自身处于被人强加的消极或威胁状态；是否处于不明原因的焦虑不安，是否认为处于危险状态；是否感到家庭角色受干扰（不称职、力不从心、亲情关系破裂）；是否认为正常的家庭有效功能正处于紊乱状态中，照顾者是否存在角色紊乱，在承担家庭护理人员角色中是否感到困难，其父母在面临危机时是否存在角色混乱和角色冲突、是否对自身生活表示担忧等。②赋予价值方面：是否存在精神困扰，既往信奉的价值观、信念、做人的原则及指导自己行为的准则是否被动摇，习惯了的生活原则是否受到干扰，对自己的心理承受能力如何评价，是否有信心面对未来，是否具备逐渐恢复并提高自己心理健康水平的潜力，是否存在无效的应对方式，能否改变生活方式或行为适应健康状况改变，是否存在防卫性应对（基于自我保护意识、反复表现出错误的自我肯定），是否存在家庭应对无效，家庭主要支持者是否能为病人提供必要的帮助和鼓励等。③认知方面：对自我形象的认知是否受到干扰，有无自我认同紊乱；是否对自己或自我能力存在消极评价，如自我贬低、无能为力及缺乏控制感；对客观刺激是否有夸大、曲解倾向；对人物、时间、地点或环境是否表现出持续性（3～6个月）定向力障碍；认知过程及活动是否受到干扰；受创伤后是否存在持续性痛苦反应状态；是否认为个人的选择机会受限或没有选择的余地；是否认为不能发挥自己的力量以达到目标，表现出悲哀、绝望或有暴力行为、自伤危险等。④情绪方面：分析存在的情绪障碍程度和刺激因素，如针对焦虑，应注意观察病人焦虑程度，在评估其焦虑反应时，同时要考虑引发其焦虑体验的刺激因素，受到的"威胁"是否真实存在，对焦虑的应对的有效性及其反应程度等。

这些问题对护士准确提出护理诊断、制定有效的护理措施等具有重要意义。

（三）心理与社会评估的方法

1. 晤谈 又称"会谈"，是心理评估中最常用的方法。通过与被评估者进行有目的、面对面的晤谈，以获得个体对其心理状况和心理问题的自我描述，有助于了解其心理活动的特点，并建立相互信任的护患关系。

2. 观察 是通过对被评估者行为活动的观察进行心理评估的方法。根据情景的不同分为：①自然观察法：是指在自然情景中，对表现心理现象的外部活动进行观察，护士在日常护理工作过程中对个体行为与心理反应的观察就是一种自然观察。②控制观察法：又称实验观察法，是指在特殊的实验环境下观察个体对特定刺激的反应。就护理心理评估而言，自然观察法更适宜。

3. 心理测量 即对人的心理特征进行的测量，是心理评估常用的标准化手段之一。狭义的心理测量主要指运用心理测验法进行的测量，是依据心理学理论，使用一定的操作程序，通过观察人的少数有代表性的行为，对于贯穿在人的全部行为活动中的心理特点做出推论和数量化分析的一种科学手段。广义的心理测量不仅包括以心理测验为工具的测量，也包括用观察法、访谈法、问卷法、实验法、心理物理法等方法进行的测量。心理测验的种类有很多，如智力测验、人格测验、心理评定量表等。

4. 生物医学检测法 包括身体评估和各种实验室检查，如测量心率、血压、血浆肾上腺皮质激素浓度等，可为心理与社会评估提供辅助的客观资料。

第二节 认知评估

（一）认知的定义

认知是人们推测和判断客观事物的思维过程，是在过去的经验及对有关线索进行分析的基础上形成的对信息的理解、分类、归纳、演绎以及计算。

（二）认知的评估

认知评估的方法有观察、晤谈和心理测量。对被评估者认知的评估可选择能综合反映个体认知能力的一些参数进行，常用的评估参数是思维能力、语言能力和定向力。

1. 思维能力的评估 思维是高级的认知过程，它的基本过程是分析和综合，其基本的形式是概念、判断和推理。反映思维水平的指标主要有抽象思维能力、洞察力和判断力。抽象思维能力包括记忆、概念、理解力、推理能力等方面。①记忆：是个体所经历过的事物在人脑中的反映，是人脑积累经验的过程。根据记忆保持时间的长短将记忆分为短时记忆和长时记忆。评估短时记忆时，可让被评估者重复一句话或一组由 3～11 个数字组成的数字串。长时记忆的评估可通过询问个体某些孩童时代的事件获得。②概念：是人脑反映客观事物本质特性的思维形式。它是在抽象概括的基础上形成的。通过抽象、概括，舍弃事物次要的、非本质的特性，把握事物的本质特性，并据此将同类事物联系起来，就形成了该类事物的概念。对被评估者概念能力的评估可在许多护理活动过程中进行，如数次健康教育后，请被评估者总结概括其所患疾病的特征、所需的自理知识等，从中判断被评估者对这些知识进行概念化的能力。③理解力：请被评估者按指示做一些从简单到复杂的动作，观察其能否理解和执行指令，比如：请把你的左手放在右腿上、请关上门等。④推理能力：推理是由已知判断推出新判断的思维过程，包括演绎、归纳两种形式。归纳是从特殊事例到一般原理的推理；演绎则正好相反，是从一般原理到特殊事例的推理。评估推理能力时，评估者必须根据被评估者年龄特征提出问题。⑤洞察力评估：可让被评估者描述一件事情发生时的情形，再与实际情形作比较，看有无差异，如让被评估者描述其对病房环境的观察。要想进行更深层次的了解，还可让被评估者解释一个格言、谚语或比喻。⑥判断力评估：判断某事物是否具有某种属性的思维方式。对个体判断力的评估，护士可通过评价被评估者对将来打算的现实性与可行性进行。个体的判断能力常受个体的情绪、智力、文化程度、社会文化背景等的影响，并随年龄而变化，评估时应充分考虑到并尽量排除这些因素的干扰。

2. 语言能力的评估 语言能力是人们认知水平的重要标志，它有助于护士判断个体的认知水平，并可作为选择与被评估者沟通方式的依据。评估方法主要是通过提问，让被评估者陈述病史、重述、阅读、书写、命名等，检测其语言表达及对文字符号的理解。①提问：评估者提出一些由简单到复杂、由具体到抽象的问题，观察被评估者能否理解及回答是否正确。②复述：评估者说一简单词句，让被评估者重复说出。③自发性语言：让被评估者陈述病变，观察其陈述是否流利，用词是否恰当，或完全不能陈述。④阅读：让被评估者诵读单个或数个词、短句或一段文字，默读一段短文或一个简单的故事，然后说出其大意。⑤书写：可以让被评估者自由书写、默写或抄写。⑥命名：评估者取出一些常用物品，要求被评估者说出其名称，如不能，则让被评估者说出其用途。

3. 定向力的评估 包括对时间、地点、空间和人物的定向能力。主要通过晤谈进行评估。

第三节 情绪与情感评估

（一）情绪与情感的定义、种类

1. 情绪与情感的定义 情绪（mood）和情感（emotion）是人对客观事物是否满足自己需要的态度体验。人们通过情绪和情感"体验"来反映客观事物与人需求之间的关系，一般的，需求获得满足就会产生积极的情绪和情感；反之，则会产生消极的情绪和情感。情绪和情感的特征是具有两极性。情感是在情绪发展的基础上建立发展起来的、与社会性需求满足与否相联系的人类特有的心理活动，具有较强的稳定性、深刻性和持久性。而情绪则为暂时性的、与生理需求满足与否有关的心理活动，具有情境性、激动性和暂时性。情感通过情绪表达，在情绪发生过程中往往含有情感因素。

2. 情绪与情感的种类
①基本情绪，是最基本、最原始的情绪，包括快乐、愤怒、恐惧、悲哀，它们与

人的基本需要相联系，常常带有高度的紧张性。②与接近事物有关的情绪，包括惊奇、兴趣以及轻蔑、厌恶。③与自我评价有关的情绪，如自信、自卑、内疚、害羞等，这些情绪具有较强的社会性。④与他人有关的情感体验，包括肯定和否定，其中爱是肯定情感的极端，恨是否定情感的极端。

（二）常见的情绪与情感

情绪与情感是心理因素导致躯体变化的重要中介，对健康的恢复、心身疾病的发生等起到了很大的作用，尤其是消极的、负性的情绪是影响个体健康最重要的心理因素之一。

1. 焦虑（anxiety）　是一种与不明的危险因素有关的忧虑、不安、畏怯和不祥的预感，它的起因是个体预感的、不明确的危险。焦虑作为一种情绪体验不易直接观察到，能观察到的是焦虑所引起的生理、心理和行为的改变。在中、重度焦虑状态下，生理上会出现心率加快、血压升高、出汗、面色潮红或苍白、失眠、厌食、尿频、头痛、眩晕等；心理上会有注意力不能集中、定向力减退、思维混乱、健忘、神经过敏、易激惹、退缩、自卑等；行为上则表现为坐卧不安、神经质的动作、紧张的姿势，同时伴有说话声音颤抖或说话断断续续、语调变化、语速不一致等表现。

2. 抑郁（depression）　是指以心境低落为主的情绪状态，包括一组消极低沉的情绪，如悲观、悲哀、失望、绝望和无助等。处于抑郁状态的个体可有情感、认知、意志、动机、生理等多方面的改变。情感方面主要表现为情绪低落、兴趣降低、痛苦忧伤、自我感觉生活枯燥无味、悲观、绝望，严重时度日如年，为逃避现实甚至想自杀；认知方面表现为注意力不集中、记忆力减退、思维迟缓、自我评价过低；而在意志和动机方面表现为生活被动、主动活动明显减少、过分依赖他人、生活懒散、回避社交；生理方面则表现为头痛、头晕、乏力、食欲减退、体重下降、睡眠障碍、性欲减退、动作迟缓、面部僵化等。

（三）情绪与情感的评估

可综合运用多种方法，包括晤谈、观察、评定量表、生物医学检测等。

1. 晤谈　是评估情绪情感最常用的方法，用于收集有关情绪与情感的主观资料。可通过提出问题进行评估，并通过与被评估者有直接或密切的人，如父母、配偶、同事、朋友等加以核实。

2. 观察　主要通过观察情绪与情感引起的生理、心理的外在变化和相应的行为表现进行评估，如有无皮肤苍白、潮红、出汗、颤抖、哭泣、愁眉不展、坐卧不安等。

3. 评定量表法　是评估情绪与情感较为客观的方法。常用的有 Avillo 情绪情感形容词量表、汉密尔顿焦虑量表（HAMA）、焦虑自评量表（SAS）、焦虑状态/特性询问表（STAI）、汉密尔顿抑郁量表（HAMD）、抑郁自评量表（SDS）、医院焦虑抑郁情绪测定表（HAD）等。焦虑自评量表见表 5 - 1，抑郁自评量表见表 5 - 2。

表 5-1　焦虑自评量表（SAS）

指导语：下面有 20 个项目，请仔细阅读每一个项目，把意思弄明白，然后根据您最近一星期的实际感觉，在项目后面适当的方格里画一个勾。A：没有或很少时间；B：少部分时间；C：相当多时间；D：绝大部分或全部时间。

	A	B	C	D
1. 我觉得比平常容易紧张和着急	□	□	□	□
2. 我无缘无故地感到害怕	□	□	□	□
3. 我容易心里烦乱或觉得惊恐	□	□	□	□
4. 我觉得我可能将要发疯	□	□	□	□
5. 我觉得一切都很好，也不会发生什么不幸	□	□	□	□
6. 我手脚发抖打颤	□	□	□	□
7. 我因为头痛、颈痛和背痛而苦恼	□	□	□	□
8. 我感觉容易衰弱和疲乏	□	□	□	□
9. 我觉得心平气和，并且容易安静坐着	□	□	□	□
10. 我觉得心跳很快	□	□	□	□
11. 我因为一阵阵头晕而苦恼	□	□	□	□
12. 我有晕倒发作或觉得要晕倒似的	□	□	□	□
13. 我呼气吸气都感到很容易	□	□	□	□
14. 我手脚麻木和刺痛	□	□	□	□
15. 我因为胃痛和消化不良而苦恼	□	□	□	□
16. 我常常要小便	□	□	□	□
17. 我的手常常是干燥温暖的	□	□	□	□
18. 我脸红发热	□	□	□	□
19. 我容易入睡并且一夜睡得很好	□	□	□	□
20. 我做恶梦	□	□	□	□

计分方法：20 个项目中有 5 项（第 5、9、13、17、19）用正性词陈述，为反序计分，A：4，B：3，C：2，D：1；其余 15 项用负性词陈述，按正序计分，A：1，B：2，C：3，D：4。将所有项目得分相加，即得到总粗分。总粗分再乘以 1.25，取其整数部分，即得到标准分。

评定结果：按照中国常模结果，SAS 标准分的分界值为 50 分，其中 50～59 分为轻度焦虑，60～69 分为中度焦虑，69 分以上为重度焦虑。

表 5 – 2　抑郁自评量表（SDS）

指导语：下面有 20 个项目，请仔细阅读每一个项目，然后根据您最近一星期的实际感觉，在适当的方格里划一个勾。A：没有或很少时间；B：少部分时间；C：相当多时间；D：绝大部分或全部时间。

	A	B	C	D
1. 我感到情绪沮丧，郁闷	□	□	□	□
2. 我感到早晨心情最好	□	□	□	□
3. 我要哭或想哭	□	□	□	□
4. 我夜间睡眠不好	□	□	□	□
5. 我吃饭像平时一样多	□	□	□	□
6. 我的性功能正常	□	□	□	□
7. 我感到体重减轻	□	□	□	□
8. 我为便秘烦恼	□	□	□	□
9. 我的心跳比平时快	□	□	□	□
10. 我无故感到疲劳	□	□	□	□
11. 我的头脑像往常一样清楚	□	□	□	□
12. 我做事情像平时一样不感到困难	□	□	□	□
13. 我坐卧不安，难以保持平静	□	□	□	□
14. 我对未来感到有希望	□	□	□	□
15. 我比平时更容易激怒	□	□	□	□
16. 我觉得决定什么事很容易	□	□	□	□
17. 我感到自己是有用的和不可缺少的人	□	□	□	□
18. 我的生活很有意义	□	□	□	□
19. 假若我死了别人会过得更好	□	□	□	□
20. 我仍旧喜爱自己平时喜爱的东西	□	□	□	□

计分方法：20 个项目中有 10 项（第 2、5、6、11、12、14、16、17、18 和 20）用正性词陈述，为反序计分，A：4，B：3，C：2，D：1；其余 10 项用负性词陈述，按正序计分，A：1，B：2，C：3，D：4。将 20 个题的得分相加便得到粗分，用粗分乘以 1.25 得到标准分，取整数部分即为最后得分。

评定结果：按照中国常模结果，SDS 标准分的分界值为 53 分，其中 53 ~ 62 分为轻度抑郁，63 ~ 72 分为中度抑郁，72 分以上为重度抑郁。

第四节　人格评估

（一）人格的定义与特征

1. 人格的定义　人格（personality），也称个性，是指个体在适应社会生活的成长过程中，经遗传与环境的相互作用形成的稳定而独特的、整体的精神面貌。

2. 人格的特征

（1）稳定性与可变性：人格具有稳定性特征，表现为人格特征在不同时间、地点、场合下会表现出相同或者近似的特点。人格又具有可变性，在稳定性的基础上，随着现实的多样性和多变性而发生或多或少的变化。

（2）独特性与共同性：人的人格千差万别，是极端个别化的，这种独特性把人与人从心理面貌上区别开来。人格的独特性除了受遗传、生理活动、神经系统活动的影响外，也和所接触的外界刺激的个别性有关。由于人是在一定的群体环境、社会环境、自然环境中生存和生活的，在形成人格独特性的过程上，也逐渐融入了他所处的群体、社会、自然环境的共性心理成分，所以人格中又存在着共同性。

（3）人格的整体性：人格是由许多心理特征组成的，这些心理特征交互联系、交互制约组成整体，具有多层次、多维度，并有高低、主次、主从之分，是一个复杂的系统。这种整体性首先表现为人格内在的统一，使人的内心世界、动机和行为之间保持和谐一致；其次，个别的心理特征也只在人格的整体中，在与其他人格心理特征的联系中才有确定的意义。

（4）生物制约性与社会制约性：人格既具有生物属性，也有社会属性。生物个体在社会影响下，形成相应的世界观、价值观、兴趣和性格等，成为具有人格的人。如果只有人的生物属性而脱离人类社会实践活动，不可能形成人的人格。

（二）人格的内容

人格的内容主要包括需要、动机、能力、气质、性格、自我意识等方面，它们的综合差异形成了人们各不相同的人格特征。

1. 需要　需要反映了有机体对内部环境或外在生活条件的某些要求。从这个意义上说，需要也是对客观现实的反映。需要按起源可分为生理性需要和社会性需要，按对象可分为物质需要和精神需要。马斯洛（Maslow，A. H.）的需要层次论将人类的主要需要依其发展顺序及层次高低分为五个层次：①生理的需要：指对阳光、水、空气、食物、排泄、性、睡眠等的需要。它具有自我和种族保存意义，是个体为了生存而必不可少的需要。一般情况下，生理的需要在人类各种需要中占有最强的优势，当一个人被生理需要所控制时，其他的需要均会被推到次要地位。②安全的需要：指对生活在无威胁、能预测、有秩序的环境中的需要。如对生命安全、财产安全、职业安全和心理安全等的需要，以求得安全感。③归属与爱的需要：指对友伴、家庭的需要，对受到组织、团体认同的需要，它表明人渴望亲密的感情关系，不甘被孤立或疏离。④尊重的需要：是个人对自己的尊重与价值的追求，包括"人尊"和"自尊"两方面。前者指希望获得别人的重视、赞许等，后者指自信、自强、好胜、求成等。⑤自我实现的需要：是指追求自我理想的实现，充分发挥个人才能与潜力的需要。自我实现的需要是人的最高层次的需要，是一种创造的需要，它的产生依赖于前面的基本需要的满足。

2. 动机　动机是一种驱使人满足需要、达到目标的内部动力。动机以需要为基础，还必须有外部刺激的作用。需要和刺激是动机产生的两个必备条件。动机有两个明显特征：选择性和活动性，动机的选择性使动机指向需要的对象，从动机的活动性可推测动机的强度。人类的动机极为复杂多样，因而分类角度也不相同。

与需要相对应，起源于有机体生理需要的动机称为生理性动机，如饮水动机；起源于社会性需要的动机称为社会性动机，如成就动机和交往动机。动机受阻导致需要不能满足的情绪状态称为挫折，其产生的原因包括客观和主观两方面，客观方面是指自然和社会环境因素，如天灾、气候变化、意外事件、疾病和衰老等；主观方面是指个人容貌、身材、能力、气质、抱负水平、抗挫折能力等。

3. 能力　能力是人顺利完成某种活动所必备的心理特征。能力在活动中形成和发展，并在活动中表现出来。通常把能力分为一般能力和特殊能力。一般能力是指完成各种活动都需要的共同能力，主要包括观察力、思维能力、记忆力、想像力、言语能力及操作能力等。特殊能力是指从事某种特殊活动或专业活动所必需的能力，例如从事音乐工作除了需要鲜明的想像力、创作灵感、记忆力、思维能力等一般能力外，还要具备能准确地反映音乐的听觉表象能力、曲调感和节奏感等。

4. 气质　气质是典型的、稳定的心理活动的动力特性，也就是人们常说的性情、秉性和脾气。气质是人格赖以形成的条件之一，它体现了人格的生物学内涵。古希腊著名医学家希波克拉底按人的四种体液的多寡来区分和命名气质，提出多血质、黏液质、胆汁质和抑郁质四种气质类型。但在实际生活中，这些典型的气质类型是不多见的，大多是两种或多种气质类型的混合。巴甫洛夫通过动物实验提出了人的四种高级神经活动类型及其行为特征，恰与体液学说中的分类相吻合，见表5－3。

表5－3　气质类型、高级神经活动类型及行为表现特征

类型	高级神经活动类型	行为特征
多血质	活泼型	活泼易感好动，敏捷而不持久，适应性强，注意易转移，兴趣易变换，情绪体验不深刻且外露
黏液质	安静型	安静沉着，注意稳定，善于忍耐，情绪反应慢且持久而不外露，容易冷淡、缄默
胆汁质	兴奋型	精力充沛，动作有力，性情急躁，情绪易爆发，体验强烈且外露，不易自制，易冲动
抑郁质	抑制型	反应迟钝，敏感怯懦，情绪体验深刻，持久而不易外露，动作缓慢，易伤感，孤僻，善观察小事细节

5. 性格　性格是个人对客观现实稳定的态度及与之相适应的习惯化的行为方式，是个人在活动中与特定的社会环境相互作用的产物。性格具有四个方面的特征：①态度特征：是指人在对待事物态度方面的性格特征，包括对他人、集体、社会的态度特征。②理智特征：是人指在感觉、知觉、记忆、思维和想像等认知方面的性格特征。③情绪特征：是指人在情绪的强度、稳定性和持久性以及情绪的积极性等方面的性格特征。④意志特征：是指人对自己意志活动的自觉调节和调节水平方面的性格特征。当这四方面的性格特征体现在具体个体身上时，就形成了这个人特有的性格结构。

6. 自我意识　自我意识是指个体对自己作为主体和客体存在的各方面的意识。主

要包括对自己感知觉、情感、意志等心理活动的意识，自己与客观世界的关系、尤其是人我关系的意识，以及对自身机体状态的意识等。自我意识具有社会性、能动性和同一性。①社会性：自我意识是在人类进化演变过程中为了适应社会群体协作的方式而产生的，从个体的发展看，自我意识的发生和发展也是一个社会化过程。②能动性：自我意识的发生和发展是人的意识区别于动物心理的重要标志，人能在行动之前根据对外界情况的了解制定一系列的计划，选择适当的方法。例如，在劳动过程中，人能评定自己的行动，也能评定别人的行动，从而调整人们之间的协作关系。③同一性：具有自我意识的个体总是在发展变化的，但对自身的本质特点、信仰，对一生中的行动以及其他身心重要方面的基本认识和基本态度却始终保持一致。

从内容上看，自我意识可分为生理自我、社会自我和心理自我。从形式上看，自我意识可表现为认识、情感、意志三种形式，即自我认识、自我体验、自我调节。自我认识是自我意识的重要内容，包括自我观察、自我概念、自我评价等。

自我概念是自我认识中较为重要的一部分，它反映着自我认识甚至自我意识发展水平的高低，对自我体验和自我调节影响深刻。人对所有属于自己的身体、心理与社会状况的认知形成了自我概念，它是一个人对自己本身的意识。我是谁？我想做什么？我能做什么？在他人眼里我是怎样一个人？这些心理活动都属于自我概念。现实生活中，每个人都必须先知道我是谁，这是人作为一个整体存在和发展的基础。自我概念影响人们所从事的一切事物，如选择食物、衣着、职业、朋友、信仰、生活方式等。个体的自我概念是其心理健康的重要标志。自我概念紊乱可极大地影响个体维持健康的能力和康复的能力。因此，自我概念是心理与社会评估重要的内容之一。

自我概念是个体对自我存在的认知与评价。人们通过对自己的内、外在特征以及他人对其反应的感知和体验而形成了对自我的认识与评价，它是个体在与其心理与社会环境相互作用过程中形成的动态的、评价性的"自我肖像"。自我概念是个体与他人相互作用的社会化产物，可分为以下三类：①真实自我：是自我概念的核心，它是人们对其身体内、外在特征及社会状况的感知与评价，包括社会自我、精神自我、体像等方面。②期望自我：又称理想自我，是人们对"我希望我成为一个什么样的人"的感知，既包括个体期望得到的外表和生理方面的特征，也包括个体希望具备的人格特征、心理素质以及人际交往与社会方面的属性，是人们获取成就、达到个人目标的内在动力。期望自我含有真实与不真实的成分。真实成分含量越高，与真实自我越接近，个体的自我概念越好，否则可能产生自我概念紊乱和自尊低下。③表现自我：是自我概念最富于变化的部分，指个体对真实自我的展示与暴露。由于不同的人、不同的社会团体对他人自我形象的认可标准不一样，人们在不同场合，如初次见面和求职面试时，暴露自我的方式和程度也不一样。

个体对自己的价值判断是通过与他人的条件、能力和成就相比较，并通过感知他人对自我的反应和评价而形成。通常在个体生活经历中，特别是早期生活经历中，如果得到的身体、心理与社会反馈是积极、令人愉快的，建立的自我概念大多是良好的；反之，建立的自我概念则多是消极的。但自我概念会随着个体与社会的互动发生改变。

自我概念是个体对所有属于自己身心状况的认识，具体地说，自我概念包括认识自己的生理状况（如相貌、体形、身体感觉等）、心理特征（如自尊、自信、性格等）以及自己与他人的关系（如自己在群体中的位置、影响力等）。护理领域中的自我概念主要包括人的身体自我（即体像）、社会自我、精神自我和自尊。①体像：是个体对自己身体外形以及身体功能的认识与评价，如胖、瘦、丑、美等，它是一个人对自己的身体即生理表象所形成的情感、态度、主观看法等。体像又分为客观体像和主观体像，前者是人们直接从照片或镜子里所看到的自我形象，后者则指人们通过分析和判断别人对自己的反应而感知到的自我形象。体像是一个获得性概念，会因过去、现在的经历而变化，也会因别人的反应和反馈，特别是环境中有重要意义的人的反馈而变化。任何身体功能或形态的改变都会影响一个人对自己体像的感知，如截肢、头面部烧伤、瘫痪等会使个体对自己的身体产生消极不满的评价。②社会自我：是个体对自己的社会人口特征，如年龄、性别、职业、政治、学术团体会员资格以及社会名誉、地位的认识与评价。③精神自我：指个体对自己的智慧、能力、性格、道德水平、自身价值等的认识与判断，如我觉得我比别人能干，我很自卑，我感到我没有别人那么高尚，我这人挺固执等。④自尊：是个体对自己在社会群体中价值的主观判断和评价，是维护自我尊严的自我情感体验，即人们尊重自己、维护自己的尊严和人格，不容他人任意歧视、侮辱的一种心理意识和情感体验。自尊也是一个获得性概念，是个体在与周围形形色色人的接触过程中注意他们对自己的态度，想像他们对自己的评价，并以此为素材，把它作为一个客观标准而内化到自己心理结构中所形成的自我概念。自尊与期望自我密切相关，因为自尊是在个体将真实自我与期望自我做有意无意的比较中形成的，当二者一致时，自尊得以提高，反之，自尊就会下降。可以说自尊源于对自我准确的认识，对自我价值、能力和成就的恰当估计。任何对自我的负性认识和评价都会影响个体的自尊，使一个人对自己的评价降低。这会导致个体在面对环境变化时，出现逃避、退缩等行为，产生适应困难。

自我概念的评估包含以下内容与方法。①观察：观察被评估者的一般外形、非语言行为和与他人互动的关系，可为护士提供重要的第一手临床资料，以形成对被评估者自我概念的印象。如外表是否整洁，穿着打扮是否得体，身体哪些部位有改变，是否与交谈者有目光交流，面部表情如何，是主动寻求与他人交往还是尽量回避交往，是否有不愿见人、想隐退、不愿照镜子、不愿与他人交往、不愿看身体形象有改变的部位、不愿与别人讨论伤残或不愿听到这方面的谈论等行为表现。②晤谈：晤谈是评估自我概念有效的手段，可以通过提出以下问题做进一步的判断。A：体像方面：请描述你自己，你最喜欢自己什么？对你来说，身体哪一部分最重要？为什么？你最喜欢自己身体的哪些部位？最不喜欢哪些部位？你希望自己什么地方有所改变？他人又希望你什么地方有所改变？你目前面临的身体外表方面的威胁有哪些？已有的健康状况和生活方式改变有哪些？这些改变对你的影响有哪些？你认为这些改变是否影响了他人对你的看法？B：社会自我方面：请告诉我你的姓名、年龄、职业、职务、受教育水平、经济来源，你是政治或学术团体的成员吗？担任什么职务？请描述你在家庭和工作单位的情况，你最自豪的个人成就有哪些？你对未来作何计划和打算？C：精神自我方面：总体来说，你对自己满意吗？如何描述你的心理素质、性格特征和道德品质？与周围的绝大多数人相比，你处理工作和日常生活问题的能力如何？你对自己的人格特征、品德和社会能力满意吗？哪些方面不满意？你的朋友、同事、领导如何评价你？D：自尊方面：你很在意别人对你的评价和看法吗？面对他人的批评，你持什么样的态度？你愿意尝试一项新事物吗？比如说改变一下工作。你对自己有信心吗？你是否常有"我不错"的感觉？③评定量表法：是评估个体自我概念的又一重要手段。目前有许多量表用于评估个体的自我概念（自尊、期望自我、体像等），但每种量表都有其特定的适用范围。护理人员应准确掌握各种量表的使用范围，以获取有效的资料。常用的有 Rosenberg 自尊量表、Sears 自我评估量表、Coopersmith 自尊量表、Tennessee 自我概念量表等，Rosenberg 自尊量表见表 5 - 4。

表 5 - 4　Rosenberg 自尊量表

指导语：下面是一些感觉的描述，从"非常符合"到"很不符合"表示您的感受与所描述情况相符程度依次减弱。请您根据每种描述与您实际情况的相符程度在相应的框中打√。

项目	非常符合	符合	不符合	很不符合
1. 总的来说，我对自己满意	□	□	□	□
2. 有时，我觉得自己一点都不好	□	□	□	□
3. 我觉得我有不少优点	□	□	□	□
4. 我和绝大多数人一样能干	□	□	□	□
5. 我觉得我没什么值得骄傲的	□	□	□	□
6. 有时，我真觉得自己没用	□	□	□	□
7. 我觉得我是个有价值的人	□	□	□	□
8. 我能多一点自尊就好了	□	□	□	□
9. 无论如何我都觉得自己是个失败者	□	□	□	□
10. 我总以积极的态度看待自己	□	□	□	□

备注：该量表共含 10 个有关自尊的项目，正向反向题目各半。对于正向的题目（包括项目 1，3，4，7，10），计分方法为：非常符合 4 分，符合 3 分，不符合 2 分，很不符合 1 分。对于反向的题目（包括项目 2，5，6，8，9），计分方法为：非常符合 1 分，符合 2 分，不符合 3 分，很不符合 4 分。将所有得分相加，总分范围为 10 ~ 40 分，分数越高，表明自尊水平越高。

（三）人格的评估

人格的评估应涵盖人格的主要内容，如需要、动机、能力、气质、性格等。评估的方法为：

1. 晤谈　可以通过与被评估者及其有关人员交谈获得相应资料。

2. 观察　即观察个体的言行、情感、意志、态度的外部表现，如活泼或宁静、感情外露或内藏、意志脆弱或坚强、健谈或寡言少语。

3. 心理测量　使用评定量表、问卷或心理测验等进行。常用的有明尼苏达多项人格调查表（MMPI）、艾森克人格问卷（EPQ）、卡特尔16种人格因素问卷（16PF）、内向－外向性格调查表、A型行为类型评定表等。也可收集被评估者的个人资料，如日记、书信等进行作品分析，结合上述结果分析判断。A型行为类型评定表见表5－5。

表5－5   A型行为类型评定表

1. 我常常力图说服别人同意我的观点
2. 即使没有什么要紧事，我走路也很快
3. 我经常感到应该做的事很多，有压力
4. 即使决定了的事别人也很容易使我改变主意
5. 我常常因为一些事大发脾气或和人争吵
6. 遇到买东西排长队时，我宁愿不买
7. 有些工作我根本安排不下，只是临时挤时间去做
8. 我上班或赴约会时，从来不迟到
9. 当我正在做事，谁要是打搅我，不管有意或无意，我都非常恼火
10. 我总看不惯那些慢条斯理、不紧不慢的人
11. 有时我简直忙的透不过气来，因为该做的事情太多了
12. 即使跟别人合作，我也总想单独完成一些更重要的部分
13. 有时我真想骂人
14. 我做事喜欢慢慢来，而且总是思前想后
15. 排队买东西，要是有人加塞，我就忍不住指责他或出来干涉
16. 我觉得自己是个无忧无虑、逍遥自在的人
17. 有时连我自己都觉得，我所操心的事远远超过我应该操心的范围
18. 无论做什么事，即使比别人差，我也无所谓
19. 我总不能像有些人那样，做事不紧不慢
20. 我从来没想过要按照自己的想法办事
21. 每天的事都使我的神经高度紧张
22. 在公园里赏花、观鱼等，我总是先看完，等着同来的人
23. 对别人的缺点和毛病，我常常不能宽容
24. 在我所认识的人里，个个我都喜欢
25. 听到别人发表不正确见解，我总想立即纠正他
26. 无论做什么事，我都比别人快一些
27. 当别人对我无礼时，我会立即以牙还牙
28. 我觉得我有能力把一切事情办好
29. 聊天时，我也总是急于说出自己的想法，甚至打断别人的话
30. 人们认为我是一个相当安静、沉着的人
31. 我觉得世界上值得我信任的人实在不多
32. 对未来我有许多想法，并总想一下子都能实现
33. 有时我也会说人家的闲话
34. 尽管时间很宽裕，我吃饭也快

35. 听人讲话或报告时我常替讲话人着急，我想还不如我来讲
36. 即使有人冤枉了我，我也能够忍受
37. 我有时会把今天该做的事拖到明天去做
38. 人们认为我是一个干脆、利落、高效率的人
39. 有人对我或我的工作吹毛求疵时，很容易挫伤我的积极性
40. 我常常感到时间晚了，可一看表还早呢
41. 我觉得我是一个非常敏感的人
42. 我做事总是匆匆忙忙的，力图用最少的时间办尽量多的事情
43. 如果犯有错误，我每次全都愿意承认
44. 坐公共汽车时，我总觉得司机开车太慢
45. 无论做什么事，即使看着别人做不好我也不想拿来替他做
46. 我常常为工作没做完，一天又过去了而忧虑
47. 很多事如果由我来负责，情况要比现在好得多
48. 有时我会想到一些坏得说不出口的事
49. 即使受工作能力和水平都很差的人领导，我也无所谓
50. 必须等待什么的时候，我总是心急如焚，"像热锅上的蚂蚁"
51. 当事情不顺利时我就想放弃，因为我觉得自己能力不够
52. 假如我可以不买票白看电影，而且不会被发现，我可能会这样做
53. 别人托我办的事，只要答应了，我从不拖延
54. 人们认为我做事很有耐心，干什么都不会着急
55. 约会或乘车、船，我从不迟到，如果对方耽误了，我就恼火
56. 我每天看电影，不然心里就不舒服
57. 许多事本来可以大家分担，可我喜欢一人去干
58. 我觉得别人对我的话理解太慢，甚至理解不了我的意思似的
59. 人家说我是个厉害的、暴性子的人
60. 我常常比较容易看到别人的缺点而不容易看到别人的优点

使用指南：该问卷由60个条目组成，包括三部份："TH"25题，反映时间匆忙感，时间紧迫感和做事快等特征；"CH"25题，反映争强好胜、敌意和缺乏耐性等特征；"L"10题，为回答真实性检测题。由被试者根据自己的实际情况填写，在每个问题后，符合时答"是"，不符合时答"否"。

TH的25题中，第2、3、6、7、10、11、19、21、22、26、29、34、38、40、42、44、46、50、53、55、58题答"是"和第14、16、30、54题答"否"的每题记1分。

CH的25题中，第1、5、9、12、15、17、23、25、27、28、31、32、35、39、41、47、57、59、60题答"是"和第4、18、36、45、49、51题答"否"的每题记1分。

L的10题中，第8、20、24、43、56题答"是"和第13、33、37、48、52题答"否"的每题记1分。

评分指标及意义：

L分：将该10题评分累加即得L分。若大于或等于7分，反映回答不真实，答卷无效。

TH分：将该25题评分累加即得TH分。

CH分：将该25题评分累加即得TH分。

行为总分：将TH分与CH分相加，即得行为总分。

行为总分高于36分时视为具有A型行为特征；在28～35时，视为中间偏A型行为特征；低于18分时视为具有B型行为特征；19～26时，视为中间偏B型行为特征；总分为27分时视为中间型。

第五节　压力与压力应对评估

（一）压力与压力源

1. 压力　压力（stress）又称应激或紧张，是指内外环境中的各种刺激作用于机体时所产生的非特异性反应。首先，压力是指机体对刺激的反应状态，而不是刺激本身；其次，尽管来自于内外环境中的各种刺激具有特异性，但作为刺激反应的压力却是非特异性的。

2. 压力源　压力源又称应激源，是指对个体的适应能力进行挑战，促使个体产生压力反应的所有因素。常见的压力源有：①躯体性压力源：作用于人的躯体直接产生刺激作用的各种内外环境的变化。包括寒冷、炎热、射线、噪音、空气污染、饥饿、疼痛、疾病、手术、衰老等物理、化学、生物、生理等因素。②心理性压力源：包括人际冲突、心理冲突、工作压力等因素。③文化性压力源：是指语言、风俗、习惯和生活方式和社会价值观等的变化。如移居国外、迁居他乡。④社会性压力源：是指那些造成生活变化并要求对其适应的社会生活情境和事件。如社会动荡、灾荒、失业、就业、经济困难、结婚或离婚、退休、亲人丧失等。

（二）压力反应

是压力源引起的机体的非特异性适应反应，包括生理、心理和行为三个方面。

1. 生理反应　如心跳加快、呼吸急促、血压增高、血糖升高、肌张力增加、免疫力降低等。压力引起的生理反应可分为三期：①第1期（警觉期）：机体的防御系统被唤醒，交感－肾上腺髓质系统兴奋，分泌大量的儿茶酚胺，心跳加快、血压升高，同时垂体肾上腺皮质轴也兴奋。②第2期（抵抗期）：肾上腺皮质激素分泌旺盛，糖皮质激素分泌进一步增多，机体试图尽量减少压力源所造成的不良反应。如果机体适应成功，恢复内环境稳定，否则进入衰竭期。③第3期（衰竭期）：如果压力持续存在，体内适应性资源耗尽，从而导致疾病甚至死亡。

2. 心理反应 主要表现在认知和情绪方面的改变。一般情况下，当人们面对轻、中度压力时，对事物的敏感性增加，认知能力增强，思维能力、判断能力、洞察力均增强，因此解决问题的能力增强。但是面对中度以上压力时，个体可出现注意力分散、感知混乱、思维迟钝、判断力与定向力失误、记忆力减退、自我概念偏差等，同时会伴有焦虑、恐惧、愤怒、悲伤、抑郁等不良情绪。

3. 行为反应 是在压力下个体的行为随着心理和生理活动的变化而出现相应的改变。常表现为手脚重复某些无意义的小动作、过量吸烟、咬指甲、踱步、酗酒或行为混乱、退化、无次序或行为与时间、场合不相符等。

（三）压力应对

压力应对是指当个体的内部或外部需求难以满足或远远超过其所能承受的范围时，个体采用持续性的行为、思想和态度改变来处理这一特定情形的过程，即应用行为或认知的方法，努力处理环境与人内部之间的需求冲突，如进行运动、放松训练等，以缓解不良情绪。

1. 压力应对资源 是人们在应对压力情形时可利用的资源。①生理资源：即身体的健康状况，健壮的体魄和旺盛的精力是应对压力最重要的资源。②心理资源：包括个体的心理特质，如开朗的性格、稳定的情绪、坚强的意志、坚定的信仰和个体解决社会问题的能力，如表达能力、人际沟通能力、控制局面的能力等。③社会资源：即社会支持系统，包括来自于家庭、朋友、同事和社会的支持和帮助。④经济资源：利用设备、物资、金钱等增加应对能力，以减少对压力的不确定感和恐惧感。

2. 压力应对方式 应对方式可分为情感式和问题式两类。情感式应对主要用于处理压力所致的情感问题，问题式应对主要用于处理导致压力的情境本身。

3. 压力应对标准 有效压力应对标准是：①压力造成的身心反应维持在可控制的限度内。②希望和勇气被激发。③自我价值感得到维持。④有重要意义的他人关系得到改善。⑤生理功能得以促进。

（四）压力源与压力应对评估

1. 压力源评估 ①晤谈：向患者提出一系列问题，以了解压力源及其性质。如：目前，让你感到有压力或紧张、焦虑的事情是什么？生病给你带来的压力有多大？②评定量表法：常用的量表是住院病人压力评定量表，专为住院病人设计，共收集50项住院病人压力因素，并用权重表明各因素影响力大小，既可评估压力源，又可明确压力源的性质和影响力，见表5-6。

表5-6 住院病人压力评定量表

序号	权重	事件	序号	权重	事件
1	13.9	和陌生人同住一室	26	24.5	担心给医护人员增添负担
2	15.4	不得不改变饮食习惯	27	25.9	想到住院后收入会减少
3	15.9	不得不睡在陌生床上	28	26.0	对药物不能耐受

续表

序号	权重	事件	序号	权重	事件
4	16.0	不得不穿患者服	29	26.4	听不懂医护人员的话
5	16.8	四周有陌生机器	30	26.4	想到将长期用药
6	16.9	夜里被护士叫醒	31	26.5	家人没来探视
7	17.0	生活上不得不依赖别人帮助	32	26.9	不得不手术
8	17.7	不能在需要时读报、看电视、听收音机	33	27.1	因住院不得不离开家
9	18.1	同室病友探访者太多	34	27.2	毫无预测而突然住院
10	19.1	四周气味难闻	35	27.3	按呼叫器无人应答
11	19.4	不得不整天睡在床上	36	27.4	不能支付医疗费用
12	21.2	同室病友病情严重	37	27.6	有问题得不到解答
13	21.5	排便排尿需他人帮助	38	28.4	思念家人
14	21.6	同室病友不友好	39	29.2	靠鼻饲进食
15	21.7	没有亲友探视	40	31.2	用止痛药无效
16	21.7	病房色彩太鲜艳、太刺眼	41	31.9	不清楚治疗目的和效果
17	22.7	想到外貌会改变	42	32.4	疼痛时未用止痛药
18	22.3	节日或家庭纪念日住院	43	34.0	对疾病缺乏认识
19	22.4	想到手术或其他治疗可能带来的痛苦	44	34.1	不清楚自己的诊断
20	22.7	担心配偶疏远	45	34.3	想到自己可能再也不能说话
21	23.2	只能吃不对胃口的食物	46	34.5	想到可能失去听力
22	23.2	不能与家人、朋友联系	47	34.6	想到自己患了严重疾病
23	23.4	对医生护士不熟悉	48	39.2	想到会失去肾脏或其他器官
24	23.6	因事故住院	49	39.2	想到可能得了癌症
25	24.2	不知接受治疗护理的时间	50	40.6	想到自己可能失去视力

2. 压力应对评估　①晤谈：向患者提出一系列问题，以了解其对压力的应对方式及其有效性。如：通常情况下你采取那些措施减轻压力？过去碰到类似的情况（前面评估到的压力源）时，你是如何应对的？有效吗？当你遇到困难需要帮助时，你会找谁帮忙？在应对压力方面，你觉得目前需要护士为你做些什么？②评定量表法：常用Jaloviee 应对方式量表，该表列出了人们常用的 40 种压力应对方式，使用时请被评估者仔细阅读，选择其使用各种压力应对方式的频率，见表 5 - 7。

表 5 - 7　**Jaloviee 应对方式量表**

应对方法	从不	偶尔	有时	经常	总是
1. 担心	☐	☐	☐	☐	☐
2. 哭泣	☐	☐	☐	☐	☐
3. 干体力活	☐	☐	☐	☐	☐
4. 相信事情会变好	☐	☐	☐	☐	☐

续表

应对方法	从不	偶尔	有时	经常	总是
5. 一笑了之	☐	☐	☐	☐	☐
6. 寻求其他解决问题的办法	☐	☐	☐	☐	☐
7. 从事情中学会更多东西	☐	☐	☐	☐	☐
8. 祈祷	☐	☐	☐	☐	☐
9. 试图控制局面	☐	☐	☐	☐	☐
10. 紧张，有些神经质	☐	☐	☐	☐	☐
11. 客观、全面地看待问题	☐	☐	☐	☐	☐
12. 寻找解决问题的最佳办法	☐	☐	☐	☐	☐
13. 向家人、朋友寻求安慰或帮助	☐	☐	☐	☐	☐
14. 独处	☐	☐	☐	☐	☐
15. 回想以往解决问题的办法并分析是否仍有用	☐	☐	☐	☐	☐
16. 吃食物、吸烟、嚼口香糖	☐	☐	☐	☐	☐
17. 努力从事情中发现新的含义	☐	☐	☐	☐	☐
18. 将问题暂时放在一边	☐	☐	☐	☐	☐
19. 将问题化解	☐	☐	☐	☐	☐
20. 幻想	☐	☐	☐	☐	☐
21. 设立解决问题的具体目标	☐	☐	☐	☐	☐
22. 做最坏的打算	☐	☐	☐	☐	☐
23. 接受事实	☐	☐	☐	☐	☐
24. 疯狂、大喊大叫	☐	☐	☐	☐	☐
25. 与相同处境的人商讨解决问题的办法	☐	☐	☐	☐	☐
26. 睡一觉，相信明天事情就会变好	☐	☐	☐	☐	☐
27. 不担心，凡事终会有好结果	☐	☐	☐	☐	☐
28. 主动寻求改变处境的方式	☐	☐	☐	☐	☐
29. 回避	☐	☐	☐	☐	☐
30. 能做什么就做些什么，即使并无效果	☐	☐	☐	☐	☐
31. 让其他人来处理这件事	☐	☐	☐	☐	☐
32. 将注意力转移至他人或他处	☐	☐	☐	☐	☐
33. 饮酒	☐	☐	☐	☐	☐
34. 认为事情已经无望而听之任之	☐	☐	☐	☐	☐
35. 认为自己命该如此而顺从	☐	☐	☐	☐	☐
36. 埋怨他人使你陷入此困境	☐	☐	☐	☐	☐
37. 静思，作瑜伽功，生物反馈法	☐	☐	☐	☐	☐
38. 服用药物	☐	☐	☐	☐	☐
39. 绝望、放弃	☐	☐	☐	☐	☐
40. 将注意力放在下一件你真正想做的事情上	☐	☐	☐	☐	☐

第六节　角色与角色适应性评估

（一）角色的定义、分类与形成

1. 角色的定义　角色是指处于一定社会地位的个体或群体在实现与这种地位相联系的权利与义务中所表现出的符合社会期望的模式化的行为。它包含两层含义：首先，任何一种角色都与一系列行为模式相关，一定的角色必有相应的权利、义务。其次，角色是人们对处于一定社会位置人的行为期待。

2. 角色的分类　①第一角色，也称基本角色，是决定个体大部分生活方式的角色，也是个体在生长、发育过程中所产生的与年龄、性别有关的角色，如儿童、妇女、老人等。②第二角色，也称一般角色，是人们为了完成其每个生长发育阶段特定任务所必须承担的、由所处社会情形和职业所确定的角色，如母亲角色、护士角色。③第三角色，也称独立角色，是个体可以自由选择的、为完成某些暂时性发展任务而临时承担的角色，如护理学会会员。但有时第三角色是不能自由选择的，如病人角色。上述三种角色的分类是相对的，可在不同情况下相互转化。如病人角色，因为疾病是暂时的，可看作是第三角色，然而当疾病变成慢性病时，病人角色就变成个体的第二角色了。

3. 角色的形成　角色的形成经历了角色认知和角色表现两个阶段。角色认知是个体认识自己和他人的身份、地位以及各种社会角色的区别与联系的过程。角色表现则是个体为了达到自己所认识的角色要求而采取行动的过程，也是角色的成熟过程。角色是通过角色表现来实现的，但它并不总是和角色期待相吻合，这时就会出现角色适应不良。

（二）角色适应不良

1. 角色适应不良的定义　角色适应不良是指个体由于自身角色表现与角色期望不协调或无法达到角色期望的要求时而产生的紧张状态。

2. 角色适应不良的类型　①角色冲突：当角色期望与角色表现之间差距太大，或突然离开所熟悉的角色来到一个要求不同的新环境，使个体难以适应而发生的心理冲突与行为矛盾。②角色模糊：指个体对角色期望不明确，不知道承担这个角色应该如何行动而造成的不适应反应。导致角色模糊的原因包括对角色期望太复杂、角色改变的速度太快等。③角色匹配不当：指个体的自我概念、自我价值观或自我能力与其角色期望不匹配。④角色负荷过重或角色负荷不足：前者指对个体的角色期望过高，后者则为对个体的角色期望过低而使其能力不能完全发挥。角色负荷过重或不足与个体的知识、技能、经历、观念、动机等有关，如工作在重危病人多、工作繁忙科室的护士会因工作节奏快、责任重大，而觉得角色负荷过重，产生紧张和不安全感；从事一个有持续空闲的工作又会觉得角色负荷不足，感到无聊、乏味。

（三）病人角色

1. 病人角色的权利和义务　当个体患病时，不管是否得到医生证实，均无可选择地进入病人角色，原有的社会角色部分或全部被替代，以病人的行为要求来约束自己。美国社会学家帕森斯（Parsons）指出，"病人角色"具有一定的权利和义务，可概括为以下四点：①病人可从常规的社会角色中解脱出来，脱离其日常生活中的其他角色，并根据疾病的性质和严重程度，相应地减轻其所承担的社会责任与义务。②病人对自己陷入疾病状态没有直接责任，因为通常一个人对疾病本身无法控制，因此处于一种需要照顾和治疗的状态，以尽可能使其早日康复。③病人有力求恢复自身健康的义务，生病不符合社会的愿望和利益，社会希望每个成员都健康，以承担应有的责任。生病是暂时的非正常状态，病人应主动力图恢复健康。④病人有义务寻求技术上适当的帮助，并与医生、护士等合作，共同战胜疾病。

2. 角色适应不良 ①病人角色冲突：指个体在适应病人角色过程中与患病前的各种角色发生心理冲突和行为矛盾。②病人角色缺如：即没有进入病人角色，表现为意识不到自己患病、不承认自己有病或对病人角色感到厌倦，也就是对病人角色的不接纳和否认。③病人角色强化：指患者对自己所患的疾病出现心理、行为反应过度的角色特征，或当需要病人角色向日常角色转化时，仍然沉溺于病人角色。④病人角色消退：某些原因使一个已适应了病人角色的人必须立即转入常态角色，在承担相应的义务与责任时使已具有的病人角色行为退化甚至消失。⑤病人角色牵强：指个体本身没有疾病，而利用患者角色的行为特征以达到摆脱某些责任、义务或获得某种利益的目的。⑥病人角色隐瞒：指患者不能或不愿意承担疾病所造成的一系列影响及后果而产生的相应角色特征。

3. 影响病人角色适应的因素 ①年龄与性别：年龄是影响角色适应的重要因素，年轻人对病人角色相对淡漠，而老年人由于体力衰退容易发生角色强化。相对于男性病人，女性病人容易发生角色强化、角色消退、角色冲突等角色适应不良反应。②个体的文化教育程度及对疾病的认知：大多数情况下，具有较高文化水平且对疾病有认知的人，角色适应较好。③个体人格：一般性格被动、依赖、生存动机强烈、对病痛体验敏感的个体易出现角色强化。④家庭背景：家庭支持系统强的病人多能较快适应病人角色。⑤经济状况：经济状况差的病人容易产生病人角色消退或缺如。⑥就医条件和求医经历：医院的医疗技术水平、服务态度、管理制度和病人曾经的就医经历，也是影响其角色适应的重要因素。高超的医疗技术、融洽的医患关系、优美的病室环境、愉悦的病室气氛是病人角色适应的有利因素。

（四）角色功能的评估

主要通过晤谈、观察两种方法收集资料。

1. 晤谈 问题举例：你从事什么职业？担任什么职位？目前在家庭、单位或社会所承担的角色与任务有哪些？你觉得这些角色对你很重要吗？如果不承担这些角色会对你和你周围的人产生什么样的影响？每天大部分时间你在做什么？对你而言什么事是最重要的、最困难的？你是否感到角色任务过多、过重或不足？你是感到太闲还是感到休息、娱乐的时间不够？你对自己的角色期望有哪些？他人对你的角色期望又有哪些？对你自己的期望角色有影响吗？作为病人，你是否安于养病，积极配合治疗、护理并努力使自己尽快康复？

2. 观察　主要观察被评估者有无角色适应不良的身心行为反应，如疲乏、头痛、心悸、焦虑、抑郁、忽略自己和疾病、缺乏对治疗和护理的依从性等。

第七节　文化评估

护士在护理实践中常需面对各种不同文化背景的人。个体的价值观、信念、习俗、语言等文化因素可直接影响其健康，护士有必要了解病人的文化背景，从而理解他们的思想行为，尊重病人生活方式，建立良好的护患关系，实施有效的护理。

（一）文化的定义与特性

1. 文化的定义　文化（culture）是在某一特定群体或社会的生活中形成的，并为其成员所共有的生存方式的总和，即特定人群为适应社会环境和物质环境而共有的行为和价值模式，是一个社会及其成员所特有的物质和精神财富的总和。它包括价值观、语言、知识、艺术、信仰、习俗、道德、规范以及与之相适应的物质表现形式，如机器、工具、书籍、衣服等。

2. 文化的特性　文化具有以下特性：①民族性：文化有鲜明的民族性。一定形态的文化都存在于一定的民族范围内，各国、各民族在饮食起居、穿着打扮、娱乐喜庆、信仰崇拜等方面都有其特有的风格。②继承性和累积性：文化由世代相传而被继承并被发展。③获得性：文化是后天学到的，是人们通过观察和接受其他成员的教育而学到的。④共享性：文化是某一群体或社会人群共有的。如中国人过春节、用筷子进餐等。⑤复合性和双重性：所有文化现象都不是单一而是复合存在的。如围绕宗教可以产生宗教教义、宗教仪式、宗教建筑、宗教音乐等。此外，文化还有双重性，既含有理想成分，又含有现实成分。如许多国家有尊敬长辈、孝敬老人的文化传统，但现实中仍存在不赡养老人甚至遗弃、虐待老人等现象。

（二）文化的要素及其评估

1. 文化的要素　包括价值观、信念与信仰、习俗等。

2. 文化的评估　①价值观（value）：是指一个社会或群体中的人们在长期社会化过程中，通过后天学习逐步形成和共有的，对于区分事物好与坏、对与错、符合或违背人的愿望、可行与不可行的观点、看法与准则，它是信念、态度和行为的基础。通过形成人的思想、观点、立场、建立目标与需要的优先顺序来指导人的行动，对人的社会生活起着重要作用。价值观存在于潜意识中，不能直接观察，又很难言表，人们也很少意识到其行为受潜意识中价值观的直接引导，因此，价值观的评估比较困难，目前尚无成熟的评估工具。②信念与信仰：信念（faith）是自己认为可以确信的看法，是个人在自身经历中积累起来的认识原则。信仰（beliefs）是人们对某种事物或思想、主义的极度尊崇与信服，并把它作为自己的精神寄托和行为准则。信仰的形成是个长期的过程，是人们在接受外界信息的基础上沿着认知、情感、意志、信念和行为的轨道持续发展，最终融合而成。信念是信仰形成过程的终结和最高阶段，是认识的成熟阶段或情感化了的认识。③习俗（customs）：又称风俗，它是指人们在长期的社会实践中所形成的习惯和风气，常有一定的区域性和继承性，是人们在生产、居住、衣着与饮食、沟通、婚姻与家庭、医药、丧葬、节日、庆典、礼仪等物质文化生活上的共同喜好、风尚和禁忌。它是各民族政治、经济和文化生活的反映，并在一定程度上反映着各民族的生活方式。与健康相关的习俗主要有饮食、交流、医药、居住、婚姻与家庭等，评估应围绕这几个方面进行，其中对居住、婚姻与家庭的评估见环境评估和家庭评估。对饮食、交流和医药方面的评估，常用的方法是观察和晤谈，护士可以通过直接观察个体的饮食、保健行为和与他人交流时的语言和非语言特点获取有关的资料。

（三）病人文化休克的评估

1. 文化休克的定义　文化休克（culture shock）是指人们生活在陌生文化环境中所产生的迷惑与失落的经历。常发生于个体从熟悉的环境突然到一个新环境，由于沟通障碍、日常活动改变、风俗习惯以及态度与信仰的差异而产生的生理、心理适应不良。如个体突然到了一个完全不同的民族或社会群体中，会容易产生思想上的混乱和精神上的紧张。对于住院病人来说医院是一个完全陌生的环境，与家人分离、缺乏沟通、日常活动改变、对疾病和治疗的恐惧等，可导致住院病人发生文化休克。

2. 病人文化休克的分期　①陌生期：病人对医院、医生、护士、环境及自己将要接受的检查治疗都很陌生，接触许多陌生的新名词，如备皮、X线胸部透视、磁共振等，使病人感到迷茫。②觉醒期：病人开始意识到自己将住院治疗，对疾病和治疗担忧，对亲人的思念和对生活方式改变的不习惯，可出现明显的身心应激症状，如失眠、食欲下降、焦虑、恐惧、沮丧、绝望等。③适应期：经过调整，病人开始从生理、心理、精神上适应医院环境。

3. 病人文化休克的评估　可通过与病人晤谈，询问其住院感受并结合观察病人身心反应进行综合判断。

第八节　家庭评估

家庭是社会的基本单位，是个体生活的最重要环境。家庭的情感交往功能、社会化功能、教育功能和支持功能，决定了家庭是直接影响个体身心健康最重要的因素。通过家庭评估，医务人员能深入了解家庭环境、家庭结构、家庭功能、家庭成员的健康状况，发现家庭的健康问题，并运用护理专业知识、技术、实施有效护理，为社区居民提供家庭服务，帮助解决家庭现存的健康问题及预防和发现潜在的影响健康的问题，预防疾病和促进健康。

（一）家庭的定义与特征

1. 家庭的定义　家庭是以婚姻、血缘（或收养关系）和共同经济为纽带而组成的小型群体。从护理学角度来看，家庭是一个开放、发展的社会系统。

2. 家庭的特征　①家庭是群体而不是个体，家庭至少由两个或两个以上的成员组成。②婚姻是家庭的起点、基础和根据。由于婚姻而形成的夫妻关系是家庭中最主要的关系，是家庭的核心，也是维系家庭的主要纽带。③组成家庭的成员应以共同生活和密切的经济、情感交往为条件。有血亲或姻亲关系，但不共同生活或经济情感上没有密切交往的，不能算作一个家庭。如儿女结婚后与父母分开居住生活，尽管有血缘关系，却只能算是两个家庭。④父母子女关系、兄弟姐妹关系是家庭中的第二种主要关系，父母和子女组成的家庭最稳定。

（二）家庭的评估

通过晤谈、观察、量表评定进行评估，还可使用家庭圈、家庭社会关系图等工具进行评估。

1. 家庭基本资料 包括家庭地址、联系电话、宗教信仰，家庭成员的姓名、性别、年龄、教育、职业、健康史、尤其是家族遗传病史等。可通过与被评估者及其家属晤谈以及阅读有关的健康记录，如医疗病历获取资料。

2. 家庭类型 根据家庭代际层次和亲子关系，一般把家庭分为：①核心家庭：是指由父亲、母亲以及未婚的孩子组成的传统家庭形式。②主干家庭：也称扩展家庭，是由父母、已婚子女及第三代人组成的家庭。③联合家庭：是由核心家庭及其较近的亲属组成。④其他类型的家庭：如单亲家庭、兄弟姐妹组成的家庭、重组家庭等。

3. 家庭生活周期 是家庭单位产生和发展的整个过程，每一个周期家庭都有特定的、不同的角色和任务，需要家庭成员共同努力、协同完成，以使家庭逐步完善成熟。护士通过对家庭生活周期的评估，有助于确定护理干预的重点。

4. 家庭结构 指家庭成员间相互关系和相互作用的性质，它由权力结构、角色结构、沟通类型和价值观四个方面组成。①权力结构：是指家庭成员影响其他成员的能力，即在影响力、控制权和支配权方面的相互关系。权力者往往影响家庭的决策。②角色结构：指家庭对每个占有特定位置的家庭成员所期待的行为和规定的家庭权利、责任与义务。③沟通类型：沟通是情感、愿望、需要和意见等信息的传递交换过程，它通过语言与非语言的互动来完成。家庭关系的好坏关键在于沟通渠道是否畅通、沟通是否有效。沟通形式最能反映家庭成员间的相互作用与关系，也是家庭和睦和家庭功能正常的保证。④价值观：是家庭成员在共同的文化背景下所形成的思想、态度和信念。它是家庭成员判断是非的标准以及对特定事物的价值所持的信念和态度。价值观决定着每个家庭成员的行为方式和对外界干预的感受与反应，也影响着家庭成员角色的分配和角色行为的模式。

5. 家庭功能 家庭功能是家庭对人类的功用和效能，是家庭对人类的生存和社会发展所起的作用。家庭具有生殖、经济、情感、社会化、文化教育和健康照顾等功能。它可以满足人类生存的基本身心需要。功能健全的家庭不仅可以满足其成员的感情需求，促进健全人格的形成，还可以增进其成员的生理健康，对健康不佳的成员提供良好的支持与照顾。家庭功能常用的评估方法有：①观察：包括家庭居住条件、家庭成员衣着、饮食、家庭气氛、家庭成员间的亲密程度、是否彼此关心照顾，尤其对老、幼、患病家庭成员的照料。病人家属是否对未来的失落表现出痛苦或过度的痛苦，有否对患病成员不满和冷落等。②晤谈：可通过询问被评估者或其家庭成员得到相应的资料。问题举例：你觉得你家的收入够用吗？能否满足衣、食、住、行等基本生活需求？你的家和睦、快乐吗？你依恋你的家吗？为什么？家里有孩子吗？对孩子的培养与成长是否满意？③量表评定法：国外常用的有 Smilkstein 的家庭功能量表、Procidano和 Heller 的家庭支持量表等。护理人员可结合被评估者的情况，有选择地使用。

6. 家庭资源　家庭为了维持其基本功能、应对压力事件和危急状态所需的物质、精神与信息等方面的支持，称为家庭资源。分为：①内部资源：包括来自家庭内的财力支持、精神与情感支持、信息支持、结构支持等。如住院费的分担、医疗服务信息的提供、精神上的安慰和支持。②外部资源：包括社会资源、文化资源、医疗资源、宗教资源、经济资源、教育资源、环境资源等，如来自于单位或社区的帮助、可利用的医疗服务机构。

7. 家庭压力　指家庭中所发生的重大生活改变。每个家庭在其成长周期中或多或少、或长或短、或早或迟都会遇到各种压力，即造成家庭功能失衡的所有刺激性事件。对于家庭压力的评估，重点是确定家庭压力源的种类及强度、对家庭成员的影响、家庭采取的应对方式以及可利用的资源等（具体参见本章第六节有关内容）。

第九节　环境评估

随着工业的发展、人群的集聚、城市建设与扩张，人类生存的环境发生了巨大的变化。人类在开发和利用自然环境资源、创造新环境的同时，又将生产、生活中产生的废弃物排入环境，造成环境污染。环境质量的优劣直接影响人类健康水平及生存，人体的健康和疾病除了与遗传因素有关外，环境因素也成为影响人类健康的另一重要因素。

（一）环境的定义及范围

1. 环境的定义　环境（environment）有广义与狭义之分。广义的环境是指人类赖以生存、发展的自然因素与社会因素的总和；狭义的环境是指环绕所辖的区域，如病室、居室。在护理界，环境被定义为影响人们生存与发展的所有外在情况和因素。

2. 环境的范围　护理界把人的环境分为内环境和外环境。①内环境：人的内环境，又称生理心理环境，包括人体所有的组织、系统以及人的内心世界。②外环境：人的外环境包括物理环境、社会环境、文化环境和政治环境。

（二）环境的评估

1. 物理环境的评估　物理环境是指存在于外部环境中的物理因素的总和，如围绕病人的空间、声音、温度、湿度、采光、通风、整洁、室内装饰、布局以及与安全有关的各种物理性、化学性、温度性、放射性、过敏性因素。对于物理环境的评估可以通过与病人晤谈、实地观察、监测等方法进行。评估的内容包括：①家庭环境：住房状况，如居住面积、房屋朝向、结构、室内的温度、湿度、空气新鲜度、噪声、采光、装饰、陈设、室外的环境、绿化、色彩等；家庭安全，在电线、电器、危险化学品、药物、玩具、煤气灶具、植物、家具、楼梯、地面、窗户等方面存在的安全隐患；水和食品的选用、污水和垃圾的处理。②工作场所环境：是否明亮、整洁、舒适、空气新鲜，有无危害健康的有害因素存在，如毒物、生产性粉尘、有毒气体、高气温、射线、噪声、振动，有无劳动保护措施和严格的安全管理制度。对儿童、青少年等应注意学校环境的评估。③病室环境：如病室的温度、湿度、空气、光照、声音、色彩、气味是否适宜，有无地板过滑、通道障碍、呼叫装置不合适、医疗设备放置不妥等危险因素。

2. 社会环境的评估　社会因素严重地影响人类的健康，它涉及经济、制度、法律、人口、文化、教育、风俗习惯、宗教、职业、生活方式、社会关系和社会支持等多个方面。①经济：是保证人们衣食住行基本需求及享受健康服务的物质基础。护士可通过观察病人或其家人的衣着、服饰、消费行为，并结合询问其职业、经济来源、收入水平、医疗费用的支付方式、家庭负担等进行评价。②教育水平：包括被评估者及其主要家庭成员的受教育程度，以及是否具备科学照顾所需要的知识与技能。可直接观察家庭成员的日常生活行为并结合晤谈获取相关资料。③生活方式：是人们长期受一定文化、民族、经济、社会、风俗、规范，特别是家庭影响而形成的一系列生活意识、生活习惯和生活行为。评估时首先要明确被评估者的生活方式，同时注意了解其家人、同事、朋友的生活方式。可通过与被评估者或其亲友晤谈，询问饮食、睡眠、活动、娱乐等方面的习惯与爱好，以及有无吸烟、酗酒等不良嗜好，或直接观察被评估者或其亲友的饮食、睡眠、活动、娱乐方式与习惯。④社会关系与社会支持：社会关系为社会环境中非常重要的方面，个体的社会关系网包括与之有直接或间接关系的所有人或人群，如家人、邻里、朋友、同学、同事、领导、宗教团体以及成员等。对住院病人而言，还有同室病友、医生、护士。个体的社会关系网越健全、人际关系越亲密融洽，越容易得到所需的信息、情感及物质方面的支持。这些从社会关系网获得的支持，社会学家统称社会支持，是社会环境中健康的一大重要功能。

（焦迎娜）

第六章 | 实验室检查

第一节 血液检查

一、标本采集

血液标本分为全血、血浆和血清。全血由血细胞和血浆组成，主要用于临床血液学检查，如血细胞计数、分类和形态学检查等；血浆是全血除去血细胞后的成分，用于临床生化检验、出凝血检查；血清是离体后的血液自然凝固析出的液体部分，除纤维蛋白原等凝血因子外，其他成分与血浆基本相同，更适合多数临床化学和临床免疫学检查。在少数检查项目，血浆和血清的测定有差别，所以在采集标本时必须按要求严格进行。

（一）采集方法

血标本的正确采集是获得准确、可靠试验结果的关键。血标本的采集分为皮肤采血法（毛细血管采血法）、静脉采血法和动脉采血法。皮肤采血法（skin puncture for blood collection）主要用于微量需血的检查或一般常规检查。显微镜计数法和半自动血液分析仪可以采用毛细血管采血。皮肤采血法多选择手指或耳垂部位采血。需血量较多或全自动血液分析仪测定时用静脉采血法（venipuncture for blood collection）。通常采用肘部静脉，当肘部静脉不明显时，可改用手背静脉或内踝静脉，必要时也从股静脉采血。颈外静脉采血可用于小儿，但有危险性，必要时使用。动脉采血法多用于血液气体分析等检查项目，一般在桡动脉或股动脉处采集。

（二）注意事项

1. 采血前的准备 ①了解病人情况：活动情况、精神状态、用药、吸烟、进食等。②向病人作适当解释：根据检查项目的不同，向病人解释检查的目的、过程、意义，以消除其疑虑和恐惧。③给病人作指导：住院病人静脉血标本一般于早晨起床前空腹采集，采血前1日起忌烟、酒、茶、咖啡，门诊病人采血前避免剧烈运动，静坐10～15分钟以上再采。④核对检验申请单：包括病人姓名、性别、年龄、住院号、病区、病床、申请日期、标本采集时间、标本类型和申请测定的项目等，与贴于试管或容器上的标签仔细对比，要求准确、无误。

2. 皮肤采血 尽量避开有炎症、化脓、冻伤等皮肤损伤部位采血；皮肤出汗时，应先用干棉球擦干，以免血液稀释；采血时，切忌用力挤压皮肤，应让血液自然流出，以免流入大量组织液，使血液稀释和促使血液凝固；采血时，避免棉花纤维混入混悬液，以防堵孔造成计数不准确；为避免交叉感染，应严格实行一人一针制。

3. 静脉采血 为避免充血和血液浓缩，用止血带压迫时间小于1分钟。若超过2分钟，大静脉血流受阻而使毛细血管内压上升，导致血管内液与组织液交流，压迫时间再延长，局部组织则因缺氧而引起血液成分变化渐大，均导致检查结果准确性下降。

4. 动脉采血 ①严格无菌操作，以防感染。②使用提前用肝素湿润内壁后且带软木塞的试管（隔绝空气）。③从动脉拔出针头的同时迅速用无菌纱布或棉球加压止血5～10分钟。④有出血倾向的病人谨慎使用。

5. 防止溶血 注射器和容器均需清洁干燥；抽血速度不宜过快，以免产生大量泡沫或溶血；采血后应先拔除针头，然后将血液徐徐注入标本容器，否则易发生溶血。

6. 防止空气栓塞血管 切忌将注射器内气泡推入血管，以免形成气栓，造成严重后果。

7. 抗凝剂 严格控制抗凝剂的量和浓度，若末梢采血，最好先将试管内抗凝剂涂壁烤干再用。

8. 晕厥的处理 对采血后发生晕厥的病人，可让其平卧，通常休息片刻即可恢复。必要时可嗅芳香氨酸，针刺或指掐人中、合谷等穴。

9. 血标本的处理 血液标本采集后应立即送检，以免发生溶血、凝固及污染等。

10. 实验结果分析 分析检验结果应密切结合临床，并考虑药物、饮食因素等对检验结果的影响。

二、血液一般检查

（一）标本采集

临床常用血液一般检查标本的采集见表6-1。

表6-1 临床常用血液一般检查标本的采集

检验项目	英文缩写	标本	标本量	注意事项
血红蛋白	HGB Hb	抗凝静脉血 （EDTA） 皮肤采血	2.0ml 20μl	①皮肤采血时，忌用力挤压采血部位 ②静脉采血时用止血带压迫时间最好不超过30秒 ③严格控制抗凝剂的量和浓度，若末梢采血，最好先将试管内抗凝剂涂壁烤干再用
红细胞计数	RBC	抗凝静脉血 皮肤采血	2.0ml 10μl	①抽血速度不宜过快，以免产生大量泡沫或溶血 ②注射器和容器要干燥，抽血后拔出针头沿管壁缓慢注入，防止溶血
血细胞比容	HCT	抗凝静脉血 皮肤采血	2.0ml 10μl	避免溶血和凝血

检验项目	英文缩写	标本	标本量	注意事项
红细胞平均体积	MCV	抗凝血	2.0ml	严格控制抗凝剂的量和浓度；防止溶血
平均红细胞血红蛋白含量	MCH	抗凝血	2.0ml	同 MCV
平均红细胞血红蛋白浓度	MCHC	抗凝血	2.0ml	同 MCV
红细胞体积分布宽度	RDW	抗凝血	2.0ml	
网织红细胞计数	RC	皮肤采血	1~2滴	
红细胞沉降率	ESR	3.8% 枸橼酸钠溶液 静脉血	0.4ml 1.6 ml	①尽可能采空腹血，避免脂血等因素干扰 ②要充分混匀，但禁忌剧烈震荡，以防溶血 ③枸橼酸钠浓度必须准确，抗凝剂与血液比例为1:4
白细胞计数	WBC	抗凝静脉血 皮肤采血	2.0ml 20μl	
白细胞分类计数	DC	皮肤采血	1~2滴	
血小板计数	PLT	抗凝静脉血 皮肤采血	2.0ml 20μl	采血时做到针刺顺利、血流通畅；混匀计时充分，混匀手法轻柔，防止引起检测结果偏低
血小板比容	PCT	抗凝静脉血 皮肤采血	2.0ml 20μl	抗凝剂要充分，混匀要轻，避免血小板聚集或破坏
平均血小板体积	MPV	抗凝静脉血 皮肤采血	2.0ml 20μl	
血小板体积分布宽度	PDW	抗凝静脉血 皮肤采血	2.0ml 20μl	
全血细胞分析14，16，18，28项	BCA – 14 BCA – 16 BCA – 18 BCA – 28	抗凝静脉血（EDTA）	2.0ml	同相应各单项检查
白细胞仪器三分类（百分比+绝对值）	DC – 3part	抗凝静脉血（EDTA）	2.0ml	

注：全血细胞分析14，16，18项包括：WBC、HGB、RBC、HCT、HCH、MCHC、MCV、PLT、MPV、LY、GR、MD、RDW 等，28项另加 PEROX、EOS、BAS、RET 计数、核分叶指数等。

(二）红细胞计数（RBC）和血红蛋白（Hb）测定

1. 参考值

人群	红细胞数	血红蛋白
成年男性	$(4.0 \sim 5.5) \times 10^{12}/L$	$120 \sim 160 g/L$
成年女性	$(3.5 \sim 5.0) \times 10^{12}/L$	$110 \sim 150 g/L$
新生儿	$(6.0 \sim 7.0) \times 10^{12}/L$	$170 \sim 200 g/L$
70 岁以上男性		$94 \sim 122 g/L$
70 岁以上女性		$87 \sim 112 g/L$

2. 临床意义

（1）红细胞和血红蛋白增多：①红细胞相对性增多：由血液浓缩引起，见于严重吐泻、大面积烧伤、大量出汗等。②红细胞绝对性增多：继发性增多，生理情况下见于高原地区居民；病理性情况下见于慢性心、肺疾患，如发绀型先天性心脏病、肺源性心脏病等。原发性增多，多见于真性红细胞增多症。

（2）红细胞和血红蛋白减少：①生理性减少见于 3 个月至 15 岁以前的儿童、妊娠中晚期的孕妇、老年人等。②病理性减少见于各种原因引起的贫血，如再生障碍性贫血、缺铁性贫血、溶血性贫血等。

临床上根据血红蛋白减少的程度将贫血分为四级：轻度，血红蛋白低于参考值的低限至 90g/L；中度，90～60g/L；重度，60～30g/L；极重度，低于 30g/L。

临床上根据红细胞和血红蛋白减少的比例可初步判断贫血的类型：①正细胞性贫血，红细胞与血红蛋白按比例减少，见于急性失血性贫血、溶血性贫血及再生障碍性贫血等。②小细胞低色素性贫血，血红蛋白减少比红细胞减少更明显，见于缺铁性贫血、铁粒幼细胞性贫血和海洋性贫血。③大细胞性贫血，红细胞减少比血红蛋白减少更明显，见于巨幼红细胞性贫血。

临床上根据红细胞计数的医学决定水平：高于 $6.8 \times 10^{12}/L$，应采取相应的治疗措施；低于 $3.5 \times 10^{12}/L$，为诊断贫血的界限；低于 $1.5 \times 10^{12}/L$，应考虑输血。

（三）红细胞形态检查

1. 正常形态与大小 正常红细胞为淡红色双凹圆盘形，大小较一致，直径 6～9μm，中央淡染区的大小约相当于细胞直径的 1/3～2/5 左右。

2. 形态异常 ①球形红细胞增多，涂片中此种细胞超过 20% 才有诊断价值，见于遗传性球形红细胞增多症、自身免疫性溶血性贫血。②椭圆性红细胞增多，一般高于 25%～50% 才有诊断价值，主要见于遗传性椭圆性红细胞增多症。③口形红细胞，中央淡染区呈扁平裂缝状，状如微张口的嘴形或鱼口状，超过 10%，常见于遗传性口形红细胞增多症，少量可见于弥漫性血管内凝血及酒精中毒。④靶形红细胞，中央淡染区扩大，但中心部位又有部分色素存留而深染，形似射击的靶标，见于珠蛋白生成障碍性贫血、异常血红蛋白病、缺铁性贫血等。⑤镰形红细胞，状似镰刀，见于镰形红细胞性贫血。⑥泪滴形红细胞，呈泪滴状，见于骨髓纤维化、珠蛋白生成障碍性贫血、溶血性贫血等。⑦棘细胞及刺细胞，棘细胞外周呈钝锯齿状突起，刺细胞外周呈不匀称、不规则的靴刺状突起，主要见于棘形红细胞增多症（先天性无 β 脂蛋白血症）。⑧裂细胞，指红细胞发生各种明显的形态学改变，可呈梨形、新月形、逗点形、三角形、盔形等，见于弥散性血管内凝血、血栓性血小板减少性紫癜、心血管创伤性溶血性贫血。

3. 大小异常 红细胞大小异常包括：①小红细胞，直径 < 6μm，见于小细胞低色素性贫血，如缺铁性贫血。②大红细胞，直径 > 10μm，见于溶血性贫血、急性失血性贫血等。③巨红细胞，直径 > 15μm，常见于巨幼细胞贫血。④红细胞大小不均，直径相差可达一倍以上，见于缺铁性贫血、溶血性贫血、失血性贫血及巨幼细胞贫血等，其中以巨幼细胞贫血最为明显。

（四）网织红细胞检查

网织红细胞（Ret）是指晚幼红细胞脱核后到完全成熟的红细胞之间的过渡型细胞。由于晚幼红细胞脱核后，其胞质内还残存核糖体等嗜碱性物质，经煌焦油蓝或新亚甲蓝染色后呈现浅蓝或深蓝色的网织状，故称网织红细胞。

1. 参考值

人群	百分数	绝对值
成人	0.5%～1.5%	$(24～84) ×10^9/L$
新生儿	2%～6%	$(25～75) ×10^9/L$

2. 临床意义

（1）判断骨髓造血情况

①网织红细胞增多：提示骨髓红细胞系增生旺盛。常见于溶血性贫血、急性失血性贫血，也见于放射治疗和化学治疗后造血恢复时。

②网织红细胞减少：提示骨髓造血功能低下。见于再生障碍性贫血，典型病例常低于 0.5%，其绝对值小于 $15×10^9/L$，该检验结果为再生障碍性贫血的诊断标准之一。也见于恶性贫血、骨髓病性贫血。

（2）观察贫血疗效：缺铁性贫血和巨幼细胞性贫血经有效治疗 3～5 天后可见网织红细胞增高，7～10 天达高峰，2 周左右逐渐减低，此称网织红细胞反应，作为贫血疗效观察指标。Ret 也是贫血病人随访检查的项目之一。

（3）骨髓移植效果监测：骨髓移植后第 21 天，如 Ret 大于 $15×10^9/L$，常表示无移植并发症；若 Ret 小于 $15×10^9/L$，伴中性粒细胞和血小板增高，可能为骨髓移植失败。

（五）红细胞比容测定

红细胞比容（HCT，Ht），以前称红细胞压积（PCV），是指在一定条件下，经离心沉淀后压紧的红细胞在全血标本中所占体积的比值。

1. 参考值

人群	温氏法（Wintrobe 法）	微量毛细管法（微量法）
成年男性	0.40～0.50L/L	0.467±0.039 L/L
成年女性	0.37～0.48L/L	0.421±0.054 L/L

2. 临床意义

（1）红细胞比容增高：见于各种原因引起的血液浓缩，致红细胞比容相对性增高，如大量呕吐、严重腹泻、大面积烧伤、大手术后；临床上测定脱水病人红细胞比容，了解血液浓缩程度，作为计算补液参考。真性红细胞增多症引起红细胞比容绝对性增高，可高达 0.60 L/L 以上，甚至达 0.80L/L。

（2）红细胞比容减低：见于各种原因引起的贫血。但不同种类贫血，红细胞比容减低的程度并不与红细胞计数完全一致。再生障碍性贫血为正细胞性贫血，缺铁性贫血为小细胞性贫血，巨幼细胞性贫血为大细胞性贫血。

（六）红细胞平均指数

红细胞平均指数包括：平均红细胞容积（MCV），指每个红细胞的平均体积，以飞升（fl，$1L = 10^{15}$ fl）为计量单位；平均红细胞血红蛋白量（MCH），指每个红细胞内所含血红蛋白的平均量，以皮克（pg，$1g = 10^{12}$ pg）为计量单位；平均红细胞血红蛋白浓度（MCHC），指每升血液中平均所含血红蛋白浓度（克数），以 g/L 为计量单位。临床检验分为血液分析仪法和手工法，血液分析仪法的数值由仪器直接打印报出，手工法的数值由已测得的 RBC、Hb 和 Hct 计算得出，其计算公式为：MCV（fl）= Hct（L/L）/ RBC（$\times 10^{12}$/L），MCH（pg）= Hb（g/L）/ RBC（$\times 10^{12}$/L），MCHC（g/L）= Hb（g/L）/ Hct（L/L）。

1. 参考值

项目	血液分析仪法	手工法
MCV	80 ~ 100fl	80 ~ 92fl
MCH	27 ~ 34pg	27 ~ 31pg
MCHC	320 ~ 360g/L	320 ~ 360g/L

2. 临床意义 分析 MCV、MCH、MCHC 三项红细胞平均值，可进行贫血的形态学分类，见表 6 - 2。

表 6 - 2 贫血的形态学分类（血液分析仪法数值）

贫血的类型	MCV（fl）	MCH（pg）	MCHC（%）	病因
正细胞性贫血	80 ~ 100	27 ~ 34	32 ~ 36	再生障碍性贫血、急性溶血性贫血、急性失血性贫血、白血病等
大细胞性贫血	> 100	> 34	32 ~ 36	恶性贫血、巨幼细胞性贫血
小细胞低色素性贫血	< 80	< 27	< 32	缺铁性贫血、铁粒幼细胞性贫血、珠蛋白生成障碍性贫血
单纯小细胞性贫血	< 80	< 27	32 ~ 36	慢性感染及中毒引起的贫血

（七）红细胞沉降率

红细胞沉降率（erythrocyte sedimentation rate，ESR）是指红细胞在一定条件下沉降的速率，简称血沉。

1. 参考值 男性 0 ~ 15mm/lh 末（魏氏法，Westergren 法）
女性 0 ~ 20mm/lh 末（魏氏法，Westergren 法）

2. 临床意义 红细胞表面的唾液酸带有负电荷，故红细胞相互排斥不易聚集，悬浮于血浆中，下沉缓慢。影响红细胞聚集的因素主要存在于血浆中，白蛋白带有负电荷具有抑制红细胞聚集、减缓下沉的作用；纤维蛋白原、球蛋白、免疫复合物等带有正电荷具有促进红细胞聚集、加快下沉的作用，尤以纤维蛋白原为促进血沉最有力的物质。另外，红细胞数量多时，阻力大，下沉慢；红细胞数量少时，阻力小，下沉快。

（1）血沉增快

生理性增快：见于 12 岁以下儿童、60 岁以上老人、妇女月经期、妊娠 3 个月以上的孕妇等。

病理性增快：见于①炎症性疾病：感染是血沉增快最常见的原因，感染时血中 α_1 抗胰蛋白酶、α_2 巨球蛋白、C 反应蛋白、结合球蛋白、纤维蛋白原等反应物质增多，这些物质易使红细胞形成缗钱状聚集，故血沉增快。②组织损伤及坏死：范围较大的组织损伤或手术创伤、脏器梗死后的组织坏死都可使血沉增快。③恶性肿瘤：迅速增长的恶性肿瘤血沉增快，恶性肿瘤手术切除后或治疗较彻底，血沉可趋正常，复发或转移时又可增快；而良性肿瘤血沉多正常。④高球蛋白血症：如系统性红斑狼疮、多发性骨髓瘤、慢性肾炎、肝硬化、巨球蛋白血症等。⑤贫血：贫血病人的血沉可能随贫血加重而增快，但两者并不成正比，异形红细胞不容易聚集成缗钱状，故遗传性红细胞增多症、镰形红细胞性贫血病人的血沉增快不明显。⑥高胆固醇血症：如动脉粥样硬化、糖尿病、肾病综合征、黏液性水肿等。

血沉虽然为一非特异性指标，但对判断结核病、恶性肿瘤、自身免疫性疾病（风湿热、类风湿关节炎、系统性红斑狼疮等）有一定的价值，常可作为疾病是否活动的监测指标，病变活动时血沉加快，病变好转或静止时血沉逐渐恢复正常。另外，对急性心肌梗死和心绞痛的鉴别也有一定的价值，急性心肌梗死血沉加快，心绞痛血沉正常。

（2）血沉减慢：一般无意义。

（八）白细胞计数（WBC）及白细胞分类（DC）

1. 参考值

（1）白细胞计数：

人群	白细胞计数
成人	$(4 \sim 10) \times 10^9/L$
新生儿	$(15 \sim 20) \times 10^9/L$
6 个月 ~ 2 岁	$(11 \sim 12) \times 10^9/L$

（2）白细胞分类：百分数和绝对值见表 6 – 3。

表 6 – 3 白细胞分类计数的百分数和绝对值

细胞分类	百分数（%）	绝对值（$10^9/L$）
中性粒细胞（N）		
杆状核	0 ~ 5	0.04 ~ 0.5
分叶核	50 ~ 70	2 ~ 7
嗜酸性粒细胞（E）	0.5 ~ 5	0.05 ~ 0.5
嗜碱性粒细胞（B）	0 ~ 1	0 ~ 0.1
淋巴细胞（L）	20 ~ 40	0.8 ~ 4
单核细胞（M）	3 ~ 8	0.12 ~ 0.8

2. 临床意义 白细胞总数的增多或减少主要受中性粒细胞数量的影响，故白细胞总数增多或减少与中性粒细胞的增多或减少有着密切关系和基本相同的临床意义。

（1）中性粒细胞（N）

①中性粒细胞增多：中性粒细胞增多常伴随白细胞总数的增多。生理性增多见于妊娠后期及分娩时、剧烈运动或劳动后、饱餐或淋浴后、高温或严寒等。病理性增多常见于急性感染，特别是急性化脓性感染，为其最常见的原因；严重的组织损伤及大量血细胞破坏，如严重外伤、大面积烧伤、较大手术、急性心肌梗死及严重的血管内溶血等；急性大出血，急性大出血后，白细胞总数及中性粒细胞明显增多，特别是内出血时，白细胞总数可高达 $20 \times 10^9/L$；急性中毒，如糖尿病酮症酸中毒、尿毒症、急性铅中毒、急性汞中毒及安眠药中毒等；白血病和其他恶性肿瘤；骨髓增殖性疾病。

②中性粒细胞减少：常见于某些革兰阴性杆菌感染（如伤寒、副伤寒）、某些病毒感染（如流感、病毒性肝炎）及某些原虫感染（如疟疾、黑热病）；血液病，如再生障碍性贫血、非白血性白血病、恶性组织细胞病、巨幼细胞贫血、严重缺铁性贫血等；物理、化学因素损伤，如 X 线、γ 射线等物理因素和苯、铅、汞、氯霉素、抗肿瘤药等化学因素损伤骨髓；脾大及其功能亢进。

（2）嗜酸性粒细胞（E）

①嗜酸性粒细胞增多：见于过敏性疾病，如支气管哮喘、药物过敏、食物过敏等；寄生虫病，如蛔虫病、钩虫病、血吸虫病等；皮肤病，如湿疹、剥脱性皮炎、天疱疮、银屑病等；血液病，如慢性粒细胞白血病、嗜酸粒细胞白血病等。

②嗜酸性粒细胞减少：见于伤寒或副伤寒初期、应激状态（大手术、烧伤等）、长期应用肾上腺皮质激素后等。

（3）嗜碱性粒细胞（B）

①嗜碱性粒细胞增多：见于过敏性疾病，如过敏性结肠炎、药物过敏、食物过敏等；血液病，如慢性粒细胞白血病、嗜碱性粒细胞白血病等；恶性肿瘤（特别是转移癌）；传染病，如水痘、流感、结核等。

②嗜碱性粒细胞减少：无临床意义。

（4）淋巴细胞（L）

①淋巴细胞增多：生理性增多，婴儿出生时淋巴细胞约占 35%，粒细胞占 65%。4~6 天后淋巴细胞可达 50%，与粒细胞比例大致相等。4~6 岁时，淋巴细胞比例逐渐减低，粒细胞比例增加，逐渐达正常成人水平。病理性增多，主要见于感染，如麻疹、风疹、水痘、流行性腮腺炎、传染性单核细胞增多症、病毒性肝炎等病毒感染，也可见于百日咳杆菌、结核杆菌、布鲁菌、梅毒螺旋体、弓形虫等感染；恶性肿瘤，如淋巴细胞白血病、淋巴瘤等；急性传染病的恢复期；移植排斥反应。

②淋巴细胞减少：主要见于应用肾上腺皮质激素、烷化剂、抗淋巴细胞球蛋白等的治疗以及放射线损伤、免疫缺陷性疾病、丙种球蛋白缺乏症等。

（5）单核细胞（M）

①单核细胞增多

生理性增多：见于婴幼儿及儿童。

病理性增多：见于疟疾、黑热病、活动性肺结核、急性感染的恢复期、单核细胞白血病、多发性骨髓瘤、恶性组织细胞病、淋巴瘤、骨髓增生异常综合征等。

②单核细胞减少：无临床意义。

（九）白细胞形态异常

1. 中性粒细胞的中毒性改变　主要出现细胞大小不均、中毒颗粒（胞质中出现粗大、分布不均、深紫或紫黑色颗粒）、空泡形成、核变性（出现核固缩、溶解及碎裂）。多见于严重感染、急性中毒及大面积烧伤等。

2. 中性粒细胞的核象变化　中性粒细胞核象是指粒细胞的分叶状况。正常时，外周血中性粒细胞核以3叶居多，杆状核与分叶核之比为1：13。

（1）核左移（shift to the left）：外周血中杆状核粒细胞增多或（和）出现晚幼粒、早幼粒等细胞时称为核左移。核左移分再生性左移和退行性左移，前者是指核左移伴有白细胞总数增高，后者则表现为核左移而白细胞总数不增高、甚至减低。常见于感染，尤其是急性化脓性细菌所致的感染；也见于急性中毒、急性溶血、急性失血等。杆状核粒细胞 >5% 为轻度核左移；杆状核粒细胞 >10%，并伴有少数晚幼粒细胞为中度核左移；杆状核粒细胞 >25%，并出现更幼稚的粒细胞为重度核左移。

（2）核右移（shift to the right）：外周血中性粒细胞核分叶5叶以上者超过3%称为核右移。主要见于恶性贫血、应用抗代谢药物后、炎症恢复期等，如在疾病进展期突然出现核右移，则表示预后不良。

3. 异形淋巴细胞　指外周血中见到的形态变异的不典型淋巴细胞。异形淋巴细胞增多可见于传染性单核细胞增多症、流行性出血热、药物过敏、输血后、血液透析或体外循环术后、放射治疗后等。

（十）血小板计数

血小板计数（PLT）是测定全血中的血小板数量。

1. 参考值　（100 ~ 300）×10^9/L

2. 临床意义　正常人血小板数随时间和生理状态变化：午后高于早晨；冬季高于春季；高原居民高于平原居民；月经前减低，月经后增高；运动、饱餐后增高；妊娠中晚期增高。静脉血比毛细血管血高10%。

（1）血小板减少：指血小板数低于100×10^9/L。见于：①血小板生成障碍：如再生障碍性贫血、急性白血病。②血小板破坏过多：如特发性血小板减少性紫癜、脾功能亢进、免疫性血小板减少症。③血小板消耗增多：如弥散性血管内凝血（DIC）。④其他：肝硬化、大量输入库存血或血浆、感染。

当血小板在（20 ~ 50）×10^9/L时，可有轻度出血或手术后出血；当血小板低于20×10^9/L时，可出现较严重出血；当血小板低于5×10^9/L时，常有严重出血。

（2）血小板增多：血小板超过 $400 \times 10^9/L$ 为血小板增多。原发性增多见于骨髓增殖性疾病，如真性红细胞增多症、原发性血小板增多症、骨髓纤维化早期、慢性粒细胞白血病等；反应性增多见于急性感染性疾病、急性溶血等。

三、溶血性贫血检查

（一）标本采集

临床常用溶血性贫血检查标本的采集见表 6-4。

表 6-4 临床常用溶血性贫血检查标本的采集

检验项目	采集方法	采血量	注意事项
红细胞渗透脆性试验	静脉采血后立即注入含有不同浓度 NaCl 溶液的试管中	2ml	①试管清洁干燥精确称取，确保 NaCl 溶液浓度准确 ②必须保证注射器和试管清洁干燥 ③应用新鲜的静脉血，忌用抗凝血，必要时可用去纤维蛋白血或肝素抗凝血
酸化溶血试验	静脉采血	1~2 ml	不宜用抗凝剂，因其中的钾、钠影响 pH，但可用脱纤维蛋白血
抗人球蛋白试验	采全血脱纤维蛋白或抗凝	1ml	标本应新鲜，试管洁净，避免血红蛋白污染，而出现假阴性
血浆游离血红蛋白试验	抗凝静脉血（肝素抗凝）	1ml	一切容器应避免血红蛋白污染，标本勿溶血，否则易引起假阳性

（二）红细胞渗透脆性试验

红细胞渗透脆性试验是测定红细胞对不同浓度低渗氯化钠的抵抗力。在低渗氯化钠溶液中，红细胞逐渐膨胀甚至破裂而溶血。将病人的红细胞加入按比例配制的不同浓度低渗氯化钠溶液中观察其溶血情况，开始溶血时氯化钠溶液的浓度为红细胞最小抵抗力，完全溶血时氯化钠溶液的浓度为其最大抵抗力。

1. 参考值 开始溶血：0.42% ~0.46%（4.2~4.6g/L）NaCl 溶液

完全溶血：0.28% ~0.34%（2.8~3.4 g/L）NaCl 溶液

2. 临床意义

（1）脆性增高：指在 >0.50% NaCl 溶液中开始溶血、在 >0.38% NaCl 溶液中完全溶血。主要见于遗传性球形红细胞增多症、温抗体型自身免疫性溶血性贫血、遗传性椭圆形红细胞增多症。

（2）脆性减低：主要见于海洋性贫血、缺铁性贫血等。

（三）酸化溶血试验（Ham 试验）

阵发性睡眠性血红蛋白尿症（PNH）病人存在对补体敏感性增高的红细胞，在pH6.6~6.8 的血清中，经 37℃ 孵育，易发生溶血。

1. 参考值 阴性

2. 临床意义 阳性 主要见于 PNH

（四）抗人球蛋白试验（Coombs 试验）

自身免疫性溶血性贫血（AIHA）病人体内免疫发生异常，产生自身抗体或（和）补体，结合在红细胞膜上，使红细胞破坏加速。不完全抗体（IgG）无法架接两个邻近的红细胞，而只能和一个红细胞抗原相结合。人球蛋白抗体是完全抗体，可与多个不完全抗体的 Fc 段相结合，导致红细胞凝集现象，称为抗人球蛋白试验阳性。直接 Coombs 试验阳性说明病人红细胞表面上包被有不完全抗体，而间接 Coombs 试验阳性则说明病人血清中存在着不完全抗体。

1. 参考值　直接、间接抗人球蛋白试验　阴性。

2. 临床意义　①直接 Coombs 试验阳性见于新生儿溶血病、自身免疫性溶血性贫血、系统性红斑狼疮、类风湿关节炎、恶性淋巴瘤、甲基多巴及青霉素等引起的药物性溶血反应。②间接 Coombs 试验主要用于 Rh 或 ABO 妊娠免疫性新生儿溶血病母体血清中不完全抗体的检测。

（五）血浆游离血红蛋白检查

1. 参考值　<50mg/L

2. 临床意义　血管内溶血时血浆游离血红蛋白明显增高，自身免疫性溶血性贫血、珠蛋白生成障碍性贫血可轻度增高，血管外溶血时正常。

四、出血与凝血检查

（一）标本采集

临床常用出血与凝血检查标本的采集见表 6 – 5。

表 6 – 5　临床常用出血与凝血检查标本的采集

检验项目	英文缩写	采集方法	采血量	注意事项
出血时间	BT	床边检验，用三棱针深刺耳垂或指端 2～3mm，血液自然流出开始计时，直至血流停止，计时止		①试验前应询问病人是否用过阿司匹林、肝素等抗血小板聚集药物，以免影响判断结果 ②刺血针不能用太细的圆形针，穿刺口不能太小、太浅，否则，皮肤弹性易使伤口自行闭合 ③刺血技术是否合适，可依第一滴血在滤纸上大小为标准，通常直径不得少于 1cm ④采血部位要温暖，避开充血、水肿、冻伤等处

续表

检验项目	英文缩写	采集方法	采血量	注意事项
		玻片法：用三棱针取耳垂或指端血滴于载玻片上	1滴（直径大于5mm）	①采血时血液必须自然流出，不得挤压，以免混入组织液，加速血液凝固 ②采血针要锐利，否则，毛细血管裂口可被钝针压扁，组织受损严重，使流出血液中混入组织液，加速血液凝固 ③血液直径不能小于5mm，否则血液易蒸发，加速凝固，冬季应注意保温
凝血时间	CT	试管法：静脉采血，取下针头后，沿管壁注入3支内径8mm的试管内，各试管1ml	3ml	①注射器要粗而锐利，采血动作迅速准确，一针见血，以免混入组织液 ②注入试管时应摘下针头，不要挤压，以免血小板和红细胞破坏，加速血液凝固 ③计时从血液流入针头开始 ④试管倾斜度不宜大于30° ⑤保持温度恒定，以免因温度高低影响血液凝固的快慢
血浆凝血酶原时间	PT	静脉采血，加入含有3.2%枸橼酸钠溶液0.2ml的抗凝试管中，立即混匀送检	1.8ml	①采血要顺利，不可混入组织液。 ②抗凝要充分，否则，PT延长，但严禁剧烈混匀 ③采血1小时内要完成检验，置冰箱保存不能超过4小时
活化部分凝血活酶时间	APTT	同PT测定	1.8ml	①采血要一针见血，避免气泡，混匀手法要轻 ②采血后必须在2小时内完成检验

（二）出血时间（BT）测定

BT是指在一定条件下，将皮肤毛细血管刺破后，血液自然流出到自然停止所需要的时间。试验前病人须停用阿司匹林等抗血小板聚集药物。

1. 参考值　Duke法　　1~3分钟　　超过4分钟为异常

　　　　　　　IVY法　　2~6分钟　　超过7分钟为异常

　　　　　　　出血时间测定器法　　（6.9±2.1）分钟，超过9分钟为异常。

2. 临床意义

（1）BT延长：见于①血小板明显减少，如血小板减少性紫癜。②血小板功能异常，如血小板无力症、巨大血小板综合征。③凝血因子严重缺乏，如血管性血友病（vWD）、DIC。④血管壁异常，如遗传性出血性毛细血管扩张症。⑤药物影响，如服用阿司匹林、潘生丁等。

（2）BT缩短：主要见于血栓前状态或血栓性疾病，如心脑血管疾病、糖尿病伴周围血管病、DIC、妊娠高血压综合征等。

（三）凝血时间（CT）测定

CT是指离体静脉血发生凝固所需要的时间。它反映内源性凝血系统的功能状态，是内源性凝血系统的筛选试验之一。

1. 参考值　普通试管法　6～12分钟

硅管法　　　15～32分钟

2. 临床意义

（1）CT延长：见于血友病A、血友病B、纤维蛋白原缺乏症、重症肝病、新生儿出血症、药物影响（应用肝素等抗凝剂）等。

（2）CT缩短：见于血液高凝状态、血栓性疾病。

（四）毛细血管脆性试验（CFT）

1. 检查方法　在前臂屈侧肘弯下4cm处划一直径5cm的圆圈，并标出原有出血点。按常规测量血压方法绑缚袖带，使压力维持在收缩压和舒张压之间（一般在90mmHg）8分钟。解除袖带5分钟后观察圈内新出血点数。

2. 参考值　男性<5个；女性及儿童<10个

3. 临床意义　新出血点增多：见于遗传性出血性毛细血管扩张症、过敏性紫癜、维生素C或P缺乏症、原发性或继发性血小板减少症、先天性或获得性血小板功能缺陷症、vWD等。

（五）血浆凝血酶原时间（PT）测定

PT指在受检血浆中加入组织凝血活酶和Ca^{2+}后血浆凝固所需要的时间。此为外源性凝血系统的筛选试验，可同时报告凝血酶原比值（PTR）和国际标准化比值（INR）。PTR即被检血浆的凝血酶原时间（秒）/正常血浆的凝血酶原时间（秒）；INR即PTR^{ISI}，ISI为国际敏感度指数，ISI越小（小于2.0）组织凝血活酶的敏感性越高。

1. 参考值　PT　11～13秒，测定值超过对照值3秒以上为异常；PTR　1.0±0.05；INR　1.0±0.1

2. 临床意义

（1）PT延长：见于凝血因子（Ⅱ、Ⅴ、Ⅶ、Ⅹ及纤维蛋白原）缺乏、维生素K缺乏、严重的肝脏疾病、纤溶亢进、DIC、药物影响（使用肝素等抗凝剂）等。

（2）PT缩短：见于血液高凝状态和血栓性疾病，如DIC早期、心肌梗死、脑血栓形成、多发性骨髓瘤、药物影响（如长期口服避孕药）等。

（3）口服抗凝剂的监测：PT是监测口服抗凝剂的首选试验。在应用口服抗凝剂的过程中，使PT维持在对照值（12.0±1.0）秒的1.5～2倍、PTR维持在1.5～2.0为最佳。PTR>2.0时，出血发生率为22%，PTR<2.0时，出血发生率仅为4%。

（六）活化部分凝血活酶时间（APTT）测定

APTT是指在受检血浆中加入部分凝血活酶磷脂悬液和Ca^{2+}后血浆凝固所需要的时间。此为内源性凝血系统的筛选试验，又是监测肝素治疗的首选指标。

1. 参考值　32～43秒，较正常对照值延长10秒以上为异常。

2. 临床意义　同CT，但较普通试管法CT更敏感。

五、血型检查

血型是人类的一种遗传性状，与人类输血关系密切的是 ABO 血型系统，其次是 Rh 血型系统。

（1）标本采集：血型检查与交叉配血试验标本的采集见表 6-6。

表 6-6 血型检查与交叉配血试验标本的采集

检验项目	英文缩写	采集方法	采血量	注意事项
血型鉴定		皮肤采血	20μl	室温低时易出现假凝集，因此要控制好试验温度；一些不典型的凝集，可将红细胞用生理盐水洗涤后再测
交叉配血试验	CMT	静脉采血	2ml	①严格查对，以防将姓名、血型、标本等弄错 ②每次滴加标本，均应更换吸管。 ③年老体弱者 ABO 血型抗体反应较弱，因此，观察结果时，不可用力振摇试管，以免弱凝集被摇散而呈假阴性 ④由于新鲜血清中有补体存在，在抗体与相应抗原结合后，可发生溶血，因此，观察结果时发现试管内有溶血现象或镜检下红细胞有减少趋势，其意义与凝集相同，表示配血不合 ⑤一次接受大量输血（10~20 个献血者），则献血者之间也应进行交叉配血试验

（二）血型鉴定

1. ABO 血型鉴定

（1）ABO 血型系统的抗原与抗体：ABO 血型系统分类是根据红细胞表面的抗原（A 或 B 抗原）为分型原则，红细胞表面含有某种抗原，则血清中就不会存在相对应的天然抗体，因此将血型分为 A 型、B 型、O 型、AB 型 4 型，见表 6-7。

表 6-7 ABO 血型系统分型

血型	红细胞表面抗原	血清中抗体
A	A	抗 B
B	B	抗 A
O	无	抗 A 与抗 B
AB	A 与 B	无

（2）ABO 血型系统的鉴定：进行 ABO 血型鉴定时，用已知标准血清鉴定受检者（血型未知）红细胞表面的抗原称正向定型，同时用已知标准红细胞鉴定受检者血清中的抗体称反向定型。只有受检者红细胞表面的抗原鉴定和血清中的抗体鉴定所得结果完全相符时，才能肯定受检者血型。ABO 血型系统定型试验结果判定见表 6-8。

表 6 – 8 ABO 血型系统定型试验结果判定

血型	标准血清 + 被检红细胞（正向定型）			标准红细胞 + 被检血清（反向定型）		
	抗 A（B 型血清）	抗 B（A 型血清）	抗 AB（O 型血清）	A 型红细胞	B 型红细胞	O 型红细胞
A	+	－	+	－	+	－
B	－	+	+	+	－	－
O	－	－	－	+	+	－
AB	+	+	+	－	－	－

2. Rh 血型鉴定 人类血型系统中，Rh 血型在临床上的重要性仅次于 ABO 血型系统。1940 年，有人证明人的红细胞上有与恒河猴（macacus rhesus）红细胞相同的抗原，于是将这种抗原命名为 Rh 抗原。含有此种抗原者称为 Rh 阳性，不含有此种抗原者称为 Rh 阴性。

（1）Rh 血型系统的抗原与抗体：目前认定人类红细胞上的 Rh 抗原有 5 种，按抗原性的强弱依次为 D、E、C、c、e，因 D 抗原的抗原性最强，故其临床意义最大。Rh 血型相应的抗体也有 5 种，即抗 D、抗 E、抗 C、抗 c、抗 e，抗 D 抗体是其中最重要的抗体。由于大多数 Rh 血型不和的输血反应和新生儿溶血都是抗 D 抗体引起，所以粗略地称含 D 抗原的红细胞为 Rh 阳性，不含 D 抗原的红细胞为 Rh 阴性，Rh 血型鉴定也仅做 D 抗原的鉴定。凡是抗 D 血清阳性，即为 Rh 抗原阳性。我国汉族人中 99% 以上为 Rh 抗原阳性。

（2）Rh 血型系统的鉴定：Rh 抗原中抗原性最强、出现频率最高、临床意义较大的是 D 抗原，故临床实验室一般只作 D 抗原鉴定，根据 D 抗原存在与否，分为 Rh 阳性及阴性。鉴定所采用的方法依抗体的性质而定，如系完全抗体可用生理盐水凝集试验；如系不完全抗体则应用胶体介质法、木瓜酶（或菠萝酶）法或抗人球蛋白法。

（二）交叉配血试验

1. 概念 配血试验是检查供、受血者中是否含有不相合的抗原、抗体成分。供血者红细胞与受血者血清的反应称主侧，供血者血清与受血者红细胞的反应称次侧，两者合称为交叉配血。在输血前必须进行交叉配血试验，目的是进一步验证 ABO 血型鉴定的正确性，防止血型鉴定错误导致的输血后严重溶血反应；发现不规则抗体；发现 ABO 血型以外的配血不合。目前以聚凝胺（polybrene）配血法较好，不仅能检出 IgM、IgG 抗体，还能发现引起溶血性输血反应的大多数抗体。交叉配血试验常用试管法进行。

2. 结果判定 同型血交叉配血时，主侧、次侧均无凝集反应、无溶血，表示血型相合，可以输血；异型配血时（指供血者为 O 型，受血者为 A 型、B 型或 AB 型），如主侧无凝集、无溶血，次侧有凝集、无溶血，但凝集较弱，效价低于 1：200，可以少量输血（一般不超过 200ml）；不论何种原因导致主侧凝集，绝对不可输用。

3. 临床意义

（1）避免溶血性输血反应：由于 ABO 血型抗体多是 IgM 型天然抗体，首次血型不合即可引发严重的输血反应。因此，输血前必须进行血型鉴定和交叉配血试验，完全相配时才能输血。

（2）避免新生儿溶血症：新生儿溶血症是指母亲血型与胎儿血型不合引起的一种溶血性疾病。ABO 血型溶血病，是因 IgG 型抗体能通过胎盘，在母亲和胎儿血型不合时发生溶血，病情一般较轻，多发生于 O 血型母亲孕育 A 型或 B 型血胎儿时，与胎次无关。

（3）提高器官移植的成功率：ABO 抗原为强移植原，血型不合时加速对移植物的排斥，导致移植失败，特别是皮肤和肾脏移植，肾脏移植 ABO 血型不合者，失败率达46%，而血型相合者，失败率为9%。

（4）其他：ABO 血型检查还可用于亲缘鉴定、法医学鉴定及某些相关疾病的调查。

［附］　血液分析仪简介

血液分析仪（HA）是目前临床血液一般检查最常用的检测仪器，常用的有三分群与五分类两大类仪器，主要有两大功能：细胞计数和细胞分类，一般能检测 20 多项参数，功能较全的仪器最多的能检测 40 多项参数。三分群血液分析仪测定项目与参考值，见表 6 – 9。

表 6 – 9　三分群血液分析仪测定项目与参考值

测定项目	男性	女性
白细胞计数（WBC）	3.9 ~ 9.7	3.5 ~ 9.1 × 10^9/L
淋巴细胞群（LYM）	18.7 ~ 47	18.7 ~ 47%
中间细胞群（MID）	3.5 ~ 7.9	3.5 ~ 7.9%
粒细胞群（GRAN）	46.0 ~ 76.5	46.0 ~ 76.5%
淋巴细胞群绝对值（LYM）	1.0 ~ 3.3	1.0 ~ 3.3 × 10^9/L
中间细胞群绝对值（MID）	0.2 ~ 0.7	0.2 ~ 0.7 × 10^9/L
粒细胞群绝对值（GRAN）	1.8 ~ 6.4	1.8 ~ 6.4 × 10^9/L
红细胞计数（RBC）	4.3 ~ 5.9	3.9 ~ 5.2 × 10^{12}/L
血红蛋白（HGB）	137 ~ 179	116 ~ 155g/L
血细胞比容（HCT）	0.4 ~ 0.52	0.37 ~ 0.47L/L
红细胞平均容积（MCV）	83 ~ 101	80 ~ 101fl
红细胞平均血红蛋白量（MCH）	27.2 ~ 34.7	27.2 ~ 34.3pg
红细胞平均血红蛋白浓度（MCHC）	329 ~ 360	329 ~ 340g/L
红细胞体积分布宽度（RDW）	<14.5	<14.5%
血小板计数（PLT）	98 ~ 302	98 ~ 302 × 10^9/L
血小板平均体积（MPV）	7.6 ~ 13.2	7.6 ~ 13.2fl
血小板体积分布宽度（PDW）	14.8 ~ 17.2	14.8 ~ 17.2%

（成珍平）

第二节　尿液检查

一、标本采集

（一）采集方法

1. 采集的时间　①晨尿：清晨起床后第一次排尿时收集的尿液标本，即首次晨尿，适用于做蛋白质、细菌、有形成分的镜检、妊娠试验及尿本–周蛋白测定。②随机尿：随时留取的尿液标本，适合于门诊或急诊病人的常规化验，以及隐血、酮体、尿糖、尿淀粉酶等的检验。③计时尿：根据临床诊断或病情观察的需要，在特定时间采集。3小时尿：一般上午 6～9 点时段内采集，用于检查尿液有形成分；1 小时尿排泄率检查；餐后尿：通常收集午餐后 2 小时尿，有利于病理性糖尿、蛋白尿或尿胆原检查；24 小时尿：上午 8 时排尿弃去，此后收集尿，至次日上午 8 时最后一次排尿的全部尿液，用于检测体内代谢产物，如肌酐、肌酸、尿素、蛋白质、17 – 羟类固醇、17 – 酮类固醇、电解质、儿茶酚胺以及尿浓缩结核杆菌检查；12 小时尿：晚上 8 时排尿弃去，此后收集尿，至次日上午 8 时最后一次排尿的全部尿液，适用于 Addis 计数、微量白蛋白、球蛋白排泄率测定。

2. 采集的方式　①自然排出方式，一般情况下均采用这种方式。②导尿方式：尿路梗阻或其他原因尿液不能排出时采用。③耻骨上膀胱穿刺方式：导尿管无法插入或其他原因尿液不能排出时采用。

（二）注意事项

1. 采集前的准备　①了解病人情况：活动情况、精神状态、用药、吸烟、进食等。②向病人作适当解释：根据检查项目的不同，向病人解释检查的目的、方法、过程等。③标本标记：在标本瓶上准确无误地标记病人姓名、性别、科别、床号及采集日期、时间、标本类别、申请测定的项目。

2. 采集时的要求　①避免污染：采集的尿液要新鲜，不要混入月经血、阴道分泌物、包皮垢、精液、前列腺液、粪便、清洁剂、粉剂、油剂、色原物等污染物，不能从尿布、便池内采集尿标本。②细菌培养标本：采集人员先用肥皂洗手，清洁尿道口及周围皮肤，用 0.1% 的新洁尔灭消毒外阴部和尿道口后，用无菌试管或灭菌培养瓶留取中段尿。③防腐剂的使用：留取 12 小时以上尿标本时，要加入防腐剂，剂量为 40% 甲醛 0.5ml/100ml 尿或甲苯 0.5～1ml/100ml 尿。

二、尿液一般检查

（一）标本采集

临床常用尿液一般检查标本的采集见表 6 – 10。

表 6-10　临床常用尿液一般检查标本的采集

	检验项目	英文缩写	采集方法	采尿量	注意事项
尿液物理学检验	尿量	Vol	准确收集 24 小时全部尿液	24 小时全部尿液	准确收集 24 小时全部尿液，不得丢失尿液
	尿颜色	Col	24 小时全部尿液或即时尿液	10ml	
	尿透明度	Clr	24 小时全部尿液或即时尿液	10ml	标本留取后，最好在 30 分钟内送检，否则应放入防腐剂
	尿比重	SG	24 小时全部尿液或即时尿液	10ml	标本留取后最好在 30 分钟内送检，温度低时注意保温，防止析出结晶
尿液常规检验	尿沉渣形态学检验		收集新鲜尿	10ml	
	尿酸碱度检验	pH	收集随机尿	10ml	
	尿液蛋白质定性检验	PRO	首次晨尿或随机尿液	10ml	
	尿液葡萄糖定性检验	GLU	晨尿或根据不同检验目的选用餐后尿	10ml	
	尿液酮体定性	KET	晨尿或随机尿	10ml	
	尿胆红素定性	BIL	新鲜尿液	10ml	
	尿胆原定性	URO	新鲜尿液	10ml	
	尿亚硝酸盐	NIT	新鲜尿液	10ml	
	尿儿茶酚胺定性		晨尿	5ml	
尿十项分析		URA	新鲜尿液	10ml	

注：尿十项分析包括：尿 pH、比重、蛋白、糖、酮体、胆红素、亚硝酸盐、尿胆原、红细胞、白细胞。

（二）一般性状检查

1. 尿量　正常成人 24 小时尿量一般为 1000～2000ml。

（1）多尿：24 小时尿量超过 2500ml 称为多尿。①暂时性多尿：见于饮水过多、应用利尿剂、静脉输液过多等。②病理性多尿：见于糖尿病、尿崩症、慢性肾炎早期、急性肾衰竭多尿期及精神性多尿等。

（2）少尿或无尿：24 小时尿量少于 400ml 或每小时尿量少于 17ml，称少尿；24 小时尿量少于 100ml，称无尿。包括肾前性、肾性和肾后性少尿或无尿。①肾前性：见于休克、严重脱水、心力衰竭、肾动脉栓塞等。②肾性：见于急性肾炎、肾小管坏死、肾衰竭等。③肾后性：见于泌尿系结石、良性前列腺肥大症等。

2. 外观　正常新鲜尿液多呈淡黄色，透明。尿液颜色受尿色素、盐类沉淀、食物、药物、尿量等影响较大，有时可出现混浊。常见的异常颜色有：

（1）血尿：呈淡红色云雾状、洗肉水样或混有血凝块。每升尿液内含血量超过 1ml 即可出现淡红色。血尿主要见于泌尿系统感染、肿瘤、结石、结核、外伤等，亦可见于出血性疾病如血小板减少性紫癜、血友病等。

（2）血红蛋白尿和肌红蛋白尿：呈浓茶色、酱油色或红葡萄酒色。血红蛋白尿见于严重的血管内溶血，如蚕豆病、阵发性睡眠性血红蛋白尿及血型不合的输血反应等。肌红蛋白尿常见于挤压综合征、缺血性肌坏死等。

（3）脓尿和菌尿：菌尿呈云雾状，静置后不下沉；脓尿放置后可有白色云絮状沉淀，加热或加酸均不能使混浊消失。脓尿和菌尿见于泌尿系统感染，如肾盂肾炎、膀胱炎等。

（4）胆红素尿：呈深黄色，振荡后泡沫亦呈黄色且不易消失。见于胆汁淤积性黄疸及肝细胞性黄疸。

（5）乳糜尿：呈乳白色。见于丝虫病和肿瘤压迫淋巴管。

3. 气味　正常新鲜尿液一般无味，有时呈挥发酸味，尿液长时间放置后，因尿素分解可出现氨臭味。新鲜尿即有氨味，见于慢性膀胱炎、尿潴留等；糖尿病酮症酸中毒，尿液呈烂苹果味；有机磷农药中毒，尿液呈蒜臭味。

4. 酸碱反应　正常尿液 pH 约为 6.5，波动在 4.5～8.0 之间。尿液酸碱度受膳食结构影响较大，以肉食为主尿液偏酸性，以素食为主尿液偏碱性。

（1）酸度增高：见于酸中毒、糖尿病、痛风、白血病、服用某些药物（氯化铵、维生素 C 等）、低钾性代谢性碱中毒（排酸性尿为其特征之一）等。

（2）碱度增高：见于碱中毒、膀胱炎、肾小管性酸中毒、尿潴留等。

5. 比重　尿液比重是指在 4℃条件下尿液与同体积纯水的重量之比。正常成人为 1.015～1.025。

（1）比重增高：见于肾前性少尿、急性肾炎、糖尿病、肾病综合征等。

（2）比重减低：见于大量饮水、慢性肾衰竭、尿崩症等。

（三）化学检查

1. 尿糖

（1）参考值：定性试验　阴性；定量　0.56～5.0mmol/24 小时尿

（2）临床意义　①血糖增高性糖尿：见于糖尿病、嗜铬细胞瘤、库欣（Cushing）综合征、肢端肥大症、肝硬化、胰腺炎、胰腺癌等，其中以糖尿病最常见。②血糖正常性糖尿：由于肾小管重吸收葡萄糖的功能减退所致，又称肾性糖尿。常见于慢性肾炎、肾病综合征、间质性肾炎和家族性糖尿等。③暂时性糖尿：生理性糖尿见于大量进食碳水化合物、静脉注射大量葡萄糖后；应激性糖尿见于颅脑外伤、急性脑血管病、急性心肌梗死等。④其他糖尿：因进食或体内代谢失调可出现乳糖、半乳糖、果糖、甘露糖及戊糖等非葡萄糖糖尿。

2. 尿蛋白

（1）参考值：定性试验　阴性；定量　0～80mg/24 小时

（2）临床意义：蛋白尿是指定性试验阳性或定量试验＞150mg/24 小时尿。①生理性蛋白尿见于发热、严重受寒、精神紧张、剧烈活动后、长期站立后等。尿蛋白定性一般不超过一个（＋），定量不超过 0.5g/24 小时。②病理性蛋白尿包括肾小球性蛋白尿、肾小管性蛋白尿、混合性蛋白尿、溢出性蛋白尿、组织性蛋白尿和假性蛋白尿等6种。肾小球性蛋白尿：为最常见的一种蛋白尿。常见于急性肾炎、慢性肾炎、慢性肾盂肾炎、肾病综合征等。肾小管性蛋白尿：常见于肾盂肾炎、间质性肾炎、肾小管性酸中毒、肾小管损伤（汞、镉、砷、苯、四氯化碳、庆大霉素、多粘菌素等）及肾移植术后。混合性蛋白尿：肾脏病变同时累及肾小球和肾小管而产生的蛋白尿。常见于慢性肾炎、肾盂肾炎、系统性红斑狼疮性肾炎、糖尿病型肾病综合征等。溢出性蛋白尿：血液中异常增多的低分子蛋白质，超过肾小管的重吸收能力随尿排出。见于溶血性贫血（血红蛋白尿）、挤压综合征（肌红蛋白尿）、多发性骨髓瘤、轻链病及浆细胞病（凝溶蛋白尿）等。组织性蛋白尿：炎症或药物刺激肾小管分泌蛋白质增多或肾组织被破坏引起的蛋白尿。假性蛋白尿：由于尿内混有血、脓、黏液、阴道分泌物等而导致蛋白定性试验阳性。

3. 酮体

（1）参考值：阴性

（2）临床意义：多见于糖尿病酮症酸中毒。发热、严重呕吐、腹泻、禁食、酒精性肝炎、肝硬化等亦可因糖代谢障碍而出现酮尿。

（四）尿沉渣检查

1. 细胞

（1）红细胞：正常尿沉渣镜检红细胞0~3个/高倍视野（HP），超过3个/HP而外观无改变称镜下血尿。常见于急性肾炎、慢性肾炎、肾结核、肾结石、肾肿瘤、肾盂肾炎、急性膀胱炎、血友病等。

（2）白细胞：正常尿沉渣镜检白细胞0~5个/HP。白细胞大量出现常见于泌尿系化脓性感染，如肾盂肾炎、膀胱炎、尿道炎等。

（3）上皮细胞：正常尿液中可见到少量上皮细胞。上皮细胞大量出现常见于泌尿系感染、损伤、肿瘤等。

2. 管型　管型是蛋白质在肾小管内凝固而成的圆柱形蛋白聚体。

（1）透明管型：主要由蛋白质构成，无色透明，较细，两端钝圆，偶尔含有少量颗粒。正常0~偶见/HP。剧烈运动、重体力劳动、麻醉、发热等可一过性增多；急性肾炎、慢性肾炎、急性肾盂肾炎、恶性高血压及心力衰竭等增多。

（2）颗粒管型：由大小不等颗粒聚集于透明管型基质中形成，颗粒占管型体积的1/3以上。见于急性肾炎、慢性肾炎、肾盂肾炎、肾小管损伤等。

（3）细胞管型：透明管型内含有可辨的细胞，其含量超过管型体积的1/3。上皮细胞管型，常见于肾小管损伤，肾移植手术后发生排异反应也易见到此种管型；红细胞管型，常见于急性肾炎、慢性肾炎等；白细胞管型，常见于肾盂肾炎、间质性肾炎等。

（4）其他：蜡样管型，出现常提示有严重的肾小管坏死；脂肪管型，常见于肾病综合征、慢性肾炎急性发作、中毒性肾病等；肾衰竭管型，见于肾衰竭。

3. 结晶体　尿沉渣在显微镜下正常可观察到各种形态的盐类结晶，一般无临床意义。经常出现于新鲜尿中并伴有较多红细胞时，有泌尿系结石的可能。

4. 病原体 清洁中段尿经培养后，找到大肠埃希菌（旧称大肠杆菌）等细菌，见于泌尿系化脓性感染；找到结核杆菌，见于泌尿系结核；找到淋球菌，见于淋病。

三、尿液其他检查

（一）标本采集

临床常用尿液其他检查标本的采集见表 6 - 11。

表 6 - 11　临床常用尿液其他检查标本的采集

检验项目	英文缩写	采集方法	采尿量	注意事项
尿 β_2 - 微球蛋白	β_2 - M		10ml	
尿 α_1 - 微球蛋白	α_1 - M		10ml	
尿本 - 周蛋白	B - JP	首次晨尿	5ml	尿液必须新鲜
爱迪（Addis）计数	Addis count	先排空尿液，然后收集计时尿液	12 小时全部尿液	①标本中可加入少量防腐剂 ②女性病人清洗外阴后留取，月经期间不做检验
尿淀粉酶	U - AMY	随机尿液	5ml	尿中勿混入唾液

（二）尿 β_2 - 微球蛋白（β_2 - M）

β_2 - M 主要由淋巴细胞产生，人体内浓度非常稳定，容易被肾小球滤过，但99.9% 被肾小管摄取，因此正常尿中极少。肾小管损害时，摄取减少，尿中增多。

1. 参考值 < 0.2mg/L 或 < 370μg/d

2. 临床意义 β_2 - M 增多：见于①肾小管病变，如肾盂肾炎、肾小管中毒（氨基糖苷类抗生素、重金属）等。②恶性肿瘤（因癌细胞或肉瘤细胞可产生大量 β_2 - M，故尿液中 β_2 - M 增高）。

（三）凝溶蛋白（本 - 周蛋白）

凝溶蛋白是免疫球蛋白的轻链，能自由通过肾小球滤过膜，当浓度超过近曲小管重吸收的极限时可自尿中排出。该蛋白在 pH4.9 ± 0.1 条件下加热至 40 ~ 60℃时可发生凝固，温度升高至 90 ~ 100℃时又可溶解，温度下降至 56℃左右时又发生凝固，故称凝溶蛋白。

1. 参考值 阴性。

2. 临床意义 阳性：主要见于多发性骨髓瘤、巨球蛋白血症等。

（四）尿胆红素

1. 参考值 定性　阴性；定量　≤2mg/L

2. 临床意义 阳性或增多：见于胆汁淤积性黄疸和肝细胞性黄疸。

（五）尿胆原

1. 参考值 定性　阴性或弱阳性；定量　≤10mg/L

2. 临床意义

（1）阳性或增多：见于①肝功能受损，如病毒性肝炎、中毒性肝损害、肝硬化等。②溶血性疾病，如异型输血、自身免疫性溶血等。③肠道对尿胆原的回吸收增加，如顽固性便秘、肠梗阻等。

（2）减少或消失：见于①胆道梗阻，如胆石症、胆管肿瘤、胰头癌等。②新生儿（因肠内缺乏细菌）及长期服用抑制肠道细菌的药物。

（六）尿淀粉酶

1. 参考值 Somogyi 法：尿淀粉酶 ＜1000U/L

2. 临床意义 增高：见于①急性胰腺炎，这是尿淀粉酶增高的主要原因；②胰腺管阻塞，如胰腺癌、胰腺损伤等。

［附］ 尿液分析仪简介

干化学尿分析仪又称尿液分析仪，是用于化学法检测尿中某些成分的自动化仪器，该仪器将已使用的尿试纸条应用现代光－电技术检测其有否成色反应及成色程度，并用微电脑控制检测过程和处理结果。其基本组成包括试条及传送装置、光－电系统、微电脑三部分。尿自动分析仪常使用 8～11 种检测组合试验，8 项检测项目包括蛋白、葡萄糖、PH、酮体、胆红素、尿胆原、隐血和亚硝酸盐；9 项检测项目在 8 项基础上增加了尿白细胞检查；10 项检测项目在 9 项基础上增加了尿比重检查；11 项检测项目在 10 项检测增加了维生素 C 检查。干化学尿分析仪具有同时自动完成多项检测、操作简易、标本用量少、检测速度快等优点，但影响因素多，易出现假阳性或假阴性结果，因此本法一般仅用于作初诊病人或健康体检的筛选试验。11 种检测项目及参考值见表 6－12。

表 6－12 尿自动分析仪检测项目及参考值

项目及代码	参考值
酸碱度（PH）	5～7
蛋白（PRO）	阴性（＜0.1g/L）
葡萄糖（GLU）	阴性（＜2mmol/L）
酮体（KET）	阴性
隐血（BLD）	阴性（＜10 个红细胞/μl）
胆红素（BIL）	阴性（1mg/L）
尿胆原（UBG）	阴性或弱阳性
亚硝酸盐（NIT）	阴性
白细胞（LEU）	阴性（＜15 个白细胞/μl）
比重（SG）	1.015～1.025
维生素 C（VC）	阴性（＜10mg/L）

第三节 粪便检查

一、标本采集

（一）采集方法

粪便标本采集直接影响检验结果的准确性，应根据不同的检查目的分别使用不同的采集方法。盛标本的容器应有盖、清洁、干燥、无吸水、无渗漏。细菌学检查的粪便标本应采集于灭菌、有盖容器内。

1. 自行排出粪便的采集 用干净竹签挑起拇指大小粪便一块盛放于洁净干燥的容器内送检。

2. 不能自行排出粪便的采集 ①将手指带上指套插入直肠取得粪便。②用无菌生理盐水棉签轻插至直肠内 6～7cm 处旋转取得粪便。

（二）注意事项

1. 一般要求

（1）粪便标本要新鲜，且不可混入其他杂物。

（2）应选取含有黏液、脓血等异常成分的粪便，外观无异常的粪便须自粪便表面不同部位、粪便深处取材。

2. 特殊要求

（1）查寄生虫卵时，为防止漏查采取 3 送 3 检（连续送检 3 天）。

（2）查蛲虫卵时，最好用玻璃纸拭子或透明胶纸片于晚上 12 小时左右或清晨排便前自肛门周围皱襞处拭取标本，并立即送检。

（3）进行血吸虫卵毛蚴孵化试验时要留全份粪便。

（4）查阿米巴滋养体应于排便后立即采取标本，并在 30 分钟内送检，转送及检查时均需保温，室温较低时，载玻片及生理盐水要预先加温。

（5）做隐血试验检查时，为避免假阳性，病人 3 天内禁食肉类、动物血、肝脏和绿色蔬菜，禁服铁剂及维生素 C。

二、一般性状检查

（一）量

正常成人多每日排便一次，其量约 100～300g，因饮食习惯、食物种类、食量等不同有较大差异。慢性胰腺炎等疾病引起的消化不良粪便量增多。

（二）颜色与性状

正常成人为黄褐色圆柱状软便，婴儿粪便呈黄色或金黄色糊状。常见病理改变有：

1. 稀糊状或水样便 见于各种感染性或非感染性腹泻。小儿肠炎粪便呈绿色稀糊状；大量黄绿色稀汁样便（3000ml 或更多）并含有膜状物应考虑伪膜性肠炎；副溶血性弧菌食物中毒排洗肉水样便；出血坏死性肠炎排红豆汤样便。

2. 米泔样便　呈白色淘米水样，量大。见于霍乱、副霍乱。

3. 黏液便　正常粪便中含少量黏液，因与粪便均匀混合不易看见。小肠炎症，增多的黏液均匀地混于粪便中；大肠及直肠病变，增多的黏液附着于粪便表面，常见于过敏性结肠炎、细菌性痢疾、阿米巴痢疾等。

4. 脓性及脓血便　常见于痢疾、溃疡性结肠炎、局限性肠炎、结肠或直肠癌等。阿米巴痢疾，呈暗红色果酱样；细菌性痢疾，以黏液及脓为主。

5. 鲜血便　常见于痔疮、直肠息肉、直肠癌及肛裂等。

6. 柏油样便　呈柏油状。多见于上消化道出血，如消化性溃疡、胃癌、钩虫病等。

7. 白陶土样便　见于胆汁淤积性黄疸。钡餐造影术后粪便可呈黄白色。

8. 细条状便　提示直肠狭窄，多见于直肠癌。

（三）气味

正常粪便因含硫化物及粪臭素等而有臭味。慢性肠炎、慢性胰腺炎、直肠癌溃烂继发感染出现恶臭味。

（四）寄生虫虫体

可在粪便中见到的寄生虫虫体有：蛔虫、蛲虫及绦虫等较大虫体或其片段。

三、显微镜检查

（一）细胞

1. 白细胞　正常粪便中无或偶见。小肠炎症，白细胞一般少于 15 个/HP。细菌性痢疾可见大量白细胞或脓细胞。过敏性肠炎、肠道寄生虫病（尤其是钩虫病及阿米巴痢疾）粪便中可见到较多的嗜酸性粒细胞。

2. 红细胞　正常粪便中无。出现红细胞见于细菌性痢疾、阿米巴痢疾、溃疡性结肠炎、结肠癌等。

3. 巨噬细胞　正常粪便中无。主要见于细菌性痢疾等。

4. 肠黏膜上皮细胞　正常粪便中无。常见于结肠炎、伪膜性肠炎等。

5. 肿瘤细胞　粪便中找到成堆的肿瘤细胞见于乙状结肠癌、直肠癌等。

（二）食物残渣

正常粪便中的食物残渣均系已充分消化后的无定形细小颗粒，仅可偶见淀粉颗粒和脂肪小滴等。淀粉颗粒增多见于慢性胰腺炎、腹泻；脂肪小滴增多见于急性或慢性胰腺炎、胰腺癌、消化不良综合征等；结缔组织主要见于蛋白酶缺乏症；肌肉纤维、植物纤维及植物细胞在肠蠕动亢进、腹泻时增多。

（三）寄生虫和寄生虫卵

肠道寄生虫病，可在粪便中查到相应虫体及虫卵。特别是虫卵检查，对诊断肠道寄生虫病具有决定性价值（图 6 – 1）。

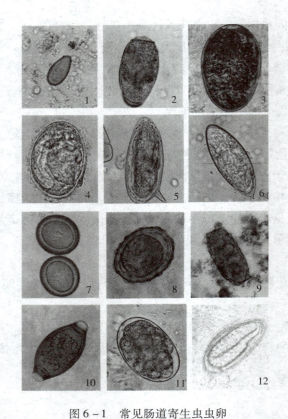

图 6-1 常见肠道寄生虫虫卵
1. 华支睾吸虫卵；2. 卫氏并殖吸虫卵；3. 布氏姜片虫卵；4. 日本血吸虫卵
5. 曼氏血吸虫卵；6. 埃及血吸虫卵；7. 带绦虫卵；8. 受精蛔虫卵
9. 未受精蛔虫卵；10. 鞭虫卵；11. 钩虫卵；12. 蛲虫卵

四、化学检查

（一）隐血试验

粪便隐血试验（FOBT）是指用化学方法检查出肉眼和显微镜都不能证实的消化道少量出血的试验。联苯胺法原理：消化道少量出血后，红细胞被破坏，释放出的血红蛋白能催化过氧化氢，释放出新生态氧，将试剂中的联苯胺氧化成联苯胺蓝而显蓝色。颜色的深浅与血红蛋白的量成正比。

1. 参考值 阴性

2. 临床意义 阳性主要见于消化性溃疡（活动时呈阳性）、胃癌（持续阳性）、钩虫病等。

（二）胆色素试验

结合胆红素随着胆汁进入肠道后，在肠道细菌的作用下，转变为无色的粪胆原（尿胆原），粪便被排出时，其中的粪胆原（尿胆原）被氧化为黄色，这是粪便呈黄色的主要原因。

1. 参考值 结合胆红素　　　　阴性

　　粪胆原（尿胆原）　　阳性

　　粪胆素（尿胆素）　　阳性

2. 临床意义　婴儿（肠道正常菌群尚未建立）或使用大量抗生素后的成人，结合胆红素可呈阳性；胆汁淤积性黄疸，粪胆原（尿胆原）、粪胆素（尿胆素）可弱阳性或阴性。

第四节　肝功能检查

　　肝脏是人体最大的外分泌腺，具有许多重要的功能，其主要的功能有：①调节糖、蛋白质和脂肪的代谢。②调节胆红素的代谢。③解毒功能。④灭活激素（雌激素、抗利尿激素等）。⑤合成某些重要的因子（凝血因子、红细胞生成素原、血管紧张素原等）。肝功能检查只能检查肝脏的部分功能。

一、标本采集

（一）采集方法
临床常用肝功能检查标本的采集见表6–13。

（二）注意事项

1. 采集前准备　①了解病人情况：活动情况、精神状态、用药、吸烟、进食等。②向病人作适当解释：解释检查的目的、方法、过程等。③标本标记：在标本瓶上准确无误地标记病人姓名、性别、科别、床号及采集日期、时间、标本类别、申请测定的项目。

2. 其他要求　①防止溶血。②检验血清胆红素，标本避免阳光直射。③注意不同酶的检查使用的抗凝剂不同。

表6–13　临床常用肝功能检查标本的采集

检验项目		英文缩写	采集方法	采血量	注意事项
蛋白质代谢功能检查	血清总蛋白	TP	空腹静脉血，普通试管	2ml	使用右旋糖酐的病人，可影响检验的准确度
	白蛋白	A			
	球蛋白	G			
	白蛋白与球蛋白比值	A/G			
	血清蛋白电泳	SPE	空腹静脉血，普通试管	2ml	标本勿溶血
胆红素代谢功能检查	血清总胆红素	TBIL	空腹静脉血，普通试管	2ml	①防止标本溶血，否则结果偏高 ②标本避免阳光直射
	血清直接胆红素	DBIL			
	血清间接胆红素	IBIL			

续表

检验项目		英文缩写	采集方法	采血量	注意事项
血清酶测定	丙氨酸氨基转移酶	ALT	空腹静脉血，普通试管	2ml	草酸盐抗凝的血浆不宜作ALT检验
	天冬氨酸氨基转移酶	AST		2ml	溶血使结果偏高
	γ-谷氨酰转移酶	γ-GT	空腹静脉血，普通试管	2ml	嗜酒或长期接受巴比妥、苯妥英钠、安替比林等药物，常导致γ-GT活性升高；口服避孕药会使γ-GT升高20%
	碱性磷酸酶	ALP			标本采集后应尽快送检，否则结果升高；使用草酸盐、柠檬酸盐和EDTA抗凝剂的标本不能作ALP活性检验，否则活性降低；溶血标本结果偏高

二、蛋白质代谢功能检查

（一）血清总蛋白和白蛋白、球蛋白测定

总蛋白（TP）主要包括白蛋白（A）和球蛋白（G）。白蛋白是由肝细胞合成的，肝细胞是合成白蛋白的惟一细胞，肝细胞破坏后减少。球蛋白的主要成分是免疫球蛋白，免疫球蛋白由肝脏和肝脏以外的单核-吞噬细胞系统产生，肝脏或肝脏以外慢性炎症刺激单核-吞噬细胞系统，血清球蛋白增加。

1. 参考值（成人）

总蛋白	60~80g/L
白蛋白	40~55g/L
球蛋白	20~30g/L
A/G	1.5~2.5:1

2. 临床意义

（1）血清白蛋白：

血清白蛋白减少：①白蛋白合成减少，见于肝细胞损害（慢性肝炎、肝硬化、肝癌等）、合成原料不足（蛋白摄入不足、消化吸收不良、慢性消耗性疾病等）。②白蛋白丢失过多，见于肾病综合征、严重烧伤等。

血清白蛋白增高：一般不会增高，增高仅见于各种原因引起的血液浓缩。

（2）血清球蛋白：

1）血清球蛋白增高：①慢性肝脏疾病，如慢性肝炎、肝硬化等。② M球蛋白血症，如多发性骨髓瘤、原发性巨球蛋白血症等。③自身免疫性疾病，如系统性红斑狼

疮、风湿热等。④其他慢性感染，如结核病、疟疾等。

2）血清球蛋白降低：较少见。①生理性减少，见于 3 岁以下的婴幼儿。②免疫功能抑制，见于长期应用肾上腺皮质激素或免疫抑制剂。③先天性低 γ 球蛋白血症。

（3）A/G 倒置：白蛋白降低和（或）球蛋白增高均可引起 A/G 倒置，临床上常见于慢性肝炎、肝硬化。

（二）血清蛋白电泳

血清蛋白电泳是利用血清蛋白的电性质不同，检测血清中不同的蛋白质占血清总蛋白的含量。在碱性环境中，血清蛋白质均带负电，在电场中向阳极泳动，因血清中各种蛋白质的等电点及电荷量不同，它们在电场中的泳动速度也不同。白蛋白分子量小、所带负电荷相对较多，在电场中泳动速度最快；γ 球蛋白分子量最大，泳动速度最慢。通过电泳可区分为白蛋白、α_1 球蛋白、α_2 球蛋白、β 球蛋白和 γ 球蛋白五个区带。

1. 参考值

醋酸纤维素膜法　白蛋白　　　0.62 ~ 0.71（62% ~ 71%）

　　　　　　　　α_1 球蛋白　0.03 ~ 0.04（3% ~ 4%）

　　　　　　　　α_2 球蛋白　0.06 ~ 0.10（6% ~ 10%）

　　　　　　　　β 球蛋白　　0.07 ~ 0.11（7% ~ 11%）

　　　　　　　　γ 球蛋白　　0.09 ~ 0.18（9% ~ 18%）

2. 临床意义

（1）肝脏疾病：轻型急性肝炎电泳结果多无异常。重型肝炎、慢性肝炎、肝硬化、肝癌合并肝硬化，α_1、α_2、β 球蛋白减少，γ 球蛋白增加，慢性活动性肝炎和失代偿的肝硬化 γ 球蛋白增加尤为显著。

（2）M 球蛋白血症：多发性骨髓瘤、原发性巨球蛋白血症，白蛋白降低，γ 球蛋白明显升高，β 球蛋白亦可升高，大部分病人在 γ 区带、β 区带或 β 区带与 γ 区带之间可见结构均一、基底窄、峰高尖的 M 蛋白。

（3）其他：肾病综合征、糖尿病肾病，α_2 及 β 球蛋白（脂蛋白的主要成分）增高，白蛋白及 γ 球蛋白降低。

三、胆红素代谢功能检查

血清中的总胆红素（TB）包括结合胆红素（CB）和非结合胆红素（UCB）。前者溶于水，能被肾小球滤过进入尿中。后者不溶于水，不能被肾小球滤过进入尿中。

（一）血清总胆红素检查

1. 参考值　3.4 ~ 17.1μmol/L

2. 临床意义　增高见于各种原因引起的黄疸。溶血性黄疸通常 < 85.5μmol/L；肝细胞性黄疸在 17.1 ~ 171μmol/L；胆汁淤积性黄疸 > 171μmol/L（不完全性梗阻为 171 ~ 265μmol/L，完全性梗阻通常 > 342μmol/L）。17.1 ~ 34.2μmol/L，为隐性黄疸；34.2 ~ 171μmol/L，为轻度黄疸；171 ~ 342μmol/L，为中度黄疸；> 342mμmol/L，为重度黄疸。

（二）血清结合胆红素和非结合胆红素检查

1. 参考值　结合胆红素　　　$0 \sim 6.8 \mu mol/L$

　　　　　　　非结合胆红素　　$1.7 \sim 10.2 \mu mol/L$

2. 临床意义　单纯血清非结合胆红素增高主要提示溶血性黄疸，单纯血清结合胆红素增高主要提示胆汁淤积性黄疸，血清非结合胆红素和结合胆红素均增高主要提示肝细胞性黄疸。

四、血清酶检查

（一）血清氨基转移酶

用于检查肝功能的主要是丙氨酸氨基转移酶（alanine，aminotransferase，ALT）和天门冬氨酸氨基转移酶（aspartate aminotransferase，AST）。ALT 主要分布在肝脏，其次在骨骼肌、肾脏、心肌等；AST 主要分布在心肌，其次在肝脏、骨骼肌和肾脏。当细胞受损时，细胞膜通透性增加，胞浆内的 ALT 与 AST 释放入血液，血清中 ALT 与 AST 活性升高。中等度肝细胞损伤时，ALT 反应肝细胞损伤的灵敏度较 AST 为高，但严重肝细胞损伤时，血清中 AST/ALT 比值升高。

1. 参考值

	终点法（Karmen 法）	速率法（37℃）
ALT	$5 \sim 25$ 卡门单位	$10 \sim 40U/L$
AST	$8 \sim 28$ 卡门单位	$10 \sim 40U/L$
ALT/AST	$\leqslant 1$	ALT/AST　$\leqslant 1$

2. 临床意义　升高见于：①肝细胞损害，病毒性肝炎、酒精性肝病、药物性肝炎、肝硬化、肝癌、胆汁淤积等，以病毒性肝炎诊断价值最大。急性病毒性肝炎，ALT 与 AST 均显著升高，以 ALT 升高更明显，ALT/AST >1；慢性病毒性肝炎，ALT 与 AST 轻度上升，ALT/AST >1，若 AST 升高较 ALT 显著，即 ALT/AST <1，提示慢性肝炎进入活动期。酒精性肝病 AST 显著升高，ALT 几近正常。肝内、外胆汁淤积，转氨酶可轻度升高。②心肌细胞损害，以 AST 升高为主，见于急性心肌梗死、心肌炎等。③其他细胞损害，见于皮肌炎、进行性肌萎缩、肺梗死等，转氨酶轻度升高。

（二）γ-谷氨酰转移酶（γ-GT）

该酶在肾脏、肝脏和胰腺含量丰富，但血清中的 γ-GT 主要来自肝胆系统。γ-GT 在肝脏中广泛分布于肝细胞的毛细胆管一侧和整个胆管系统，因此当肝内合成亢进或胆汁排出受阻时，血清中 γ-GT 增高。

1. 参考值　硝基苯酚速率法（37℃）　　$<50U/L$

2. 临床意义　升高见于：①胆道阻塞性疾病，原发性胆汁性肝硬化、硬化性胆管炎等。②肝癌（γ-GT 明显升高，可达参考值上限的 10 倍以上）。③病毒性肝炎、肝硬化。④酒精性肝病及药物性肝炎。⑤其他，如胰腺炎、胰腺肿瘤、前列腺肿瘤等。

（三）碱性磷酸酶（ALP）

该酶主要分布在肝脏、骨骼、肾、肠及胎盘中，血清中的 ALP 大部分来源于肝脏与骨骼。

1. 参考值　速率法（30℃）　　成人 40~110U/L，儿童 <250U/L

2. 临床意义　升高见于：①肝内、外胆管阻塞性疾病，如胰头癌、胆道结石、原发性胆汁性肝硬化等。②肝细胞损害，如病毒性肝炎、酒精性肝病、药物性肝炎、肝硬化等。③骨骼疾病，如纤维性骨炎、佝偻病、骨折愈合期等。④儿童、孕妇。

（四）单胺氧化酶（MAO）

该酶主要分布在肝、肾、胰、心等器官，其活性与体内结缔组织增生呈正相关，因此临床上常用来观察肝脏纤维化程度。

1. 参考值　正常成人　　　伊藤法　　　中野法

　　　　　　　　　　　　　<30U　　　23~49U

2. 临床意义　升高见于：①肝脏病变，重症肝硬化、伴有肝硬化的肝癌、慢性肝炎（提示有肝细胞坏死和纤维化形成）等。②肝外疾病，慢性充血性心力衰竭、糖尿病、甲状腺功能亢进症、系统性硬化症等。

第五节　肾功能检查

肾是机体重要的器官之一，其主要功能有：①调节机体水、电解质和酸碱平衡。②排出体内的毒物、废物、代谢产物。③产生某些重要的因子（肾素、红细胞生成因子、1，25 二羟 D_3 等）。

肾功能检查包括肾小球功能试验和肾小管功能试验。肾小球功能试验主要包括血尿素氮（BUN）测定、血清肌酐（Scr）测定和内生肌酐清除率（Ccr）测定等，

肾小管功能试验主要包括浓缩稀释试验、酚红排泌试验（PSP）、尿溶菌酶测定等。

一、标本采集

临床常用肾功能检查标本的采集方法见表 6-14。

表 6-14　临床常用肾功能检查标本的采集方法

	检验项目	英文缩写	采集方法	标本量	注意事项
肾小球功能试验	内生肌酐清除率测定	Ccr	准确收集 24 小时尿液（甲苯 10ml 防腐）混匀后检验尿肌酐量，同时采集空腹静脉血检验血清肌酐	24 小时尿2ml 血	禁食肉类 3 天，禁饮咖啡、茶，停用利尿剂；避免剧烈运动；多饮水，保持尿量 ≥1ml/min；检验单上标明病人身高、体重
	血尿素氮测定	BUN	空腹静脉血，普通试管	2ml	防止溶血
	血肌酐测定	Scr		2ml	

续表

检验项目		英文缩写	采集方法	标本量	注意事项
肾小管功能试验	浓缩稀释试验		上午8时排尿弃去，然后每2小时留尿1次，至晚8时共留尿6次，自晚8时至次晨8时留尿1次，共7次尿	24小时尿	试验时正常进食，每餐含水量不超过500～600ml，除正常进餐外不再饮任何液体；7次尿分别准确测定尿量及比重
	酚红排泄试验	PSP	嘱病人在试验前饮水300～400ml，30分钟后，排尿弃去。然后静脉准确注射6g/L的酚红1ml，并记录时间，分别于注射后15、30、60、120分钟收集尿液4次，送检		试验前2小时至试验结束，病人不能饮水、吸烟、饮茶和咖啡，注射酚红的量和留尿时间都必须准确，试验前应停用与PSP类似的碱性溶液中显红色的药物如酚四溴酞钠、酚酞、大黄等

二、肾小球功能试验

（一）血尿素氮（blood urea nitrogen，BUN）测定

尿素是蛋白质代谢的最终产物，血液中的尿素习惯上用尿素氮的浓度来表示。机体中的尿素主要经肾排出（约占90%），尿素经肾小球滤过后，正常情况下，有30%～40%被肾小管重吸收，肾小管有少量排泌。肾小球滤过率降低时，尿素排出减少，其在血液中浓度增高。

1. 参考值　成人　　　　　　婴儿及儿童

　　　　　　3.2～7.1mmol/L　　1.8～6.5mmol/L

2. 临床意义　尿素氮增高：见于①器质性肾功能损害，如慢性肾炎、严重肾盂肾炎、肾动脉硬化症、肾结核和肾肿瘤晚期等。②肾血流量减少，如严重脱水、休克、心力衰竭等。③蛋白质分解过多，如急性传染病、上消化道大出血、大面积烧伤、大手术后、甲状腺功能亢进症等。

（二）血肌酐测定

肌酐（cr）是肌酸代谢的产物，血液中的肌酐包括内生肌酐（体内肌肉中的肌酸分解而来，生成量恒定，产生的速度为1mg/min，不受食物成分影响）和外源性肌酐（来源于摄入的鱼类、肉类食物）。一般说，空腹血肌酐水平较稳定，外源性肌酐不足以影响清晨空腹血肌酐的测定。肌酐只从肾小球滤过并以同样速度清除（肾小管基本不吸收也不排泌）。当肾小球滤过功能下降时，其清除肌酐的速度低于内生肌酐的产生

速度，血肌酐浓度上升。

1. 参考值

人群	全血	血清
男性	$88.4 \sim 176.8\mu mol/L$	$53 \sim 106\mu mol/L$
女性	$88.4 \sim 176.8\mu mol/L$	$44 \sim 97\mu mol/L$

2. 临床意义 升高：主要见于急性或慢性肾衰竭。

（三）内生肌酐清除率（Ccr）测定

肌酸存在于肌肉中，肌酐（Cr）是肌酸的代谢产物，由肾排出。人体内肌酐的生成有内源性和外源性两种，在严格控制饮食条件和肌肉活动相对稳定的情况下，内源性肌酐的生成量较恒定。肌酐主要从肾小球滤过，且不被肾小管重吸收。肾单位时间内将若干毫升血浆中的内生肌酐全部清除出去，称为内生肌酐清除率。该试验是检查肾小球滤过功能较精确的试验。

1. 参考值 $80 \sim 120ml/min$

2. 临床意义

（1）判断肾小球损害的敏感指标：成人内生肌酐清除率降至 $50ml/L$ 时血清尿素氮、肌酐仍在正常范围，故是反映肾小球滤过功能下降的敏感指标。

（2）评估肾功能的损害程度：内生肌酐清除率 $70 \sim 51ml/min$ 为轻度损害；$50 \sim 31ml/min$ 为中度损害；$<30ml/min$ 为重度损害。

（3）指导治疗：内生肌酐清除率 $<30 \sim 40ml/min$，应限制蛋白质摄入；$<30ml/min$，噻嗪类利尿剂治疗常无效，不宜应用；$<10ml/min$ 应结合临床进行透析治疗。

三、肾小管功能试验

（一）浓缩稀释试验

浓缩稀释试验又称莫氏试验（Mosenthal test），是用来检测肾脏浓缩稀释功能的一项试验。在复杂的神经体液（特别是抗利尿激素）的调节下，肾远曲小管和集合管等根据体内对水分的需求保留或排出水分。当体内水分增多时，尿排出增多，比重减低；当体内水分不足时，尿排出减少，比重升高。肾小管损害后，肾脏浓缩稀释功能减退，可通过昼夜尿量和尿比重反映出来。

1. 参考值 正常 24 小时尿量为 $1000 \sim 2000ml$；昼尿量与夜尿量之比为 $3 \sim 4 : 1$，12 小时夜尿量不应超过 $750ml$；最高尿比重应 >1.020；最高与最低尿比重之差，不应少于 0.009。

2. 临床意义 ①尿量减少而比重增加常见于急性肾小球肾炎、肾前性少尿等。②尿量增多或夜尿增多、低比重尿（尿液最高比重低于 1.018）、或尿比重固定在 1.010，常见于慢性肾炎、慢性肾盂肾炎、急性肾衰竭多尿期等。

（二）酚红排泄试验

酚红是一种对人体无害的染料，注射入血液后，约 94% 由近端肾小管上皮细胞主动排泄，因此尿液中排出酚红的量，可作为判断近端小管排泄功能的指标，但其排泄量受肾血流量影响较大。

1. 参考值

人群	注射后排泌时间	排泌量
成人	15 分钟	28%～51%（平均35%）
成人	120 分钟	63%～84%（平均70%）

2. 临床意义 酚红排泌量降低：15 分钟排泌量＜25% 或 2 小时 排泌量＜55%，见于慢性肾炎、慢性肾盂肾炎、肾血管硬化症、心力衰竭、休克等。

（三）尿溶菌酶测定

溶菌酶来自单核细胞和中性粒细胞，可从肾小球滤过，但 90% 以上被肾小管重吸收，所以正常尿液中很少或无溶菌酶。

1. 参考值 尿液 0～2mg/L

2. 临床意义 尿溶菌酶升高：主要见于肾小管损害性疾病如肾小管中毒等，亦可见于急性单核细胞白血病（血溶菌酶增加，超过肾小管重吸收能力）。

第六节 脑脊液检查与浆膜腔积液检查

一、脑脊液检查

脑脊液（CSF）主要来自脑室系统内脉络丛的超滤和分泌，充满脑室及蛛网膜下腔。脑脊液检查对神经系统疾病的诊断具有重要意义。

（一）标本采集

1. 适应证与禁忌证

（1）适应证：①有脑膜刺激症状。②疑有颅内出血。③疑有脑膜白血病。④原因不明的剧烈头痛、昏迷、抽搐或瘫痪等。

（2）禁忌证：①颅内压显著增高（视乳头水肿或有脑疝先兆）。②休克。③衰竭或濒危状态。颅后窝有占位性病变。

2. 采集方法 脑脊液标本一般由腰椎穿刺取得（穿刺方法见附录 1 腰椎穿刺术）。穿刺成功后先作压力测定，然后将脑脊液分别收集于 3 只无菌试管内，每管 1～2ml。第一管供细菌学检查；第二管供化学或免疫学检查；第三管供细胞计数和分类。如疑为恶性肿瘤则另留一管供脱落细胞学检查。

3. 注意事项 ①严格无菌操作，以防感染。②采集标本后及时送检并立即检验，以免放置过久导致细胞破坏、葡萄糖分解、病原微生物破坏或溶解。③为避免标本凝固，遇高蛋白标本时，一般可用 EDTA 盐抗凝，但进行凝块和薄膜检验时，不宜使用抗凝剂。④进行蛋白质、葡萄糖定性和定量试验时，如标本混浊或为血性，要离心后取其上清液试验。⑤脑脊液细菌培养时，标本要盛于无菌容器或无菌培养瓶中，同时注意保温，不可置于冰箱中；检出脑膜炎奈瑟菌时，必须按规定报告。

（二）压力与一般性状

1. 压力

（1）参考值（侧卧位） 测压管法 数滴法

$$70 \sim 180mmH_2O \qquad 40 \sim 50 滴/分钟$$

（2）临床意义

1）压力升高：提示颅内压升高，见于①中枢神经系统炎症，流行性脑脊髓膜炎、其他化脓性脑膜炎等。②出血，脑出血、蛛网膜下腔出血。③脑肿瘤；④脑寄生虫病；⑤其他，各种原因引起的脑水肿等。

2）压力降低：提示颅内压降低，见于①脊髓与蛛网膜下腔阻塞；②脱水与循环衰竭；③脑脊液漏。

2. 颜色 正常脑脊液为无色水样液体。病理性改变有：①红色提示脑脊液中混有血液，主要见于蛛网膜下腔出血、脑室出血。如为穿刺损伤出血，一般仅最初数滴脑脊液为血性，随后颜色逐渐变淡。②黄色为变性血红蛋白、蛋白增高所致，主要见于陈旧性脑室或蛛网膜下腔出血、脊髓肿瘤等。③乳白色多因白细胞增加所致，见于化脓性脑膜炎。④微绿色见于铜绿假单胞菌感染所致的脑膜炎。

3. 透明度 正常脑脊液清晰透明。病毒性脑炎、流行性乙型脑炎等，脑脊液中细胞数轻度增加，脑脊液多清晰或微混；结核性脑膜炎，细胞数中度增加，可呈毛玻璃样混浊；化脓性脑膜炎，细胞数显著增加，可呈乳白色混浊。

4. 凝固 正常脑脊液不含纤维蛋白原，静置 24 小时不会凝固。急性化脓性脑膜炎，脑脊液静置 1 ~ 2 小时即可出现凝块或沉淀物；结核性脑膜炎，脑脊液静置 12 ~ 24 小时后可在液面形成纤细的薄膜，取薄膜涂片检查结核杆菌阳性率极高。

（三）化学检查

1. 蛋白质测定

（1）参考值：定性试验（Pandy 试验）　　阴性

定量试验　　　　　　　　0.20 ~ 0.45g/L

（2）临床意义：脑脊液中蛋白增加：见于①中枢神经系统炎症，化脓性脑膜炎显著增加，结核性脑膜炎中度增加，病毒性脑膜炎轻度增加。②出血，脑或蛛网膜下腔出血轻度增加。③脑肿瘤，显著增加。④椎管内梗阻，脊髓肿瘤、蛛网膜下腔粘连等常显著增加。⑤其他，内分泌及代谢疾病、药物中毒、慢性炎症性脱髓鞘性多发性神经根炎等。

2. 葡萄糖测定

（1）参考值：2.5 ~ 4.5mmol/L

（2）临床意义：化脓性脑膜炎，葡萄糖可显著减少或缺如；结核性脑膜炎，可减少；病毒性脑膜炎，多无变化。

3. 氯化物测定

（1）参考值：120 ~ 130mmol/L

（2）临床意义：结核性脑膜炎，氯化物明显减少，可降至 102mmol/L 以下；化脓性脑膜炎，可减少，多为 102 ~ 116mmol/L。

4. 乳酸脱氢酶（LDH）测定

（1）参考值：成人 3 ~ 5U/L

（2）临床意义：LDH 增高：见于脑血管疾病、脑肿瘤、细菌性脑膜炎等。

（四）显微镜检查

1. 细胞计数

（1）参考值：无红细胞；成人白细胞（0~8）×10^6/L，儿童白细胞（0~10）×10^6/L，以淋巴细胞为主。

（2）临床意义

红细胞增加：见于脑室出血或蛛网膜下腔出血。

白细胞增加：①中枢神经系统感染性疾病：化脓性脑膜炎，白细胞可达数千×10^6/L以上，以中性粒细胞为主；结核性脑膜炎，多不超过 $500×10^6$/L，早期以中性粒细胞为主，以后淋巴细胞增多；病毒性脑炎、脑膜炎，白细胞数轻度增加，以淋巴细胞为主；新型隐球菌性脑膜炎，白细胞数增加，以淋巴细胞为主；寄生虫感染，白细胞数可增加，以嗜酸性粒细胞为主。②脑膜白血病，白细胞数增加，可见原始及幼稚细胞。

2. 细菌学检查　细菌学检查可采用直接涂片法，将脑脊液离心沉淀后取沉淀物制成薄涂片，查找细菌。疑为化脓性脑膜炎，革兰染色后镜检；疑为结核性脑膜炎，抗酸染色后镜检；疑为新型隐球菌性脑膜炎，墨汁染色后镜检。

二、浆膜腔积液检查

人体的胸膜腔、腹膜腔、心包腔及关节腔等统称为浆膜腔。正常腔内仅含少量液体，主要起润滑作用。病理状态下，腔内液体增多，称为浆膜腔积液。因积液形成的原因及性质不同，可分为漏出液和渗出液两类。

（一）标本采集

1. 采集方法　通过浆膜腔穿刺获取标本（穿刺方法见附录 1 胸膜腔穿刺术、心包腔穿刺术、腹膜腔穿刺术、关节腔穿刺术），标本分装于 2 个无菌容器内，每个容器不少于 50~100ml，其中一管加 EDTA 抗凝。

2. 注意事项　①为防止积液出现凝块、细胞变性、细菌破坏和自溶，留取标本后及时送检。②对不能及时送检的标本可加入适量乙醇以固定细胞成分。③送检的 2 份标本，一份用以观察有无凝固现象（不加抗凝剂的标本），另一份用以作微生物检验（加抗凝剂的标本）。

（二）检查内容

1. 一般性状

（1）颜色：漏出液多为淡黄色。渗出液因病因不同可呈不同颜色，淡红、红色或暗红色（血性）多见于恶性肿瘤、结核病急性期、风湿性疾病等；黄色脓性见于化脓性细菌感染；绿色常见于铜绿假单胞菌感染等。

（2）透明度：漏出液多透明，渗出液呈不同程度的混浊。

（3）比重：漏出液比重多 < 1.018；渗出液比重多 > 1.018。

（4）凝固性：漏出液中纤维蛋白原含量甚微，一般不凝固；渗出液中含较多的纤维蛋白原及组织裂解产物，常自行凝固。

2. 化学检查

（1）黏蛋白定性试验（Rivalta 试验）：粘蛋白是一种酸性糖蛋白，可在稀醋酸溶液中析出，产生白色沉淀。漏出液多为阴性反应；渗出液多为阳性反应。

（2）蛋白定量试验：漏出液蛋白总量多在 25g/L 以下；渗出液蛋白总量多在 30g/L 以上。

（3）葡萄糖测定：漏出液中葡萄糖含量与血糖近似；渗出液中葡萄糖可被某些细菌分解而减少。化脓性炎症，葡萄糖含量明显降低，甚至无糖；结核性炎症，葡萄糖含量降低。

（4）乳酸测定：乳酸含量 >10mmol/L 以上，高度提示为细菌感染；心功能不全、风湿性疾病、恶性肿瘤所致的积液中乳酸含量可轻度增高。

（5）乳酸脱氢酶（LDH）：胸腔积液中 LDH 活性以脓性积液最高，可达正常血清的 30 倍，其次为癌性积液，结核性积液略高于正常血清。漏出液中 LDH 活性与正常血清相近。

3. 显微镜检查

（1）细胞计数及分类：漏出液细胞较少，常低于 $100 \times 10^6/L$，主要为间皮细胞及淋巴细胞。渗出液细胞较多，常高于 $500 \times 10^6/L$。①中性粒细胞为主：多见于急性化脓性感染或结核性感染早期。②淋巴细胞为主：多见于慢性感染，如结核及梅毒等；③嗜酸性粒细胞增多：多见于过敏性疾病或寄生虫病。

（2）脱落细胞学检查：浆膜腔积液中检出肿瘤细胞，是诊断原发性或转移性恶性肿瘤的重要依据。

（3）细菌学检查：将浆膜腔积液离心沉淀，取沉淀物涂片染色后镜检，查找病原菌，必要时可进行细菌培养或动物接种。

（三）渗出液与漏出液的鉴别

鉴别积液性质对某些疾病的诊断和治疗有重要意义。两者鉴别见表 6 – 15。

表 6 – 15　渗出液与漏出液的鉴别

检查项目	漏出液	渗出液
原因	非炎症	炎症、肿瘤、化学或物理性刺激
外观	淡黄、浆液性	不定，可为血性、脓性、乳糜性
透明度	透明或微混	多混浊
比重	<1.018	>1.018
凝固	不自凝	能凝固
黏蛋白定性	阴性	阳性
蛋白定量	<25g/L	>30g/L
葡萄糖定量	与血糖相近	常低于血糖水平
细胞计数	$<100 \times 10^6/L$	$>500 \times 10^6/L$

续表

检查项目	漏出液	渗出液
细胞分类	以淋巴细胞、间皮细胞为主	根据病因不同，分别以中性粒细胞、淋巴细胞等为主，肿瘤可找到肿瘤细胞
细菌学检查	阴性	可找到病原菌
LDH	<200IU	>200IU

第七节 妊娠诊断试验与精液检查

一、妊娠诊断试验

妊娠诊断试验是用来检测尿液中的人类绒毛膜促性腺激素（HCG）的。HCG 由胎盘绒毛膜滋养层细胞所产生，在受孕后 10～14 天开始分泌，60～70 天达到分泌高峰，以后逐渐降低，维持至分娩后。除正常妊娠外，葡萄胎、绒毛膜上皮癌、睾丸畸胎瘤等滋养细胞肿瘤也可分泌大量 HCG。

（一）标本采集

1. 采集方法 留取清晨第一次尿液或新鲜尿液 10～20ml 于洁净容器内及时送检。

2. 注意事项 ①在妊娠诊断时，阳性即可证明受孕，阴性时应跟踪复检。②尽量取晨尿，以提高检出阳性率。③尿液为蛋白尿、血红蛋白尿时，应加热煮沸 3 分钟后，离心取上清液检查，不使用污染严重的菌尿、血尿等标本检查。

（二）参考值

1. 胶乳凝集抑制试验（LAI） 阴性

2. 单克隆金标诊断试纸（早早孕诊断试纸） 阴性

（三）临床意义

1. 诊断早期妊娠 受孕后 35～50 天 LAI 呈阳性，受孕后 10 天左右单克隆金标诊断试纸即可呈现阳性。

2. 其他疾病的诊断及治疗观察 异位妊娠、葡萄胎、恶性葡萄胎、绒毛膜上皮细胞癌及睾丸畸胎瘤等 LAI 和单克隆金标试纸亦呈阳性。葡萄胎清除术或绒毛膜上皮癌手术后，将病人尿液浓缩 30 倍、60 倍，LAI 试验仍为阴性，说明手术治疗彻底；如呈阳性，提示治疗不彻底或病情复发。

二、精液检查

精液（semen）是男性生殖系统的分泌物，由精子（sperm）和精浆（seminal plasma）组成。睾丸曲细精管内的生精细胞在促性腺激素的作用下，经精原细胞、初级精母细胞、次级精母细胞及精子细胞的分化演变，最后发育成为成熟的精子。70% 精子贮存于附睾内，2% 贮存于输精管内，其余精子贮存于输精管的壶腹部。精浆是精子生存的介质和能量来源，对精子的存活和生理运动功能有重要作用。精液检查是判断男性生育能力的一项重要检查，是生殖门诊的常规检测项目。

（一）标本采集

精液标本采集前应禁欲（无性交、无手淫、无遗精）4～5天。若怀疑精子生成能力低下时，需禁欲7天，尽量到医院采集标本。采集方法有手淫法、体外射精法和安全套法。因安全套含有对精子有害的物质，故该法较少用。遇不能射精的病人可采用电振动法或前列腺按摩法采集标本。将采集的全部精液盛放于清洁干燥的容器内，注明采集时间和前次排精日期，立即送检，30～60分钟内检测结果最理想。气温低于20℃或高于40℃时，将影响精子的活动，故冬季采集标本应注意保温。精液检查应复查2～3次，以保证结果的可靠性。

（二）一般性状检查

1. 颜色及透明度　正常刚射出的精液呈灰白色或乳白色，久未射精的精液可呈淡黄色，液化后呈半透明样。①鲜红或暗红色的血性精液，见于生殖系统的非特异性炎症、结石、结核及肿瘤等，也可见于生殖系统损伤。②黄色或棕色的脓性精液常见于精囊炎、前列腺炎等。

2. 量　正常一次排精量约为3～5ml。①精液减少或无精液症：已数日未射精而精液量少于1.5ml为精液减少，精液量减至数滴、甚至排不出为无精液症，见于生殖系统非特异性炎症、结核、淋病等。②精液过多，一次排精量超过8ml为精液过多，主要是垂体促性腺激素分泌功能亢进，刺激睾丸产生大量雄激素所致，也可见于长时间禁欲者。精液过多可导致精子数量相对减少，也影响生育。

3. 黏稠度和液化时间　刚射出的精液具有高度黏稠性呈胶胨状，放置后发生液化。正常精液液化时间（精液由胶胨状态转变为流动状态所需要的时间）小于30分钟。①刚射出的精液黏稠度低似米汤样为精子量减少或无精子症，常见于生殖系统炎症。②新鲜精液在室温下超过60分钟仍不液化称为精液延迟液化症，可抑制精子的活动力而影响生育，常见于前列腺炎。

4. 酸碱度　正常精液呈弱碱性，pH7.2～8.6，可中和阴道的酸性分泌物，以维持精子的活动力。pH降低，男性生殖能力下降。

（三）显微镜检查

1. 精子计数　是指单位容积精液内的精子数量。正常值为（60～150）×10^9/L，受孕的低限为20×10^9/L。正常1次射精精子总数为（4～6）×10^8个，即4～6亿个，受孕的低限为1×10^8个，即1亿个。连续3次精子计数均低于20×10^9/L，称为少精子症。常见于：①精索静脉曲张。②先天性或后天性睾丸疾病，如睾丸畸形、萎缩、结核、炎症、肿瘤等。③理化因素损伤，如抗癌药、重金属、乙醇、放射线等损伤。④输精管、精囊缺陷。⑤长期食用棉酚等。⑥内分泌疾病，如垂体、甲状腺、性腺功能亢进或减退，肾上腺病变等。

2. 精子活动率和精子活动力

（1）精子活动率：是指活动精子数占精子总数的百分率。正常射精30～60分钟内精子活动率为 80% ~90%，至少应 >60%。

（2）精子活动力：是指精子向前运动的能力，即活动精子的质量。WHO 将精子活动力分为 4 级：a 级：精子活动力良好，精子呈直线前向运动；b 级：精子活动力较好，精子呈缓慢或呆滞的前向运动，有时略有回旋；c 级：精子活动力不良，精子运动迟缓，原地打转或抖动；d 级：精子完全无活动力，加温后仍不活动，即死精子。正常射精 60 分钟内（a + b）级 >50%，a 级 ≥25%。

精子活动率小于 40%，且以 c 级活动力为主，可造成男性不育。常见于精索静脉曲张、生殖系统感染、应用某些抗代谢药物、抗疟药、雌激素、氧化氮芥等。

3. 精子形态 正常精子分头、体、尾三部分，长约 50 ~60μm，外形略似蝌蚪状。精子任何部位发生改变均称为形态异常精子，常见的形态异常有大头、小头、双头、双体、双尾等。正常精液中形态异常精子小于 20%。形态异常精子增多见于精索静脉曲张、生殖系统感染、睾丸或附睾功能不全、应用某些化学药物、放射线损伤等。

4. 精液的细胞学检查 正常精液中可有未成熟生殖细胞（少于 1%）、少量白细胞（平均每高倍视野不超过 5 个）、少量上皮细胞、红细胞无或偶见。白细胞大量增多见于前列腺炎、精囊炎、附睾炎等。红细胞增多见于睾丸肿瘤、前列腺癌等。

5. 病原菌检查 男性生殖系统感染可从精液中检测到病原菌，常见的病原菌有葡萄球菌、链球菌、淋病奈瑟菌等，常造成男性不育。

第八节　临床常用生物化学检查

一、标本采集

（一）静脉采血法

是目前最常用的采血方法，大部分临床生化检测项目需采集空腹静脉血，通常选择肘部静脉、腕部静脉或手背静脉，婴幼儿可选择颈外静脉，同类项目检测需血量均为 2ml，严禁从静脉输液管中及输血的血管中采集血液标本。采血后取下针头，将血液沿容器壁徐徐注入防止发生溶血。如需全血或血浆，则注入抗凝试管中，轻轻混匀防止凝固，得到抗凝全血，经离心后分离出血浆；如需血清，则注入干燥试管中，待血液自行凝固分离出血清。如同时抽取几个项目的血标本，一般应先注入培养瓶，再注入抗凝试管，最后注入干燥试管。女性内分泌检查一般在上午 8 ~10 点间采血，皮质醇和促肾上腺皮质激素有昼夜分泌规律，应在凌晨 2 点和早 8 点采血。

（二）动脉采血法

常用于血气分析，一般选择桡动脉、肱动脉或股动脉。严格无菌操作，以防感染。血标本应严格隔绝空气，抗凝（使用提前用肝素湿润内壁且带软木塞的试管）。采集后立即送检，若不能及时送检，应将标本保存在 4℃ 环境中，但不得超过 2 小时。吸氧者若病情许可应停止吸氧 30 分钟后再采血，否则应标记给氧浓度与流量。

二、血清电解质检查

（一）血清钾测定

98%的钾离子分布于细胞内液，是细胞内液的主要阳离子，少量存在于细胞外液，血清钾（serum potassium）测定的是细胞外液钾离子的浓度。钾由肠道吸收，正常情况下，约90%的钾经肾脏随尿排出，10%左右由粪便排出，少量则由汗腺排出。机体对钾的调节主要依靠肾脏的调节和钾的跨细胞转运，当某些因素影响肾脏排泄及钾的跨细胞分布时即可引起钾的代谢障碍。

1. 参考值　3.5～5.5mmol/L

2. 临床意义

（1）增高：①摄入过多，见于高钾饮食、输入大量库存血液、静脉输注大量钾盐等。②排出减少，见于急性肾衰竭少尿期、长期使用保钾利尿剂、肾上腺皮质功能减退症、远端肾小管上皮细胞泌钾障碍等。③细胞内钾外移增多，见于严重溶血或组织损伤、酸中毒或组织缺氧、家族性高血钾麻痹、血浆晶体渗透压增高等。

（2）降低：①钾摄入不足，见于长期低钾饮食、禁食、厌食、吸收障碍等。②钾丢失过多，见于严重呕吐、长期腹泻、胃肠引流、大剂量应用排钾利尿剂、肾衰竭多尿期、肾小管性酸中毒、肾上腺皮质功能亢进症、醛固酮增多症等。③细胞外钾内移，见于大剂量应用胰岛素、碱中毒、低钾性周期性麻痹、棉籽油中毒等。另外，细胞外液稀释，如心功能不全、肾性水肿或大量输入无钾盐液体时，亦可导致血钾减低。

（二）血清钠测定

钠是细胞外液的主要阳离子，血清钠（serum sodium）主要以氯化钠形式存在。机体摄入的钠几乎全部由小肠吸收，钠主要经肾脏随尿排出，汗液也可排出少量的钠。当摄入、吸收和排泌发生障碍时可引起钠的代谢紊乱。

1. 参考值　135～145mmol/L

2. 临床意义

（1）增高：①摄入过多，见于进食过量钠盐或输注大量高渗盐水等。②水分摄入不足或丢失过多，见于进食困难、水源断绝、大量出汗等。③其他，见于肾上腺皮质功能亢进症、原发性醛固酮增多症等。

（2）降低：①摄入不足，见于营养不良、长期低钠饮食、不恰当输液等。②丢失过多，见于严重呕吐、反复腹泻、胃肠造瘘后、大剂量应用排钠利尿剂、大面积烧伤、大量放腹水等。③其他，如抗利尿激素分泌过多、使用甘露醇、慢性肾功能不全、肝硬化失代偿期等。

（三）血清氯测定

血清氯（Serum chloride）是指血清中氯的浓度，氯是细胞外液的主要阴离子，但在细胞内外均有分布。血氯的调节是被动的，与钠的水平有关，血浆中的氯化物以氯化钠、氯化钾的形式存在。

1. 参考值　95～105mmol/L

2. 临床意义

（1）增高：①摄入过多，见于高盐饮食、静脉输入大量氯化钠等。②排泄减少，见于急性或慢性肾衰竭的少尿期、尿路梗阻、心力衰竭等。③呼吸性碱中毒，CO_2排出增多，HCO_3^-减少，血氯代偿性增高。

（2）降低：①丢失过多，见于严重的呕吐、腹泻、胃肠造瘘、慢性肾上腺皮质功能减退症、长期应用噻嗪类利尿剂等。②摄入不足，见于长期饥饿、无盐饮食等。

（四）血清钙测定

钙是人体含量最多的金属宏量元素。人体内99%以上的钙以磷酸钙或碳酸钙的形式存在于骨骼中，血清钙（serum calcium）钙含量很少，仅占人体钙含量的1%。血液中的钙有游离钙和结合钙两大类，其中游离钙具有生理活性。钙主要来自膳食，由小肠上段吸收，其吸收程度受肠道 pH 及钙溶解度影响。钙主要随粪、尿而排出体外。钙的代谢主要受维生素 D 及甲状旁腺激素的调节。钙的吸收、调节、排泄发生障碍，均可引起血清钙的异常。

1. 参考值　总钙：2.25 ~ 2.58mmol/L　离子钙：1.10 ~ 1.34mmol/L

2. 临床意义　临床上血清钙降低较血清钙增高多见。

（1）增高：见于静脉输入钙过多、甲状旁腺功能亢进症、多发性骨髓瘤、骨肉瘤、肺癌、肾癌、白血病、大剂量应用维生素 D 治疗。

（2）降低：①钙或维生素 D 摄取不足或吸收不良，见于长期低钙饮食、腹泻、胆汁淤积性黄疸等。②成骨作用增强，见于甲状旁腺功能减退症、恶性肿瘤骨转移等。③其他，见于急性坏死性胰腺炎、肾衰竭、肾病综合征、肾性佝偻病等。

（五）血清磷测定

血清磷（serum phosphorus）与血清钙有一定的浓度关系，即正常人的钙、磷浓度（mg/dl）乘积为36 ~ 40。人体中70% ~ 80%的磷以磷酸钙的形式沉积于骨骼中，只有少部分存在于体液中。血磷水平受年龄和季节影响，新生儿与儿童的生长激素水平较高，故血磷水平较高。另外，夏季紫外线的影响，血磷的含量也较冬季为高。血液中的磷有无机磷和有机磷两种形式，临床检测的磷为无机磷。

1. 参考值　0.97 ~ 1.61mmol/L

2. 临床意义

（1）增高：①内分泌疾病，见于原发性或继发性甲状旁腺功能减退症。②排出障碍，见于肾功能不全。③吸收增加，摄入过多维生素 D，可促进肠道吸收钙、磷，导致血清钙、磷均增高。④其他，见于多发性骨髓瘤、骨折愈合期等。

（2）降低：①摄入不足，见于饥饿、恶病质、活性维生素 D 缺乏等。②丢失过多，见于大量呕吐、血液透析、腹泻等。③其他，见于糖尿病酮症酸中毒、甲状旁腺功能亢进症等。

（六）血清铁测定

血清铁（serum iron）即与转铁蛋白结合的铁，其含量不仅取决于血清中铁的含量，还受转铁蛋白的影响。

1. 参考值　男性：11～30μmol/L　女性：9～27μmol/L

2. 临床意义

（1）增高：见于再生障碍性贫血、溶血性贫血、白血病、急性肝炎、慢性活动性肝炎、反复输血、铁剂治疗过量等。

（2）降低：见于缺铁性贫血、消化性溃疡、恶性肿瘤、慢性炎症、月经过多、长期缺铁饮食以及生理状态下机体需铁增加时。

三、血清脂类检查

（一）血清总胆固醇测定

血清总胆固醇（TC）来源于食物及体内的合成或转化，其水平受年龄、家族、性别、遗传、饮食、精神等多种因素影响，且男性高于女性，体力劳动者低于脑力劳动者。因此，很难制定统一的标准值。根据胆固醇高低及其引起心、脑血管疾病的危险性分为合适水平、边缘水平和升高水平。作为诊断指标，TC 不特异，也不灵敏，只能作为某些疾病，特别是动脉粥样硬化的一种危险因素。

1. 参考值　合适水平：<5.20mmol/L
　　　　　　　边缘水平：5.23～5.69mmol/L
　　　　　　　升高水平：>5.72mmol/L

2. 临床意义

（1）增高：见于动脉粥样硬化症、冠状动脉粥样硬化性心脏病、脑血管疾病、高脂血症、甲状腺功能减退症、肾病综合征、类脂性肾病、胆汁淤积性黄疸、长期高脂饮食、精神紧张、妊娠期、长期吸烟及饮酒、药物影响（使用糖皮质激素、避孕药、环孢素 A、阿司匹林）等，特别对动脉粥样硬化症、冠状动脉粥样硬化性心脏病的诊断有重要意义。

（2）降低：见于急性肝坏死、肝硬化、甲状腺功能亢进症、贫血、营养不良、恶性肿瘤、药物影响（使用雌激素、甲状腺激素、钙拮抗剂）等。

（二）血清甘油三酯测定

甘油三酯（TG）是血中脂类的主要成分，甘油三酯来源于膳食及体内肝脏、脂肪组织和小肠的合成。它直接参与胆固醇及胆固醇酯的合成，也是动脉粥样硬化的危险因素之一。

1. 参考值　0.56～1.70mmol/L

2. 临床意义

（1）增高：见于冠状动脉粥样硬化性心脏病、原发性高脂血症、动脉粥样硬化症、肥胖症、糖尿病、肾病综合征、高脂饮食、胆汁淤积性黄疸等。

（2）降低：见于严重的肝脏疾病、吸收不良、甲状腺功能亢进症、低 β－脂蛋白血症、无 β－脂蛋白血症等。

（三）血清乳糜微粒测定

乳糜微粒（CM）是体内最大的脂蛋白，CM 脂质含量高达98%，蛋白质含量少于

2%，其主要功能是运输外源性 TG。由于 CM 在血液中代谢快，半衰期短，食物消化需要 4～6 小时，故正常空腹 12 小时后血清中不应有 CM。

1. 参考值 阴性

2. 临床意义 阳性见于Ⅰ型和Ⅴ型高脂蛋白血症（hyperlipoproteinemia）。

（四）血清高密度脂蛋白和血清低密度脂蛋白测定

血清高密度脂蛋白（HDL）的作用主要是运输内源性胆固醇至肝脏处理，可以阻止游离胆固醇在动脉壁和其他组织中积聚，故 HDL 被认为是抗动脉粥样硬化因子。血清低密度脂蛋白（low density lipoprotein，LDL）是富含胆固醇的脂蛋白，向组织及细胞内运输胆固醇，促进动脉的粥样硬化，故 LDL 为致动脉粥样硬化因子。

1. 参考值　高密度脂蛋白　　　　　　低密度脂蛋白

　　　　　　1.03～2.07mmol/L　　　　合适水平：≤3.12mmol/L

　　　　　　合适水平：>1.04mmol/L　　边缘水平：3.15～3.16mmol/L

　　　　　　降低：≤0.91mmol/L　　　　升高水平：>3.64mmol/L

2. 临床意义

（1）HDL 增高：对防止动脉粥样硬化、预防冠状动脉粥样硬化性心脏病的发生有重要作用。

（2）HDL 降低：常见于动脉粥样硬化症、糖尿病、肾病综合征、慢性肾衰竭、急性感染、药物影响（使用雄激素、β-受体阻滞剂和孕酮）等。

（3）LDL 增高：促进冠状动脉粥样硬化性心脏病的发生。另外，可见于遗传性高脂蛋白血症、甲状腺功能减退症、肥胖症、肾病综合征、胆汁淤积性黄疸、药物影响（使用雄激素、β-受体阻滞剂、糖皮质激素）等。

（4）LDL 降低：常见于甲状腺功能亢进症、无β-脂蛋白血症、吸收不良、肝硬化、长期运动及长期低脂饮食等。

（五）血清脂蛋白（a）测定

脂蛋白（a）［Lipoprotein（a），LP（a）］的结构与 LDL 相似，可以携带大量的胆固醇结合于血管壁上，有促进动脉粥样硬化的作用。同时，LP（a）与纤溶酶原有同源性，可以与纤溶酶原竞争结合纤维蛋白位点，从而抑制纤维蛋白水解作用，促进血栓形成。因此，LP（a）是动脉粥样硬化和血栓形成的重要独立危险因子。

1. 参考值　0～300mg/L

2. 临床意义

（1）增高：①作为动脉粥样硬化的单项预报因子确定是否存在冠心病。②还可见于Ⅰ型糖尿病、肾脏疾病等。

（2）降低：主要见于肝脏疾病。

（六）血清载脂蛋白 A-Ⅰ测定

载脂蛋白 A（Apolipoprotein A，apoA）是 HDL 的主要结构蛋白，分为 apoA-Ⅰ和 apoA-Ⅱ，apoA-Ⅰ可催化磷脂酰胆碱-胆固醇酰基转移酶，将组织多余的胆固醇酯转至肝脏处理。因此 apoA 具有清除组织中的脂质和抗动脉粥样硬化的作用。在 apoA

中，apoA – I 的意义最明确，且在组织中的浓度最高，因此，apoA – I 为临床常用的检测指标。

1. 参考值　男性：（14.2 ± 0.17）g/L

女性：（1.45 ± 0.14）g/L

2. 临床意义

（1）增高：apoA – I 可直接反映 HDL 水平，因此，apoA – I 与 HDL 一样可以预测和评价冠状动脉粥样硬化性心脏病的危险性，但 apoA – I 较 HDL 更精确，更能反映脂蛋白状态。apoA – I 水平与冠状动脉粥样硬化性心脏病的发病率呈负相关，因此 apoA – I 是诊断冠状动脉粥样硬化性心脏病较灵敏的一项指标。

（2）apoA – I 减低：见于家族性 apoA – I 缺乏症、家族性 a 脂蛋白缺乏症、急性心肌梗死、糖尿病等。

（七）血清载脂蛋白 B 测定

载脂蛋白 B（Apolipoprotein B，apoB）是 LDL 中含量最多的蛋白质，apoB 与外周细胞膜上 LDL 受体结合，介导 LDL 进入细胞内，故 apoB 具有调节肝脏内外细胞表面 LDL 受体与血浆 LDL 之间平衡的作用，对肝脏合成极低密度脂蛋白有调节作用。

1. 参考值　男性：（1.01 ± 0.21）g/L

女性：（1.07 ± 0.23）g/L

2. 临床意义

（1）增高：①apoB 可直接反映 LDL 水平，因此，其水平增高与动脉粥样硬化、冠心病的发生率呈正相关，也是冠心病的危险因素，可用于评价冠心病的危险性和降脂治疗效果等，且其在预测冠心病的危险性方面优于 LDL 和 CHO。②还可见于高 β – 载脂蛋白血症、糖尿病、甲状腺功能减退症、肾病综合征等。

（2）降低：见于低 β – 脂蛋白血症、无 β – 脂蛋白血症、apoB 缺乏症、恶性肿瘤等。

四、血糖及相关检查

（一）空腹血糖测定

血液中的葡萄糖（glucose）简称血糖。正常情况下，血糖的浓度受肝脏、胰岛素、内分泌激素和神经因素的调节，使空腹血糖（fasting blood glucose，FBG）保持基本稳定，当上述调节因素发生紊乱时可引起血糖升高或降低。FBG 是诊断糖代谢紊乱的最常用和最重要的指标。

1. 参考值　葡萄糖氧化酶法　　　邻甲苯胺法

3.9 ~ 6.1mmol/L　　　3.9 ~ 6.4mmol/L

2. 临床意义

（1）FBG 增高：见于各型糖尿病、甲状腺功能亢进症、巨人症、肢端肥大症、肾上腺皮质功能亢进症、嗜铬细胞瘤、妊娠呕吐、全身麻醉、脱水、颅内高压症、颅脑外伤、心肌梗死、肝硬化、胰腺炎、药物影响（使用噻嗪类利尿剂、强的松、避孕药）、高糖饮食、剧烈运动后、情绪紧张等，其中以糖尿病最常见。

（2）FBG 降低：见于胰岛细胞瘤或腺癌、胰岛素注射过量、肾上腺皮质功能减退症、急性肝坏死、急性酒精中毒、药物影响（使用降糖药、磺胺药）、消耗性疾病、特发性低血糖、妊娠期、哺乳期、饥饿及长期剧烈运动或体力劳动等。

（二）糖化血红蛋白测定

糖化血红蛋白（glycosylated hemoglobin，GHb）是在红细胞生存期间 HbA 与己糖（主要是葡萄糖）缓慢、连续的非酶促反应的产物。由于 HbA 所结合的成分不同，又分为 HbA_1a（与磷酰葡萄糖结合）、HbA_1b（与果糖结合）、HbA_1c（与葡萄糖结合），其中 HbA_1c 含量最高，是目前临床最常检测的部分。GHb 的代谢周期与红细胞的寿命基本一致，故 GHb 水平反映了近 2～3 个月的平均血糖水平。

1. 参考值 HbA_1c 4%～6%，HbA1 5%～8%

2. 临床意义

（1）评价糖尿病控制程度：GHb 增高提示近 2～3 个月来糖尿病控制不良，GHb 愈高，血糖水平愈高，病情愈重。

（2）筛检糖尿病：HbA_1＜8%，可排除糖尿病；HbA_1＞9%，预测糖尿病的准确性为 78%。

（3）预测血管并发症：由于 GHb 与氧的亲和力强，可导致组织缺氧，故长期 GHb 增高，可引起组织缺氧而发生血管并发症。HbA_1＞10%，提示并发症严重，预后较差。

（4）鉴别高血糖：糖尿病高血糖的 GHb 水平增高，而应激性高血糖的 GHb 则正常。

（三）血清胰岛素测定

胰岛素（insulin）是胰岛 B 细胞分泌的调节血糖浓度的主要激素之一。糖尿病时，由于胰岛 B 细胞功能障碍和胰岛素生物学效应不足（胰岛素抵抗），出现血糖增高和胰岛素降低的分离现象。

1. 参考值 空腹胰岛素：10～20mU/L

2. 临床意义

（1）糖尿病：1 型糖尿病空腹胰岛素明显降低，2 型糖尿病空腹胰岛素可正常、稍高或减低。

（2）胰岛 B 细胞瘤：胰岛 B 细胞瘤常出现高胰岛素血症，胰岛素呈高水平，但血糖降低。

（3）其他：肥胖、肝功能受损、肾功能不全等血清胰岛素水平增高；腺垂体功能低下、肾上腺皮质功能不全或饥饿，血清胰岛素减低。

（四）血清 C - 肽测定

C - 肽（connective peptide）是胰岛素原在蛋白水解酶的作用下分裂而成的与胰岛素等分子的肽类物。其生成不受外源性胰岛素影响，检测 C - 肽也不受胰岛素抗体的干扰，因此，C - 肽可以更好地评价胰岛 B 细胞功能。

1. 参考值　空腹 C - 肽：0.3 ~ 1.3mmol/L

2. 临床意义

（1）增高：见于胰岛素 B 细胞瘤、肝硬化等。

（2）降低：见于糖尿病、外源性高胰岛素血症等。

（五）血清酮体测定

酮体（ketone bodies）包括丙酮 、乙酰乙酸、β - 羟丁酸，由脂肪酸在肝脏经氧化而产生。

1. 参考值　定量：< 0.34 ~ 0.68mmol/L（以丙酮计）

　　　　　　　定性：阴性

2. 临床意义　升高或阳性见于禁食过久、妊娠高血压综合征、饮食中缺乏糖类、摄入脂肪过多、重症糖尿病、酮症酸中毒或急性乙醇中毒等。血酮体增多或阳性常提示糖尿病酮症或酮症酸中毒，血酮体定量大于 5mmol/L，即可确诊。

（六）口服葡萄糖耐量试验（OGTT）

正常人口服或注射一定量的葡萄糖后血糖会暂时升高，促使胰岛素分泌增加，使血糖在较短的时间内降至空腹水平，此为糖耐量现象。当糖代谢紊乱时，口服一定量的葡萄糖后血糖急剧升高或升高不明显，但短时间内不能降到空腹水平（或原来水平），此为糖耐量异常或降低。这一指标较血糖测定对诊断糖代谢异常更为敏感。试验时先采空腹血糖标本，然后一次饮完含 75g 葡萄糖的糖水 200 ~ 300ml，在服葡萄糖后 0.5 小时、1 小时、2 小时及 3 小时各抽取静脉血 2ml、尿标本共 5 次，分别测定血糖和尿糖。

1. 参考值　空腹血糖 3.9 ~ 6.1mmol/L；口服葡萄糖后 0.5 ~ 1 小时，血糖达高峰（一般在 7.8 ~ 9.0mmol/L）；2 小时血糖 < 7.8 mmol/L；3 小时后降至空腹水平。各检测时间点尿糖均为阴性。

2. 临床意义

（1）诊断糖尿病：临床上有以下条件者，即可诊断糖尿病。①具有糖尿病症状，空腹血糖 > 7.0mmol/L。②OGTT，2 小时血糖 > 11.1mmol/L。③具有临床症状，随机血糖 > 11.1mmol/L。临床症状不典型者，需要另一天重复检测，但一般不主张做 3 次 OGTT。

（2）判断糖耐量减低（IGT）：空腹血糖 < 7.0mmol/L，2 小时血糖为 7.8 ~ 11.1mmol/L，且血糖到达高峰的时间延长至 1 小时后，血糖恢复正常的时间延长至 2 ~ 3 小时以后，同时伴有尿糖阳性者为 IGT。常见于 2 型糖尿病、肢端肥大症、甲状腺功能亢进症等。

（3）鉴别低血糖：①功能性低血糖病人，空腹血糖正常，口服葡萄糖后出现高峰时间及峰值均正常，但 2 ~ 3 小时后出现低血糖，见于特发性低血糖症。②肝源性低血糖者，空腹血糖低于正常，口服葡萄糖后血糖高峰提前并高于正常，但 2 小时血糖仍处于高水平，且尿糖阳性。常见于广泛肝损伤、病毒性肝炎等。

五、血液激素检查

（一）血清甲状腺激素测定

甲状腺激素包括甲状腺素（3，5，3'，5'－tetraiodothyronine，T_4）和三碘甲腺原氨酸（3，5，3'－triiodothyronine，T_3）。结合型 T_4 和游离型 T_4（free thyroxine，FT_4）之和为总 T_4（TT_4）；结合型 T_3 和游离型 T_3（free triiodothyronine，FT_3）之和为总 T_3（TT_3）。只有 FT_4 和 FT_3 才能进入细胞内发挥生理作用，故 FT_4、FT_3 比 TT_4、TT_3 更敏感。甲状腺激素的合成受下丘脑、垂体及血液中甲状腺激素浓度的调节。

1. 参考值　TT_3　$1.6 \sim 3.0$nmol/L

FT_3　$6.0 \sim 11.4$pmol/L

TT_4　$65 \sim 155$nmol/L

FT_4　$10.3 \sim 25.7$pmol/L

2. 临床意义

（1）增高：主要见于甲状腺功能亢进症，亦可见于亚急性甲状腺炎、急性肝炎、妊娠、药物影响（使用雌激素、碘剂）等。

（2）降低：主要见于甲状腺功能减退症，亦可见于垂体前叶功能减低症、药物影响（使用抗甲状腺药物、糖皮质激素、多巴胺）等。

（二）血清反三碘甲腺原氨酸测定

反三碘甲腺原氨酸（rT_3）由 T_4 在外周组织脱碘而生成。生理情况下，rT_3 含量极少，其活性仅为 T_4 的 10%，作为机体的一种调节机制，rT_3 的量随 T_4 量的变化而变化，故也是反映甲状腺功能的一个指标。

1. 参考值　$0.2 \sim 0.8$nmol/L

2. 临床意义

（1）增高：主要见于甲状腺功能亢进症，亦可见于心肌梗死、肝硬化、糖尿病、脑血管病、心力衰竭、药物影响（使用普萘洛尔、地塞米松）等。rT_3 增高诊断甲状腺功能亢进症的符合率为 100%，且比 T_3、T_4 灵敏。

（2）降低：主要见于甲状腺功能减退症，亦可见于慢性淋巴细胞性甲状腺炎（提示发生甲状腺功能减退）、药物影响（应用抗甲状腺药物治疗时，rT_3 减低较 T_3 缓慢，当 rT_3、T_4 低于参考值时，提示用药过量）等。

（三）血清甲状旁腺素测定

甲状旁腺素（PTH）是甲状旁腺主细胞分泌的一种肽类激素，其主要的靶器官有肾脏、骨骼和肠道。PTH 的主要生理作用是拮抗降钙素、动员骨钙释放、加快磷酸盐的排泄和维生素 D 的活化等。

1. 参考值　$1 \sim 10$pmol/L

2. 临床意义

（1）增高：是诊断甲状旁腺功能亢进症的主要依据。若 PTH 增高，同时伴有高血钙和低血磷，则为原发性甲状旁腺功能亢进症。也可见于肺癌、肾癌所致的异源甲状旁腺功能亢进等。

（2）降低：主要见于甲状腺或甲状旁腺手术后、特发性甲状旁腺功能减退症等。

（四）血清皮质醇测定

皮质醇（cortisol）主要由肾上腺皮质束状带细胞分泌。由于皮质醇的分泌有昼夜节律性变化，一般检测上午 8 时和午夜 2 时的血清皮质醇浓度表示其峰浓度和谷浓度。血清皮质醇测定是筛检肾上腺皮质功能异常的首选指标。

1. 参考值 上午 8 时，$140 \sim 630\,nmol/L$；午夜 2 时，$55 \sim 165\,nmol/L$；昼夜皮质醇浓度比值 >2。

2. 临床意义

（1）增高：常见于肾上腺皮质功能亢进症、双侧肾上腺皮质增生或肿瘤等。此外，慢性肝病、妊娠时也可增高。

（2）降低：主要见于肾上腺皮质功能减退症、腺垂体功能减退症等。另外，应用苯妥英钠、水杨酸等也可使其减低。

（五）血浆睾酮测定

睾酮（testostrone）是男性最重要的雄激素，脱氢异雄酮和雄烯二酮是女性的主要雄性激素。血浆睾酮浓度可反映睾丸的分泌功能，睾酮分泌具有昼夜节律性变化，上午 8 时为分泌高峰。因此，测定上午 8 时的睾酮浓度对评价男性睾丸分泌功能具有重要价值。

1. 参考值 男性　青春期（后期）：$100 \sim 200\,ng/L$
　　　　　　　　成人：$300 \sim 1000\,ng/L$
　　　　　　女性　青春期（后期）：$100 \sim 200\,ng/L$
　　　　　　　　成人：$200 \sim 800\,ng/L$
　　　　　　　　绝经后：$80 \sim 350\,ng/L$

2. 临床意义

（1）增高：主要见于睾丸间质细胞瘤、男性性早熟、先天性肾上腺皮质增生、肾上腺皮质功能亢进症等。

（2）降低：主要见于原发性小睾丸症、睾丸不发育症，也可见于睾丸炎症、肿瘤、外伤等。

（六）血浆孕酮测定

孕酮（progesterone）由黄体和卵巢所分泌。卵巢大量分泌孕酮是在排卵后的黄体期，故孕酮又称黄体酮。孕酮的生理作用是使经雌激素作用的、已处于增殖期的子宫内膜继续发育增殖、增厚肥大、松软和分泌黏液，为受精卵着床做准备，这对维持正常月经周期及正常妊娠有重要作用。

1. 参考值

时间	早期	晚期
卵泡期	$0.7 \pm 0.1\,\mu g/L$	$0.4 \pm 0.1\,\mu g/L$
排卵期	$1.6 \pm 0.2\,\mu g/L$	$1.6 \pm 0.2\,\mu g/L$

黄体期　　11.6±1.5μg/L　　　5.7±1.1μg/L

2. 临床意义

（1）增高：主要见于葡萄胎、妊娠期高血压疾病、原发性高血压、卵巢肿瘤等。

（2）降低：主要见于黄体功能不全、多囊卵巢综合征、胎儿发育迟缓、死胎等。

（七）血黄体生成素测定

黄体生成素（LH）是垂体前叶分泌的一种糖蛋白激素。LH 在月经中期（黄体生成素高峰期）促成排卵；LH 在男性主要刺激 Leydig 细胞产生睾酮，又协同垂体促性腺激素促进精子的成熟。与垂体促性腺激素同时测定，有助于研究下丘脑 - 垂体 - 性腺轴的功能状态。

1. 参考值　男性　　　　　　女性
　　　　　　　5～25IU/L　　　卵泡期　　　2～15IU/L
　　　　　　　　　　　　　　　排卵期　　　30～100IU/L
　　　　　　　　　　　　　　　黄体期　　　4～10IU/L
　　　　　　　　　　　　　　　绝经期　　　20～80IU/L

2. 临床意义　①可以估计排卵时间及了解排卵情况，有助于不孕症的治疗及避孕作用机制的研究。②当黄体生成素与促卵泡素的比值大于 3，提示多囊卵巢综合征。③闭经病人如果黄体生成素水平低于正常，提示闭经原因在垂体及其以上的部位，可做垂体兴奋试验（注射黄体生成激素释放激素，比较注射前后血中黄体生成素的含量，如注射后 15～45 分钟，黄体生成素值较注射前增高 3 倍或以上时，表示垂体功能正常，病变在其上部；如注射前后黄体生成素值变化不大，可再重复一次试验，结果仍相同，可认为闭经的原因在垂体本身）。

（八）血生长激素测定

生长激素（GH）是由腺垂体分泌的一种多肽激素。GH 释放受下丘脑的生长激素释放激素和生长激素释放抑制激素的控制。由于 GH 分泌具有脉冲式节律，每 1～4 小时出现 1 次脉冲峰，睡眠后 GH 分泌增高，约在熟睡 1 小时后达高峰。因而宜在午夜采血测定 GH，且单项测定意义有限，应同时进行动态检测。

1. 参考值　儿童：<20μg/L
　　　　　　　男性：<2μg/L
　　　　　　　女性：<10μg/L

2. 临床意义

（1）增高：最常见于垂体肿瘤所致的巨人症或肢端肥大症，也可见于外科手术后、低血糖症、糖尿病等。

（2）降低：主要见于垂体性侏儒症、垂体功能减退症等。此外，高血糖、皮质醇增多症也可使 GH 减低。

（九）血抗利尿激素测定

抗利尿激素（ADH）或称为血管升压素（VP）是下丘脑的视上核神经元产生的一种肽类激素，其主要生理作用是促进肾远曲小管和集合管对水的重吸收，即具有抗利尿作用，从而调节有效血容量、渗透压及血压。

1. 参考值　1.4 ~ 5.6pmol/L

2. 临床意义

（1）增高：常见于抗利尿激素分泌异常综合征、肾性尿崩症、脱水等。

（2）降低：常见于中枢性尿崩症、肾病综合征、输入大量等渗液体等。

（十）血促肾上腺皮质激素测定

促肾上腺皮质激素（ACTH）是腺垂体分泌的一种多肽激素。ACTH 的分泌受促肾上腺皮质激素释放激素的调节，并受血清皮质醇浓度的反馈调节。另外，ACTH 分泌有昼夜节律性变化，上午 6 ~ 8 时为分泌高峰，午夜 22 ~ 24 时为分泌低谷。

1. 参考值　上午 8 时：25 ~ 100ng/L

　　　　　　　下午 6 时：10 ~ 80ng/L

2. 临床意义

（1）增高：常见于原发性肾上腺皮质功能减退症、先天性肾上腺皮质增生、异源性 ACTH 综合征等。此外，测定 ACTH 还可作为异源性 ACTH 综合征的疗效观察、预后判断及转归的指标。

（2）降低：常见于腺垂体功能减退症、原发性肾上腺皮质功能亢进症、医源性皮质醇增多症等。

六、血清酶检查

（一）血清胆碱酯酶测定

胆碱酯酶（ChE）包括乙酰胆碱酯酶（AChE）和假性胆碱酯酶（PChE）。前者存在于中枢神经系统的灰质、交感神经节、肾上腺髓质、血小板和红细胞中，后者由肝细胞合成。测定 ChE 主要用于诊断有机磷中毒和肝脏疾病。

1. 参考值　AChE　　　　80000 ~ 120000U/L

　　　　　　　PChE　　　　30000 ~ 80000U/L

　　　　　　　ChE 活性　　0.80 ~ 1.00（80% ~ 100%）

2. 临床意义

（1）ChE 活性降低：见于有机磷中毒（显著降低有特异性诊断价值）、慢性肝炎、肝硬化、肝癌（减低程度与肝细胞损伤程度成正比）、恶性肿瘤、营养不良、恶性贫血、药物影响（口服雌激素或避孕药）等。

（2）ChE 活性增高：见于肾病综合征、甲状腺功能亢进症、肥胖症等。

（二）血清淀粉酶测定

血清淀粉酶（AMS）是一种水解淀粉、糊精和糖原的水解酶，血清中的淀粉酶主要来自胰腺和腮腺。来自胰腺的为淀粉酶同工酶 P（P – AMS），来自腮腺的为淀粉酶同工酶 S（S – AMS），其他组织如心脏、肝脏、肺脏等也含有少量 AMS。某些因素使胰腺、腮腺细胞受损时，AMS 即释放入血。

1. 参考值　Somogyi 法　　　　染色淀粉法

800～1800U/L 　　　760～1450U/L

2. 临床意义

（1）AMS 活性增高：①胰腺疾病，见于急性胰腺炎、胰腺癌、慢性胰腺炎急性发作、胰腺囊肿、胰腺管阻塞等，以急性胰腺炎最为常见。②非胰腺疾病，见于腮腺炎、消化性溃疡穿孔、上腹部手术后、机械性肠梗阻、胆管梗阻、急性胆囊炎、酒精中毒等。腮腺炎时其增高的 AMS 主要为 S-AMS，S-AMS/P-AMS>3，借此可与急性胰腺炎鉴别。

（2）AMS 活性降低：常见于慢性胰腺炎、胰腺癌等。

（三）血清脂肪酶测定

脂肪酶（LPS）是一种能水解长链脂肪酸三酰甘油的酶，主要由胰腺分泌，胃和小肠也能产生少量的 LPS。该酶经肾小球滤过，并被肾小管全部回吸收，所以尿液中无 LPS。

1. 参考值　比色法　　　　滴度法

　　　　　　　<79U/L　　　　<1500U/L

2. 临床意义

（1）LPS 活性增高：①胰腺疾病，见于急性胰腺炎、慢性胰腺炎等。对诊断急性胰腺炎的意义较大，起病后 4～8 小时开始升高，24 小时达高峰，可持续 10～15 天，并且 LPS 增高与 AMS 平行。由于 LPS 组织来源较少，所以其特异性较 AMS 为高。②非胰腺疾病，见于消化性溃疡穿孔、肠梗阻、急性胆囊炎等。

（2）LPS 活性降低：见于胰腺癌或胰腺结石所致的胰腺导管阻塞、胰腺囊性纤维化等。

（四）血清乳酸脱氢酶测定

乳酸脱氢酶（LDH）是一种糖酵解酶，广泛存在于机体的各种组织中，其中以心肌、骨骼肌和肾脏含量最丰富，其次为肝脏、脾脏、胰腺、肺脏和肿瘤组织。当以上组织受损时 LDH 即可入血。

1. 参考值　连续检测法　　　　　　速率法

　　　　　　　104～245U/L　　　　　　95～200U/L

2. 临床意义　LDH 活性升高常见于急性心肌梗死、骨骼肌损伤、恶性肿瘤、急性肝炎、肝硬化、胆汁淤积性黄疸、贫血等。对急性心肌梗死诊断价值较大。

（五）血清乳酸脱氢酶同工酶测定

LDH 是由 H 亚基和 M 亚基组成的四聚体，根据亚基组合不同形成 5 种同工酶：即 LDH_1、LDH_2、LDH_3、LDH_4、LDH_5。其中 LDH_1、LDH_2 主要来自心肌，LDH_3 来自肺、脾组织，LDH_4、LDH_5 主要来自肝脏，其次为骨骼肌。由于 LDH 同工酶的组织分布特点，其检测具有病变组织定位作用，且其意义较 LDH 更大。

1. 参考值　　LDH_1　　　32.7±4.60%

　　　　　　　　LDH_2　　　45.10±3.53%

　　　　　　　　LDH_3　　　18.50±2.96%

$$LDH_4 \qquad 2.90 \pm 0.89\%$$
$$LDH_5 \qquad 0.85 \pm 0.55)\%$$
$$LDH_1/LDH_2 \qquad < 0.7$$

2. 临床意义

（1）急性心肌梗死（AMI）：心肌梗死后 12～24 小时有 50% 的病人、48 小时有 80% 的病人 LDH_1、LDH_2 明显升高，且 LDH_1 升高更为明显，$LDH_1/LDH_2 > 1.0$。

（2）肝脏疾病：肝脏实质性损害，如病毒性肝炎、肝硬化、原发性肝癌时，LDH_5 升高，且 $LDH_5 > LDH_4$。此外，恶性肿瘤肝转移时 LDH_4、LDH_5 均增高。

（3）肿瘤：生殖细胞恶性肿瘤和肾脏肿瘤以 LDH_1、LDH_2 增高为主，白血病以 LDH_3、LDH_4 增高为主。

（4）其他：骨骼肌疾病血清 $LDH_5 > LDH_4$；肌萎缩早期 LDH_5 升高，晚期 LDH_1、LDH_2 也可增高；肺部疾病 LDH_3 可增高。

（六）血清肌酸激酶测定

肌酸激酶（CK），又称肌酸磷酸激酶（CPK），主要存在于胞质和线粒体中，以骨骼肌、心肌含量最多，其次是脑组织和平滑肌。当心肌、骨骼肌或脑组织损伤时，大量 CK 释放入血，使血液中该酶活性增高。

1. 参考值　连续检测法：男性 37～174U/L，女性 26～140U/L

2. 临床意义　CPK 增高常见于 AMI、心肌炎和肌肉疾病（多发性肌炎、进行性肌营养不良、重症肌无力等），对急性心肌梗死诊断价值较大。

（七）血清肌酸激酶同工酶测定

CK 是由 2 个亚单位组成的二聚体，形成 3 个不同的亚型：①CK－BB（CK_1），主要存在于脑、前列腺、肺、肠等组织中。②CK－MB（CK_2），主要存在于心肌中。③CK－MM（CK_3），主要存在于骨骼肌和心肌中，又分为 MM_1、MM_2、MM_3 亚型，MM_3 是 CK－MM 在骨骼肌细胞中的主要存在形式。正常人血清中以 CK－MM 为主，CK－MB 较少，CK－BB 含量甚微。检测 CK 的不同亚型对鉴别 CK 增高的原因有重要意义。

1. 参考值　CK－MM　　94%～96%

　　　　　　　　CK－MB < 5%

　　　　　　　　CK－BB 极少或无

2. 临床意义

（1）CK－MB 增高：①AMI，CK－MB 对 AMI 早期诊断的灵敏度明显高于总 CK，其阳性检出率达 100%，且具有高度的特异性，CK－MB 一般在发病后 3～8 小时增高，9～30 小时达高峰，48～72 小时恢复到正常水平。②其他心肌损害，如病毒性心肌炎、风湿性心肌炎。③骨骼肌疾病，如肌营养不良、肌萎缩等。

（2）CK－MM 增高：见于 AMI、重症肌无力、肌萎缩等。CK－MM 亚型对诊断早期急性心肌梗死较为敏感。$CK-MM_3/CK-MM_1$ 一般为 0.15～0.35，其比值大于 0.5，即可诊断为急性心肌梗死。

（3）CK－BB 增高：见于脑梗死、脑出血、脑膜炎、恶性肿瘤等。

七、血清心肌蛋白检查

心肌蛋白对于急性心肌梗死、心绞痛、心肌损伤等的诊断均有较高的特异性和灵敏度，是诊断心肌损伤或坏死的确定性标志物。

（一）心肌肌钙蛋白 T 测定

肌钙蛋白（cTn）是肌肉收缩的调节蛋白。心肌肌钙蛋白 T（cTnT）有快骨骼肌型、慢骨骼肌型和心肌型。绝大多数 cTnT 以复合物的形式存在于细丝上，而 6% ~8% 的 cTnT 以游离的形式存在于心肌细胞胞质中。当心肌细胞损伤时，cTnT 便释放到血液中。

1. 参考值 0.02 ~ 0.13μg/L

2. 临床意义 一般认为 > 0.2μg/为临界值，升高见于：①急性心肌梗死（acute myocardial infarction，AMI）：cTnT 是诊断 AMI 的确定性标志物，> 0.5μg/L 可以确诊。特异性明显优于 CK – MB 和 LDH。②不稳定性心绞痛（unstable angina pectoris，UAP）：UAP 病人常发生微小心肌损伤（minor myocardial damage，MMD），此种心肌损伤只有检测 cTnT 才能确诊。③其他原因造成的心肌损伤：病毒性心肌炎、风湿性心肌炎、肾衰竭病人反复血液透析引起的心肌损伤等。

（二）心肌肌钙蛋白 I 测定

心肌肌钙蛋白 I（cardiac troponin I，cTnI）可抑制肌动蛋白中 ATP 酶活性，使肌肉松弛，防止肌纤维收缩。cTnI 以复合物和游离的形式存在于心肌细胞胞质中，当心肌损伤或坏死时，cTnI 即可释放入血液中，其浓度变化可以反映心肌细胞损伤坏死的程度。

1. 参考值 < 0.2μg/L

2. 临床意义 一般认为 > 1.5μg/L 为临界值，升高的临床意义基本同 cTnT。

八、血液气体分析和酸碱测定

血液气体和酸碱平衡正常是体液内环境稳定、机体赖以健康生存的一个重要方面。血中有生理效应的气体是氧和二氧化碳，二氧化碳不仅与氧有关，而且与酸碱平衡有关。血液气体分析可以了解氧气的供应及酸碱平衡状况，是抢救危重病人和手术中监护的重要指标之一。

（一）动脉血氧分压测定

动脉血氧分压（PaO_2）是指血液中物理溶解的氧分子所产生的压力。

1. 参考值 95 ~100mmHg

2. 临床意义

（1）判断有无缺氧和缺氧的程度：造成低氧血症的原因有肺泡通气不足、通气血流比例失调、分流及弥散功能障碍等。低氧血症分为轻、中、重度：轻度 PaO_2 80 ~ 60mmHg；中度 PaO_2 60 ~40mmHg；重度 PaO_2 <40mmHg。

（2）判断有无呼吸衰竭及分型：I 型呼吸衰竭 PaO_2 <60mmHg，$PaCO_2$ 降低或正

常；Ⅱ型呼吸衰竭 $PaO_2 < 60mmHg$、$PaCO_2 > 50mmHg$。

（二）动脉血氧饱和度测定

动脉血氧饱和度（Arterial blood oxygen saturation，SaO_2）是指动脉血氧与血红蛋白结合的程度，是单位血红蛋白含氧百分数。

1. 参考值 95%～98%

2. 临床意义 可作为判断机体是否缺氧的一个指标，但是反映缺氧并不敏感，而且有掩盖缺氧的潜在危险。

（三）动脉血二氧化碳分压测定

动脉血二氧化碳分压（arterial partial pressure of carbon dioxide，$PaCO_2$）是指物理溶解在动脉血中的 CO_2 分子所产生的张力。

1. 参考值 35～45mmHg，平均值 40mmHg

2. 临床意义

（1）判断呼吸衰竭类型与程度的指标：Ⅰ型呼吸衰竭 $PaCO_2$ 降低或正常；Ⅱ型呼吸衰竭 $PaCO_2 > 50mmHg$。肺性脑病时，$PaCO_2 > 70mmHg$。

（2）判断呼吸性酸碱平衡失调的指标：$PaCO_2 > 45mmHg$ 提示呼吸性酸中毒；$PaCO_2 < 35mmHg$ 提示呼吸性碱中毒。

（3）判断代谢性酸碱失调的代偿反应：代谢性酸中毒时经肺代偿后 $PaCO_2$ 降低，最大代偿极限为 $PaCO_2$ 降至 10mmHg。代谢性碱中毒时经肺代偿后 $PaCO_2$ 升高，最大代偿极限为 $PaCO_2$ 升至 55mmHg。

（四）pH 测定

pH 是表示体液氢离子浓度的指标或酸碱度。pH 值取决于血液中碳酸氢盐缓冲对，其中碳酸氢盐由肾调节，碳酸由肺调节，其二者比值为 20：1。

1. 参考值 pH 7.35～7.45，平均 7.40

2. 临床意义 可作为判断酸碱失衡中机体代偿程度的重要指标。PH ＜7.35 为失代偿性酸中毒，有酸血症；PH ＞7.45 为失代偿性碱中毒，有碱血症；PH 值正常可有三种情况：无酸碱失衡、代偿性酸碱失衡、混合性酸碱失衡。

（五）标准碳酸氢盐测定

标准碳酸氢盐（SB）是指在 38℃，血红蛋白完全饱和，经 $PaCO_2$ 为 40mmHg 的气体平衡后的标准状态下所测得的血浆 HCO_3^- 浓度。

1. 参考值 22～27mmol/L，平均 24mmol/L。

2. 临床意义 是准确反应代谢性酸碱平衡的指标。SB 一般不受呼吸的影响。

（1）增高：见于代谢性碱中毒（胃液大量丢失、低钾血症、输入过多碱性物质等）。

（2）降低：见于代谢性酸中毒（糖尿病酮症酸中毒、休克、尿毒症、剧烈腹泻、肠瘘、大面积烧伤等）。

（六）实际碳酸氢盐测定

实际碳酸氢盐（AB）是指在实际 $PaCO_2$ 和血氧饱和度条件下所测得的血浆 HCO_3^-

浓度。

1. 参考值　22～27mmol/L

2. 临床意义　AB同样反应酸碱平衡中的代谢性因素，与SB的不同之处在于AB尚在一定程度上受呼吸因素的影响。

（1）增高：见于代谢性碱中毒，也可见于呼吸性酸中毒经肾脏代偿的结果，慢性呼吸性酸中毒时，AB最大代偿可升至45mmol/L。

（2）降低：见于代谢性酸中毒，也可见于呼吸性碱中毒经肾代偿的结果。

（3）AB与SB的差数：反映呼吸因素对血浆HCO_3^-影响的程度。呼吸性酸中毒时，AB＞SB；呼吸性碱中毒时，AB＜SB；代谢性酸中毒时，AB＝SB＜正常值；代谢性碱中毒时，AB＝SB＞正常值。

（七）缓冲碱测定

缓冲碱（BB）是指血液中一切具有缓冲作用的碱性物质（负离子）的总和，包括HCO_3^-、Hb^-、血浆蛋白和HPO_4^{2-}。HCO_3^-是BB的主要成分，约占50%。是反应代谢性因素的指标。

1. 参考值　45～55mmol/L，平均50mmol/L

2. 临床意义　增高提示代谢性碱中毒；减少提示代谢性酸中毒。

（八）剩余碱测定

剩余碱（bases excess，BE）是指在38℃，血红蛋白完全饱和，经$PaCO_2$为40mmHg的气体平衡后的标准状态下，将血液标本滴定至pH＝7.40所需要的酸或碱的量，表示全血或血浆中碱储备增加或减少的情况。需加酸者表示血中有多余的碱，BE为正值，需加碱者表示血中碱缺失，BE为负值。

1. 参考值　0±2.3 mmol/L

2. 临床意义　BE是反映代谢性因素的指标，BE增高见于代谢性碱中毒；BE降低见于代谢性酸中毒；呼吸性酸中毒发生代偿时，BE略有增高。

（九）血清二氧化碳结合力测定

血清二氧化碳结合力（CO_2CP）是指血液中HCO_3^-和H_2CO_3中CO_2含量的总和。CO_2CP受代谢和呼吸双重因素的影响。

1. 参考值　22～31mmol/L

2. 临床意义

（1）CO_2CP降低：见于代谢性酸中毒（糖尿病酮症酸中毒、饥饿性酮中毒、肾衰竭、剧烈腹泻、肠瘘、大面积烧伤等）和呼吸性碱中毒（脑出血、脑炎、支气管哮喘发作、癔病等）。

（2）CO_2CP增高：见于呼吸性酸中毒（各种原因所致的通气和换气功能障碍，如阻塞性肺气肿、慢性肺源性心脏病等）和代谢性碱中毒（剧烈而频繁的呕吐使胃酸大量丢失，如急性胃炎、幽门梗阻、妊娠呕吐等）。

第九节　临床常用病原学检查

一、标本采集

（一）采集方法

1. 血液　一般在发热初期和高峰期采集，尽量在用药前采血，多选择肘静脉，根据不同检验需要，一般采集 2～10ml，采血后床边接种或置于盛有抗凝剂的无菌瓶中尽快送检。

2. 尿液　采样前均应用肥皂水或碘伏清洗外阴及尿道口，收集中段尿 10～20ml 于无菌容器中送检。对于厌氧菌的培养，采用膀胱穿刺法收集、无菌厌氧小瓶运送。排尿困难者可导尿，弃去开始的 15ml 尿液再留取尿标本。

3. 痰液　病人用清水漱口数次，然后用力自呼吸道深部咳出痰液约 10ml 左右，吐入无菌器皿内，及时送检。

4. 鼻、咽拭子　鼻、咽拭子用无菌的棉拭子于鼻腔和口咽部采取分泌物，也可用鼻咽灌洗液作为检测标本，标本应立即接种培养基。

5. 粪便　取含脓、血或黏液的粪便（约 5g）置于清洁容器中送检，排便困难者或婴儿可用直肠拭子采集，标本置于有保存液的试管内送检。根据细菌种类不同选用合适的运送培养液以提高阳性检出率。对于传染性腹泻病人需 3 次送检粪便进行细菌培养。

6. 化脓性感染灶　首先用无菌生理盐水清洗脓液及病灶的杂菌，用棉拭子采取脓液及病灶深部分泌物或活组织放入无菌试管内送检。对于损伤范围较大的创伤，应从不同部位采集多份标本。封闭性脓肿，则以无菌干燥注射器穿刺抽取。疑为厌氧菌感染者，取脓液后立即排净注射器内空气，针头插入无菌橡皮塞送检，否则标本接触空气导致厌氧菌死亡而降低临床分离率。

7. 脑脊液与其他无菌体液　引起脑膜炎的病原体多为脑膜炎奈瑟菌、肺炎链球菌、流感嗜血杆菌等，其抵抗力弱，不耐冷、容易死亡，故采集的标本应立即保温送检或床边接种。胸水、腹水和心包积液等因标本含菌量少宜采集至少 5～10ml 标本送检；对感染病人腹膜透析液标本，因其杆菌量非常低，至少需采集 50ml。

8. 眼、耳部标本 用拭子采样，眼也可在局部麻醉后取角膜刮屑，外耳道疖和中耳道炎病人用拭子采样，鼓膜穿刺亦可用于新生儿和老年人。

（二）注意事项

1. 所有标本的采集和运送应在无菌操作、防止污染的原则下进行。

2. 标本采集后应尽快送实验室检测。

3. 所有标本均应被视为传染品，对具有高度危险性的标本，如 HBV、HIV 感染病人标本等，要有明显标识，急症或危重患者标本要特别注明。标本用后均要做消毒处理，盛标本的器皿要消毒处理或销毁、焚烧。

二、常见细菌病原学检查

（一）抗链球菌溶血素"O"试验

溶血素"O"是A族溶血性链球菌产生的一种能溶解红细胞的毒素，它刺激机体产生的抗体称为抗链球菌溶血素"O"（ASO），简称抗O。因此测定抗体效价有助于链球菌感染的诊断。

1. 参考值　乳胶凝集（LAT）法：<500U

2. 临床意义　ASO升高常见于A族溶血性链球菌感染引起的疾病，如感染性心内膜炎、扁桃体炎、风湿热以及链球菌感染后肾小球肾炎等。

（二）流行性脑脊髓膜炎抗体测定

流行性脑脊髓膜炎是由脑膜炎奈瑟菌感染所致，体内感染脑膜炎奈瑟菌时，可刺激机体产生相应抗体。

1. 参考值　抗体测定：ELISA法　阴性

2. 临床意义　阳性提示脑膜炎奈瑟菌感染。见于流行性脑脊髓膜炎。

（三）肥达（WR）反应

伤寒、副伤寒杆菌含有菌体"O"抗原和鞭毛"H"抗原（副伤寒杆菌甲、乙、丙的"H"抗原分别为A、B、C），可刺激人体产生相应的抗体。肥达反应就是将伤寒、副伤寒杆菌的菌液分别与患者的血清在生理盐水介质中进行凝集反应，根据是否发生凝集以及凝集价的高低来协助伤寒、副伤寒的诊断。

1. 参考值　O凝集价<1∶80

伤寒H凝集价<1∶160　　副伤寒A、B、C凝集价<1∶80

2. 临床意义

（1）本试验可作为伤寒、副伤寒的辅助诊断：①O升高，H升高，提示伤寒可能性大。②O升高，H正常，提示伤寒发病早期或其他沙门菌感染的交叉反应。③O正常，H升高，提示不久前曾患过伤寒或伤寒疫苗接种后，或非特异性回忆反应。④O升高，H升高，A、B、C任何一项升高，可能分别为副伤寒甲、乙、丙。

（2）肥大反应单次效价增高，判断的可靠性差，必要时进行动态观察，一般5~7天复查1次，若双份血清效价增高>4倍，则诊断价值较大。

（3）有些伤寒患者在疾病早期使用过抗生素、肾上腺皮质激素或者是免疫功能低下的老弱患者，肥达反应效价始终不高或出现阴性。

（四）结核杆菌抗体和DNA测定

感染结核杆菌后可发生肺结核或其他肺外结核，检测体内结核杆菌特异性抗体和结核杆菌的DNA有助于结核病的诊断。

1. 参考值　TB-Ab：ELISA法　　阴性

TB-DNA：PCR法　　阴性

2. 临床意义　阳性表示有结核杆菌感染。低水平结核抗体常在结核菌素试验阳性的健康人中发现，有一定的假阳性，注意鉴别。

三、常见病毒病原学检查

（一）乙型肝炎病毒标志物检查

乙型肝炎病毒（HBV）主要经母婴、血液或血制品、破损皮肤黏膜、性交传播，HBV 感染人体后，机体可形成三种抗原抗体系统，即乙型肝炎病毒表面抗原（HBsAg）－抗体（抗－HBs）系统、乙型肝炎病毒 e 抗原（HBeAg）－抗体（抗－HBe）系统、乙型肝炎病毒核心抗原（HBcAg）－抗体（抗－HBc）系统。其中 HBcAg 主要存在于受感染的肝细胞核中，释放时抗原周围常被 HBsAg 包裹很难直接测定，所以临床常检测除 HBcAg 外的 5 种乙型肝炎病毒标志物，俗称"两对半"试验。

1. 参考值 ELISA 法、RIA 法：HBsAg、抗－HBs、HBeAg、抗－HBe、HBcAg、抗－HBc 阴性。

2. 临床意义 HBsAg 本身不具传染性，但因常与乙型肝炎病毒（HBV）同时存在，故作为传染性标志之一，HBsAg 阳性见于急性乙型肝炎潜伏期、HBsAg 携带者，急性乙型肝炎发病后 3 个月不转为阴性则易发展为慢性乙型肝炎或肝硬化。抗－HBs 是保护性抗体，可阻止乙型肝炎病毒感染。抗－HBs 阳性，一般表示曾感染过 HBV（目前 HBV 已被消除）、注射过乙型肝炎疫苗或抗－HBs 免疫球蛋白者。HBeAg 阳性，表明乙型肝炎处于活动期，提示 HBV 在体内复制，传染性较强，HBeAg 持续阳性，表明肝细胞损害较重，且可转为慢性乙型肝炎或肝硬化。抗－HBe 阳性，表示大部分乙型肝炎病毒被消除，复制减少，传染性减低，但并非无传染性。急性乙型肝炎抗－HBe 呈阳性易进展为慢性乙型肝炎，慢性活动性肝炎抗－HBe 呈阳性可进展为肝硬化。HBeAg 与抗－HBe 均阳性，且伴 ALT 升高，可进展为原发性肝癌。HBcAg 一般情况下在血清中不易检测到游离态，HBcAg 阳性，表示血清中 HBV 较多，复制活跃，传染性强，预后较差。抗－HBc 包括 IgG、IgM、IgA 三型，对机体无保护作用，其阳性状态可持续数十年甚至终身，抗－HBcIgM 既是乙型肝炎近期感染指标，也是 HBV 在体内持续复制的标志，提示该血液有传染性，抗－HBcIgG 是 HBV 既往感染的指标，常用于乙型肝炎流行病学调查。

（1）乙肝"大三阳"：HBsAg、HBeAg、抗－HBc 三项同时阳性俗称"大三阳"，提示 HBV 正在大量复制，有较强的传染性。见于急性乙型肝炎进展期、慢性活动性肝炎。

（2）乙肝"小三阳"：HBsAg、抗－HBe、抗－HBc 三项同时阳性俗称"小三阳"，提示 HBV 复制减少，传染性已降低。见于急性乙型肝炎恢复期、慢性乙型肝炎好转期。

（二）流行性感冒病毒（流感病毒）培养与抗原检测

流感病毒（Influenza viruses）是流行性感冒的病原体，培养出流感病毒或检测到其抗原可证实流感病毒感染。

1. 参考值 细胞培养或鸡胚培：阴性

免疫荧光抗原检测：阴性

2. 临床意义　阳性提示流感病毒的感染

（三）柯萨奇病毒抗体和 RNA 检测

柯萨奇病毒（Coxsackie virus）为小 RNA 病毒，基因为单链 RNA，可以经呼吸道和消化道感染人体。

1. 参考值　柯萨奇病毒抗体：ELISA 或 IFA 法　　　阴性

柯萨奇病毒 RNA：PCR 法　　　　　阴性

2. 临床意义　抗体阳性提示目前处于感染期，RNA 阳性意义更大。

四、常见性传播疾病病原学检测

（一）梅毒血清学检查

梅毒螺旋体（Treponema pallidum）侵入人体后，在血清中可出现特异性及非特异性抗体。

1. 参考值

（1）非特异性抗体的定性试验：快速血浆反应素试验（RPR）、不加热血清反应素试验（USR）、性病研究实验室试验（VDRL）阴性。

（2）特异性抗体的确诊试验：梅毒螺旋体血凝试验（TPHA）、荧光螺旋体抗体吸收试验（FTA – ABS）阴性。

2. 临床意义　定性试验是筛选试验，在其阳性的情况下，再做确诊试验，确诊试验阳性可确诊梅毒。

（二）艾滋病血清学检查

艾滋病（AIDS）血清学检查包括人获得性免疫缺陷病毒抗体（抗 – HIV）测定和人获得性免疫缺陷病毒 RNA（HIV – RNA）测定。

1. 参考值

（1）筛选试验：ELISA 法、快速蛋白印迹法（RWB）　抗 – HIV　阴性

（2）确诊试验：蛋白印迹试验（WB）、RT – PCR 法　HIV – RNA　阴性

2. 临床意义　先做筛选试验，在其阳性的情况下，再做确诊试验，确诊试验阳性，特别是 RT – PCR 法 HIV – RNA 阳性，可早期确诊 AIDS。

（三）淋病奈瑟菌病原体检测及 DNA 测定

淋病是由淋病奈瑟菌引起的泌尿生殖系统的急性或慢性化脓性感染，是发病率最高的性传播疾病。淋病奈瑟菌常位于中性粒细胞内。

1. 参考值　涂片检查：阴性

培养法：阴性

DNA 测定：PCR 法　阴性

2. 临床意义　上述检查阳性提示淋病奈瑟菌感染。男性急性淋病直接涂片检查到多形核白细胞内革兰阴性双球菌即可诊断，其阳性率可达 95%；女性淋病及症状轻或无症状的男性淋病，均以作培养检查为宜。培养法为诊断淋病的金标准，PCR 可做确诊试验，但该法易出现假阳性。

第十节　临床常用免疫学检查

一、标本采集

临床常用免疫学检查需采集空腹静脉血，一般需要血标本 2～3ml。采集时应注意：①避免标本污染、防止溶血，尤其是血清补体测定时，抽血的注射器应干燥，采血要迅速，避免将血沫推入血管内而发生溶血。②采集标本后，应立即送检，尤其是补体测定，因血液离体后补体很快失活，当日不能送检的标本应在 −20℃ 下冻存。

二、血清免疫球蛋白与补体检查

（一）免疫球蛋白

免疫球蛋白（Ig）是一组具有抗体活性的球蛋白，由浆细胞合成与分泌，分布于血液、体液及部分细胞的表面。免疫球蛋白分为 IgG、IgA、IgM、IgD 和 IgE 五类。

1. 参考值　　RID 法：　IgG 7.0～16.6g/L

　　　　　　　　　　　　IgA 0.7～3.5g/L

　　　　　　　　　　　　IgM 0.5～2.6g/L

　　　　　　　ELISA 法：IgD 0.6～2.0 g/L

　　　　　　　　　　　　IgE 0.1～0.9mg/L

2. 临床意义

（1）Ig 降低：见于各类先天性和获得性体液免疫缺陷、联合免疫缺陷的病人及长期使用免疫抑制剂者。

（2）Ig 增高：见于①单克隆性增高：表现为五种 Ig 中仅有某一种 Ig 增高而其他 Ig 不增高或可降低，主要见于免疫增殖性疾病，如原发性巨球蛋白血症、多发性骨髓瘤等。②多克隆性增高：表现为 IgG、IgA、IgM 均增高，见于各种慢性感染、慢性肝病、肝癌、淋巴瘤等。

（二）血清总补体及 C_3 测定

补体（C）是一组具有酶原活性的糖蛋白，由传统途经的 9 种成分 $C_1～C_9$、旁路途径的三种成分及其衍生物等组成。补体参与机体的免疫反应和免疫损伤。总补体溶血活性（CH_{50}）实验检测的是补体经典途径的溶血活性，主要反映经典途径补体的综合水平。补体 C_3（C_3）在补体系统各成分中含量最多，是经典途径和旁路途径的关键物质。它也是一种急性时相反应蛋白。

1. 参考值　　总补体溶血活性（CH_{50}）　　　　50～100kU/L（试管法）

　　　　　　　C_3　　　　　　　　　　　　　　0.8～1.5g/L

2. 临床意义

（1）CH_{50} 增高：见于急性炎症、组织损伤、某些恶性肿瘤。

（2）CH_{50} 减低：见于自身免疫性疾病、肾小球肾炎、感染性心内膜炎、病毒性肝炎及慢性肝病、遗传性补体成分缺乏症等。

（3）C_3 增高：见于急性炎症、肿瘤、传染病早期、排异反应等。

（4）C_3 减低：主要见于急性肾炎（尤其是链球菌感染后肾炎）。

三、自身抗体检查

（一）类风湿因子测定

类风湿因子（RF）是变性 IgG 刺激机体产生的一种自身抗体。主要存在于类风湿关节炎病人的血清和关节液内，主要为 IgM 型，也有 IgG、IgA、、IgD 和 IgE 型。

1. 参考值　乳胶凝集法：阴性（血清稀释度低于 1∶10）

2. 临床意义　阳性多提示自身免疫性疾病，主要见于类风湿关节炎。系统性硬化病、系统性红斑狼疮、干燥综合征等亦可呈阳性。另外，某些感染性疾病如结核病、传染性单核细胞增多症等也可呈阳性。故本试验的特异性不高，应予鉴别诊断。

（二）抗核抗体测定

抗核抗体（ANA）是指以自身细胞核成分为抗原产生的一类自身抗体。

1. 参考值　间接荧光抗体法（IFA 法）：阴性

2. 临床意义　血清滴度大于 1∶40 为阳性，多提示自身免疫性疾病，主要见于未经治疗的系统性红斑狼疮，也可见于药物引起的狼疮性疾病、混合性结缔组织病、全身性硬皮病、皮肌炎、类风湿关节炎、桥本（Hashimoto）甲状腺炎等。

（三）抗甲状腺球蛋白抗体测定

甲状腺球蛋白（TG）是由甲状腺滤泡细胞合成的一种糖蛋白，抗甲状腺球蛋白抗体（ATG－Ab）是针对甲状腺球蛋白产生的一种抗体。

1. 参考值　RIA 法：阴性

2. 临床意义　阳性主要见于慢性淋巴细胞甲状腺炎、甲状腺功能亢进症。甲状腺癌、重症肌无力、风湿性血管病、糖尿病等亦可呈阳性。

（四）抗甲状腺微粒体抗体测定

抗甲状腺微粒体抗体（ATM－Ab）是针对甲状腺微粒体抗原产生的一种抗体。

1. 参考值　RIA 法：阴性

2. 临床意义　阳性主要见于桥本甲状腺炎、甲状腺功能减低症。甲状腺肿瘤、单纯性甲状腺肿、亚急性甲状腺炎等也可出现阳性。少数正常人可呈阳性。需要指出的是抗 TG 与抗 TM 应同时检测，以提高检出的阳性率。

四、肿瘤标记物检查

（一）甲种胎儿球蛋白测定

甲胎蛋白（alpha fetoprotein，AFP）是在胎儿早期由肝脏和卵黄囊合成的一种糖蛋白。出生后，AFP 的合成很快受到抑制。当肝细胞或生殖腺胚胎组织发生恶变时，有关基因重新被激活，使原来已丧失合成 AFP 能力的细胞又重新开始合成，以致血中 AFP 含量明显升高。因此血中 AFP 浓度检测对诊断肝细胞癌及滋养细胞恶性肿瘤有重要的临床价值。

1. 参考值　RIA、ELISA 法　<25μg/L

2. 临床意义　升高主要见于原发性肝癌。亦可见于病毒性肝炎、肝硬化、睾丸癌、卵巢癌、畸胎瘤、胃癌、胰腺癌、孕妇等。

（二）癌胚抗原测定

癌胚抗原（CEA）是一种富含多糖的蛋白复合物。胎儿早期的消化管及某些组织可有合成癌胚抗原的能力，但怀孕六个月以后含量逐渐减少，出生后含量极低。消化道及某些组织恶变后可产生较多的癌胚抗原。

1. 参考值　ELISA 法和 RIA 法：<5μg/L

2. 临床意义　增高主要见于胰腺癌、结肠癌、乳腺癌等，多超过 60μg/L。

（三）癌抗原 125 测定

癌抗原 125（CA－l25）是一种糖蛋白性肿瘤相关抗原，存在于卵巢肿瘤的上皮细胞内。上皮性卵巢癌和子宫内膜癌时，可产生较多的癌抗原 125。

1. 参考值　<3.5 万 U/L

2. 临床意义　增高主要见于卵巢癌（血清 CA－l25 明显升高，是观察治疗效果和判断复发较为灵敏的指标），亦可见于宫颈癌、乳腺癌、胰腺癌、胆道癌、肝癌、胃癌、结肠癌、肺癌、良性卵巢瘤、肝硬化失代偿期等。

（四）前列腺特异抗原测定

前列腺特异抗原（PSA）是一种由前列腺分泌的单链糖蛋白，它存在于前列腺管道的上皮细胞中，在前列腺癌时可见 PSA 血清水平升高。血清总 PSA（T－PSA）中有 80% 以结合形式存在，称复合 PSA，20% 以游离形式（F－PSA）存在。其比值对诊断更有特异和准确性。T－PSA 及 F－PSA 升高，而 F－PSA/ T－PSA 比值降低，提示前列腺癌。

1. 参考值　RIA 法和 CLIA 法：T－PSA <4.0μg/L，F－PSA <0.8μg/L，F/T >0.25

2. 临床意义　增高见于前列腺癌，是观察治疗效果和判断转移、复发的指标，还可见于良性前列腺腺瘤、前列腺肥大症、急性前列腺炎等。

（五）前列腺酸性磷酸酶测定

前列腺酸性磷酸酶（PAP）是一种前列腺外分泌物中能水解磷酸酯的糖蛋白。

1. 参考值　RIA 法和 CLIA 法：≤2.0μg/L

2. 临床意义　增高见于前列腺癌，血清 PAP 升高程度与癌瘤发展基本呈平行关系，可提示癌症复发、转移与预后，还可见于前列腺肥大症、前列腺炎等。

（六）神经元特异性烯醇化酶测定

在糖酵解过程中，烯醇化酶催化甘油分解。它由三个亚基（α、β、γ）组成，并形成 5 种同工酶。γ 亚基的同工酶存在于神经元和神经内分泌组织，称为神经元特异性烯醇化酶（neuron specific enolase，NSE），它与神经内分泌起源的肿瘤有关。

1. 参考值　RIA 法或 ELISA 法：≤15μg/L

2. 临床意义　增高见于小细胞肺癌、神经母细胞瘤。

［附］　分子生物学检验技术临床应用简介

20 世纪生命科学飞跃发展，以基因结构、基因功能研究为基础的分子生物学技术，已深入到医学研究各领域，在神经分子生物学、肿瘤分子生物学、基因治疗等医学领域做出了引人注目的成绩。常用的分子生物学基本技术有：分光光度技术、电泳技术、色谱技术、核酸操作技术等，其中聚合酶链反应和 DNA 序列分析是两种生物学检验常用技术。

一、聚合酶链反应

聚合酶链反应（polymerase chain reaction，PCR）是 80 年代中期发展起来的体外核酸扩增技术。自 1983 年美国 PE－Cetus 公司人类遗传研究室的 Mullis 等发明了该技术至今，已从最初的手工操作完成了自动化操作。它具有特异、敏感、产率高、快速、简便、重复性好、易自动化等突出优点。应用 PCR 技术可以使特定的基因或 DNA 片段在短短的 2～3 小时内体外扩增数十万至百万倍。扩增的片段可以直接通过电泳观察，也可用于进一步的分析。这一技术极大地推动了分子生物学及其包括临床医学在内的相关学科的发展。

（一）基本原理

聚合酶链反应的过程是在同一试管内利用 DNA 聚合酶催化的反应反复进行同一段 DNA 片段的合成。聚合酶反应的模板是待检测核酸分子（DNA 可直接用于反应，而 RNA 则需要用反转录酶反转录成为 cDNA，然后用作聚合酶反应的模板）。反应的引物有两条，分别位于待扩增 DNA 片段的两端，可启动相对方向的 DNA 合成。这样从一个模板分子起始的话，经过 n 次聚合酶反应就可以合成 2n 个模板分子。加入进行 30 轮反应，对于一段 500 碱基对的 DNA 片段来说，这大约等于 1ng 的 DNA。所以很小的样品即能扩增出电泳后肉眼可见的产物。

（二）步骤简介

1. 高温变性　双链 DNA 模板在热作用下（一般在 95℃）使氢链断裂，双链解离，形成单链 DNA 这一过程称之为变性。变性后的单链可以重新结合，形成双链，其他性质也同时复原。

2. 低温退火　当温度突然降至 25～65℃，使引物与其互补的单链 DNA 模板在局部形成杂交链。这也是 DNA 复制的起点。

3. 中温延伸　引物与模板结合后，在 DNA 多聚酶的作用下，从引物的 5′端向 3′端延伸，合成与模板互补的 DNA 链。

每一循环经过变性，退火和延伸，DNA 含量即增加一倍。

（三）临床应用

1. 遗传疾病诊断　PCR 被用于诊断某些遗传性疾病，具有成本低、速度快和对样品质量和数量要求不高等特点，如产前羊水检测可用于早期发现某些单基因遗传病，如 a－地中海贫血、血友病等。

2. 病原体诊断　利用 PCR 可以检测标本（组织、细胞、血液、排泄物等）中的病毒（如 HIV）、细菌（如结核杆菌）、真菌、支原体、螺旋体、寄生虫等病原体，对于病毒（肝炎病毒、乳头瘤状病毒）或某些细菌还可进行分型。

3. 肿瘤诊断　根据各种肿瘤细胞内基因突变的情况设计引物进行聚合酶链反应。PCR 产物经琼脂糖凝胶电泳，根据正常基因顺序设计的引物与肿瘤基因设计的引物电泳结果的差异，即可判断是否为肿瘤。若标本为血液、淋巴结、肿瘤邻近组织亦可有助于确定是否有肿瘤转移。由于 PCR 高度敏感，只需少量肿瘤细胞就可获得阳性结果，因此用 PCR 诊断比一般的方法要灵敏的多，利于早期诊断与治疗。

4. 法医学鉴定　PCR 目前已成为发现罪证的重要方法，例如，$0.1\mu l$ 的唾液痕迹所含的 DNA 就可以通过 PCR 扩增而获得足够量的 DNA 进行测序，鉴定该唾液是否来自犯罪嫌疑人，从而为法庭提供确切的证据。

二、DNA 序列测定

早在 20 世纪 50 年代，人们就建立了以片段重叠和逐个确定氨基酸残基为基础的蛋白质序列测定方法。70 年代后期，Sanger 等提出了双脱氧终止法。此后，DNA 测序（DNA sequencing）工作通过不断的改进和创新，使 DNA 结构研究取得了重大进展。目前方法有双脱氧终止法、化学修饰法、自动测序法等方法，应用最多的是双脱氧终止法。

双脱氧终止法是 Sanger1977 年建立的用于测定 DNA 序列的快速、简便、准确的方法。它具有放射性核素用量小、接触时间短、节省样品、操作简便等优点，尤其是应用 M_{13} 载体系统和 PUC 载体系统以后，更加扩大了它的应用范围，极大地推动了 DNA 一级结构的研究。

（一）基本原理

操作程序是按 DNA 复制和 RNA 反转录的原理设计的，利用 DNA 聚合酶的酶促特点，以单链为模板合成 DNA 的互补链，利用 $2'$、$3'$ 双脱氧核苷三磷酸做底物，使之连接在 DNA 链的 $3'$ 段，终止链的延长。其原理是：核酸模板在核酸聚合物、引物、四种单脱氧碱基存在的条件下复制或转录时，如果在四管反应系统中分别按比例引入四种双脱氧碱基，只要双脱氧碱基掺入链端，该链就停止延长，链端掺入单脱氧碱基的片段可继续延长。如此，每管反应体系中便合成以共同引物为 $5'$ 端、以双脱氧碱基为 $3'$ 端的一系列长度不等的核酸片段。

（二）模板及引物

1. M_{13} 系统的单链模板　Sanger 双脱氧终止法测定 DNA 序列，早期常采用噬菌体 M_{13} 为载体制备单链模板 DNA。M_{13} 是 ssDNA 噬菌体，进入菌体后复制为双链繁殖，以单链形式逸出菌体后，再度感染新的宿主菌。若以 DNA 重组技术将待测 DNA 插入双链 M_{13}DNA 中，经培养扩增，在上清液中即可提取到含单链待测模板的 M_{13} 重组 DNA。

2. PUC 系统的双链模板　20 世纪 80 年代中期 DNA 序列测定出现了待测 dsDNA 片段克隆到 PUC 系统的载体上，直接用闭合环状 dsDNA 经变性处理后按双脱氧终止法测定克隆的 DNA 序列的方法。测定时，由载体克隆位点两端序列设计的通用引物，特异性地与碱变性解开的待测单链结合，即可通过双脱氧复制反应确定其碱基序列。

（三）电泳

复制反应完毕后，把 4 组反应产物分别加到超薄聚丙烯酰胺 – 素凝胶相邻的泳道中进行电泳分离。长度相差一个核苷酸的不同大小的 DNA 片段即可形成泳动距离有差别的电泳条带。

（四）结构分析

电泳完毕，干燥后的凝胶与 X 线片夹紧密封曝光，经显影、定影后，X 线片即可显示待测 DNA 序列的直读图谱。

由于临床上进行各种突变分析的最终目的是获得突变信息，即确定具体的突变类型，因而不管先通过何种方法进行突变筛查，最终都会落实到 DNA 测序上。DNA 测序技术的目的是用于测定未知序列、确定重组 DNA 的方向与结构、对突变进行定位和鉴定以及进行比较研究，因能直接反映出 DNA 序列的变化，对于遗传疾病和肿瘤的诊断、器官移植和法医学鉴定具有重要的意义。

三、基因芯片技术

生物芯片技术是一种崭新的生物学研究手段，是物理学、化学、计算机科学、微机械自动化技术和信息科学多学科的技术与生物学研究目的相结合的产物。生物芯片技术的发展不仅为寻找新基因、研究基因功能和药物筛选等基础研究提供了强大的工具，还为临床诊断、临床用药指导、食品与环境检验、法医学鉴定、生物制剂检测展示了全新的技术平台，给生物医学研究和相关应用领域带来了深刻而广泛的变革。依据芯片功能分为基因芯片（Gene Chip）技术、蛋白质芯片技术和缩微芯片技术。下面介绍基因芯片技术。

基因芯片是生物芯片家族的第一个成员，第一块基因芯片诞生于 20 世纪 90 年代。基因芯片技术是指将大量探针分子固定于支持物上后与标记的样品分子进行杂交，通过检测每个探针分子的杂交信号强度进而获取样品分子的数量和序列信息。可用于核酸序列、基因突变、基因表达差异、基因作图、DNA 指纹的分析等。

（一）基本原理

基因芯片通常是指 DNA 芯片，其基本原理是应用已知核酸序列作为靶基因与互补的探针核苷酸序列杂交，通过随后的信号检测进行定性与定量分析，即是将许多特定的寡核苷酸（是一类只有 20 个以下碱基对的短链核苷酸的总称，包括脱氧核糖核酸 DNA 或核糖核酸 RNA 内的核苷酸）片段或 cDNA（为具有与某 RNA 链呈互补的碱基序列的单链 DNA，即 complementary DNA）基因片段作为靶基因，有规律地排列固定于支持物上，样品 DNA/RNA 通过 PCR 扩增、体外转录等技术掺入荧光标记分子或放射性同位素作为探针，然后按碱基配对原理将两者进行杂交，再通过荧光或同位素检测系统对芯片进行扫描，由计算机系统对每一探针上的信号作出比较和检测，从而得出所需要的信息。

（二）基本步骤

1. 芯片制备　目前制备芯片主要以玻璃片或硅片为载体，采用原位合成和微矩阵的方法将寡核苷酸片段或 cDNA 作为探针按顺序排列在载体上。

2. 样品制备　将样品进行提取、扩增，获取其中的蛋白质或 DNA、RNA，然后用荧光标记，以提高检测的灵敏度和使用者的安全性。

3. 杂交反应　杂交反应是荧光标记的样品与芯片上的探针进行反应产生一系列信息的过程。

4. 信号检测和结果分析　杂交反应后的芯片上各个反应点的荧光位置、荧光强弱经过芯片扫描仪和相关软件可以分析图像，将荧光转换成数据，即可以获得有关生物信息。

（三）临床应用

基因芯片技术无论从方法学上还是医学上都是一种全新的思维，为临床检验提供了一种全新的技术，使一些临床检验工作中难解决的问题成为可能。

1. 遗传性疾病诊断　随着人类基因组计划的完成，许多遗传性疾病的相关基因被相继定位，例如肥胖病、老年痴呆症、精神病、高血压病、地中海贫血等。利用基因定位型基因芯片，通过遗传病家谱研究可以将某一遗传病和基因与一种或多种多态性联系在一起，从而在染色体上的合适位点定位出遗传病相关基因，对研究亲代与子代的遗传重组，创造更精确的第三代遗传图谱有重要的价值。此外，在优生方面也有一定的应用价值，如产前抽取少许羊水就可以检测出胎儿是否患有遗传性疾病（如 β-地中海贫血）。

2. 感染性疾病诊断与治疗　随着病原微生物基因组计划的进展，使基因诊断病原微生物感染成为可能。基因芯片技术避免了繁琐而费时的病原微生物培养，缩短了病原体检出的时间，为感染性疾病病原体的确定提供了强有力的技术手段。目前在艾滋病、结核病、病毒性肝炎等疾病发病机制、诊断、治疗及用药后的监控方面发挥着重要作用。

3. 肿瘤诊断与治疗　目前利用该技术可以对包括白血病、淋巴瘤、皮肤黑色素瘤及乳腺癌等多种肿瘤疾病的肿瘤细胞亚群进行区分，还可以利用该技术对治疗方案进行评估和新药药效评价。此外，还能对肿瘤的发生、发展和转归的预测提供分子依据。

4. 药物筛选和新药开发　利用芯片技术具有的高通量、大规模、平行性等特点可以进行新药的筛选，尤其对我国传统的中药有效成分进行筛选。目前，国外几乎所有的主要制药公司都不同程度地采用了基因芯片技术来寻找药物靶标，查检药物的毒性或副作用，用芯片技术作大规模的筛选研究可以省略大量的动物试验，缩短药物筛选所用时间，在基因组药学领域带动新药的研究和开发。

5. 法医学鉴定　国外公司开发的便携式 DNA 芯片检测装置可以接在犯罪现场对可能是犯罪嫌疑人留下来的头发、唾液、血液、精液等进行分析，并立刻与 DNA 罪犯指纹库系统存储的 DNA "指纹"进行比较，快速、准确地确定犯罪嫌疑人。位于上海的我国司法部司法鉴定科学技术研究所第一个"罪犯 DNA 数据库"在 1999 年 9 月 7 日通过了专家鉴定，利用 DNA 破案已成为一种重要的破案手段。

另外，基因芯片还可用于进行亲子鉴定。

（邢冬杰）

第七章 │ 影像学检查

第一节 X线检查

一、基本知识

X线检查（X-ray examination）是利用X线穿透人体后，使人体内部结构在荧光屏上或胶片上显影，从而判断人体组织器官解剖与功能状态的一种检查方法。X线检查是目前应用十分普遍的检查技术，也是健康评估的重要手段之一。通过X线检查，不仅协助疾病的诊断，又可协助观察疾病的治疗效果。另外，X线在临床上还被用于恶性肿瘤等疾病的治疗。

（一）X线的产生与特性

1895年，德国科学家伦琴（Wilhelm Conrad Röntgen）在一次实验时发现了一种能穿透人体但肉眼看不见的射线，被称为X线。不久这种射线就被用于人体疾病诊断。

1. X线的产生 高速运动的电子流在行进中突然受阻，分裂产生的一种波长很短的电磁波。

（1）X线产生设备：其发生装置主要包括X线管、变压器和操作台（图7-1）。X线管为一高真空的二极管，杯状的阴极内装置着灯丝，阳极由呈斜面的钨（或钼）靶和附属散热装置组成，它是X线产生的关键部件。变压器包括降压变压器和升压变压器，降压变压器向X线管灯丝提供电源，一般电压在12V以下；升压变压器向X线管两极提供高压电，一般电压在40kV～150kV。操作台主要有为调节电压、电流和曝光时间而设置的电压表、电流表、定时器和调节旋钮等。在X线管、变压器和操作台之间以电缆相连。

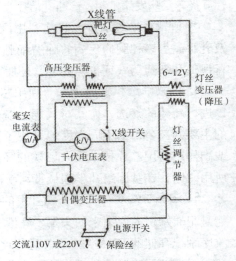

图7-1　X线机主要部件示意图

（2）X线的产生过程：首先降压变压器向X线管灯丝供电、加热，在阴极附近产生自由电子，当向X线管两极提供高压电时，阴极与阳极间的电势差陡增，电子以高速由阴极向阳极行进，轰击阳极钨靶而产生 X 线，X 线主要由 X 线管的窗口发射出，穿过照射部位，在监视器或胶片上成像，用于诊断。

2. X 线的特性

（1）穿透性：X 线具有很强的穿透力，能穿透一般可见光不能穿透的各种不同密度的物质，其穿透力的大小，与 X 线的波长和物质的密度、厚度成反比。X 线的波长范围为 0.006～50nm，用于诊断的 X 线波长为 0.008～0.031nm。X 线的穿透性是 X 线成像的基础。

（2）荧光作用：X 线能激发荧光物质产生肉眼可见的荧光。密度越小、厚度越薄的物质，透过的 X 线越多，产生的荧光越强。荧光作用是 X 线透视的基础。

（3）感光作用：X 线具有和普通可见光相同的感光作用，可使涂有溴化银的胶片感光，形成潜影，经显影和定影处理，感光的溴化银中的银离子，被还原成金属银，在胶片上呈黑色沉积。而未感光的溴化银则被清洗掉，显出胶片片基的透明本色。感光作用是 X 线摄影的基础。

（4）电离作用：X 线通过任何物质都可使其产生电离，分解成正负离子。电离程度与吸收的 X 线量成正比。X 线进入人体，组织细胞也可产生电离，使人体产生生物学方面的改变，即生物效应。它是放射防护和放射治疗的基础。

（二）X 线成像的基本原理

X 线影像的形成，是由于 X 线的特性和人体组织器官密度与厚度之差异所致，这种密度与厚度之差异称为密度对比，可分为自然对比和人工对比。

1. 自然对比

X 线可以使人体组织器官在胶片或监视器上显影，一方面是由于 X 线有穿透性、荧光效应和摄影效应；另一方面是人体各种组织、器官的密度不同，厚度也不同，经 X 线照射，其吸收及透过 X 线量也不一样。因此，在透视监视器上有亮暗之分，在照片上有黑白之别。这种利于人体组织本身的密度和厚度差来形成对比清晰的影像，称为自然对比。人体组织按密度的高低，依次可分为四类，它们在透视和胶片上所显示的阴影见表 7–1。

表 7–1　人体组织密度与 X 线阴影的关系

人体组织	密度	X 线阴影	
		透视	照片
骨、钙化组织	高	黑	白
软组织、体液	中	灰黑	灰白
脂肪组织	较低	灰白	灰黑
含气组织	低	白	黑

2. 人工对比

人体内许多组织和器官如胃肠、肝、胆、肾脏等，与周围的组织结构缺乏明显的密度对比，不能形成各自的影像。在某些组织和器官的管腔内或周围引入高密度或低密度物质使之造成密度差，形成对比清晰的影像，称为人工对比。引入的高密度或低密度物质称为造影剂，这种检查方法称为造影检查。

（三）X线检查的方法

X线检查的方法分为普通检查、特殊检查和造影检查三类。

1. 普通检查　包括透视和摄片。

（1）透视：X线通过受检部位，在监视器上观察受检部位的影像，称为透视。透视的优点是：①操作方便，可转动病人体位、改变方向进行观察；②可了解器官的功能状态（如心及大血管搏动、膈运动、胃肠蠕动等）；③费用较低；④可立即得出结论。透视的缺点是：①对比度及清晰度较差，难以发现和辨别微小的病变；②不能留下客观记录，以便进行复查对比；③接受X线照射的时间较长，机体发生损害的可能性较大。透视常用于胸部检查，对肺脏及胸膜、心脏、膈肌病变的诊断价值较大，亦可用于四肢骨折、关节脱位的复位观察，软组织异物的观察，膈下游离气体的观察。密度高或较厚的组织及部位，如颅骨、脊柱、骨盆等不宜采用透视检查。

（2）摄片：利用X线对胶片的感光作用，通过投照受检部位在胶片上显影称摄片。

1）摄片的优点是：①对比度及清晰度较好，可显示或辨别微小病变。②能留下客观记录，以便进行复查对比。③接受X线照射的时间较短，机体发生损害的可能性较小。

2）摄片的缺点是：①操作较复杂，摄片仅是一个方位和一瞬间的X线影像，常需做互相垂直的两个方位或更多方位的摄片。②不能对器官的功能状态进行观察。③费用较高。④不能立即得出结论。

透视和摄片为最基本的X线检查方法，两者常配合使用。

2. 特殊检查　包括体层摄影、软线摄影、放大摄影、荧光摄影等。体层摄影是为获得某一层面上的结构影像而使选定层面以外的结构被投影技术模糊掉的摄影方法。软线摄影是指采用能发射软X线（即波长长的X线）的钼靶管球来检查软组织（特别是乳腺）的检查方法。放大摄影是采用微焦点和增大人体与照片距离来显示细微病变的检查方法。荧光摄影是在荧光成像的基础上进行缩微摄片。随着CT等现代影像技术的应用，除软线摄影还在临床诊断中应用外，其他几种特殊检查方法已基本淘汰。

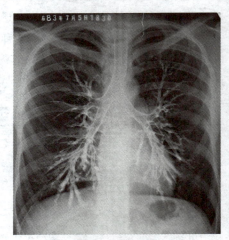

图7-2　支气管造影

3. 造影检查

（1）常用造影剂：按密度高低分为高密度造影剂和低密度造影剂两类。

①高密度造影剂：常用的有钡剂和碘剂。钡剂为医用硫酸钡混悬液，主要用于食管及胃肠造影。碘剂分有机碘和无机碘制剂两类。有机碘制剂分离子型和非离子型，离子型造影剂如泛影葡胺可用于肾盂及尿路造影，非离子型造影剂如碘苯六醇、碘普罗胺和碘必乐等，性能稳定，毒性低，适用于血管造影、CT增强。无机碘制剂有碘化油等，现已基本不用。

②低密度造影剂：主要有二氧化碳、氧气、空气等，可用于关节腔、腹腔、腹膜

后、胸腔、脑室等造影。

（2）造影方法

①直接引入法：通过口服、灌注或穿刺将造影剂直接引入组织器官内或其周围。如胃肠、支气管、子宫及输卵管造影等（图7-2）。

②间接引入法：经口服或静脉注射使造影剂进入体内，然后经脏器吸收并聚集于器官内，从而使之显影。如口服胆囊造影、静脉肾盂造影等（图7-3），多用于脏器功能的检查。

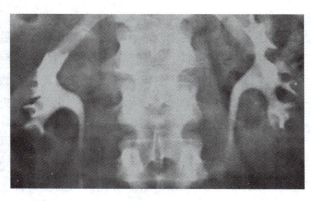

图7-3 静脉肾盂造影

4. 数字化的 X 线摄影检查 数字化的 X 线摄影检查是 X 线诊断最新和最重要的进展。医学影像的数字化主要是指医学影像以数字方式输出，直接利用计算机对影像数据进行存储、处理、传输和显示。目前数字化的 X 线摄影检查主要有计算机 X 线摄影（CR）和数字 X 线摄影（DR）。

（1）CR 系统：CR 系统可将 X 线影像信息记录在成像板上，构成潜影。用激光束以 2510×2510 的像素矩阵对荧光板进行扫描读取，经计算机图像处理系统进行处理，将影像的特征信息图像在计算机荧屏上显示，或作成胶片，也可以储存到各类储存媒介长期保存，并可直接进入网络系统。CR 系统具有协调处理、空间频率处理和减影处理等强大的后处理功能，大大提高诊断的准确率。CR 可应用于胸部、头颈、骨关节系统、胃肠道及泌尿系统等部位的检查，明显优于传统的 X 线平片。

（2）DR 系统：DR 由电子暗盒、扫描控制器、系统控制器、影像监视器等组成，可直接将 X 线通过电子暗盒转换为数字化图像。其工作原理是由影像增强管将 X 线转换成可见光，再由电荷耦合器或光电摄像管将可见光转换成视频信号，然后经图像卡进行模/数转换成数字化矩阵图像。输入计算机的数字信号同样可以作多种和 CR 系统类似的图像处理和贮存，但获得的模拟影像具有更高的空间分辨力。DR 系统既可用作 X 线平片显示，也可实施胃肠和其他系统及血管的造影检查。

（四）X 线诊断的原则与步骤

1. X 线诊断的原则 以客观 X 线影像为基础，分辨正常与异常表现，先判断有无异常，再进一步确定其部位、范围和性质，并结合临床资料作出诊断。因此，必须熟悉人体的解剖、生理和病理等基础知识，熟悉各系统、器官正常的 X 线表现及各种疾病的 X 线表现。X 线诊断也有一定限制，同样的 X 线征象可以在不同的疾病中出现，形成"异病同影"，反之也可出现"同病异影"，应注意鉴别。有些疾病的早期或病变很小，则可以没有异常的 X 线表现，需进一步做其他检查协助诊断。

2. X 线诊断的步骤 观察分析 X 线片时，一应注意照片质量是否满足 X 线诊断的需要，如摄影位置是否恰当，摄影条件是否满足等；二应按一定顺序，全面而系统地观察，以免遗漏重要的 X 线征象；三是区分正常与异常，对异常 X 线表现，应注意异常表现的定位、定性诊断。

（五）X 线检查的注意事项

1. 普通检查 X 线穿透人体将产生一定的生物效应，接受的 X 线量过多，超过容许曝光量，就可能产生一定程度的放射损害。但容许范围内的 X 线照射量一般对人体少有影响。因此，不应对 X 线检查产生疑虑或恐惧，而应强调和重视防护，如控制 X 线检查中的照射量并采取有效的防护措施，安全合理的使用 X 线检查，尽可能避免不必要的 X 线照射，以保护病人和工作人员的健康。

2. 造影检查 ①造影前应详细了解病情，严格掌握造影的适应证和禁忌证。②依据造影检查的部位、目的和要求不同，认真做好造影前的各项准备工作。例如，胃肠道钡剂造影前嘱病人禁食 12 小时等。③查询患者有无造影的禁忌证如碘过敏、严重心肾疾病。④向患者解释造影的目的以求得合作。⑤做碘过敏试验。过敏试验虽有一定的参考意义，但实践中也有做试验时无症状，而在造影时却发生反应。因此，每次注射碘剂时应准备好急救药品以防不测。如果在造影过程中出现严重症状时，应立即终止造影并进行抗过敏、抗休克和其他对症治疗，若有心脏停搏则需立即进行心肺复苏术等紧急处理。

二、呼吸系统 X 线检查

（一）检查方法

1. 胸部透视 方法简单、经济。在摄片前一般先进行透视观察。

2. 胸部摄片 ①后前位：病人立位，胸前壁靠片，X 线自背部射入。②侧位：病人患侧胸壁靠片，两手抱头，X 线自健侧射入。③其他：为了更好地显示病变部位及形态，还可采取斜位、侧卧水平方向后前位、仰卧前后位、立位前弓位等。

3. 支气管造影 多用于支气管扩张需手术治疗者。

（二）正常胸部 X 线表现

1. 胸廓

（1）软组织：

①胸锁乳突肌及锁骨上皮肤皱褶：胸锁乳突肌在两肺尖内侧形成外缘锐利、均匀致密的阴影。当颈部偏斜时，两侧胸锁乳突肌影可不对称，勿误认为肺尖部病变。锁骨上皮肤皱褶为与锁骨上缘平行的 3~5mm 宽的软组织影，其内侧与胸锁乳突肌影相连。

②胸大肌：胸大肌于两侧肺野中外带可形成扇形致密影，下缘锐利，呈一斜线与

腋前皮肤皱褶连续，在肌肉发达的男性尤为突出，一般右侧较明显。

③乳房及乳头：女性乳房可在两肺下野形成下缘清楚、上缘模糊且密度逐渐变淡的半圆形致密影，其下缘向外与腋部皮肤连续。乳头在两肺下野相当于第5前肋间处，有时可形成两侧对称的小圆形致密影。

（2）骨骼：胸部正位片上（图7－4），前方正中胸骨几乎完全与纵隔影重叠，仅胸骨柄两侧外上角可突出于纵隔影之外。胸椎的横突可突出于纵隔影之外，勿误认为增大的淋巴结。肋骨起于胸椎两侧，自后上方向前下方斜行，前端为肋软骨，除钙化外不显影。肋骨可有分叉、肋骨联合、颈肋等先天变异。肩胛骨内缘可与肺野外带重叠，勿误为胸膜增厚。

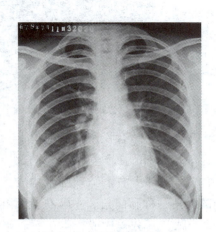

图7－4 正常胸部正位片

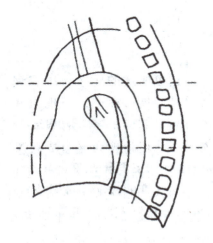

图7－5 纵隔九分区法

2. 纵隔 纵隔位于胸骨之后，胸椎之前，两肺之间。其中有心、大血管、气管、食管、主支气管、淋巴组织、胸腺、神经及脂肪等器官和组织。除气管及主支气管可以分辨外，其余组织结构间无明显对比，只能观察其与肺部邻接的轮廓。

纵隔的分区在判断纵隔包块的来源和性质上有着重要意义。纵隔的划区方法有多种，下面介绍九分区法（图7－5）：在侧位胸片上将纵隔划分为前、中、后三部分，前纵隔系胸骨之后，心前缘、升主动脉和气管前缘之前的狭长三角区；中纵隔相当于心、主动脉弓、气管及肺门所占据的区域；食管前壁为中、后纵隔的分界线，食管以后和胸椎旁区为后纵隔。自胸骨角至第4胸椎下缘连一水平线，其上为上纵隔；其下至肺门下缘（第8胸椎下缘）的水平线为中纵隔；肺门下缘以下至膈为下纵隔。正常纵隔于卧位及呼气时，宽而短，立位及吸气时窄而长，尤以小儿为著。

3. 膈 膈位于胸腹腔之间，分左右两叶，呈圆顶状。膈在外侧及前、后方与胸壁相交形成肋膈角，在内侧与心形成心膈角。右膈顶较左膈顶高1～2cm，一般位于第9或第10后肋水平，相当于第6前肋间。呼吸时两膈上下对称运动，运动范围为1～3cm，深呼吸时可达3～6cm。

4. 肺

（1）肺野：肺野是含有空气的肺在X线上所显示的透亮区域。肺野的透亮度与肺泡的含气量成正比,深吸气时透亮度高,呼气时则透亮度低。为便于描述病变位置,人为地将一侧肺野纵行分为三等分,称为内、中、外带,又分别在第2、4肋骨前端下缘画一水平线,将肺野分为上、中、下三野(图7-6)。

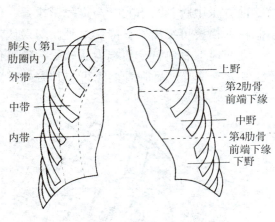

图7-6　肺野的划分

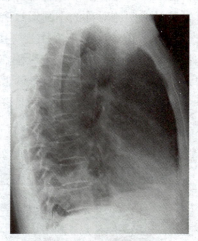

图7-7　正常侧位肺门影

(2)肺门:肺门影是肺动、静脉,支气管及淋巴组织的总合投影。后前位上,肺门位于两肺中野内带第2~4前肋间处,左侧比右侧高1~2cm。右肺门分上下两部,上部由上肺静脉、上肺动脉及下肺动脉干后回归支组成,下部由右下肺动脉干构成,正常成人宽度不超过15mm。上下部相交形成一较钝的夹角,称肺门角。左肺门上部由左肺动脉弓及其分支和上肺静脉构成,下部由左下肺动脉及其分支构成,由于左心影的遮盖,只能见到一部分。侧位时两侧肺门大部分重叠,右肺门略偏前(图7-7)。

(3)肺纹理:由肺血管、支气管及淋巴管组成,表现为自肺门向肺野呈放射分布的由粗到细的树枝状影。正常时下肺野纹理较上肺野粗,右下肺野更为明显。观察肺纹理应注意其多少、粗细、分布、有无扭曲变形等。其正常粗细和多少并无明确标准,且肺纹理的改变受多种因素影响,需密切结合临床进行分析。

5. 胸膜　衬于胸壁内面的胸膜为壁层胸膜,包绕于肺表面的胸膜为脏层胸膜,两层之间的间隙为胸膜腔。胸膜菲薄,正常时不显影,只有在胸膜反褶处,X线与胸膜走行方向平行时,显示为薄层状或线状致密影。

(三)常见疾病X线表现

1. 慢性支气管炎　早期可无异常,后期肺纹理增多、增粗及扭曲,有时可见条索状、网状阴影。急性发作期可见散在斑片状阴影。晚期并发肺气肿,两侧肺野透亮度增加,肺纹理稀疏、变细,肋间变宽,膈降低,心影狭长。

2. 肺炎

(1)大叶性肺炎:早期,即充血期,X线检查可无阳性发现,或只表现为病变区肺纹理增多,透亮度略低。实变期,表现为密度均匀的致密影,炎症累及肺段表现为片状或三角形致密影,累及整个肺叶,则呈以叶间裂为界的大片致密阴影(图7-8)。

有时在实变区中，可见透明的支气管影。消散期，表现为实变区的密度逐渐减低，范围缩小。由于病变的消散不均匀，故多表现为散在、大小不等和分布不规则的斑片状致密影。病变多在两周内吸收，可只遗留少量索条状影，或完全消散。少数病人可延迟吸收达 1~2 个月，偶可机化而演变为机化性肺炎。

（2）支气管肺炎：病变多在两肺中、下野的内、中带。表现为肺纹理增多、增粗和模糊，沿肺纹理分布的斑片状模糊致密影，密度不均。病变可融合成较大的片状，并可累及多个肺叶。小儿病人常见肺门影增大、模糊并常伴有局限性肺气肿。

（3）间质性肺炎：病变较广泛，以肺门区及中下肺野显著。表现为肺纹理增粗、模糊，可交织成网状，并伴有小点状阴影。肺门轮廓模糊、密度增高、结构不清并有轻度增大。婴幼儿的急性间质性肺炎，则以弥漫性肺气肿为主要表现。

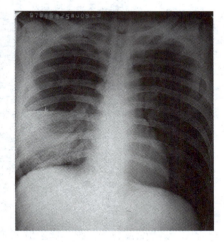

图 7 - 8　右肺中叶大叶性肺炎

3. 肺结核

（1）原发型肺结核（Ⅰ型）：为初次感染结核杆菌所发生的肺结核，多见于儿童。X 线表现为原发综合征和胸内淋巴结结核。

①原发综合征：结核杆菌侵入肺部后，多在肺的中部近胸膜处发生急性渗出性病变，为原发病灶。X 线表现为大小不一的片状模糊阴影。结核杆菌沿原发病灶周围的淋巴管侵入相应的肺门或纵隔淋巴结，引起淋巴管炎和淋巴结炎。表现为自原发病灶引向肺门的数条索条状致密影，肺门与纵隔增大的淋巴结表现为包块影。原发病灶、淋巴管炎及淋巴结炎三者组成哑铃状双极现象，为典型的原发综合征表现（图 7 - 9）。

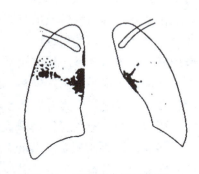

图 7 - 9　原发综合征示意图

②胸内淋巴结结核：原发病灶易于吸收消散，但淋巴结炎常伴不同程度的干酪样坏死，愈合较慢。当原发病灶被吸收后，原发型肺结核即表现为肺门或纵隔淋巴结增大，为胸内淋巴结结核。可分为结节型与炎症型。结节型表现为圆形或椭圆形结节状影，其内缘与纵隔相连。炎症型主要为增大的淋巴结同时伴有淋巴结周围炎，表现为肺门影增大，边缘模糊，边界不清。

（2）血行播散型肺结核（Ⅱ型）：根据结核杆菌进入血循环的途径、数量、次数以及机体的反应，可有以下两种表现。

①急性粟粒型肺结核：两肺弥漫均匀分布的 1.5 ~ 2mm 大小、密度相同的粟粒状病灶（图 7 - 10），正常肺纹理常不能显示。适当治疗后，病灶可在数月内逐渐吸收，偶尔以纤维硬结或钙化而愈合。病变恶化时，表现为病灶增大形成片状影，并可因干酪

样变而形成空洞。

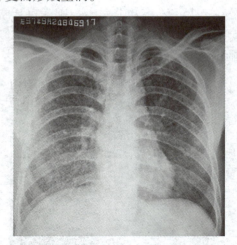

图 7 - 10　急性粟粒型肺结核

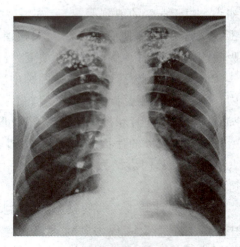

图 7 - 11　继发型肺结核
锁骨上、下区示有钙化灶（↑）

②亚急性或慢性血行播散型肺结核：主要分布于两肺上、中野的大小不一、密度不同、分布不均的多种性质的病灶，呈粟粒状或较大的结节状影。

（3）继发型肺结核（Ⅲ型）：为成年肺结核中最常见的类型。多在锁骨上、下区，出现中心密度较高而边缘模糊的致密影，为陈旧性病灶周围炎（图 7 - 11）。也可表现为小片云絮状影，为新的渗出性病灶。病变多呈慢性过程，故可有渗出、增殖、播散、纤维化和空洞等多种性质的病灶同时存在。机体抵抗力低下时可发生干酪性肺炎，表现为一个肺段或肺叶的致密影，其中可有多发的小空洞。干酪样结核病灶被纤维组织包绕形成结核球，呈圆形或椭圆形密度不均的阴影，直径多为 2～3cm，轮廓清楚，其内可有钙化影或小空洞。结核球附近常有散在纤维增殖性病灶，称为卫星灶。肺结核反复发作，晚期表现为肺内单发或多发空洞，周围广泛纤维索条状影和新旧不一的病灶，肺门上移，肺纹理呈垂柳状，气管向患侧移位，两下肺代偿性肺气肿。

（4）结核性胸膜炎（Ⅳ型）：临床上分为干性及渗出性结核性胸膜炎。干性胸膜炎可无异常或仅有患侧膈运动受限。渗出性胸膜炎因胸腔积液的多少和部位的不同表现各异。少量积液时，液体先聚积于后肋膈角，检查时需让病人向一侧倾斜，才可发现。液体量在 300ml 以上时，患侧肋膈角变平、变钝。中等量积液，表现为下肺野均匀致密影，肋膈角完全消失，液体上缘呈外高内低的斜形弧线。大量积液时，患侧肺野大片均匀致密影，有时仅肺尖部透明，纵隔移向健侧，患侧肋间增宽。

4. 原发性支气管肺癌　按肺癌发生的部位一般可分为中心型和周围型。中心型多发生于主支气管、肺叶支气管及肺段支气管；周围型多发生于肺段以下支气管至细支气管以上部位。

（1）中心型肺癌：早期局限于黏膜内，可无异常发现。病变发展，使管腔狭窄，引起肺叶或一侧肺阻塞性肺气肿，但难于发现。由于支气管狭窄，引流不畅可发生阻塞性肺炎，表现为相应部位反复发作、吸收缓慢的炎性实变。继而支气管完全阻塞引起肺不张（图 7 - 12）。肺不张的范围取决于肿瘤的部位，如肿瘤同时向腔外生长或（和）伴有肺门淋巴结转移时，则可在肺门形成包块。发生于右上叶支气管的肺癌，肺门部的包块和右肺上叶不张连在一起可形成横行的"S"状的下缘。有时肿瘤较大，发展迅速，中心可坏死形成内壁不规则的偏心性空洞，多见于鳞癌。

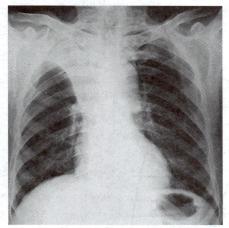

图 7 - 12　中心型肺癌
伴右上叶肺不张（↑）

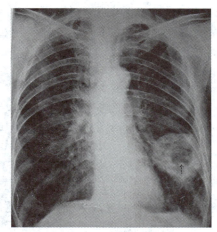

图 7 - 13　周围型肺癌
中心坏死形成空洞（↑）

（2）周围型肺癌：早期直径多在 2cm 以下。表现为密度较高、轮廓模糊的结节状或球形病灶，或表现为肺炎样小片状浸润。癌瘤逐渐发展，可形成分叶状、边缘较光滑的包块，如肿瘤呈浸润性生长，则包块生长快而较大，边缘毛糙常有短细毛刺，中心坏死形成空洞（图 7 - 13）。

5. 气胸　被压缩肺与胸壁间出现透明的含气区，其中不见肺纹理。被压缩肺的边缘，呈纤细的线状致密影。大量气胸可将肺完全压缩，肺门区出现密度均匀的软组织影。纵隔可向健侧移位，患侧膈下降，肋间增宽。胸腔内液体与气体并存，为液气胸。立位检查时，表现为横贯胸腔的液平面，液平面上方为空气及压缩的肺。

三、循环系统 X 线检查

（一）检查方法

1. 透视　可以从不同角度观察心脏及大血管的形态、搏动及其与周围结构的关系。常采取站立后前位进行观察。

2. 摄片　①后前位：病人立位，前胸贴片，X 线束自背部射入。②右前斜位：病人向左旋转 45°～60°，右前胸贴片，主要观察左心房和右心室漏斗部，常同时吞钡检查，以确定左心房有无增大。③左前斜位：病人向右旋转约 60°，左前胸贴片。可观察各房室和主动脉弓的全貌。④左侧位：病人身体左侧贴片，可观察左心房和左心室。

3. 造影检查　①右心造影：显示右侧心腔和肺血管。适用于右心、肺血管的异常及伴有紫绀的先天性心脏病。②左心造影：适用于二尖瓣关闭不全、主动脉瓣口狭窄、室间隔缺损、永存房室共道及左心室病变。③主动脉造影：适用于显示主动脉本身病变，如主动脉瓣关闭不全、动脉导管未闭等。④冠状动脉造影：适用于冠心病，是冠状动脉搭桥术或血管成形术前必需的检查项目。

（二）正常循环系统 X 线表现

1. 心脏及大血管的正常投影

（1）后前位（图7－14）：正常心影一般2/3位于胸骨中线左侧，1/3位于胸骨中线右侧，心尖指向左下，心底部朝向右后上方，形成斜的纵轴。心及大血管有左右两个边缘。

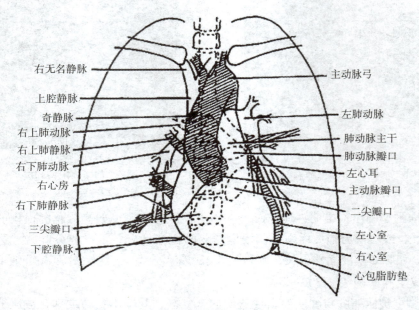

图7－14　胸部后前位示意图

心右缘分为两段：上段为升主动脉与上腔静脉的总合影，在幼年和青年主要为上腔静脉，在老年，主要为升主动脉。心右缘下段为右心房，弧度较大。心缘与膈顶相交成一锐角称为心膈角。

心左缘分为三段：上段为主动脉球，由主动脉弓组成，呈弧形突出。中段为肺动脉主干，偶为左肺动脉构成，称为心腰，又称肺动脉段。下段由左心室构成，为一明显向左突出的弧形，左心室在下方形成心尖。左心室与肺动脉之间，有长约1.0cm的一小段，由左心耳构成，正常不能与左心室区分。左心室与肺动脉段的搏动方向相反，两者的交点称为相反搏动点，是衡量左右心室增大的一个重要标志，需透视才能确定。

（2）右前斜位（图7－15）：在此位置，心位于胸骨与脊柱之间。心前缘，自上而下由主动脉弓及升主动脉、肺动脉、右心室和左心室下端构成。心前缘与胸壁之间有倒三角形透明区，称为心前间隙或胸骨后区。心后缘上段为左心房，下段为右心房，两者无明显分界。心后缘与脊柱之间较透明，称为心后间隙或心后区。食管在心后间隙通过，钡剂充盈时显影。

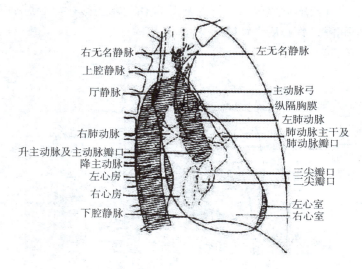

图 7 - 15 胸部右前斜位示意图

（3）左前斜位（图 7 - 16）：在此位置，心脏、大血管影位于脊柱右侧。心前缘上段为右心房，主要由右心耳构成，下段为右心室，房室分界不清。60°斜位投照时，心前缘主要由右心室构成。旋转 45°角时，则由右心房构成。右心房影以上为升主动脉。心后缘上段由左心房，下段由左心室构成。左前斜位，还可显示胸主动脉和主动脉窗。通过主动脉窗可见气管分叉、主支气管和肺动脉。左主支气管下方为左心房影。

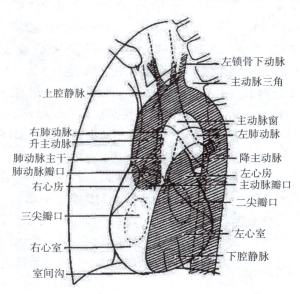

图 7 - 16 胸部左前斜位示意图

（4）左侧位（图 7 - 17）：左侧位上，可见心影从后上向前下倾斜，心前缘下段为右心室前壁，上段则由右心室漏斗部与肺动脉主干构成，下段与前胸壁紧密相邻。心前缘与前胸壁之间的三角形透亮区，称为胸骨后区。心后缘上中段由左心房构成，下段由左心室构成，并与膈形成锐角，下腔静脉常在此角内显影。心脏后下缘、食管与膈之间的三角形间隙，为心后食管前间隙。

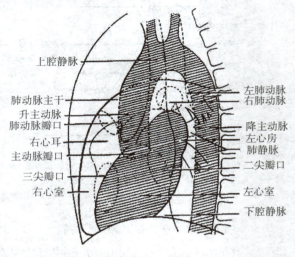

图 7 - 17　胸部左侧位示意图

2. 心及大血管的搏动　心左缘的搏动主要代表左心室的搏动。收缩期急剧内收，舒张期逐渐向外扩张。左心室以上，可见主动脉和肺动脉的搏动，方向与左心室的搏动相反。心右缘的搏动代表右心房的搏动。

3. 心及大血管形态　正常心及大血管的形状大小主要受体型、年龄、呼吸和体位的影响。正常心脏可分为横位心、斜位心和垂位心三种类型（图 7 - 18，图 7 - 19）。

（1）横位心：矮胖体格，胸廓宽而短，膈位置高，心纵轴与水平面的夹角小于45°，心与膈的接触面大，心胸比率（心脏横径和胸廓横径之比。心脏横径是指自心脏右缘和左缘最外侧点分别至前正中线距离的和，胸廓横径是指通过右侧膈顶的两侧肋骨内缘的水平距离）常大于 0.5。主动脉球明显，心腰凹陷。

（2）斜位心：体格适中，胸廓形态介于其他两型之间，心呈斜位，心纵轴与水平面的夹角约 45°，心与膈接触面适中，心胸比率约 0.5，心腰平直。

（3）垂位心：体格瘦长，胸廓狭长，膈位置低，心影较小而狭长，呈垂位，心纵轴与水平面的夹角大于 45°，心与膈接触面小，心胸比率小于 0.5。

（三）常见疾病 X 线表现

1. 二尖瓣狭窄　心脏增大呈二尖瓣型（梨形）：左心房增大，左心耳常明显增大，右心室增大及肺动脉段突出，左心室及主动脉结缩小。还可见肺淤血和间质性肺水肿（图 7 - 20）。

2. 主动脉瓣关闭不全　心脏呈主动脉型（靴形）：左心室极度增大，心尖圆钝，并向左下方显著移位，心腰凹陷。还可见主动脉影增宽、迂曲、搏动增强（图 7 - 21）。

3. 慢性肺源性心脏病　肺动脉高压表现为肺动脉段突出，肺门肺动脉大分支扩张，两肺野中带分支收缩变细。右心室增大，心影呈梨形。

4. 高血压型心脏病　心影呈"主动脉"型，主动脉增宽、迂曲、延长。

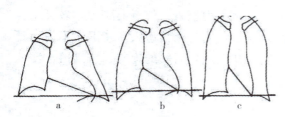

图 7 - 18　正常心影分型

a. 横位心；b. 斜位心；c. 垂位心

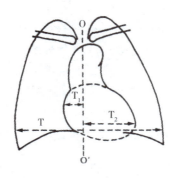

图 7 - 19　心胸比率测量示意图

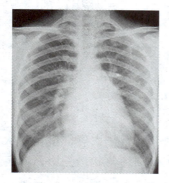

图 7 - 20　二尖瓣型（梨形）心

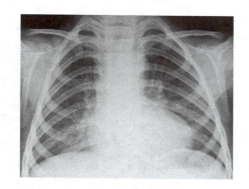

图 7 - 21　主动脉型（靴形）心

5. 心包炎　可分为干性和湿性两种。干性心包炎 X 线无异常发现，湿性则伴有积液。心包积液在 300ml 以下者，心影大小和形状可无明显改变。中等量积液时，心影向两侧扩展，心缘正常弧度消失，心外形立位时呈烧瓶状或球形，卧位时，心底部明显增宽，主动脉影缩短，上腔静脉可增宽。

四、消化系统 X 线检查

（一）检查方法

1. 普通检查　包括透视和腹部平片，主要用于急腹症的诊断。

2. 造影检查　①钡餐检查：包括常规钡餐造影和气钡双重造影，主要用于食管、胃和小肠的检查，对回盲部病变也有一定价值，胃肠道穿孔时禁用。②钡灌肠检查：包括常规钡灌肠造影和气钡双重造影，主要用于大肠和回盲部的检查，胃肠道穿孔时禁用。③血管造影：动脉造影主要用于钡剂检查不能发现的胃肠道出血和肿瘤，对急性大出血可立即确定出血部位，以便迅速治疗。

（二）正常消化系统 X 线表现

1. 食管　吞钡后正位观察，食管位于中线偏左。轮廓光滑整齐，宽度可达 2 ～ 3cm。右前斜位在其前缘可见三个压迹，由上到下为主动脉弓压迹、左主支气管压迹和左心房压迹。在上两个压迹之间，食管往往略显膨出。黏膜皱襞表现为数条纤细纵行的条纹状影。

2. 胃 胃的形状一般分为四种类型（图7-22）：①牛角型胃，位置与张力高，呈横位，上宽下窄，胃角不明显，多见于肥胖型人。②钩型胃，位置与张力中等，胃角明显，胃下极大致位于髂嵴水平。③长型胃，又名无力型胃，位置与张力均较低，胃腔上窄下宽如水袋状，胃下极常在髂嵴平面以下，多见于瘦长型人。④瀑布型胃，胃底呈囊袋状向后倾，胃泡大，胃体小，张力高，钡先进入后倾的胃底，充满后再溢入胃体，犹如瀑布。

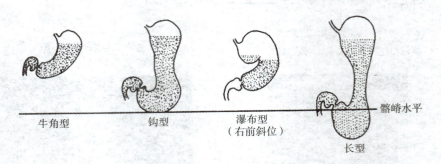

牛角型　　　　钩型　　　　瀑布型　　　　　　　　髂嵴水平
　　　　　　　　　　　　　（右前斜位）
　　　　　　　　　　　　　　　　　　　　　　　长型

图 7-22　胃的分型

胃的轮廓在胃小弯和胃窦大弯侧一般光滑整齐。胃体大弯常呈锯齿状。胃黏膜皱襞间的沟内充以钡剂，呈条纹状致密影。黏膜皱襞则为条状透亮影，胃底皱襞较粗而弯曲，略呈网状；胃小弯的皱襞平行整齐，向大弯处逐渐变粗呈横向或斜行；胃窦黏膜皱襞主要与小弯平行，有时亦可斜行。随着胃的蠕动，胃黏膜皱襞可以自行改变其形状。在气钡双重造影片上，可显示胃微皱襞的影像，即胃小沟及胃小区。胃小区直径约1~3mm，圆形或类圆形的小隆起。周围的胃小沟充钡后表现为很细的线状，宽度小于1mm，粗细深浅均匀。二者形成网眼状结构。

胃的蠕动由胃体上部开始，有节律地向幽门方向推进，波形逐渐加深，一般同时可见2~3个蠕动波。胃的排空受胃张力、蠕动、幽门功能和精神状态等影向，一般于服钡剂后2~4小时排空。

3. 十二指肠 十二指肠全程呈C字形，将胰头部包绕其中。分为球部、降部、水平部和升部。球部轮廓光滑整齐，黏膜皱襞为纵行平行的条纹；降部以下多呈羽毛状。蠕动多呈波浪状向前推进，正常时可有逆蠕动。

4. 空肠及回肠 空肠的形态、皱襞及蠕动和十二指肠降部相似，钡剂少时则表现为雪花状。回肠环状皱襞渐浅疏，钡充盈时多呈带状或节段状，边缘光滑，回肠黏膜皱襞较细而不明显，呈细羽毛状或平行纹理。正常服钡后1小时内显示空肠，3小时钡剂大部在回肠，钡头可达回盲部，如果6小时尚未到达回盲部则为小肠动力缓慢。正常小肠钡剂全部排空时间一般不超过9小时。

5. 大肠 大肠包括盲肠、结肠和直肠。盲肠为回盲瓣入口下方的盲囊，阑尾位于内下侧。结肠分升、横、降、乙状结肠、肝曲和脾曲。肝曲一般较脾曲位置低。盲肠和结肠有结肠袋，钡剂充盈后呈多数半圆形膨出袋囊，结肠袋以升、横结肠较显著，降结肠以下就逐渐不明显。直肠没有袋形，边缘光滑。结肠黏膜皱襞表现为横、纵、斜三种，三者互相交错形成规律的条纹。升、横结肠黏膜皱襞较密，以横行皱襞为主，降结肠以下黏膜皱襞较稀，以纵行皱襞为主。黏膜皱襞的形态随结肠的运动而有改变。收缩时其黏膜皱襞为花瓣状。服钡后通常 6 小时内钡剂到达升结肠、肝曲，12 小时到降结肠，约 1~2 天钡剂排空。

（三）常见疾病 X 线表现

1. 食管静脉曲张 早期食管下段黏膜皱襞稍增宽或略迂曲，管壁边缘稍不整齐。典型表现为食管中下段的黏膜皱襞明显增宽、迂曲，呈蚯蚓状或串珠状充盈缺损，管壁边缘呈锯齿状。病变加重则上述表现更为明显。

2. 食管癌 早期食管癌有黏膜增粗、紊乱，有小充盈缺损，局部管壁僵硬，钡剂通过缓慢。随病变发展，食管壁僵硬，黏膜皱襞中断、消失，蠕动消失。局部呈边缘不规则的充盈缺损或狭窄。轮廓改变因不同病理类型而各异，浸润型癌多表现为管腔环状狭窄，狭窄近端食管扩张（图 7－23）；增生型癌，肿瘤向腔内突出，表现为形状不规则、大小不等的充盈缺损，造成管腔狭窄；溃疡型癌，表现为不规则的充盈缺损，其内可见一轮廓不规则且与食管纵轴一致的长形龛影。

3. 胃十二指肠溃疡

（1）胃溃疡：直接征象为龛影（图 7－24），多见于小弯，切线位呈突出于胃轮廓外的乳头状、锥状或其他形状的阴影，边缘光滑整齐。正位呈圆形或椭圆形致密钡斑影。龛影口部常有一圈黏膜水肿所形成的透明带，为良性溃疡的特征，如为宽 1~2mm 的透明线，则称"黏膜线"，透明带宽 5~10mm 如圈状，则称"项圈征"，龛影口部明显狭小如颈状，则称"狭颈征"。慢性溃疡周围的瘢痕收缩，使黏膜皱襞呈放射状向龛影口部集中，也是良性溃疡的特征。

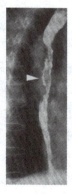

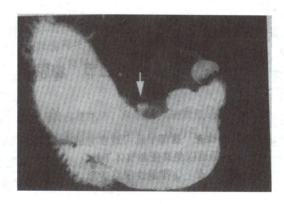

图 7－23 食管癌
管腔环状狭窄，狭窄近端食管扩张（↑）

图 7－24 胃小弯溃疡
切线位投影见龛影呈乳头状突向腔外（↑）

间接征象：①痉挛性切迹，表现为溃疡对侧胃壁上的凹陷。②分泌增加，可在胃内形成液面。③胃蠕动、张力和排空异常；④胃的变形和狭窄。

（2）十二指肠溃疡：90%以上发生在球部。直接征象为龛影，正位表现为类圆形或米粒状密度增高影，其边缘大都光滑整齐，周围常有一圈透明带，或有放射状黏膜皱襞纠集。间接征象：①球部变形，可呈山字形、三叶形、葫芦形等。②激惹征，表现为钡剂到达球部后不易停留，迅速排出。③幽门痉挛，开放延迟。④胃分泌增多和胃张力及蠕动方面的改变等。⑤球部有固定压痛。

4. 慢性胃炎 浅表性胃炎 X 线检查常无阳性发现。黏膜层增厚时，则示胃黏膜纹增粗，皱襞间距加宽，排列不规则。重者，黏膜皱襞呈息肉状改变，按之甚软，胃壁柔软，不要误为肿瘤。在胃腺体萎缩，腺外组织炎性浸润消退，黏膜皱襞变薄时，则示胃黏膜皱襞变细，胃大弯缘皱襞可消失，甚至管腔可变小。

5. 胃癌 胃癌常分为三型：蕈伞型（息肉型、包块型、增生型）、浸润型（硬癌）及溃疡型。表现为①充盈缺损，形状不规则，多见于蕈伞型癌。②龛影，位于胃轮廓之内，形状不规则，多呈半月形，周围绕以宽窄不等的透明带，即环堤，其中常见结节状或指压迹状充盈缺损，多见于溃疡型癌（图 7 – 25）。③胃腔狭窄、胃壁僵硬，主要由浸润型癌引起，也可见蕈伞型癌。④黏膜皱襞破坏、消失或中断。⑤癌瘤区蠕动消失。

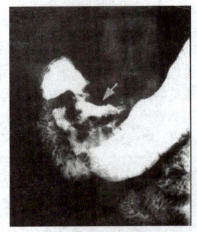

图 7 – 25 溃疡型胃癌
龛影呈半月形，周围绕以环堤，
可见指压迹状充盈缺损（↑）

五、泌尿系统 X 线检查

（一）检查方法

1. 普通检查 腹部平片可观察肾的大小、形状和位置，并可显示泌尿系统结石和钙化。摄片前应清洁肠道以免粪便和气体干扰。

2. 造影检查 ①排泄性尿路造影：可显示肾盏、肾盂、输尿管及膀胱内腔的解剖形态，而且可以了解两侧肾的排泄功能，严重的肝、肾和心血管疾病为本法的禁忌症。②逆行肾盂造影：用于排泄性尿路造影显影不良或不适于做排泄性尿路造影病人。③膀胱及尿道造影：主要用于诊断膀胱肿瘤、膀胱憩室及外在压迫，如良性前列腺肥大症等疾病。④腹主动脉造影与选择性肾动脉造影：可显示腹主动脉和两侧肾动脉，选择性肾动脉造影是将导管插入一侧肾动脉作造影检查，可更好地观察一侧肾血管的情况。

（二）正常泌尿系统 X 线表现

1. 肾

（1）肾影：腹平片上，正常肾影呈蚕豆状，边缘光滑，密度均匀。肾影长 12 ~ 13cm，宽 5 ~ 6cm，厚 3 ~ 4cm，其上缘约在第 12 胸椎上缘，下缘平第 3 腰椎下缘。右肾略低于左肾 1 ~ 2cm。肾长轴自内上向外下斜行，呈"八"字形，与脊柱的夹角称肾脊角，正常为 15°~25°。侧位片上，肾影与腰椎重叠。

（2）肾盂与肾盏：造影检查，正常肾盂形态变异较大，多呈喇叭状，少数呈分支状，有的膨大呈壶腹形，边缘光滑整齐。肾盂向外分出肾大盏和肾小盏。肾大盏略成长管状，顶端与数个肾小盏相连。肾小盏呈短管状，末端略膨大，顶端呈杯口状凹陷。肾大盏、小盏边缘均光滑整齐（图 7-26）。

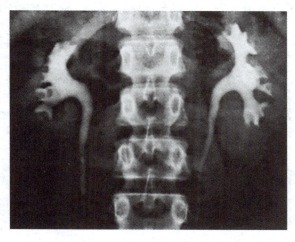

图 7-26　肾盂与肾盏造影

2. 输尿管　输尿管管腔充盈造影剂后显示为细条状影，长约 25~30cm，上端与肾相接，沿脊椎旁向前下行入盆腔，最后斜行进入膀胱。输尿管有三个生理狭窄区，即与肾盂连接处、越过骨盆边缘处、进入膀胱处。

3. 膀胱　膀胱的正常容量为 200~350ml，形状、大小取决于充盈程度。充盈较满时呈卵圆形，横置于耻骨联合之上，边缘光滑整齐、密度均匀。膀胱充盈少时，则边缘不整齐呈锯齿状。

（三）常见疾病 X 线表现

1. 泌尿道结石

（1）阳性结石：表现为高密度影（图 7-27），典型肾结石呈珊瑚状或鹿角状；输

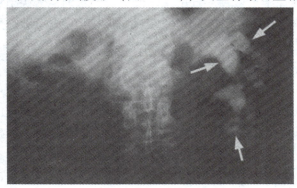

图 7-27　肾结石

多发的高密度影（↑）

尿管结石多呈枣核状，其纵轴与输尿管一致；膀胱结石，多呈椭圆形。

（2）阴性结石：普通检查不显影，泌尿系造影检查可呈充盈缺损影。

2. 肾癌 腹部平片可看到肾影增大，呈分叶状或有局部隆凸，少数肿瘤内可出现不同形状的钙化影。肾癌的确诊需作尿路造影。由于肿瘤的压迫，使肾盏伸长、狭窄、变形或闭塞，肾盏也可互相分离与移位，造成"手握球"样改变。肿瘤的侵蚀和压迫，可使肾盏边缘不整齐或出现充盈缺损（图7－28）。压迫阻塞输尿管，可有肾盂积水。

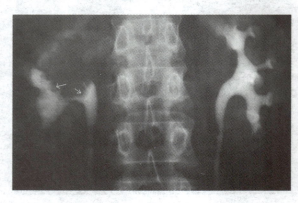

图7－28　肾癌

肾盏边缘出现充盈缺损（↑）

3. 膀胱肿瘤 膀胱造影可显示大小不同的充盈缺损，呈结节状或菜花样。肿瘤浸润膀胱壁造成局部僵硬。肿瘤较小易被造影剂遮住而不见，应当使用较淡的造影剂和较高的电压，也可使用气体及碘液双重造影以显示较小肿瘤。

六、骨与关节 X 线检查

（一）检查方法

1. 普通检查 透视仅用于寻找异物、骨折与脱位的复位。主要方法为摄片，检查部位应摄正位及侧位片，并应包括周围的软组织。必要时加用特殊位置摄片。

2. 造影检查 ①关节造影：一般用气体或有机碘水剂注入关节腔内，以显示关节软骨或半月板、关节囊及韧带等。②血管造影：多用于肢体动脉，主要用于血管疾病的诊断和良、恶性肿瘤的鉴别。

（二）正常骨与关节 X 线表现

1. 长骨

（1）小儿长骨：包括骨干、干骺端、骨骺、骺板四部分。骨干由密质骨构成骨皮质，表现为密度均匀致密影。干骺端为骨干两端的较粗大部分，由松质骨构成，表现为网状阴影，其顶端为一横行线状致密带影，为干骺端的临时钙化带。骺为长骨未完成发育的一端，儿童期多为软骨，即骺软骨，X 线片上不显影，在骨化初期骺软骨中可见小点状骨性致密影。随骨骼增长，骺软骨逐渐发育成骨松质，边缘由不规则变为光整。骺板为软骨，居骺与干骺端之间，X 线片上呈横行半透明线（图7－29），不要误认为骨折。当骺与干骺端完全融合时骺板消失，有时可遗留一线状高密度影，称为骺线，可终生存在。

（2）成人长骨：由骨干和骨端两部分组成。骨干表现与小儿长骨基本相似，但皮质较厚，密度较高；骨端主要由松质骨构成，皮质很薄。

2. 四肢关节　包括骨端、关节软骨、关节腔和关节囊。后三者不能显示，骨端的骨性关节面，由密质骨构成，光滑整齐。骨端的骨性关节面间呈半透明间隙，称为关节间隙，新生儿的关节间隙很宽，随年龄增长，间隙逐渐变窄，待骨骼发育完成，则变为成年人的固定宽度，老年人关节间隙可稍窄。

3. 脊柱　由脊椎和其间的椎间盘组成。脊椎在正位片上，椎体呈长方形，从上向下依次增大排成直线，主要由松质骨构成，周围为一层致密的骨皮质，密度均匀，轮廓光滑。棘突与椎体影重叠，位于中线上。横突在椎体两侧，呈伸向外侧的横条状影。椎弓根在椎体两侧外上部，为环状致密影。椎体呈长方形，两椎体间宽度匀称的横行半透明影为椎间隙（图7-30）。在侧位片上，成人脊柱有四个弯曲，颈椎前突，胸椎后突，腰椎前突，骶骨及尾骨则明显后突。

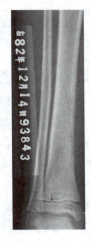

图7-29　小儿长骨

骺板呈横行半透明线（↑）

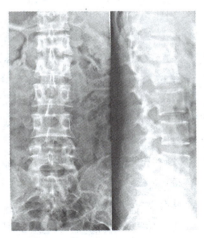

图7-30　腰椎正侧位片

（三）常见疾病X线表现

1. 骨折

（1）长骨骨折：骨质断裂，骨小梁中断、扭曲，断裂面多不整齐，断裂处可见不规则的透明线，称为骨折线（图7-31）。骨折断端相互嵌入，形成嵌入性骨折时为密度增加的条带状影，并不显示骨折线。若看不到骨折线，则需根据骨轮廓的改变来判断。儿童骨骼柔韧性较大，外力不易使骨质完全断裂，仅表现为骨小梁扭曲，骨皮质部分断裂、凹陷或隆突，即青枝骨折。骨折断端常发生移位，确定移位根据骨折远段的移位方向和程度来判断，可有横移位、纵移位、成角移位、旋转移位等。

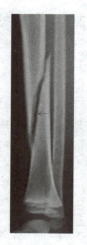

图 7 - 31　胫骨骨折
可见斜行的透明骨折线（↑）

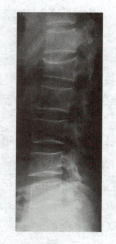

图 7 - 32　腰椎压缩骨折
椎体受压变扁呈楔形（↑）

（2）脊柱骨折：椎体压缩密度增高，正位片受压椎体变扁，侧位片见椎体呈前窄后宽的楔形（图 7 - 32）。由于断端嵌入，可见横形不规则线状致密带，不见骨折线。有时，椎体前上方有分离的骨碎片的阴影。其上下椎间隙一般保持正常。严重者脊椎后突可移位、错位压迫脊髓，也可伴有棘突或横突等骨折。

2. 关节脱位　多见于肩、肘和髋关节。表现为组成关节的两个骨端失去正常的相对位置（图 7 - 33），严重者并发骨折或骨骺分离。成年人小关节脱位和骨骺未完全骨化的关节脱位，诊断较难，常需加摄健侧片比较。先天性髋关节脱位，为小儿常见先天性畸形，表现为股骨头位于髋臼外，并向上、向后移位，髋臼变浅发育不良，病程长者股骨头与髂骨翼可构成假关节，患侧骨盆和股骨发育细小。

3. 化脓性骨髓炎

（1）急性化脓性骨髓炎：先出现软组织的改变，皮下脂肪层增厚，密度增高，有网状阴影。肌间隙模糊或消失。发病 2 周后见骨骼改变，先在干骺端骨松质中出现局限性骨质疏松，继而出现多发、分散的骨质破坏区，边缘模糊，骨皮质呈虫蚀样或筛孔样破坏，病变向骨干蔓延，可达全骨干。同时骨皮质周围出现骨膜增生，表现为一层密度不高的新生骨，与骨干平行（图 7 - 34）。有时可引起病理性骨折。

（2）慢性化脓性骨髓炎：可见明显的修复，即在骨破坏周围有骨质增生硬化现象，但如未痊愈，仍可见骨质破坏和死骨。

4. 退行性骨关节病

（1）四肢关节退行性变：表现为关节间隙变窄；关节面骨质增生硬化；关节边缘骨赘形成；关节附近假囊肿形成；关节内游离体；关节半脱位。

（2）脊椎退行性变：①椎间小关节的改变：关节间隙变窄；关节面骨质硬化；上、下关节突变尖；椎间孔变小；病变部椎体向前或后移位。②椎间盘退行性变：椎间隙变窄；椎体前后缘骨质增生，可有骨桥形成（图 7 - 35）；椎间孔变小；纤维环钙化或髓核钙化。

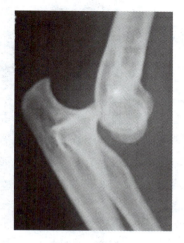

图7-33 肘关节脱位

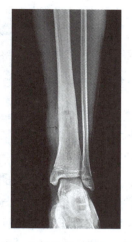

图7-34 胫骨急性化脓性骨髓炎
骨皮质呈虫蚀样破坏，骨膜增生（↑）

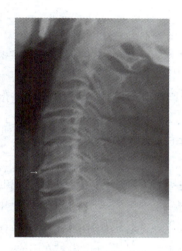

图7-35 颈椎病
骨桥形成（↑）

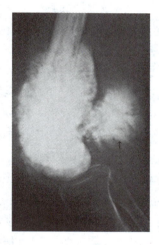

图7-36 股骨骨肉瘤
软组织内棉絮状瘤骨（↑）

5. 骨肉瘤

（1）硬化型骨肉瘤：①骨膜变化：骨膜被刺激首先产生平行型或放射型骨膜反应，有时可见葱皮型骨膜反应。由于肿瘤的发展快而超出骨膜的适应能力，在平行型骨膜反应的中部被肿瘤穿破，进入周围软组织，两侧残留的骨膜反应呈三角形，即Codman三角。②骨质变化：瘤区骨质密度明显增高，瘤内结构及该处的正常骨结构不易分辨。致密的瘤区骨质边缘不清楚。③软组织肿块：可见界线清楚的类圆形肿块影及界线模糊的弥漫性软组织肿胀。④瘤骨：在软组织内可见针状瘤骨及棉絮状瘤骨（图7-36）。

（2）溶骨型骨肉瘤：X线表现为大片的溶骨性骨破坏区，边界模糊。可能有浅淡的三角型骨膜反应，软组织中无瘤骨形成。

（3）混合型骨肉瘤：其X线表现为介于上述两型间。

第二节　超声检查

一、基本知识

超声检查（ultrasonic examination）是 20 世纪新近发展起来的一门学科。它是指运用超声波的物理特性和人体器官组织声学性质上的差异，对人体组织的物理特征、形态结构与功能状态作出判断而进行疾病诊断的一种非创伤性检查方法。超声检查具有操作简便、可多次重复、能及时获得结论、无特殊禁忌证及无放射性损伤等优点，在现代医学影像诊断中占有重要地位。

（一）超声波的产生与特性

超声波是指振动频率在 20000 赫兹（Hz）以上的、超过人耳听觉范围（16 ~ 20000 Hz）的声波。它以纵波的形式在弹性介质内传播。医学诊断用的超声波频率在 2 ~ 10MHz 之间，而最常用的频率范围为 2.5 ~ 5 MHZ。

1. 超声波的产生和接收

（1）压电效应（piezoelectric effect）：目前，医学诊断用超声波发生装置多根据压电效应原理制造。在某些石英晶体的一定方向上施加压力或拉力时，晶体的两个表面将分别出现正、负电荷，即机械能转变为电能，此现象称为正压电效应；把压电晶体置于交变电场中，晶体就沿一定的方向压缩或膨胀，即电能转变为机械能，此现象称为逆压电效应。在实际生产应用中，人们用各种压电材料（如钛酸钡、钛酸铅等）代替石英晶体，制成了超声探头。

（2）超声波的产生和接收：医用超声诊断仪主要由两部分组成，即主机和探头。探头即换能器，由压电晶体组成，用来产生和接收超声波。超声波的产生是利用压电晶体的逆压电效应，当压电晶体受到仪器产生的高频交变电压作用时，压电晶体将在厚度方向上产生胀缩现象，即机械振动，这个振动的晶片即成为超声波的声源。该振动引起邻近介质形成疏密相间的波，即超声波。超声波的接收则是利用压电晶体的正压电效应。当回声信号作用于压电晶体上，相当于对其施加一个外力（机械能），在正压电效应晶体两边产生携带回声信息的微弱电压信号，这种电信号经过放大、处理之后，即能显示出用于诊断的声像图。

2. 超声波的物理特性

（1）方向性：超声波与一般声波不同，由于频率极高，波长很短，远远小于换能器（探头压电晶体片）的直径，故在传播时发射的超声波集中于一个方向，类似平面波，声场分布呈狭窄的圆柱状，声场宽度与换能器压电晶体片之大小相接近，因有明显的方向性，故称为超声束。

（2）反射、散射、透射、折射和绕射：超声在密度均匀的介质中传播，不产生反射和散射。在传播中，经过两种不同介质的界面时，一部分能量由界面处返回第一介质，此即反射（reflection），其方向与声束和界面间的夹角有关，反射角和入射角相等，如二者垂直，即沿原入射声束的途径返回；另一部分能量能穿过界面，进入第二介质，此即透射（transmission）。两介质声阻相差愈小，则界面处反射愈少，透射入第二介质愈多，甚至可以没有反射，只有透射，如超声波在均匀介质水中的传播就是如此。超声诊断常用这一特性来鉴别病变的囊性、实质性及结构是否均匀。反之，两种不同介质的声阻相差愈大，则界面处反射愈强，透射入第二介质愈少，甚至难以透过，超声波的这一特性限制了超声在肺和骨的应用。

超声在传播时，遇到与超声波波长近似或小于波长（小界面）的介质时，产生散射与绕射。散射为小介质向四周发散超声，又成为新的声源。绕射是超声绕过障碍物的边缘，继续向前传播。散射回声强度与超声入射角无关。穿过大界面的透射波如果发生声束前进方向的改变，称为折射。折射是由于两种介质声速不同引起的。

超声检查时，通过人体内各组织器官的界面反射和散射回声，不仅能显示器官的轮廓及毗邻关系，而且能显示其细微结构及运动状态，故界面的反射和散射回声是超声成像的基础。

（3）吸收与衰减：当声波在弹性介质中传播时，由于"内摩擦"或所谓"黏滞性"而使声能逐渐减小，声波的振幅逐渐减低，介质对声能的此种作用即为吸收，而声波由强变弱的过程即为衰减。吸收与衰减的多少和超声波的频率、介质的黏滞性、导热性、温度及传播的距离等因素有密切关系。超声波在介质中传播时，入射声能随传播距离的增加而减少的现象称超声衰减。其原因有反射、散射、声束的扩散及吸收。一般认为，人体中的超声波衰减、吸收是主要的。声能吸收之后，能量减小，显示的反射亦较弱，故深部结构有时探查比较困难。

（4）多普勒效应（Doppler effect）：振动源以固定频率发射声波，当遇界面时即发生反射或散射。如果界面静止不动，则返回声波的频率与发射频率相同，无频差出现。反之，如界面活动，则返回声波的频率与发射频率即有所不同，界面向振动源移近时，返回声波频率增加，界面远离振动源时，频率即减少。这种频率增加和减少的现象称为多普勒效应。因此，根据频差的有无及大小，可以了解界面的活动情况。这一物理特性已广泛应用于心血管等活动脏器疾病的检查。

（二）超声成像的基本原理

1. 声像图的形成　人体结构对超声波而言是一个复杂的介质，各种器官与组织，包括病理组织有它特定的声阻抗和衰减特性。超声波射入体内，由表面到深部，将经过不同声阻抗和不同衰减特性的器官与组织，从而产生不同的反射与衰减。这种不同的反射与衰减是构成超声图像的基础。将接收到的回声，根据回声强弱，用明暗不同的光点依次显示在显示屏上，则可显出人体的断面超声图像，称为声像图。声像图是层面图像，改变探头位置可得任意方位的声像图，并可观察活动器官的运动情况。声像图是以明（白）暗（黑）之间不同的灰度来反映回声的有无和强弱，无回声则为暗区（黑影），强回声则为亮区（白影）。

2. 人体组织的声学分型　超声波经过不同正常器官或病变的内部，其内部回声分为无回声、低回声或不同程度的强回声。

（1）无回声：是超声波经过的区域没有反射，成为无回声的暗区（黑影）。①液性暗区：均质的液体，声阻抗无差别或差别很小，不构成反射界面，形成液性暗区，如血液、胆汁、尿液和羊水等。因此，血管、胆囊、膀胱和羊膜腔等脏器即呈液性暗区。胸腔积液、心包积液、腹水、脓液、肾盂积水以及含液体的囊性肿物及包虫囊肿等也呈液性暗区。在暗区后方常见回声增强，出现亮的光带（白影）。②衰减暗区：由于肿瘤对超声的吸收，造成明显衰减，而没有回声，出现衰减暗区。③实质暗区：均质的实质，声阻抗差别小，可出现无回声暗区。肾实质、脾等正常组织和肾癌及透明性变等病变组织可表现为实质暗区。

（2）低回声：实质器官例如肝脏、脾脏，内部回声为分布均匀的点状回声，在发生急性炎症，出现渗出时，其声阻抗比正常组织小，透声增高，而出现低回声区（灰影）。

（3）强回声：分为较强回声、强回声和极强回声。①较强回声：实质器官内组织致密或血管增多的肿瘤，声阻抗差别大，反射界面增多，使局部回声增强，呈密集的光点或光团（灰白影），如癌、肌瘤及血管瘤等。②强回声：介质内部结构致密，与邻近的软组织或液体有明显的声阻抗差，引起强反射。例如骨质、结石、钙化，可出现带状或块状强回声区（白影），由于透声差，下方声能衰减，而出现无回声暗区，即声影。③极强回声：含气器官如肺、充气的胃肠，因与邻近软组织之声阻抗差别极大，声能几乎全部被反射回来，不能透射，而出现极强的光带。

（三）超声的检查方法

1. A 型超声诊断法（amplitude modulated mode） 即幅度调制型。此法以波幅的高低代表界面反射信号的强弱，借此鉴别病变的物理特性；以反射波之间的距离探测界面距离，测量脏器径线。可用于对组织结构的定位及定性。然而，由于此法过分粗略，目前已基本淘汰。

2. B 型超声诊断法（brightness mode） 即辉度调制型。此法以不同亮度的光点表示界面反射信号的强弱，反射强则亮，反射弱则暗，称灰阶成像。其采用多声束连续扫描，每一单条声束上的光点连续地分布成一幅切面图像，可以显示脏器的二维图像。图像纵轴表示人体组织深度，即界面至探头的距离，横轴表示超声束在扫描方向上的位置，反映切面图像的宽度。当扫描的回声信号构成图像的速度超过每秒 24 帧时，则能显示脏器的实际活动状态，称为实时显像。根据探头及扫描方式不同，又可分为线型扫描、扇型扫描、凸弧扫描等。

B 超声型诊断法可清晰显示脏器外形与毗邻关系，以及软组织的内部回声、内部结构、血管与其他管道分布情况等。因此，B 型超声诊断法是目前临床使用最为广泛的、也是最重要、最基本的一种超声诊断法。

3. M 型超声诊断法（time–motion mode） 即超声光点扫描法。此法系将单声束超声波所经过的人体各层解剖结构的回声以运动曲线的形式从时间上和空间上加以展开显示的一种超声诊断法。其图像纵轴代表回声界面空间位置关系和深度，横轴代表扫描时间。此法主要用于探测心脏，称 M 型超声心动图。本法常与心脏实时成像扇形扫描相结合使用。

4. D 型超声诊断法（Doppler mode）　即超声多普勒诊断法。当声源与接收器作相对运动时，声波的频率回发生变化，此种现象即多普勒效应。频率的变化称频移，频移即多普勒信号，经仪器处理后，以波、色彩等形式表示出来。D 型超声诊断正是利用多普勒效应的基本原理来探测血管、心脏内血液流动反射回来的各种多普勒频移信息，以频谱或色彩的形式显示，从而进行疾病诊断的一种方法。

目前常用的 D 型超声诊断法有频谱多普勒诊断法和彩色多普勒血流显像两种。频谱多普勒诊断法是将血流的信息以波形（即频谱）的形式显示，横轴代表时间，纵轴代表频移或流速。同时可监听血液流动状态的声音称多普勒音，正常为悦耳的声音。

彩色多普勒血流显像系在二维显像基础上，对血流的多普勒信号进行彩色编码，以色彩形式显示血流的方法，有很强的直观感和空间感。目前多数采用红色表示血流方向朝向探头，蓝色表示血流方向背离探头，湍流则以绿色或多彩表示。应用 D 型超声诊断法，可检测血流的方向、速度、性质、分布范围、有无返流及异常分流等，具有重要的临床应用价值。

（四）超声检查的临床应用

超声检查能够用来显示组织器官的解剖结构和某些功能状态，临床上广泛地应用于颅脑、眼球、心血管、肝脏、胆囊、脾脏、胰腺、肾脏、膀胱、前列腺、肾上腺、子宫、卵巢、甲状腺等组织器官探测及肺脏和胃肠道某些疾病的诊断。

临床应用的主要目的有：①检测实质性脏器的大小、形态及物理特性。②检测囊性器官的大小、形状、走向及某些功能状态。③检测心脏、大血管及外周血管的结构、功能与血流力学状态。④鉴定脏器内占位性病变的物理特性，部分可鉴别良、恶性。⑤检测积液的存在与否，并对积液量作出初步估计。⑥随访经药物或手术治疗后各种病变的动态变化。⑦引导穿刺、活检或导管置入，进行辅助诊断及超声介入治疗。

（五）超声检查的注意事项

1. 肝、胆及胰腺常规检查　通常需空腹。必要时饮水 400～500ml，使胃充盈作为声窗，以使胃后方的胰腺及腹部血管等结构充分显示。胃的检查需饮水及服胃造影剂，显示胃黏膜及胃腔。

2. 早孕、妇科、肾、膀胱及前列腺的检查　病人应于检查前 2 小时饮水 400～500ml 憋尿以充盈膀胱。

3. 婴幼儿及检查不合作者　可给予 10% 水合氯醛灌肠，待安静入睡后再行检查。

4. 腹部检查　检查前两日内应避免行胃肠钡剂造影和胆系造影，因钡剂可能干扰超声检查。

（六）超声诊断新技术

1. 三维超声　三维超声是近年来超声医学领域中的一项新技术，可分为静态三维超声和动态三维超声。三维超声可直观地显示脏器的立体解剖结构，多方位、多层次地显示病变性质和程度，作出较准确的定量分析，临床上主要应用于心脏、腹部及妇产科等疾病的诊断。

2. 声学造影   声学造影的基本理论是通过心导管或经周围静脉注入能产生微气泡的声学造影剂，在脏器内形成大量浓密的云雾状回声反射，声像图上可显示脏器内造影剂流动的方向、分流和（或）反流的剂量、时相、造影剂清除时间等，据此可对脏器的疾病作出判断。

二、心脏与大血管的超声检查

（一）正常声像图

1. M 型超声心动图   超声在心脏结构中传播时，在各个界面上发生反射，以强弱不等的点状回声显示在扫描线上。

（1）定点探测：是指探头固定于某点，声束方向不变，观察心脏某一经线上各界面活动的规律。用于测量腔室大小、心壁厚度及活动速度等。

（2）滑动探测：探头置于肋间隙内，缓慢移动，声束方向亦随之转动，借以观察心脏水平断面上各结构的相互关系。

（3）扇形扫描：探头位置不动，但声束方向有变，扫查的范围为扇形，根据方向不同可分为纵轴与横轴扇形扫描。

2. 二维超声心动图   通过密集的声束实时显示心脏不同断面，超声心动图更为形象、直观，且具有多种检测功能（图 7 - 37）。

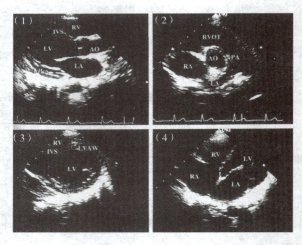

图 7 - 37   正常二维超声心动图
（1）左室长轴切面；（2）心脏短轴切面；
（3）心脏短轴切面；（4）四腔心切面

（1）左室长轴切面：被检查者平卧或左侧卧位，探头置于胸骨左缘第 3、4 肋间距胸骨缘 2~3cm，垂直向后，使超声波束扫描方向为心尖至右胸锁关节连线，这样就获得左室长轴切面。图像近区为无搏动的胸壁回声，其后依次为右室前壁、右室腔及右室流出道、室间隔及主动脉前壁、左室腔及主动脉、主动脉后壁、左房及左室后壁、心包膜。

（2）心脏短轴切面：探头置于胸骨左缘第 2、3 肋间心底大血管的正前方，扫描平面与左心长轴相垂直，与左肩与右肋弓的连线基本平行，主要显示心脏横断面的解剖及功能，随着探头移动，扫描平面的高低改变，也就获得相应的横断面图像。

（3）二尖瓣短轴切面：探头置于胸骨左缘第3、4肋间，距胸骨左缘2～3cm，超声束平面近似垂直入射到胸廓内。此断面显示左右心室腔、室间隔及二尖瓣口等，为获得腱索水平图像可将探头稍向下倾斜。

（4）心尖四腔心切面：探头置于心尖搏动处，指向右胸锁关节。图像显示四个心腔。因探头接近心尖，故图像左上方为左心室，右上方为右心室，左下方为左心房，右下方为右心房。

（5）剑突下区四腔切面：探头置于剑突下，探头方向斜向上指向左肩，取冠状断面的扫描图像。图像上方显示右室、右房，下方显示左室、左房。二、三尖瓣，房、室间隔显示较清晰，房间隔显示最明显，是确诊有无房间隔缺损的最佳切面。

3. 多普勒超声心动图 在二维声像图上，调节多普勒取样线及取样容积，应用多普勒频移可检测心血管内血流动力学信息（血流速度、压力、方向、流动状态）。多普勒超声心动图是心血管超声检查的重要组成部分，对大多数心脏疾病能作出明确诊断。多普勒超声心动图的检查主要有以下五个方面内容：①探测血流状态。②测定血流速度。③测量血流容量。④估测压力差。⑤判断反流与分流。

（二）异常声像图

1. 二尖瓣狭窄

（1）M型超声心动图：二尖瓣活动曲线表现为瓣叶增厚，回声增强，EF斜率减慢，A峰逐渐消失，失去双峰曲线转为"城墙样"曲线；二尖瓣前后叶呈同向运动；左房、右室增大。

（2）二维声像图：左室长轴切面及心尖四腔切面可见二尖瓣前后叶增厚，瓣尖部活动幅度减低，瓣口变小，开放受限；二尖瓣短轴切面可见二尖瓣前后交界明显粘连，瓣膜增厚，二尖瓣开放幅度减小，瓣口变小，边缘不规整，舒张期失去正常的鱼嘴形。间接征象是左房、右室扩大。

（3）多普勒超声检查：二尖瓣瓣口血流变窄，颜色以红色为主，中心流速高因此颜色为蓝色。彩色多普勒显示舒张期经二尖瓣口血流呈五彩镶嵌，似喷泉状，二尖瓣口左房侧可见血流加速形成的半圆形血流会聚区。脉冲多普勒通过"距离选通"来取样分析某定点部位的血流频谱。脉冲多普勒吸取血流信号是通过取样容积的位置和大小来进行的。频谱多普勒可通过测量压力半降时间计算狭窄瓣口面积，即测量舒张期左心房与左心室之间的最大压差值下降一半所需的时间。

2. 二尖瓣关闭不全

（1）M型超声心动图：二尖瓣活动曲线表现为二尖瓣活动增强，EF斜率增快，室间隔运动增强，二尖瓣脱垂时，可见CD段呈"吊床样"改变。

（2）二维声像图：在左室长轴切面、心尖左室长轴切面或四腔心切面，对明显的二尖瓣关闭不全容易发现，在收缩期见前后瓣叶间关闭不全裂隙大于0.3cm。切面图上可见瓣叶增厚、反射增强，收缩期瓣口对合欠佳间接征象是左房、左室扩大。

（3）彩色多普勒超声检查：收缩期可见蓝色为主的多彩血流束从二尖瓣口返流至左心房内。根据返流深度及返流束与左房面积比值，可粗略地分为轻、中、重返流。

3. 先天性心脏病

（1）房间隔缺损：① M 型超声心动图：房间隔回声连续中断，室间隔运动异常，左室后壁呈同向运动。伴肺动脉高压的病人肺动脉瓣曲线 ef 段平坦，a 波消失。②二维声像图：房间隔回声带中断，断端处回声可增宽，呈"火柴头"形状，并随心脏搏动而左右摆动。右房、右室扩大，室间隔走向平直或略向左室膨出。③彩色多普勒超声检查：可见红色为主的血流束自左房穿过房间隔回声中断处进入右心房，并向三尖瓣口延伸。三尖瓣口和肺动脉口彩色亮度增加，色彩增多（图 7 - 38）。

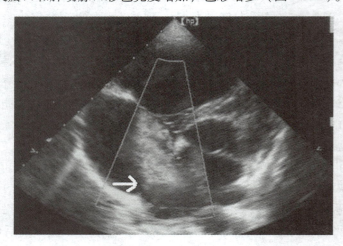

图 7 - 38　房间隔缺损

缺损处血流从左房分流入右房（↑）

（2）室间隔缺损：①M 型超声心动图：主要表现为左心房增大，左心室增大，左心室室壁运动加强。当合并肺动脉高压时，肺动脉瓣曲线 ef 段平坦，a 波消失。②二维声像图：室间隔回声带中断，断端处回声增宽。左室、左房扩大，室壁活动幅度增大。右室流出道及肺动脉增宽。伴肺动脉高压时，肺动脉显著增宽。③彩色多普勒超声检查：收缩期可见红色为主的血流束自左室穿过室间隔缺损处进入右室，在右室内形成五彩镶嵌的湍流。在伴有肺动脉高压时，收缩期见红色左向右分流信号，舒张期见蓝色右向左分流信号。

（3）动脉导管未闭：①M 型超声心动图：伴肺动脉高压时可显示肺动脉瓣曲线呈"W"形或"V"形。左室壁运动幅度明显增大。②二维声像图：在心底短轴上显示肺动脉分叉处或左肺动脉起始处与主动脉弓之间出现一异常通道，可呈管状、漏斗状或窗孔形。左房、左室扩大，左室壁活动幅度增大。主动脉、肺动脉可见不同程度的增宽，搏动明显增强。③彩色多普勒超声检查：显示经动脉导管进入肺动脉的红色为主的多彩血流束沿主动脉外侧上行，同时主肺动脉内侧部分为蓝色血流。若主肺动脉压差大，则出现以舒张期为主的双期，未闭动脉导管越粗，五彩镶嵌的血流束就越宽。

（4）Fallot 四联症：①M 型超声心动图：主动脉前移，主动脉前壁与室间隔回声连续中断，室间隔回声位于主动脉前后壁之间，右室腔扩大，右室壁肥厚，左房、左室内径变小。②二维声像图：在心底短轴断面上可见右室流出道变窄，肺动脉瓣细小和肺动脉内径变细。在左室长轴上可见主动脉内径增宽，主动脉前壁与室间隔连续中断，室间隔的残端位于主动脉前后壁中间，即主动脉骑跨。③彩色多普勒超声检查：心尖五腔心于收缩期显示来自左、右心室的蓝色血流射向主动脉根部；左室长轴断面，收缩期可见蓝色血流束自右室穿过室间隔缺损处，与来自左室的红色血流束一起进入主动脉；流经肺动脉狭窄处的彩色血流束变细且远侧呈多彩湍流；若肺动脉瓣及（或）肺动脉主干闭锁，则其远侧无彩色血流信号。

4. 左房黏液瘤　在二维声像图上左房内可见带蒂、边界清晰、中等强度的密集点状团块回声，随心脏的收缩或舒张在左心房与左心室间往返运动，瘤体通过二尖瓣口时可挤压变形（图7-39）。彩色多普勒超声检查在舒张期可见瘤体与二尖瓣之间有五彩镶嵌的血流束通过。

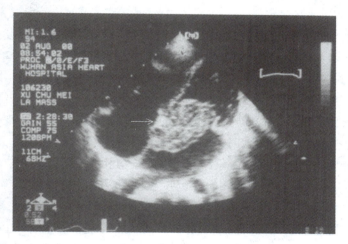

图7-39　左房黏液瘤
示瘤体通过二尖瓣口（↑）

5. 心包积液　少量心包积液在心包腔均可探及液性暗区，大量心包积液时心脏可出现"摇摆征"，即整个心脏在液囊中前后或左右摆动。超声心动图对心包积液的诊断准确率极高。

三、肝、胆、胰、脾的超声检查

（一）正常声像图

1. 肝、脾　正常肝包膜整齐、光滑，呈细线样回声。膈面呈弧形，回声较强。肝的脏面一般内凹或较平坦，边缘锐利，左叶与右叶下缘角分别小于45°及75°。肝上界多位于第6肋间，平静呼吸时剑突下长度不超过5cm，右叶多不超过肋缘。经肝右静脉注入下腔静脉的右肋下缘斜切面图测量肝右叶最大斜径约10～14cm。经腹主动脉长轴切面测量肝左叶，其前后径不超过5～6cm，上下径不超过5～9cm。肝实质呈均匀弥漫分布的点状中低水平回声。肝内显示的管道结构主要是门静脉和肝静脉，前者管壁较厚，回声较强，其主干内径不大于1.4cm；后者管壁薄，回声弱，汇流至下腔静脉。在左侧9~11肋间或腋后线区可见脾脏，呈弯月状形态，实质回声均匀且低于肝脏，包膜光滑整齐，脾脏厚度在4cm以下，长径在10~11cm以下，脾静脉内径0.7cm左右。

2. 胆道系统　　胆囊位于肝中裂下后方的胆囊窝内，正常胆囊切面呈梨形、长茄形或椭圆形，轮廓清晰，壁薄光滑，厚度不超过0.2cm。囊内为无回声区，后方回声增强。胆囊管纤细，常不能显示。胆管应循门静脉走向，可显示左右肝管、胆总管，它们均与门静脉平行，呈"双管征"，胆总管内径应小于0.8cm，胆总管下段因十二指肠气体遮盖常难以显示。

3. 胰腺　　正常胰腺轮廓整齐、光滑，其实质呈细小、均匀的点状回声，随着年龄的增长，胰腺组织萎缩、纤维组织增生以及脂肪浸润增加，胰腺的内部回声亦逐渐增强。主胰管横贯于胰腺中部，呈细管状无回声区。

（二）异常声像图

1. 肝癌

（1）原发性肝癌：声像图表现复杂，典型的原发性肝癌超声表现可分为直接征象和间接征象。①直接征象：肝实质内出现局灶性实质性回声肿物，可单发、多发或弥散分布。一般与正常肝组织边界欠清晰，且多不规则。其回声强度和分布与癌肿病理组织学改变密切相关。癌肿与其周围正常肝实质回声比较，有低回声型、等回声型、强回声型及混合回声型等。病灶周边可有低回声晕环，部分病灶可出现后方的声衰减、外展的侧方声影等。当癌块较大时，中心有时可见液化之无回声暗区，很多患者同时伴肝硬化的声像图改变。②间接征象：肝局部或全部肿大，形态失常，肝边缘角变钝，即所谓的"角征"；浅表癌肿引起相应肝包膜隆起，形成"驼峰征"；癌肿结节周围有血管绕行或边缘血管中断。癌块周围常有环状低回声，又称"低回声晕（牛眼征）"，彩色多普勒证实为包绕癌块的门静脉或肝静脉血流。彩色多普勒对肝内占位病灶的良恶性有很大鉴别意义，如占位灶内显示了较多的血流信号，或有动脉频谱而且流速较高时，应当考虑恶性肿块。肝内管状结构受压或因推挤而发生变形、移位、扭曲、狭窄或闭塞，邻近脏器受挤压移位。晚期病例可在门静脉或肝静脉内发现癌栓光团，在胸、腹腔内可出现胸、腹水的无回声暗区等转移征象。

（2）转移性肝癌：其肝内转移灶多表现为在肝内出现多发的、大小及形态特征相似的占位性病变。但病灶的内部回声特征与原发灶有关，如淋巴瘤、肉瘤及霍奇金病的肝转移瘤多表现为低回声区；乳腺癌、肺癌转移瘤呈"牛眼征"；结肠癌、胃癌、食管癌及泌尿系癌肿肝转移灶多为高回声结节。

2. 肝脓肿　　根据肝脓肿不同时期的病理变化，其声像图的表现也有所不同：①早期病变区呈单个或多个低至中等回声光团，与周围肝组织分界不清，此时应注意与肝脏恶性病变相鉴别；②病变区发生坏死、液化时，超声探查可见局部呈"蜂窝状"低回声，已液化处出现无回声液性暗区，当液化区范围扩大时，液性暗区亦渐行扩大，且其内有不均匀的点状或斑片状高回声（系坏死组织及黏稠的脓液），周边脓肿壁较厚，内壁不光滑；③慢性肝脓肿可见脓肿壁回声增厚、增强。

3. 肝硬化　肝硬化声像图诊断要点有：①肝形态失常，右叶萎缩，左叶及尾叶肿大或萎缩，肝表面高低不平，呈锯齿状或凹凸状。②肝实质回声不均匀增强。③肝静脉变细，扭曲，走向不清，频谱多普勒常呈"双峰"波或"带状"波，波幅降低。④门静脉扩张，其主干内径大于1.4cm，血流速度下降，当有返流时，门静脉呈蓝红混杂或蓝色血流信号，门静脉主干、脾静脉及肠系膜上静脉扩张，脐静脉再通，脾肿大。⑤胆囊壁增厚呈"双壁状"表现。⑥出现腹水的声像图征象。

4. 肝血管瘤　国内外学者多将血管瘤按回声强度分为4种：①强回声型：此型最多见，占50%～80%左右，多数瘤体<3.0cm，病灶和正常肝组织分界清楚，略突出于肝组织，呈"浮雕"征；病灶内部回声明显增强，光点分布均匀，部分可见筛网状无回声区。②低回声型：较少见，约占10%～20%，多见于3～7cm大小的血管瘤，此型边界清楚，常似有包膜回声，探头加压可见局部"塌陷"；内部呈网格状低回声，后方回声增强，周围肝组织回声正常。③混合回声型：约占20%，多见于海绵状血管瘤，平均7～15cm，常邻近肝静脉，内部回声强弱不均，呈花斑状，有不规则的无回声暗区。彩色多普勒常不能显示小血管瘤的彩色血流信号，大的血管瘤则可在内部探查及少许点、片状色暗的血流信号。④无回声型：极少见，瘤体内无网状结构，可仅见分隔样回声；无回声区内可有细点状回声，后方回声增强，常有包膜样回声与周围组织分界清晰。

5. 急性胆囊炎　急性单纯性胆囊炎早期声像图显示胆囊饱满，轻度增大，以横径增加为主，囊壁轻度增厚或模糊，无特异性改变。在形成化脓性胆囊炎后，声像图可出现特征性改变：①胆囊体积增大，张力增高，囊壁增厚、水肿呈"双边影"。②囊内可见细密光点或光斑（系脓液的表现）。③常伴有胆囊结石。④胆囊穿孔时，可见胆囊局部膨出或缺损，并可在胆囊周围见到局限性积液征象。

6. 慢性胆囊炎　轻者无明显声像特征，仅有囊壁轻度增厚。典型者可见胆囊增大或萎缩，囊壁增厚，腔内可见中等或较弱的团块状或乳头状沉积性回声图像，后方无声影，多数胆囊丧失收缩功能。

7. 胆囊结石　超声检查是诊断胆囊结石最准确、最简便的方法，准确率可达95%以上。典型胆囊结石的声像图具备以下三个特征：①胆囊内可见一个或多个强回声光团。②强光团后伴有声影（图7-40）。③改变体位时，强光团依重力方向移动。

不典型的胆囊结石可有：胆囊内泥沙样结石，因其结石常沉积于胆囊后壁，故超声表现为胆囊后壁回声反射毛糙、增强，后方声影较弱，且变动体位可见沉积带移动。胆囊内充满结石时，超声表现为正常胆囊的无回声液性暗区消失，仅在胆囊区见到一圆形或弧形强回声光带，其后伴明显声影。胆囊壁内结石，在胆囊壁内可见一个或数个直径为数毫米的强回声光点或光斑，其后方可见"彗尾征"，改变体位时，其位置不变。

8. 急性胰腺炎　①胰腺体积弥漫性或局限性增大，轮廓模糊。②胰腺实质呈不均匀回声，或呈不规则的无回声或弱回声区，其内夹杂有颗粒状光点。③急性出血坏死性胰腺炎时，可于胰腺周围及腹腔见到不规则的液性暗区。

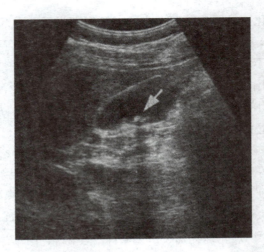

图 7-40 胆囊结石
强光团后伴有声影（↑）

9. 慢性胰腺炎 ①早期胰腺可均匀性轻度增大，随病变发展，胰腺逐渐缩小、形态不规则、边界轮廓欠清晰。②胰腺实质回声增强，分布不均，有时可见钙化形成的强回声光团并伴有声影。③主胰管呈不规则扩张，腔内可有结石的强回声光团，其后伴有声影，这是慢性胰腺炎所具有的特征性表现。

10. 胰腺癌 ①胰腺丧失正常形态，多有局限性增大。②包块多位于胰头，边界不清，可见"蟹足样"或花瓣状浸润，包块内部多呈低回声。③包块较大时，其中心可发生坏死液化，此时可表现为不规则的无回声区。④胰头癌压迫胆总管可显示胆系及胰管扩张。

四、肾脏、膀胱、前列腺的超声检查

（一）正常声像图

1. 肾脏 肾脏被膜光滑呈线状较强回声，轮廓清晰，长 10～12cm，宽 5～6cm，厚 3～5cm。外周部分为肾皮质，呈均匀低回声，其间尚可见放射状排列、回声更低的肾锥体；中心部分呈复合椭圆形密集明亮的光点群，边界凹凸不平，长轴与肾一致，是由肾盂、肾盏、肾血管及脂肪构成的肾窦部分，其宽度占整个肾宽度的 1/3～1/2。

2. 膀胱 充盈适当时，横切面常呈四方形或椭圆形，周边为膀胱壁的强回声光带，显示清晰、完整，无明显凹凸现象，中心呈无回声暗区。

3. 前列腺 前列腺呈左右对称的栗子形，内部为分布均匀的细小点状回声，内腺呈低回声，外腺呈高回声，正常前列腺的前后径、上下径及左右径大约分别为 2cm、3cm、4cm。

（二）异常声像图

1. 肾结石 肾窦区内出现一个或多个强回声光点或光斑，较大结石其后可伴声影，即彗星尾征。一般 0.3cm 以上结石可作出诊断，如结石过小，其后无声影，则不易诊断。肾结石嵌顿可致肾积水。超声检查可发现 X 线平片检查阴性的结石。

2. 肾积水 肾积水根据其声像表现可将其分为 3 种情况。①轻度肾积水：肾外形

及肾实质一般无变化，仅表现为肾窦回声分离，呈窄带状或扁卵圆形无回声区，前后径约2～3cm。肾盏轻度扩张，肾椎体顶端变平。②中度肾积水：肾脏体积不同程度增大，肾实质可见轻度受压变薄，肾盂、肾盏扩张并与扩张输尿管相通形成花朵形或烟斗形无回声区（图7－41），前后径约3～4cm。肾小盏的终末端和肾椎体顶端轮廓变平。③重度积水：肾脏体积明显增大，形态失常，肾实质明显变薄，整个肾脏呈调色碟状或相互连通的多房囊性无回声区，前后径大于4cm。

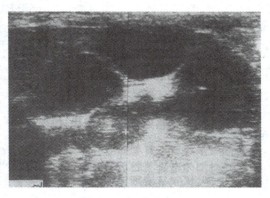

图7－41　肾积水

3. 肾肿瘤　绝大多数为恶性。声像图特征为肾内出现实质性异常回声光团，可呈强回声、低回声或等回声，边界尚清晰。肿瘤内部可因出血或坏死液化而出现不规则无回声区。此外，肾肿瘤还可引起肾外形的失常及不同程度的肾积水。

4. 肾囊肿　一般是指肾皮质囊肿，可为孤立性单发，也可为多发。在一侧或双侧肾实质内可探及单个或多个大小不等的圆性无回声暗区，壁纤薄，后壁回声增强。多发囊肿的肾实质和集合系统失去正常形态或二者结构分不清楚，双肾肿大。

5. 前列腺增生症　超声检查是前列腺增生的首选影像诊断方法。前列腺各径线增大，以前后径增大更为明显，形态改变为圆形或近圆形，严重者可突入膀胱腔内。大多数外形规整，左右对称。包膜回声光滑连续但增厚，内部回声常减弱；但也有少数回声增强或呈等回声型。部分病例可伴尿潴留、肾积水、膀胱结石等。

6. 膀胱结石　声像图表现与胆囊结石相似，确诊率极高。典型的膀胱结石表现为单个、多个点状或团块状强回声光团，其后伴声影。强回声光团可随体位改变位置。小于0.3cm结石常无典型声影，诊断时应注意与膀胱异物相鉴别。

五、子宫、卵巢的超声检查

（一）正常声像图

经腹壁超声扫查，子宫位于膀胱无回声区后方。子宫体呈均匀低回声区，其中心部位可见宫腔内膜线的强回声。子宫的大小常因不同的发育阶段而有差异，临床超声探测成年妇女正常子宫的参考值为：纵径5.5～7.5cm，前后径3～4cm，横径4.5～5.5cm。正常卵巢大小约4cm×3cm×1cm，切面呈圆形或椭圆形，呈低回声，其内可见多个卵泡的无回声区，其大小随月经周期而变化。输卵管一般不易显示。

（二）异常声像图

1. 子宫发育异常　先天性子宫发育异常是生殖器官畸形中最常见的一种，子宫发育异常也常常是不孕、流产或难产的主要原因。其常见类型及超声表现如下：①先天性无子宫：盆腔扫查看不到子宫影像，而两侧卵巢可被发现。先天性无子宫者常合并先天无阴道。②始基子宫：子宫极小，常呈条索状回声，中央无线状内膜回声。③子宫发育不良：子宫小于正常，前后径小于2cm，常呈极度前屈或极度后屈，宫颈与子宫体的比例为1∶1。④双子宫：两侧子宫狭长，左右对称。可分别看到两个子宫内膜回声，横断时两个内膜回声之间有一间距呈分离状。⑤双角子宫：横切面宫底有凹陷，内膜回声呈蝶翅样表现。由两侧宫角向宫体连续扫查时，可见两侧内膜回声逐渐向中央汇聚，纵扫子宫区仅见一线状内膜回声。

2. 子宫肌瘤　是妇科常见良性肿瘤，其声像图表现与肌瘤的位置、大小和有无继发改变等因素有关。其主要表现有：①子宫增大或出现局限性隆起，致宫体切面形态失常。②肌瘤结节一般呈圆形低回声或等回声区（图7-42），有时结节周围可见低回声晕，内部回声一般较均匀，较大肌瘤内部可因缺血、坏死而出现相应的无回声区，肿瘤发生钙化时，则其内部或边缘可见不规则强回声光点或光团，其后方伴声影。③黏膜下肌瘤或肌壁间肌瘤可推压宫腔，使宫腔内膜回声线移位或变形。

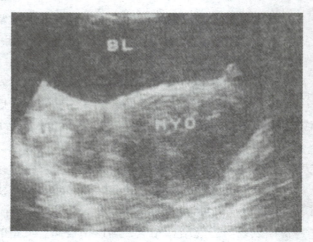

图7-42　子宫肌瘤
MYO 为肿瘤

3. 卵巢肿瘤

（1）卵巢囊肿性占位病变：是卵巢的常见肿瘤。常见病变类型的声像图表现为：①浆液性囊腺瘤：多为双侧，直径一般为5~10cm，多数为单房，亦可呈多房，壁薄而光滑，内呈无回声区，有时囊壁或分隔的光带上可见点状或乳头状回声，后壁回声增强（图7-43）。②黏液性囊腺瘤：较前者少见，多为单侧多房性，体积较大，一般大于10cm，囊壁光滑、较厚（大于5mm），很少有乳头突起，囊内呈均匀细光点回声光团。③皮样囊肿：声像图表现复杂，除一般卵巢囊肿表现外，尚有一些特征表现，如脂液分层征（即囊内可见一强回声水平分界线，线上方为脂液成分，呈均匀密集细小光点，下方为无回声区）、面团征（即肿物无回声区内有强光团回声，边缘清晰，附于囊壁一侧）、杂乱结构征（即囊内出现回声明显增强的光点，光团及光斑等，为内含的油脂物、牙齿、骨组织的回声）。

（2）卵巢恶性肿瘤：卵巢的实质性肿物多为恶性。声像图表现为附件区探及的边缘不规则、界线不清的实质性或混合性肿物，内部回声不均匀或杂乱，肿物深部可有衰减。原发者多为单侧，转移瘤多呈双侧，常合并大量腹水。

六、妊娠的超声检查

（一）正常声像图

1. 早孕　超声诊断早孕的依据是在宫腔内（或其他部位）发现妊娠囊。一般在妊娠第 5 周时即可显示，第 6 周时妊娠囊的检出率达 100%，此时妊娠囊的平均直径为 1.5cm，声像图表现为圆形或椭圆形光环，其内呈无回声；妊娠第 7 周，妊娠囊内可见胚芽回声；第 8 周可发现原始心管搏动；

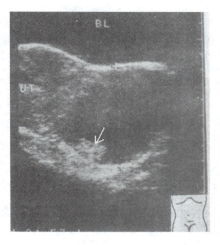

图 7-43　浆液性囊腺瘤
囊壁上可见乳头状回声（↑）

第 8~9 周时可见胎盘；第 12 周即可显示成形胎儿，并可见肢体活动。

2. 中期妊娠　妊娠第 12 周时可显示脊柱结构。妊娠第 15 周后可显示四腔心。胎儿的肝、胆、肾、膀胱等内脏器官在妊娠第 14 周时即可辨认，第 18~20 周时结构显示清晰，胎儿的外生殖器亦可辨认，且随孕龄增加，胎儿的五官均可清晰的显示。此外，还可根据胎儿头颅双顶径及胎儿股骨长度估计胎龄，根据胎儿头围、胸围及腹围等估计胎儿体重。正常妊娠从第 8~9 周时可显示胎盘，超声检查可观察胎盘的位置、大小、成熟度。羊水超声图像为无回声区，羊水中可见一条绳索状结构，即为脐带。

3. 晚期妊娠　超声图像可显示羊水、胎盘、脐带、心脏瓣膜及各房室。第 36 周后可以根据腹围估计胎龄。

（二）异常声像图

1. 死胎　妊娠第 20 周后，胎儿在宫腔内死亡，称为胎死宫内。胎儿死亡后，孕妇自觉胎动消失。声像图表现为胎心搏动消失，这是诊断死胎可靠而准确的指标。此外，如胎儿死亡时间较长，还可见胎儿颅骨呈叠瓦状或袋状变形，颅内结构模糊，脊柱失去正常生理弯曲，胸部塌陷。胎儿胸腹部、肢体表面呈双层回声。可出现胸腹腔积液，胎盘增厚，羊水减少并有较多细小光点回声。

2. 葡萄胎　葡萄胎声像图有较高特异性：①子宫增大超过正常月份。②宫腔内充满蜂窝状回声，有时呈粗颗粒状强回声，即"落雪状"图像。③宫内无孕囊、胎体及胎心搏动。④多伴有双侧卵巢黄素囊肿，呈多房性。⑤水泡样组织侵入肌层则提示侵蚀性葡萄胎。

3. 前置胎盘　前置胎盘对孕妇危害极大，可导致大量出血而危及生命。超声检查是胎盘定位的最佳方式。前置胎盘主要有四种，其声像图征象分别表现如下：①低位性胎盘：胎盘下缘距宫颈很近，尚未抵达其边缘。②边缘性前置胎盘：胎盘下缘抵达宫颈内口边缘，尚未遮盖宫颈。③部分性前置胎盘：胎盘已遮盖宫颈口一部分，尚未完全遮盖。④完全性前置胎：又称中央型前置胎盘，胎盘完全覆盖宫颈口。

4. 胎盘早期剥离　产前因血管病变或受伤导致蜕膜出血，胎盘因此部分或全部与子宫壁分离，称之早期剥离。其声像图征象有：胎盘与子宫壁之间出现无回声暗区，如出血时间较久，可在暗区内有光斑和光点，胎盘因基底膜血肿而增厚，羊水内可有弥散点状回声（系出血所致）。应注意胎盘血肿与静脉窦的区分，后者系正常变异现象，彩色多普勒可在静脉窦内显示血流信号。

5. 先兆流产　先兆流产声像图征象有：①胎囊下移，靠近子宫颈口。②胎囊变形不规则，萎缩。③绒毛蜕膜反应薄而回声低，说明绒毛血运不佳。④胎囊大于 1.0cm 时，双蜕膜囊征消失。⑤两次超声检查间隔 10 ~ 14 天，测量胎囊获头臂长度无增长，或胎囊明显小于孕周。⑥出现双胎囊样结构。上述 6 项同时出现 3 项阳性，其预测准确率为 100%。

第三节　计算机体层成像检查

一、基本知识

计算机体层成像（Computed Tomography），简称 X 线 CT 或 CT。是豪斯菲尔德（G. N. Hounsfield）在 1971 年首次发明并因此荣获了诺贝尔医学奖。CT 是把电子计算机和 X 线相结合，应用到医学领域的重大突破，它使传统的 X 线诊断技术进入了计算机处理、电视图像显示的新时代。它是用 X 线束对人体选定层面进行扫描，取得信息，经计算机处理而获得的重建图像。所显示的是人体横断面解剖图像，其密度分辨力明显优于 X 线图像，显著扩大了人体的检查范围，提高了病变的检出率和诊断的准确率。CT 检查方便、迅速而安全、图像清晰、避免重叠、密度分辨率高、方法简便、迅速、无痛苦、无危险。所以得到广泛应用，促进了医学影像学的发展。

（一）计算机体层成像的基本原理

用 X 线束对人体某一部位一定厚度的层面进行扫描，其强度因和不同密度的组织相互作用而产生相应的吸收和衰减，由探测器接收透过该层面的 X 线，转变为可见光后，由光电转换器转变为电信号，再经模拟/数字转换器转为数字，输入计算机处理，从而得到该层面各单位容积的 CT 值（CT number）。扫描所得信息经计算而获得每个体素（人为地将扫描的层面分为若干个体积相同的长方体，每一个长方体为一个体素），再排列成矩阵，即数字矩阵，可存贮于磁盘或光盘中。经数字/模拟转换器把数字矩阵中的每个数字转为由黑到白不等灰度的小方块，即像素，并按矩阵排列构成该层的 CT 横断图像。图像可用多幅照相机摄于胶片上，供读片、存档和会诊用。

（二）CT 机的发展和类型

CT 机发展很快，性能不断提高，共经历了大约五代。1971 年开始设计成功的第一代 CT 机，为旋转－平移扫描方式，单 X 线源，单探测器，X 线束为笔束；X 线管与探测器同步，当平移扫描完一层后，同步转过一个角度，然后重复；一次只能行一个层面的扫描，扫描时间需 4 分钟以上，像素大，空间分辨力低，图像质量差，而且只能行头部扫描。经改进后的第二代 CT 机，仍为旋转－平移扫描方式，单 X 线源，多探测器（数目 7－30 个），X 线束为扇形；扫描方式与第一代相同；一次扫描可获得多个数据，扫描时间缩短，图像质量改善，并可行全身扫描。1989 年成功设计出第三代螺旋 CT 机，扫描变为旋转－旋转方式，多个静止的 X 线源，多探测器（数目 250－700），X 线束为宽扇束，可覆盖整个被检体；一次扫描可获得整个被检体，只需 X 线管和探测器同步旋转。第四代 CT 机是在第三代 CT 机的基础上发展起来的多层螺旋 CT 机，扫描变为静止－旋转方式，探测器排列成一圆环，在扫描过程中只需线 X 管移动；一个探测器可获得多个方向的投影数据。近年来，又设计出电子束 CT 机，即第五代 CT 机，它是利用电子枪发射的电子束扫描靶环产生 X 线，其扫描速度每秒可达 20 层，又称为超快速 CT，使心脏大血管系统的 CT 检查成为可能。五代 CT 机大致可分为三大类型。

1. 普通 CT 机　又称常规 CT 机，主要包括以下三部分：①扫描部分，由 X 线管、探测器和扫描架组成，可对检查部位进行扫描；②计算机系统，将扫描收集到的信息数据进行贮存运算；③图像显示、记录系统和中央控制台，将经计算机处理、重建的图像显示在显示器上或用多幅照相机或激光照相机将图像摄下。

2. 螺旋扫描 CT 机　是指 X 线焦点相对病人做旋转运动，以容积方式采集数据。其优点是检查时间短，避免了运动的干扰，提高了图像质量，有助于早期发现病变。第四代 CT 机可行三维重建。

3. 电子束 CT 机　又称超速 CT 机或第五代 CT 机，用电子枪发射电子束轰击 4 个环靶所产生的 X 线进行扫描。扫描时间可短至 40ms 以下，每秒可获得多帧图像。由于快速扫描减少运动伪影，且扫描范围广，主要用于心血管造影及小儿、老人和外伤等不能很好合作的病人检查。

（三）CT 检查的方法

1. 体位、层厚和层距的选择　根据检查目的、病情及受检部位，将病人按一定体位固定在检查床上。层厚一般在 5～10mm 间，也可作 1～3mm 薄层扫描。层厚越薄，图像越清晰，扫描眼眶及蝶鞍等细致结构时采用薄层。层距为两个层面之间的间隔，如层厚和层距相等，为连续扫描，层距小于层厚为重叠扫描，大于层厚为间隔扫描。

2. 扫描方法

（1）平扫：是一般 CT 扫描，指不用对比剂增强或造影的普通扫描，又称非增强扫描。扫描方法较多，包括普通扫描、薄层扫描、重叠扫描、靶扫描、高分辨力扫描、图像堆积扫描、定量扫描、容积扫描等，其中应用最广泛、最普及的是普通扫描，CT 检查一般先做普通扫描。

（2）增强扫描：是指静脉注入水溶性有机碘对比剂后再行扫描的方法。血管内注入碘对比剂后，根据器官与病变血供不同，其内碘的浓度可产生差别，可使某些病变显示更为清晰，作出定性诊断。增强扫描使用的碘对比剂包括离子型和非离子型两大类。注射方法有①静脉团注：即以 2～4ml/s 的流速注入对比剂 50～100ml，注射完毕立即扫描。其特点是血管增强效果明显，但消失也快。②快速静脉滴注法：即快速静脉滴注对比剂 100～180ml，滴注 50ml 后开始扫描。其特点是血管内对比剂浓度维持时间较长，但血管增强效果不如团注法。③静脉注射－滴注法：是指两种方法同时使用，即先静脉团注法注入半量对比剂，剩余半量快速静脉滴注，边滴注边扫描，血管增强效果有所改善。

（3）造影扫描：是先作器官或组织结构的造影，再行 CT 扫描的方法。如行腰椎穿刺将非离子型对比剂注入蛛网膜下腔，让病人适当翻转后，行脊髓 CT 扫描，可清楚观察椎管内的解剖结构，有利于脊髓病变和椎管内病变的发现和定位。

（四）CT 图像的特点

1. 数字化图像　CT 图像是根据像素按矩阵排列构成。这些像素反映的是人体相应单位容积的 X 线吸收系数。CT 机的档次不同其图像的像素大小、数目均不同。大小有 1.0mm×1.0mm，0.5mm×0.5mm，0.25mm×0.25mm 之分。数目可以是 256×256 个，512×512 个，1024×1024 个。显然，像素越小，数目越多，构成的图像越细致、清晰，空间分辨力（spatial resolution）越高。

CT 图像有较高的密度分辨力（density resolution），其 X 线吸收系数的测量精确度可达 0.5%，能分辨密度差异较小的组织。所以能清楚地显示人体某些器官的解剖结构和器官内密度发生变化的病变组织。

2. CT 值　CT 值是简便的量化指标。在研究 CT 图像时，人们关心各组织结构内的密度差异，即相对密度。如果某一组织发生病变其密度会发生变化，这对 CT 诊断有很大价值。但是，比较和计算各组织对 X 线的吸收系数非常繁琐，于是亨氏（Hounsfield）把 X 线的吸收系数换算成 CT 值，单位就是 Hu（Hounsfield unit）。亨氏定义水的 CT 值为 0 Hu，其他不同的密度组织与之比较，大于水的定为正值，骨皮质 CT 值为 +1000 Hu，小于水的定为负值，空气 CT 值为 -1000 Hu，人体中密度不同的各种组织的位于 CT 值为 +1000～ -1000 Hu 的 2000 个分度之间。在实际工作中可以用测 CT 值的方法，大体估计组织器官的结构情况，这样就有了一个简便的量化指标。此外，还可以根据 CT 值选择阈值进行图像后处理，根据 CT 值进行实时增强监视，根据 CT 值进行骨密度测定等。但是，CT 值并不是恒定的，它会因 X 线硬化、电源状况、扫描参数、温度及邻近组织等因素发生改变。因此，在诊断中 CT 值只能作为参考，而不能作为诊断依据。

3. 窗口技术　窗口技术是数字图像所特有的一种显示技术，它利用一幅图像可用不同的灰度差别在监视器上显示这一优势，来分别观察不同组织差别。窗口技术涉及到窗位和窗宽两个基本概念。窗宽（Window width）是指 CT 图像上 16 个灰阶里所包含的 CT 值范围，窗位（Window level）是窗的中心位置。人体内密度不同的组织的 CT 值位于 2000 个分度之间，如果 CT 图像用 2000 个灰阶来表示，图像层次非常丰富，但人眼一般仅能分辨 16 个灰度等级，如将 2000 个分度划分为 16 个灰阶，每个灰阶的 CT 值为 2000/16＝125Hu，即相邻两组织 CT 值相差 125Hu 时，人眼才能分辨。为了观察 CT 机所具有的较高的密度分辨力，引进了窗宽和窗位，窗宽所包括的 CT 值范围内的组织，可以用不同的模拟灰阶来显示，CT 值范围以外的组织，则没有灰度差别，无法显示。窗位是以计划观察组织的 CT 值的中心，又称窗中心。同样的窗宽，由于窗位不同，其包含的 CT 值范围不同。例如取窗宽为 100Hu，窗位为 0Hu 时，其 CT 值范围为 ±50Hu；当窗位为 40Hu 时，其 CT 值范围为 −10 ～ +90Hu。这样，同一层面的图像数据，通过调节窗位和窗宽，便可分别得到适于显示脑组织与骨质的两种密度图像。使用窄窗宽，有利于发现与邻近正常组织密度差别小的病灶。

（五）图像后处理技术

CT 图像是数字化图像，数据采集后，尤其是螺旋 CT 的容积数据采集后，可对其实施一系列图像后处理。

1. 重建技术 螺旋 CT 图像重建技术是指在特定的工作站上，应用计算机软件将螺旋扫描所获得的容积数据进行后处理，重建图像。用于使用原始数据经重建数学运算得到的横断面影像。可将 CT 图像的原始数据，改变图像的矩阵、视野，进行图像再次重建处理并成像。

2. 重组技术 螺旋 CT 图像重组技术是利用重建后的数据实施的进一步的后处理。方法较多，重点介绍较为成熟和常用的几种。

（1）多层面重组和曲面重：①多层面重组（MPR）是在断层扫描的基础上对某些或全部扫描层面进行各种方向范围的重组，得到冠状面、矢状面、斜面或任意面的二维图像。②曲面重组（CPR）是在容积数据的基础上，沿感兴趣器官划一条曲线，计算指定曲面的所有像素的 CT 值，并以二维的图像形式显示出来。

（2）多层面容积重组（MPVR）：是将不同角度或某一层面选取的原始容积资料，采用最大、最小或平均密度投影法进行运算，得到重组二维图像的方法。①最大密度投影（MIP）是通过计算机处理，对被观察的 CT 扫描体积进行数学线束透视投影，每一线束所遇密度值高于所选阈值的像素，被投影在与线束垂直的平面上重组成像。常用于显示具有相对较高密度的组织。②最小密度投影（MinIP）是对每一线束所遇密度阈值低于所选阈值的像素投影重组二维图像。主要用于气道的显示。

（3）表面遮盖显示（SSD）：通过计算被观察物体的表面所有相关像素的最高和最低 CT 值，保留所选 CT 阈值范围内的像素影像，将超出 CT 阈值的像素透明舍弃处理后重组成三维图像。多用于骨骼系统、空腔器官结构、腹腔脏器和肿瘤的显示。

（4）透明显示（Raysum）：透明显示是一种三维透明显示生物体结构的计算机图像处理技术，应用在含气脏器如气道、肺、胃肠道等的 3D–CT 成像，效果较好。其图像效果类似于 X 线双重造影。

（5）CT 仿真内镜（CTVE）：利用计算机软件功能，将螺旋 CT 容积扫描获得的图像数据进行后处理，重组出空腔器官内表面的立体图像，类似纤维内镜所见。

（6）CT 血流灌注成像（CT perfusion imaging）：CT 血流灌注成像属于功能成像。利用动态 CT 扫描测量组织血流灌注量的理论基础来源于核医学的数据处理技术。增强扫描所使用的对比剂基本能满足观察组织血液动力学变化的示踪剂的要求。经平扫选定层面后，在静脉团注法注入对比剂的同时，对选定层面通过连续几十次扫描，以获得每一个像素的时间密度曲线，根据不同的数学模型计算，再经伪彩色处理可获得若干参数图。

（7）虚拟活检（virtual biopsy）：在 CT 仿真内镜（CTVE）成像的基础上，借助各种手段和计算机分析软件及技术，获取病变部位尽可能多的形态、功能信息，得出类似或近似组织活检的诊断结果，显示组织甚至细胞形态的结构。

（六）CT 检查的注意事项

（1）扫描前应详细询问病史，复查病人携带的有关影像学资料和实验室检查结果，以供扫描时定位及诊断时参考。

（2）做 CT 检查的病人应更衣、换鞋，防止灰尘带入机房。

（3）对病人做好耐心的解释工作，以消除其顾虑和紧张情绪。

（4）认真检查并除去检查部位的金属饰物和异物，如发卡、耳环、项链、金属拉链、义齿等，防止产生伪影。

（5）对胸、腹部扫描的病人，要做好呼吸训练，腹部检查前亦可口服或肌肉注射 654-2 注射液 20mg；喉部扫描时嘱病人不作吞咽动作；眼部扫描时嘱病人双眼保持不动；腹部、盆腔及腰椎扫描者，扫描前一周不服用含金属药物，不做胃肠造影；儿童或不合作的病人，可根据情况给予镇静剂或给予麻醉。

（6）需做增强扫描的病人，扫描前 4 小时禁食。预先做碘过敏试验，试验阴性者请病人或其家属在使用碘对比剂合同书上签名。CT 室应准备氧气、吸痰器及抢救药品、器械等。

（7）对危重病人检查时，需请临床其他科室医护人员陪同并有必要的生命监护。

（七）CT 检查的临床应用价值

CT 检查由于它的特殊诊断价值，已广泛应用于临床。但 CT 设备比较昂贵，检查费用偏高，某些部位的检查，诊断价值尤其是定性诊断，还有一定限度，所以不宜将 CT 检查视为常规诊断手段，应在了解其优势的基础上，合理地选择应用。

1. 中枢神经系统疾病 CT 的诊断价值较高，应用普遍。对颅内肿瘤、脑出血、脑梗死、颅脑外伤、颅内感染及寄生虫病、脑先天性畸形、脑萎缩、脑积水以及椎管内肿瘤、脊柱外伤、脊柱结核、椎间盘脱出症等疾病诊断较为可靠。脑血流灌注成像，对缺血性脑梗死的早期诊断具有一定的优越性；螺旋 CT 的脑血管三维重组可以获得比较精细和清晰的血管三维图像。

2. 胸部疾病 对胸部疾病的诊断，随着高分辨 CT 的应用，日益显示出它的优越性。通常采用造影增强扫描以明确纵隔和肺门有无肿块或淋巴结增大，支气管有无狭窄或阻塞，对原发和转移性纵隔肿瘤、淋巴结结核、中心型肺癌等的诊断，均很有帮助。肺内间质、实质性病变也可以得到较好的显示。CT 对平片检查较难显示的部分，例如同心、大血管重叠病变的显示，更具有优越性。对胸膜、膈、胸壁病变，也可清楚显示。还可显示冠状动脉和心瓣膜的钙化、大血管壁的钙化等。

3. 腹部及盆腔疾病　主要用于肝、胆、脾、胰、肾、肾上腺、输尿管、前列腺、膀胱、睾丸、子宫及附件，腹膜腔及腹膜后疾病诊断，尤其是占位性、炎症性和外伤性病变等。

4. 五官科疾病　有助于对眶内占位病变、鼻窦早期癌、中耳小胆脂瘤、听骨破坏与脱位、内耳骨迷路破坏、耳先天发育异常以及鼻咽癌等的诊断。对颌面部复杂骨折，三维重组图像逼真，对隐蔽骨折、听小骨破坏等显示可靠准确，已成为常规的检查方法。

二、中枢神经系统 CT 检查

（一）正常 CT 表现

1. 脑 CT 横断面图像　重点介绍 6 个标准层面来了解图像特征（图 7 - 44）。①桥脑层面：可见垂体、四脑室、桥池和桥小脑角池、岩锥与内耳道、前、中和后颅凹脑组织结构。本层面重点观察垂体和后颅凹结构。②中脑层面：可见鞍上池呈六角星或五角星形低密度区，增强 CT 扫描尚可见脑底动脉环在池内的分布情形。鞍上池后方、环池和四叠体池包绕部分即为中脑。③三脑室层面：重点观察内囊、基底节和丘脑区。④丘脑层面：除显示内囊、基底节和丘脑区外，同时是观察三脑室后部松果体区重点扫描层面。⑤侧脑室体层面：可观察侧脑室体部、三角区和后角，增强 CT 尚可见直窦、上矢状窦和大脑镰强化显影。⑥侧脑室顶层面：可见侧脑室顶部、大脑纵裂、脑皮质和脑髓质。

2. 脊髓横断面图像　常规要了解 3 个标准层面图像特征，即通过椎弓根、椎间孔和椎间盘的扫描层面。①椎弓根层面：由椎体、椎弓根、椎弓板和棘突围成一完整的骨环称为椎管。正常椎管前后径为 16 ~ 17mm，下限 11.5mm；横径 20 ~ 24mm，下限 16mm。②椎间孔层面：可见椎间孔呈裂隙状位于椎管前外侧，脊神经根呈圆形或卵圆形，硬膜囊内含脊髓，二者平扫常不能区分。颈髓的前后径正常时为 6 ~ 8mm，横径 7 ~ 12mm，颈膨大横径可达 12 ~ 15mm，胸腰髓的前后径 5 ~ 7mm，横径 7 ~ 9mm。③椎间盘层面：椎间盘呈软组织密度影，其后方可见脊椎小关节及其关节面。黄韧带位于椎弓板及小关节突的内侧面，厚约 2 ~ 4mm，超过 5mm 为黄韧带肥厚。

（二）常见疾病的 CT 表现

1. 脑外伤　CT 可直接显示血肿和脑挫裂伤，明确其部位、范围。CT 检查安全迅速，已成为首选的检查方法。

（1）颅内血肿：在急性期表现为均匀的高密度灶，除能确定其位置、大小及范围外，还可明确有无并发其他的脑损伤。根据血肿的形状与密度的变化，可判断血肿的部位及病理演变过程。急性硬膜外血肿表现为颅骨内板下方局限性梭形均匀高密度区，与脑表面接触缘清楚（图 7 - 45），常有轻微占位表现。硬膜外血肿常伴发局部骨折及头皮下血肿。急性硬膜下血肿，表现为颅骨内板下方新月形、薄层广泛的均匀高密度区，由于血肿体积大并以外周包绕和压迫大脑半球，脑室、中线结构被推向对侧。亚急性期，形状不变，但多为高或混杂密度或等密度区。急性脑内血肿表现为脑内圆形或不规则形均匀高密度区，轮廓清楚，周围有脑水肿。如血液流入脑室或蛛网膜下腔，则积血处呈高密度影。慢性期血肿呈梭形，为高、混杂、等或低密度区。

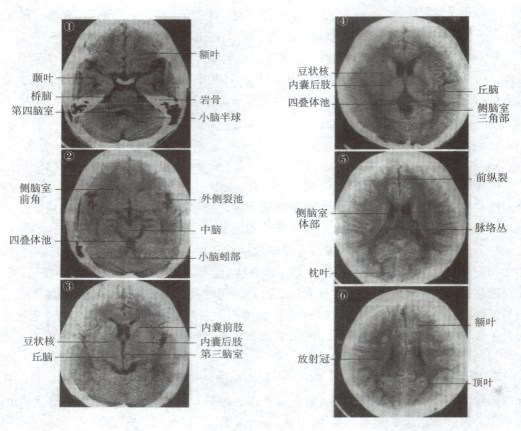

图 7 - 44　脑 CT 横断面图像
①桥脑层面；②中脑层面；③三脑室层面；④丘脑层面；
⑤侧脑室体部层面；⑥侧脑室顶部层面

（2）脑挫裂伤：表现为大片低密度的脑水肿区中有多发高密度小出血灶，边界清楚，同侧脑室常受压变窄和移位。单纯脑挫伤只表现为低密度的脑水肿，边界清楚。

（3）硬膜下水瘤：表现为颅骨内板下方新月形或半月形近于脑脊液的低密度区。无或只有轻微占位表现。硬膜下水瘤是慢性硬膜下血肿表现之一。

2. 脑梗死

（1）缺血性脑梗死：脑血管闭塞后 24 小时内，CT 可无阳性发现。以后则出现低的或混杂密度区，累及髓质和皮质，多为楔形或不规则形，边缘不清。常有脑水肿和占位表现，1～2 周后边缘变清楚，2～3 周后病灶变

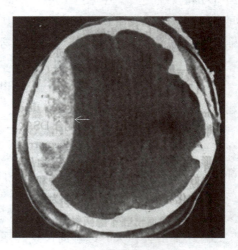

图 7 - 45　急性硬膜外血肿
颅骨内板下方梭形高密度区（↑）

成等密度，4~6周则变为边缘清楚，近于脑脊液密度的囊腔，病侧脑室扩大（图7－46）。脑皮层沟增宽，甚至中线结构移向患侧。

（2）出血性脑梗死：表现为大片低密度区内出现点片状高密度影。

（3）腔隙性脑梗死：表现为直径小于1.0cm的边缘清楚的低密度灶。

3. 脑出血　CT可反映血肿形成、吸收和囊变的演变过程。血肿好发于基底节区和丘脑。新鲜血肿为边缘清楚、密度均匀的高密度区（图7－47）。2~3天后血肿周围出现水肿带，约1周后，血肿从周边开始吸收，高密度灶向心性缩小，边缘不清，周围低密度带增宽。约于4周后则变成低密度灶。2个月后则成为近似于脑脊液密度的边缘整齐的低密度囊腔。基底节区与丘脑的血肿易破入脑室，破入脑室内的大血肿死亡率高，预后差。有时伴发脑积水和病侧脑室扩大，主要是由于脑脊液循环梗阻所致。

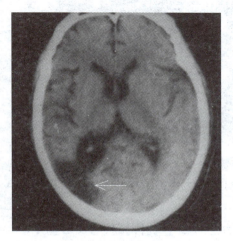

图7－46　缺血性脑梗死

示低密度区（↑）

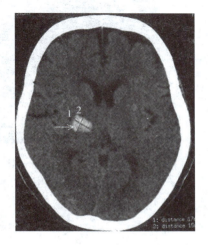

图7－47　脑出血

基底节均匀的高密度区（↑）

4. 脑脓肿　CT不仅能确定脓肿的有无及其位置、大小和数目等，还可引导进行手术引流，并观察脓肿的演变。病变多发生在灰白质交界处，早期表现为边缘不清的低密度区及占位征象。脓肿形成后，则呈边缘密度高中心密度低的病灶，周围有广泛水肿。增强扫描可见脓肿壁呈薄的均匀一致的环形增强影，为脓肿壁上毛细血管充血和血脑屏障破坏所致。脓肿由急性转为慢性的过程中，脓肿壁越来越清楚，周围水肿带变窄，最后完全消失。

5. 脑血管畸形　平扫时，小的脑血管畸形不易发现，较大病灶显示为不均匀密度和不规则团状影。有出血或钙化则表现为高密度灶。增强扫描常显示轮廓清晰的畸形血管影以及粗大迂曲的输入和引出血管，呈团状影或不规则形的密度较高影。

6. 脑瘤　常见脑瘤多有典型的CT表现，CT可确定有无肿瘤，可根据瘤体本身的表现和对周围组织的影响进行定位和定性诊断。常见脑瘤有脑膜瘤、胶质瘤、垂体瘤、颅咽管瘤、听神经瘤以及转移瘤等。①脑膜瘤：多表现为等密度或高密度病灶，边界清楚，密度均匀，球形或分叶状，且与颅骨、小脑镰或小脑幕相连，病灶有增强（图7－48），可有钙化。②胶质瘤：以星形细胞瘤最常见，按肿瘤分化程度分为四级。Ⅰ

级肿瘤多见低密度病灶，边缘清晰，占位效应轻，增强扫描见病变无或轻度强化；Ⅱ～Ⅳ级肿瘤多呈高、低或混杂密度，可有斑点状钙化和瘤内出血，肿瘤形态不规则，分界不清，瘤周水肿明显，占位效应明显。增强扫描多呈不规则环行壁结节强化，有的呈不均匀强化。③转移瘤：多在脑周边，呈小的低、高或混杂密度病灶，增强检查，低密度病灶周围可出现环状增强，高密度病灶可均匀增强。病灶多发性对诊断意义较大。④颅咽管瘤：多为混杂密度，往往有蛋壳样钙化。⑤听神经瘤：为桥脑小脑角区的低或稍高密度病灶，有增强，同时可见内听道扩大与破坏。⑥松果体瘤：出现在松果体区，呈稍高密度并点状钙化、增强明显。

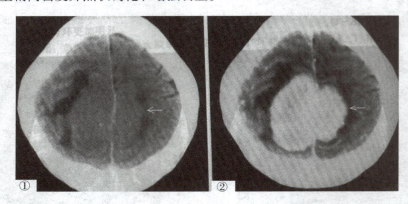

图 7-48　脑膜瘤
①平扫见等密度病灶，周围有水肿；②增强扫描病灶均匀强化（↑）

7. 脊柱和脊髓疾病

（1）椎管狭窄：椎管狭窄分为骨性和软组织狭窄，骨性椎管狭窄又分为中心型狭窄和周围型狭窄，后者指侧隐窝和椎间孔狭窄。先天性椎管狭窄常伴发于骨发育不全，获得性椎管狭窄可由骨折、炎症、肿瘤和退行性变引起，临床上出现一系列脊髓、脊神经和营养血管的压迫症状。横断面 CT 扫描可直接观察椎管狭窄变形，测量椎管大小并探明引起椎管狭窄的病因。CT 表现为：①椎体后缘骨赘向椎管内突入。②椎间盘退变膨出和上关节突肥大，造成腰椎侧隐窝狭窄，侧隐窝前后径 2～4mm 为可疑狭窄，2mm 以下为肯定狭窄。③黄韧带或后纵韧带肥厚、骨化（图 7-49）。后纵韧带骨化多见于颈椎，可严重压迫脊髓。④椎体滑脱可引起椎管狭窄，可发现椎弓峡部裂或引起滑脱的椎间盘和韧带的退行性变。

（2）椎间盘病变：①椎间盘膨出：CT 表现为椎间盘边缘匀称而弥漫膨隆并超出椎体骨板（图 7-50），椎体边缘常见骨质增生，有时可见椎间盘内可含气体（真空现象）。②椎间盘脱出：CT 表现为突出于椎管或椎间孔内的软组织块影，与椎间盘相连或游离于椎管内（图 7-51）；硬膜囊受压变形；硬膜外脂肪层变薄或消失；脊神经根增粗或消失；椎间盘性变性显示变扁变形，向周围膨出，或出现气体。

（3）脊髓疾病：脊髓损伤急性期可见脊髓出血、水肿、受压、移位、挫伤或断裂；慢性期可见脊髓软化、萎缩、囊变或空腔化。脊髓肿瘤位于髓内者多为星形细胞或室管膜瘤，髓外硬膜内者多为脊膜瘤（图 7-52）或神经纤维瘤，硬膜外肿瘤以转移瘤常见。脊髓造影配合 CT 扫描才能对椎管内肿瘤作出正确的定位诊断。先天性畸形常见有脊髓空洞症、脊髓纵裂和脊髓血管畸形等，后者需行增强 CT 扫描，可显示脊髓表面扩张扭曲的血管影，并能确定血管畸形在椎管内大致伸延的范围。

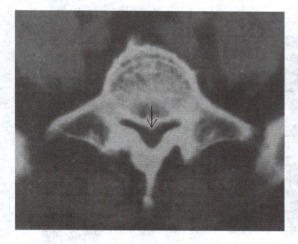

图 7-49　椎管狭窄

后纵韧带骨化（↑）

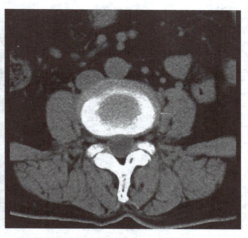

图 7-50　椎间盘膨出

椎间盘边缘匀称而弥漫膨隆并超出椎体骨板（↑）

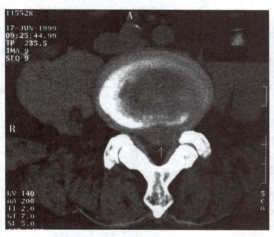

图 7-51　椎间盘脱出

椎管内脱出的椎间盘软组织块影（↑）

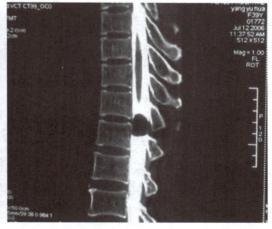

图 7-52　脊膜瘤

三、胸部 CT 检查

（一）正常 CT 表现

由于构成胸部的组织复杂，包括低密度的含气肺组织、脂肪组织，中等密度的肌肉组织及高密度的骨组织，因而其 CT 值范围宽广。在 CT 图像上胸壁、肺组织及纵隔有较大的密度差别。在一幅图像上不可能清楚显示肺野又同时清楚显示纵隔内结构。因此在观察胸部 CT 时至少需要采用两种不同的窗宽和窗位，以便分别观察肺野与纵隔。一种是肺窗，其窗位为 -400 ~ -700Hu，窗宽为 1000 ~ 1500Hu，适于观察肺实质；另一种是纵隔窗，其窗位为 30 ~ 60Hu，窗宽为 300 ~ 500Hu，适于观察纵隔内的结构。

1. 纵隔窗 为说明纵隔的主要 CT 解剖，选择 6 个基本的纵隔平面，以说明其主要结构的关系（图 7 - 53）。

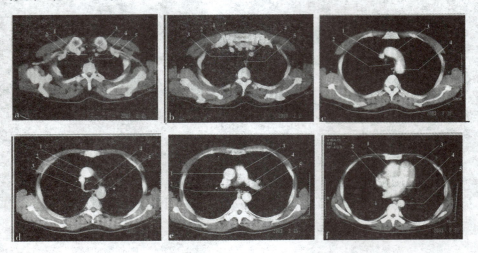

图 7 - 53　正常纵隔 CT

a. 胸腔入口平面：1. 右锁骨下动脉；2. 气管；3. 颈总动脉；4. 左锁骨下动脉；5. 食管

b. 胸骨柄平面：1. 无名动脉；2. 右头臂静脉；3. 气管；4. 左锁骨下动脉；5. 食管

c. 主动脉弓平面：1. 上腔静脉；2. 气管；3. 主动脉弓；4. 食管

d. 主动脉窗平面：1. 升主动脉；2. 上腔静脉；3. 奇静脉；4. 气管；5. 降主动脉

e. 气管分叉平面：1. 升主动脉；2. 食管；3. 主肺动脉；4. 左主支气管；5. 降主动脉

f. 左心房平面：1. 右心室；2. 右心房；3. 左心室；4. 左心房；5. 降主动脉

（1）胸腔入口平面：该平面相当胸骨切迹水平，包括两肺尖及上纵隔。在胸椎前方气管居中线，气管与胸椎间略偏左为食管断面，通常可见 8 条大的纵隔血管断面，气管两旁偏前可见双侧颈总动脉，颈总动脉外前方为两侧头臂静脉，颈总动脉之外后方为两侧锁骨下动脉，右侧锁骨下动脉后方可见肋间最上静脉，左侧锁骨下动脉之前方可见椎动脉。

（2）胸骨柄平面：该平面相当主动脉弓上水平。气管前方较粗的血管断面为无名动脉，气管左侧为左颈总动脉，其外后方为左锁骨下动脉。无名动脉与左颈总动脉之前外方分别为右及左侧头臂静脉。右头臂静脉呈圆形断面，左头臂静脉可呈水平走行于无名动脉前方。

（3）主动脉弓平面：主动脉弓自气管前方沿气管左壁斜向左后方走行。气管之右前方、主动脉之右侧为上腔静脉。气管左后方、主动脉弓右侧为食管。

（4）主动脉窗平面：升主动脉在气管的右前方，其右侧为上腔静脉，气管的左后方为降主动脉。奇静脉弓自椎体前方向右绕气管右侧壁向前走行汇入上腔静脉。气管左侧为主动脉窗内的脂肪组织，正常时其中可见几个小淋巴结。

（5）气管分叉平面：在此平面可见隆突与左、右主支气管。肺动脉干位于左主支气管的左前方，两侧肺动脉呈人字形分叉，左肺动脉向左后方斜行位于左主支气管的前外侧。右侧肺动脉向右后方走行，介于升主动脉与右主支气管之间。右主支气管后方为奇静脉食管隐窝。

（6）左心房平面：在此平面可见脊椎左前方为降主动脉，降主动脉前方为左心房。左心房前方为主动脉根部，其右侧为右心房，其左前方为右心室及流出道。

2. 肺窗　两肺野内可以看到由中心向外围走行的肺血管分支，由粗渐细，上下走行，斜行的血管则表现为圆形或椭圆形的断面影。常选择 5 个基本的层面以说明其主要结构的关系（图 7 - 54）。

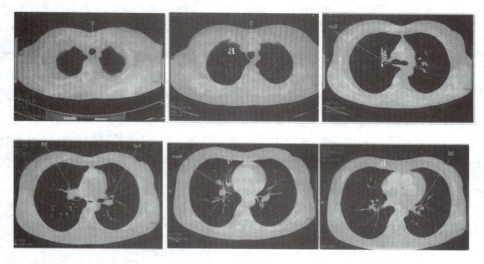

图 7 - 54　正常肺 CT

T - 气管；rul - 右上叶支气管；lul - 左上叶支气管；

BL - 中间支气管；rml - 右中叶支气管；lll - 左下叶支气管

（1）气管分叉平面：在此平面可见气管分为两侧主支气管。右侧肺门上部在右主支气管外侧可见右上叶尖段支气管的断面，其内侧为伴行的尖段动脉，其外后方为后段静脉。左肺门上部可见两个较细的支气管断面，前方者为尖后段的尖支亚段支气管，后方者为后支亚段支气管。尖支内侧有尖支动脉伴行，外侧为尖支静脉。后支的后内方为后支动脉，外侧为后支静脉。

（2）右上叶支气管平面：右肺门可见右主支气管、右上叶支气管及其分出的前、后段支气管。介于前、后段支气管间的血管断面为右上肺静脉。右上叶支气管前方为右肺动脉。左肺门可见尖后段支气管的断面，其前方为肺动脉分支，其后内方为左肺动脉。

（3）中间支气管平面：右肺门可见较粗的支气管断面为中间支气管，其前方为右肺动脉，肺动脉之前外方为肺静脉。左肺门可见左主支气管及左上叶支气管，其前方为肺静脉，后方为左肺动脉。

（4）中叶支气管口平面：在此平面常可见中叶支气管与下叶支气管在同一平面，

两支气管分叉处外侧壁呈三角形尖突，称为中叶嵴。与中叶支气管口相对可见自下叶支气管向后分出的背段支气管。中叶支气管前内方为右上肺静脉，中叶嵴外侧为粗大的右下肺动脉。左肺门可见向前走行的舌叶支气管及左下叶支气管起始部的断面，并可见自下叶支气管后壁开口向后走行的左下叶背段支气管。舌叶支气管的前内方为肺静脉，外后方为左下肺动脉。

（5）心室平面：为肺门下部，在两侧可见形态相似的下肺静脉，在下肺静脉外侧可见2~3个较细的基底段支气管的断面。伴随支气管的血管断面为肺段动脉。

（二）常见疾病的CT表现

1. 肺癌

（1）中央型肺癌：①支气管改变：支气管管腔受压或腔内肿瘤生长而变窄，闭塞或移位。支气管壁增厚、管腔狭窄或闭锁。在周围充气的肺组织衬托下，可清晰显示支气管壁的不规则增厚、狭窄等改变。②肺门肿块：表现为分叶状或边缘不规则的肿块，常同时伴有阻塞性肺炎或肺不张。阻塞性肺炎表现为受累支气管远侧肺组织实变，多为散在分布。发生肺不张时则表现为肺叶或肺段的均匀性密度增高并伴有体积缩小。③侵犯纵隔结构：中央型肺癌常直接侵犯纵隔结构，特别是受侵犯的血管可表现受压移位、管腔变窄或闭塞、管壁不规则等改变。④纵隔肺门淋巴结转移：增强扫描可明确显示肺门、纵隔淋巴结增大的部位、大小及数量。

（2）周围型肺癌：CT扫描，特别是高分辨力CT扫描能提供较X线胸片更清晰的图像，有利于显示结节或肿块的边缘、形态、内部结构特点及密度变化等，从而更易明确诊断。如不规则的分叶、放射状毛刺和偏心性厚壁空洞等（图7-55），更易见到胸膜凹陷征。直径3cm以下的肺癌，肿块内可见小圆形及管状低密度影的空泡征或支气管充气征。增强扫描时，肿块呈密度均匀的中等或以上增强，

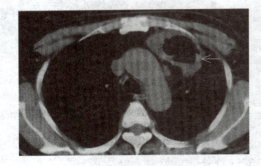

图7-55　周围型肺癌
厚壁空洞（↑）

更有助于肺癌的诊断。另外，增强CT对发现肺门纵隔淋巴结转移更敏感。

（3）弥漫型肺癌：CT表现两肺弥漫不规则分布的结节，多在1cm以下，边缘模糊，常伴有肺门、纵隔淋巴结转移。病变融合后可见大片肺炎样实变影，近肺门部可见支气管充气征。细支气管肺泡细胞癌由于癌细胞分泌多量黏液，实变区密度较低呈毛玻璃样改变，并可见到其中高密度的隐约血管影，为其重要特征。

CT可对肺癌进行诊断分期及制订治疗计划，由于CT能更好地显示肿瘤位置、大小和范围，可以作出TNM分期，使治疗计划更加妥当。

2. 支气管扩张
CT表现为：①柱状型支气管扩张时，当支气管水平走行而与CT层面平行时可表现为"轨道征"；当支气管和CT层面呈垂直走行时可表现为管壁圆形透亮影，呈"戒指征"。②囊状型支气管扩张时，支气管远端呈囊状膨大，成簇的囊状

扩张可形成葡萄串状阴影，合并感染时囊内可出现液平及囊壁增厚。③曲张型支气管扩张可表现支气管径呈粗细不均的囊柱状改变，壁不规则，可呈念珠状。④当扩张的支气管腔内充满黏液栓时，表现为柱状或结节状高密度阴影，类似"指状征"改变。

3. 纵隔肿瘤

（1）胸腺瘤：CT 表现为圆形或卵圆形，光滑或分叶状肿块，多在前纵隔心与大血管交界处或直接位于升主动脉前方。肿瘤边缘或内部可有点状钙化。CT 值为 15～50Hu，当有胸腺囊肿时，其 CT 值可近似于水。有时肿瘤包膜可与心包及胸膜融合而无脂肪层间隔，不应视为肿瘤侵及心包。如肿瘤整个边缘不清，特别在胸膜边缘处模糊应视为恶性表现。有时肿瘤侵及上腔静脉，可借血管内造影增强而发现。

（2）恶性淋巴瘤：主要侵犯纵隔淋巴结使之增大，也可侵及胸膜及肺部。CT 检查时增大的淋巴结呈结节状的软组织肿块影，多位于气管旁、脊椎旁、腔静脉周围、主动脉前以及胸骨后淋巴群。肿瘤在纵隔内浸润可形成边界结构不清的软组织肿块，肿瘤内一般无钙化。巨大肿瘤可使气管、支气管和血管移位。肿瘤密度略低于软组织，因为肿瘤血运不丰富故增强不明显。

（3）畸胎瘤：多位于前纵隔大血管根部。肿瘤呈囊性，边缘光滑，圆形者多为良性。分叶状实体性者多为恶性，二者均可发生壳样钙化。畸胎瘤中可有牙和骨骼。肿瘤的 CT 值取决于肿瘤的组织成分，畸胎瘤可含脂肪成分，其 CT 值为负值，但不似纯脂肪的 CT 值那样低。

四、肝、胆、胰、脾 CT 检查

（一）正常 CT 表现

CT 适用于肝、胆、胰、脾等实质器官疾病的诊断。胃肠道因有蠕动产生运动干扰，不适于 CT 诊断。

1. 肝胆 肝呈密度均匀的实质性软组织影，CT 值为 50～60Hu，高于脾、胰、肾等脏器。不同层面上，所显示的肝脏各叶、段的大小、形状有所不同。如肝门层面，可显示"H"形低密度带状影。右纵裂为胆囊窝，左纵裂为肝镰状韧带，中间为肝门，内含肝动脉、门静脉和肝管。左纵裂左侧为左叶，右纵裂右侧为右叶，两裂之间肝门前方为方叶，肝门后方为尾叶。肝内门静脉和肝静脉显示为低密度的管道状或圆形影。增强扫描后则明显增强，显示为高密度影。下腔静脉平扫时为圆形低密度影，增强后呈高密度。肝内动脉分支和正常胆管分支细小，通常平扫和增强都不能见到。胆囊位于胆囊窝内，横径大小为4cm，囊内含胆汁，其密度低于邻近肝组织，为 5～30Hu。形状呈卵圆形、圆形，边界清楚。正常肝内、外胆管不显影，当扩张时才显示。扩张的胆管表现为从肝门向肝内延伸的树枝状低密度影。

2. 脾脏 呈新月状，密度均匀，CT 值低于肝脏，与胰腺近似。大小、长度不超过5 个肋单元（一个肋骨或肋间隙称为一个肋单元）。

3. 胰腺 CT 可显示胰腺的轮廓、密度、形状和大小。正常胰腺密度均匀，CT 值为 40～50Hu，略低于周围脏器。胰腺形似一卧蚕状，分为头、体和尾三部分。前后径：头部约为3cm、体部约为2.5cm、尾部约为2cm。

（二）常见疾病的CT表现

1. 肝硬化 表现为肝密度普遍减低，CT值接近或低于脾。早期肝增大，晚期肝缩小。肝轮廓凹凸不平呈结节状。肝各叶大小比例失常，常是尾叶与左叶较大而右叶较小。肝门和肝裂增宽。脾增大是诊断肝硬化的重要根据，其外缘前后径超过5个肋单元。门脉高压时可见脾门附近出现粗大、迂曲血管影像。病情进展者或伴有腹水，表现为肝轮廓外的新月形水样低密度区，肝与腹壁间距离增大。

2. 海绵状血管瘤 CT平扫表现为类圆形低密度区，境界较清楚，密度较均匀。较大的血管瘤，其中心部分呈更低密度区，平扫所见难与肝癌鉴别。增强扫描尤其是动态扫描是鉴别诊断的必要手段，而且以注射和扫描技术起决定性作用。以60%～70%泛影葡胺60ml于30秒内注入静脉，注射完毕立即对病区层面进行扫描，然后在1、3、5分后再对病区层面扫描，必要时最后一次扫描可延迟到注射后10～15分。在注射造影剂60秒内的扫描片上，血管瘤边缘出现结节状、高密度的增强灶，代表瘤中的"血窦"，其密度与主动脉的密度相近，明显高于正常肝。在其后的扫描片上，可见增强的范围逐渐向中心扩展，而增强灶的密度则逐渐减低，最后整个血管瘤被造影剂"填满"，即整个血管瘤与肝的密度相等。这个过程约为几分钟到10～20分钟（即慢进慢出）。该过程所需时间长短与病灶大小成正比。造影剂在血管瘤内持续时间长，是与肝癌鉴别的重要征象（图7-56）。较大的血管瘤，其中心可始终保持低密度。

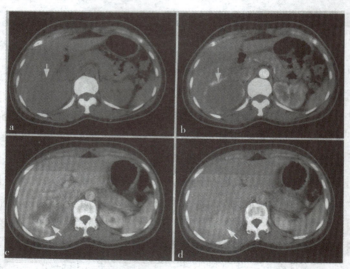

图7-56 肝海绵状血管瘤
a. 平扫，见低密度区；b. 动脉期扫描，低密度区边缘开始强化；
c. 门静脉期扫描，强化范围向中央扩展；d. 延长期扫描，低密度区与
周围肝实质形成等密度

3. 原发性肝癌 CT平扫绝大多数是低密度病灶，少数可以是低密度、等密度与高密度混合的病灶。肿瘤可以是单个或多个结节，也可呈巨块状。较大肿瘤因出血、坏死和

囊变而密度不均匀，中心部常出现更低密度区，其边缘部呈结节状（图7-57）。肿瘤边界多不清，少数边界清楚并有包膜。增强扫描肝癌区略有增强或不增强，而正常肝增强，因而使肿瘤境界更为清楚。癌变区可出现密度稍高的结节，但其增强程度多不如正常肝。动态扫描时，即快速静脉注射造影剂并于开始注射后15~25秒内即行扫描，由于肝癌由肝动脉供血且供血丰富而迅速，造影剂尚未到达肝内门静脉形成实质期，故肝癌结节可成为高密度，甚或显出高密度的异常肿瘤血管。但肝癌增强的时间较短暂，2~3分钟内即恢复为原来的低密度状态（即快进快出），与血管瘤完全不同。

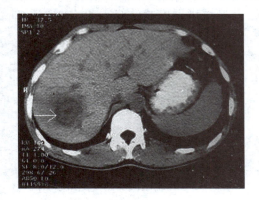

图7-57　肝癌

低密度病灶（↑）

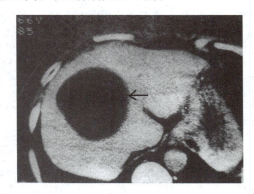

图7-58　肝囊肿

水样密度圆形病灶（↑）

　　CT还可能看到另外一些间接征象，包括①癌瘤处体积增大，轮廓隆凸。②肿瘤压迫肝门和（或）肝裂，使之变形和移位。③门静脉内瘤栓，表现为门静脉增粗，密度不均，增强后可见腔内充盈缺损影或门静脉不增强。④邻近器官如胃、胰、肾的受压移位。⑤附近或远处淋巴结增大（转移），腹水或其他脏器转移。⑥肝硬化的CT表现。

　　4. 肝囊肿与多囊肝　单纯肝囊肿平扫可见肝内圆形或类圆形、边缘光滑、密度均匀、水样密度的病灶，囊壁薄。增强扫描，无强化（图7-58）。多囊肝平扫可见肝内有多个囊肿，大小不等，壁薄。

　　5. 胰腺炎

　　（1）急性胰腺炎：CT表现为胰腺弥漫性或局限增大，密度正常或略减低，胰腺周围常因有炎症渗出轮廓模糊，并可见多个水样密度囊性低密度区；增强扫描见均匀性强化，坏死区不强化。

　　（2）慢性胰腺炎：常见的CT表现为胰腺局限增大，多合并胰内、外假性囊肿，表现为边界清楚的低密度区，CT值近于水；胰管常有不同程度扩张；沿胰管分布的斑点状或胰实质内钙化影是其特征表现；病变发展到最后可见胰腺萎缩。

　　6. 胰腺癌　常见的CT表现为胰腺局部或弥漫性增大，边缘不规则，其密度常与胰腺的密度相等，肿块坏死或液化可形成低密度区。增强扫描癌肿多不强化或略强化，而正常胰实质强化明显，从而显示肿瘤呈低密度。胰头癌常有不同程度的胰管扩张，侵犯或压迫胆总管时，肝内、外胆管和胆囊扩张。如主胰管和胆总管同时扩张，则显示"双管征"，此征是胰头癌的重要征象之一。

五、泌尿系统 CT 检查

（一）正常 CT 表现

1. 肾脏　在横断面 CT 图像上，呈边缘清楚、轮廓光滑的圆形或椭圆形软组织影。肾门部内陷，有肾动、静脉和输尿管进出。平扫时，肾实质密度均一，不能分辨皮质与髓质，CT 值为 30～50Hu。利尿作用强时，密度降低，仅约 15Hu。增强扫描，肾实质密度增高，CT 值达 80～120Hu。肾盂与肾盏平扫时为水样密度，增强扫描密度明显增高。肾盂大小不定。输尿管平扫呈点状影，增强扫描密度高。肾上腺在肾上极呈"人"字形或三角形。

2. 膀胱与前列腺　CT 检查膀胱，需适当充盈，以区分膀胱壁与内腔。膀胱居盆腔前部，大小形状因充盈程度和层面高低而不同。CT 上膀胱呈软组织密度，厚度均匀。闭孔平面可见前列腺，呈类圆形，为均一的软组织密度。中心小圆形低密度区为尿道。

（二）常见疾病的 CT 表现

1. 肾癌　CT 是肾癌的主要检查方法。平扫可见密度略低于或等于肾实质的肿块（图 7－59），有时为略高密度。肿瘤边缘光滑或不整，与肾实质分界不清，可突出于肾外。肿瘤内部坏死或囊变为低密度区，钙化与出血则为高密度区。增强扫描，在多血管性肿瘤可见异常血管和肿瘤强化，注射后半分钟，肿瘤血管与强化消失，而肾实质强化，则肿瘤呈低密度，少血管性癌则不强化。

2. 膀胱癌　CT 诊断膀胱癌比较简便、准确。可见由膀胱壁突入膀胱腔内的结节状或菜花状软组织肿块，肿瘤的壁内浸润，表现为局部不规则增厚。增强扫描见癌肿明显强化。邻近组织的浸润和淋巴结转移。

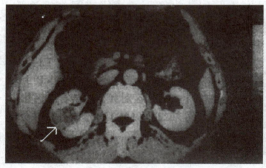

图 7－59　肾癌
圆形低密度病灶（↑）

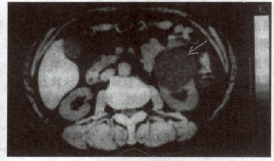

图 7－60　肾囊肿
类圆形水样密度病灶（↑）

3. 肾囊肿与多囊肾　单纯肾囊肿平扫可见肾包膜内圆形或类圆形、边缘光滑、密度均匀、水样密度的病灶，囊壁薄，与正常肾实质分界清楚（图 7－60）。增强扫描，无强化。多囊肾平扫可见两肾增大，呈分叶状外形，内有多个囊肿，大小不等，壁薄。

4. 泌尿系结石

（1）肾结石：CT 表现为圆形、卵圆形、桑葚状、鹿角状高密度影。对于肾盂肾盏内的高密度结石，CT 不仅能发现较小的结石，并能显示平片不能显影的阴性结石。

（2）输尿管结石：CT 平扫表现为输尿管走行区内约米粒大小的致密影，结石以上输尿管和肾盂扩张。CT 尿路造影可显示结石的准确部位。

（3）膀胱结石：CT 表现为圆点状或块状高密度影，阳性结石的 CT 值在 100Hu 以上。

六、生殖系统 CT 检查

（一）正常 CT 表现

1. 子宫　CT 表现为横置梭形或椭圆形软组织密度影，宫体中央密度略低，边缘光滑锐利。增强扫描子宫肌均匀强化。

2. 前列腺　CT 检查，前列腺紧邻膀胱下缘，横断面上呈椭圆形软组织密度影，边界清楚。年轻人腺体的平均上下径、前后径和横径分别为 3cm、2.3cm 和 3.1cm，随年龄增大而增大。前列腺后方有肛门外括约肌，为软组织密度，与前列腺界限不清，再上层面可见直肠，与前列腺分界清楚。膀胱底背侧与前列腺相连之精囊，呈两侧对称外突物。精囊与膀胱后壁的间隙为精囊角。

（二）常见疾病的 CT 表现

1. 子宫肌瘤　CT 表现为子宫增大，有时可见肿块向外隆起或呈分叶状。密度等于或低于正常子宫，瘤内可出现钙化。

2. 子宫癌　宫体癌 CT 表现为不规则隆起肿块，癌肿内坏死呈低密度区。增强扫描见癌肿强化程度低于周围正常子宫。癌肿向周围蔓延时，可见宫旁脂肪层消失，子宫轮廓模糊，有软组织影向周围浸润。宫颈癌 CT 可见宫颈增大，呈不规则软组织肿块。

3. 前列腺增生症与前列腺癌　前列腺的大小同年龄有关，但一般其直径不超过 5cm。前列腺增生症，可见前列腺向膀胱底突入，边缘光滑，密度均匀，一般是两侧对称性肥大。冠状面显示更为清楚。前列腺癌在包膜内生长时，CT 难于确诊，只有当侵破包膜向周围脂肪组织中浸润时才可能诊断。表现为前列腺轮廓不整，密度不均。直肠前壁及膀胱壁可被浸润，此时，精囊角消失。CT 还可发现淋巴结转移，CT 对前列腺癌的分期有帮助。

第四节　磁共振成像检查

磁共振成像（MRI）是利用原子核在磁场内共振所产生的信号，经计算机重建成像的一种检查技术。磁共振是一种核物理现象，不仅用于物理学和化学，也应用于临床医学领域。近年来，磁共振成像技术发展十分迅速，已日臻成熟完善，成为医学影像学的重要组成部分。MRI 检查范围基本上覆盖了全身各系统，并已在世界范围内推广应用。

一、基本知识

（一）MRI 检查原理

氢原子结构简单，原子核只有 1 个质子，带正电荷，并作自旋运动，产生环行电流，形成磁场。质子相当于一个小磁棒，其磁力有一定的大小和方向，称为磁矩。氢核在人体含量丰富，产生磁共振信号强，因此磁共振成像主要是应用氢核成像。在无外加磁场时，正常人体内氢质子的磁矩排列杂乱，当在均匀的强磁场中，质子群发生磁化作用，磁矩将按磁场磁力线的方向重新排列。外加磁场称为静磁场，在这种状态下用特定频率的射频脉冲进行激发，质子吸收能量产生共振。停止发射射频脉冲，氢原子核把吸收的能量逐渐释放出来，其相位和能级都恢复到激发前的状态。这一恢复过程称为弛豫过程，所需要的时间则称为弛豫时间。弛豫时间有两种，一种是纵向弛豫时间，又称 T_1 弛豫，是纵向磁化矢量从最小值恢复到平衡状态的 63% 时所需要的时间。依赖 T_1 而重建的图像称为 T_1 加权像。另一种是横向弛豫时间，又称 T_2 弛豫，是横向磁化矢量由最大值减少到 37% 时所需要的时间。依赖 T_2 而重建的图像称为 T_2 加权像。T_2 反映氢质子间的相互作用，它的强度代表了质子数量。任何物质的 T_2 总是比 T_1 短，约为 T_1 的 10% ~ 20%。人体不同器官的正常组织与病理组织的 T_1 和 T_2 是相对固定的，而且它们之间有一定的差别。这种组织间弛豫时间上的差别，反映为信号强度的差别，在图像上则表现为灰阶的差别，这是 MRI 检查的基础。

（二）MRI 检查设备

MRI 检查设备由主磁体、梯度线圈、射频系统及计算机图像重建系统组成。

1. 主磁体　可产生均匀稳定的静磁场，使组织磁化。可分为永久磁体、阻抗磁体和超导磁体三种。主磁体直接关系到磁场强度、均匀度和稳定性，并影响 MRI 的图像质量。通常用磁体类型来说明 MRI 检查设备的类型。

2. 梯度线圈　改变主磁体场强，产生梯度场，有三组线圈，产生 X、Y、Z 三个方向的梯度场，以实现磁共振信号的空间选层和空间编码。

3. 射频系统　主要包括射频发射器和射频接收器。射频发射器，主要由线圈组成，可产生不同的脉冲序列，以激发人体内氢原子核产生共振信号。射频接收器，脉冲停止后，宏观磁矩将回到其平衡位置，在接受线圈中感应出磁共振信号，这个信号很弱，经放大后进入图像重建系统。

4. 计算机图像重建系统　射频接收器接受来的信号，经模拟/数字转换器把模拟信号转变为数字信号，经计算机处理得出层面图像数据，再经数字/模拟转换，显示出图像。由硬件和软件两大部分组成，硬件包括中心处理器（CPU）及阵列处理器（AP）、磁盘、磁带或光盘、MR 处理器、图像存储显示器和操作台。软件分为系统软件和应用软件两部分，系统软件指用来支持某一类型计算机的程序，应用软件是由 MR 厂家设计并用于 MR 扫描、现场调整、系统诊断的程序。

（三）MRI 检查图像特点

MRI 检查图像显示的解剖结构非常逼真，病变与解剖结构的关系明确。具有一定

T_1 差别的各种组织，可转为模拟灰度的黑白影像。值得注意的是，影像同样用不同灰度显示，但反应的是 MRI 信号强度的不同，或弛豫时间 T_1 和 T_2 的长短不同，与 CT 图像反映的是组织密度完全不同。MRI 检查图像主要反映组织间特征参数，分别是 T_1 加权像（T_1WI）、T_2 加权像（T_2WI）及质子密度加权像（PDWI），T_1WI 主要反映组织间 T_1 特征参数，T_2WI 主要反映组织间 T_2 特征参数，PDWI 主要反映氢质子的密度。因此，一个层面可有 T_1WI、T_2WI 和 PDWI 不同的扫描成像方法。分别获得 T_1WI、T_2WI 与 PDWI，这有助于显示正常组织与病变组织。正常组织间 T_1 差别明显，所以 T_1WI 有利于观察解剖结构，而 T_2WI 则对显示病变组织较好。例如在 T_1WI 上，脂肪 T_1 短，MRI 信号强，影像白；脑与肌肉 T_1 居中，影像灰；脑脊液 T_1 长，MRI 信号弱，影像黑。在 T_2WI 上，则与 T_1WI 不同，例如脑脊液 T_2 长，MRI 信号强而呈白影。

在描述 MRI 图像的黑影与白影时，不论在哪种加权像上，都用信号的高低来表达。高信号表达白影，中等信号表达灰影，低信号表达黑影。

MRI 可获得人体横断面、冠状面、矢状面及任何方向的断层图像，解剖结构显示清楚，使病变与正常解剖结构关系明确，有利于病变的三维定位。

流空效应，也是 MRI 的一个图像特点。流空效应是由于心脏大血管内血液迅速流动，使发射 MRI 信号的氢原子居于接受范围之外，测不到信号，在 T_1 或 T_2 加权像中均呈黑色影像。这一效应使心脏大血管不用造影剂也能显示，这是其他影像技术不能比拟的。

（四）脉冲序列及应用

1. 脉冲序列的参数　在一个脉冲序列中有许多的变量，这些变量统称为序列参数。

（1）90°和180°脉冲：将宏观磁化矢量 M0 偏转 90°的 RF 脉冲称为 90°脉冲，多用来作激励脉冲；将宏观磁化矢量 M0 偏转 180°的 RF 脉冲称为 180°脉冲，常用作相位重聚脉冲。RF 脉冲的幅度反映了该脉冲所具有能量的大小，它的能量越大，成像区域的磁化强度矢量受激励后偏倒的角度就越大。180°RF 脉冲的射频能量要比 90°脉冲大一倍。

（2）重复时间（TR）：是指脉冲序列执行一遍所需要的时间，也就是从第一个 RF 激励脉冲出现到下一周期同一脉冲出现所经历的时间。在 MR 扫描中，相位编码方向上的像素越多或 TR 越长，所需的扫描时间就越长。因此，TR 是扫描速度的决定因素。

（3）回波时间（TE）：是指从第一个 RF 脉冲到回波信号产生所需要的时间。在多回波序列中，RF 脉冲至第一个回波信号出现的时间称为 TE_1，至第二个回波信号的时间叫作 TE_2，依次类推。

（4）反转时间（TI）：是指反转恢复脉冲序列中，180°反转脉冲与 90°激励脉冲之间的时间。反转恢复脉冲序列主要是反映组织的 T_1 特性，因此 TI 的长短对最终的信号和图像对比度都有很大影响。

（5）翻转角：在 RF 脉冲的激励下，宏观磁化强度矢量将偏离静磁场的方向，其偏离的角度称为翻转角。翻转角的大小是由 RF 的强度（能量）所决定的。常用的翻转角有 90°和 180°两种，相应的射频脉冲分别被称为 90°和 180°脉冲。在快速成像序列中，经常采用小角度激励技术，其翻转角小于90°。用小翻转角激励时，系统的恢复较快，因而能够提高成像速度。

（6）信号激励次数（NEX）：又叫信号采集次数（NA）。它是指每次相位编码时收集信号的次数。信号采集次数取的越大，所需扫描时间就越长。

2. 常用脉冲序列

（1）自旋回波脉冲序列：

序列构成：自旋回波（spin echo，SE）脉冲序列是目前临床 MRI 检查中最基本、最常用的脉冲序列。SE 序列包括单回波 SE 序列和多回波 SE 序列。该序列以 90°RF 激励脉冲开始，继而施加一次或多次 180°相位重聚脉冲使质子相位重聚，产生自旋回波信号。

扫描参数参考值：①T_1WI：选用短 TR（300～600ms 左右）和短 TE（10～20ms），得到的 MR 影像为 T_1 加权像。T_1WI 上组织的对比主要受 TR 影响。在 T_1WI 上，T_1 越短，信号越强，T1 越长，信号越弱。②T_2WI：选用长 TR（2000～3000ms）和长 TE（80ms），得到 T_2 加权像。随着 TE 延长，T_2 权重会加大。在 T_2WI 上，T_2 越长，信号越高，T_2 越短，信号越低。③PDWI：选用长 TR（2000～3000ms）和短 TE（20ms），得到质子密度加权像。在 PDWI 上，质子密度越大，信号越高；质子密度越小，信号越低。

（2）快速自旋回波序列：

序列构成：快速自旋回波（fast spin-echo，FSE）序列与多回波序列一样，也是在一个 TR 周期内首先发射一个 90°RF 脉冲，然后相继发射多个 180°RF 脉冲组成回波链，形成多个自旋回波，180°RF 脉冲次数称为回波链长度或快速次数（ETL），但扫描时间显著缩短。

扫描参数参考值：①T_1WI：短 TE，＜20ms；短 TR，300～600ms；快速系数 2～6。扫描时间一般需 30～60 秒。②T_2WI：长 TE，100ms；长 TR，4000ms；快速系数 8～20。扫描时间 2 分钟。③PDWI：短 TE，20ms；长 TR，2500ms。快速系数 8～12。扫描时间 3～4 分钟。

（3）IR 脉冲序列：

序列构成：先用一次 180°反转脉冲使宏观磁化矢量反转 180°，达到完全饱和；当质子的纵向磁化恢复一定时间后，施加一次 90°脉冲，使已恢复的纵向磁化偏转为横向磁化，以后再施加一次 180°相位重聚脉冲，取得 SE。

扫描参数参考值：①重 T_1WI：中等 TI，400～800ms；短 TE，10～20ms；长 TR，2000ms 以上。平均扫描时间 5～15 分钟。②PDWI：长 TI，1800ms；短 TE，10～20ms；长 TR，2000ms 以上。平均扫描时间 5～15 分钟。③病理加权像：中等 TI，400～800ms；长 TE，70ms；长 TR，2000ms 以上。平均扫描时间 5～15 分钟。

（4）STIR 脉冲序列（脂肪抑制）：

序列构成：STIR 脉冲序列是 IR 脉冲序列的一种改进类型，特征是选择特殊的 TI 值，恰好使脂肪质子的纵向磁化恢复到 -1 至 +1 之中点，即 0 点或称转折点时施加 90°脉冲，因此在 90°脉冲后脂肪质子无横向磁化而无信号产生。

扫描参数参考值：短 TI，150～175ms；短 TE，10～30ms；长 TR，2000ms 以上。平均扫描时间 5～15 分钟。

（5）FLAIR 脉冲序列（水抑制）：

序列构成：是 IR 序列的另一个类型，是一种水抑制成像方法。其特征是选择特殊的 TI 值。使脑脊液信号被抑制，机制与 STIR 中脂肪被抑制的原理相类似，其 TI 值应设定为水 T1 值的 0.69 倍。不同的是 FLAIR 用于 T2WI 和 PDWI 中抑制脑脊液的高信号，使与脑脊液相邻的长 T2 病变显示得更清楚。在中枢神经系统检查中应用价值较大。

扫描参数参考值：短 TI，200 ms；短 TE／长 TE。长 TR，6 000 ms 以上。平均扫描时间 13～20 分钟。

（6）常规梯度回波脉冲序列：

序列构成：梯度回波（gradient echo，GRE）序列是指通过梯度场方向的翻转而产生的回波信号，是目前 MR 快速扫描序列中最为成熟的方法，不仅可缩短扫描时间，而且图像的空间分辨力和信噪比均无明显下降。该序列由一次小于 90° 的小角度（或稍大于 90°，但不使用 90°）RF 脉冲和读出梯度的翻转构成。

扫描参数参考值：①T_1WI：大翻转角度 70°～110°；短 TE，5～10ms；短 TR，小于 50ms。平均扫描时间数秒至数分钟。②T_2^*WI：小翻转角度 5°～20°；长 TE，15～25ms；短 TR（因翻转角度小）。平均扫描时间数秒至数分钟。③PDWI：小翻转角度 5°～20°；短 TE，5～10ms；短 TR（因翻转角度小）。平均扫描时间数秒至数分钟。

（五）MRI 检查方法

磁共振检查有多种不同的检查技术和方法，根据其临床使用频度可以分为常用检查方法和特殊检查方法。

1. 常用检查方法

（1）普通扫描：普通扫描也称 MRI 平扫，即血管内不注入对比剂的一般扫描。适用于绝大多数病人，尤其是对初诊一般病人先进行普通扫描。普通扫描可获得 T_1WI、T_2WI、PDWI 图像以及 T_2WI 和重 T_1、重 T_2 图像，对观察解剖结构、发现病变、全面了解病变情况有很重要的意义。

（2）增强扫描：增强扫描检查即静脉内注入对比剂后的扫描。增强扫描是在普通扫描发现病变或疑似病变后，选用的检查方法。增强扫描检查可出现两种情况：即注入对比剂后目标组织的信号强度增加或信号强度减弱。前者可称为正增强，后者为负增强。临床常用的顺磁性 MRI 对比剂 Gd－DTPA，其用药剂量为 0. lmmol/kg，采用静脉内快速团注，约在 60 秒内注射完毕，仅可获得 T_1WI 或重 T_2WI，属正增强。

2. 特殊检查方法

（1）心电触发及门控技术：心电触发技术是利用心电图的 R 波触发信号采集，使每一次数据采集与心脏的每一次运动周期同步。而门控技术则是采用阈值法，根据心电图与心动周期的关系设上下值，即"门"，所有数据采集都在"门"内进行，超出"门"范围的数据则不采集。

（2）呼吸触发及门控技术：呼吸触发及呼吸门控技术与心电触发及门控技术相似。呼吸触发技术是利用呼吸波的波峰固定触发扫描，从而达到同步采集。门控技术则是将数据采集控制在呼吸波的一定阈值的上限和下限，从而达到每次采集同步的技术。

（3）饱和成像技术：在 MRI 检查时，为了更好地显示目标组织，常采用一些特殊的方法使某种组织的信号减弱或消失。饱和成像技术是最常用的手段。①局部饱和技术：是最常用的饱和技术，它是对某一区域的全部组织在射频脉冲激发前预先施加非选择性预饱和射频脉冲，使其纵向磁化全部被饱和。随后立即进行目标区的激发及数据采集，使被饱和区的组织无法产生磁共振信号。②化学位移频率选择饱和技术：同一种元素的原子由于化学结构的差异，在相同强度的磁场中其拉莫尔频率不同，这种频率的差异称为化学位移。应用此技术可消除脂肪或水的信号。

（六）MRI 检查的注意事项

（1）接诊时，核对病人一般资料，明确本次检查的目的和要求。

（2）对腹部及盆腔部位检查者，病人要进行空腹准备。

（3）进入检查室之前，应去除病人身上一切金属物品、磁性物品及电子器件，以免引起伪影及对物品的损坏。

（4）向病人认真讲述检查过程，以消除其恐惧心理，取得其合作。

（5）妊娠 3 个月以内的孕妇不能进行 MRI 检查。体内有金属植入物（心脏起搏器、动脉夹、人工金属瓣膜、金属假肢或关节、胰岛素泵、神经刺激器、弹片等）病人不能进行 MRI 检查。

（6）婴幼儿、烦躁不安及幽闭恐惧症病人，应给适量的镇静剂或麻醉药物。

（7）急危重病人，必须做 MRI 检查时，应由临床医师陪同观察，配齐所有抢救器械、药品。

（七）MRI 检查的临床应用价值

MRI 诊断现已广泛应用于神经系统、头颈部、胸腹部及关节等部位疾病的诊断。在神经系统包括脑和脊髓的应用价值高，尤其是对颅颈交界部位病变的显示明显优于其他成像技术。对脑脱髓鞘疾病、早期脑梗死、脑与脊髓先天性异常、脊髓空洞症的诊断价值较高。MRI 可显示心脏大血管的内腔与心壁和血管的结构，有利于心脏和大血管病变的诊断，也可用于观察纵隔肿瘤及其与血管之间的解剖关系、中心型肺癌的肺门肿块以及纵隔淋巴结的转移情况等。MRI 可用于肝、肾、膀胱、前列腺和子宫等疾病的诊断，尤其是肿瘤的早期显示及分期的价值较高。MRI 在显示关节内病变及软组织病变有其优势。

二、中枢神经系统 MRI 检查

（一）正常 MRI 表现

1. 脑实质　在 T_1WI 上脑皮质信号低于髓质，T_2WI 上高于髓质，基底节是大脑半球中最重要的灰质核团，其内为侧脑室，外侧为外囊，在豆状核与尾状核、丘脑间有内囊结构，MRI 显示非常清晰。

2. 脑血管　血管内流动的血液因"流空效应"常显示无信号区，即 T_1WI 和 T_2WI 上均呈低信号，而血流缓慢或梯度回波成像时则呈高信号。

3. 颅骨　在 T_1WI、T_2WI 上颅骨内外板均为低信号，板障均为高信号。

4. 脊髓　脊髓位于蛛网膜下隙内，矢状面可显示其完整结构，T_1WI、T_2WI 上均呈等信号，脊髓圆锥位于 $T_{11\sim12}$ 水平，向下圆锥逐渐变细，其末端位于 $L_{1\sim2}$ 水平，马尾神经信号较圆锥略低，横断位显示圆锥末端位于椎管中线稍靠后，周围有许多神经根围绕。冠状位用于显示脊髓两侧的神经根和脊髓病变形态、位置。

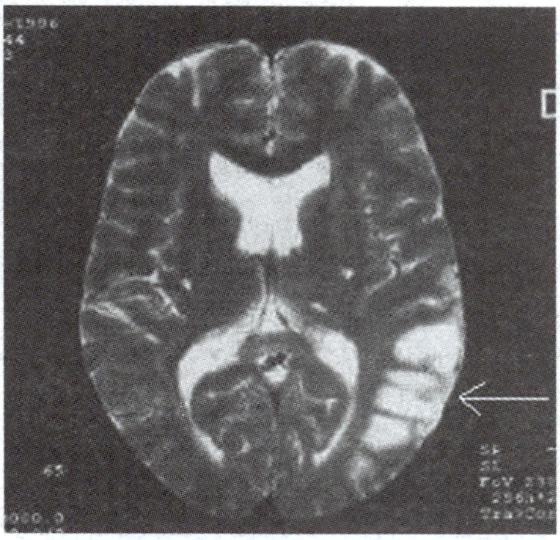

（二）常见疾病的 MRI 表现

1. 脑出血　急性出血，在 T_1WI 和 T_2WI 上多为等信号，不易与血肿周围组织区别。亚急性或慢性血肿显示良好。

图 7 – 61　脑梗死
T_2 示高信号（↑）

2. 脑梗死　可较早显示，一般在发病 1 小时可见脑回肿胀，脑沟变窄。脑梗死在 T_1WI 上呈低信号，T_2WI 上为高信号（图 7 – 61）。

3. 脑挫裂伤　早期 T_1WI 上呈片状低信号，T_2WI 上呈片状高信号，病灶信号可不均匀（病灶内出血与水肿混杂），有占位效应；晚期软化灶表现为 T_1WI 低信号，T_2WI 高信号，由于含铁血黄素的沉积，表现为 T_2WI 高信号病灶内散在的低信号，伴局部脑室扩大，脑沟增宽。

4. 脑肿瘤

（1）星形细胞瘤：T_1WI 上呈稍低或混杂信号，T_2WI 上呈均匀或不均匀高信号，恶性度愈高，其 T_1 和 T_2 值愈长。

（2）脑膜瘤：T_1WI 上呈等或稍高信号，T_2WI 上呈等或高信号，均一性强化，邻近脑膜增厚并强化成为"脑膜尾征"，具有一定的特征。

（3）听神经瘤：与 CT 表现相似，增强检查可诊断内耳道内 0.3cm 的小肿瘤。

（4）垂体瘤：T_1WI 上呈稍低信号，T_2WI 上呈等或高信号，有明显均匀或不均匀强化。

三、胸部 MRI 检查

（一）正常 MRI 表现

1. 胸壁肌肉　T_1WI 和 T_2WI 上均呈较低信号，肌肉间可见线状脂肪影及流空的血管影。脂肪组织在 T_1WI 上呈高信号，T_2WI 上呈较高信号。

2. 胸骨、胸椎、锁骨和肋骨　骨皮质在 T_1WI 和 T_2WI 上均为低信号，中心的海绵状松质骨含有脂肪，显示为较高信号。

3. 气管和支气管 管腔内为气体，不产生信号。管壁由软骨、平滑肌纤维和结缔组织等构成，管壁较薄，通常不易分辨，但管腔周围脂肪组织形成的信号衬托勾画出气管和支气管的大小与走行。

4. 肺 正常肺野基本呈黑影。近肺门处可见少数由较大血管及支气管壁形成的分支状结构。

5. 纵隔 前纵隔胸腺呈均匀的信号，T_1WI 上信号强度低于脂肪，T_2WI 上信号强度与脂肪相似。纵隔血管腔内无信号，其轮廓由周围脂肪组织的高信号所衬托。淋巴结易于显示，在 T_1WI 上表现为均匀圆形或椭圆形结构。

6. 横膈 冠状面及矢状面能较好地显示膈的高度与形态，其信号强度低于肝脾的信号，表现为弧形线状影；横断面上膈脚显示清楚，呈较纤细、向内凹陷的曲线状软组织信号影。

（二）常见疾病的 MRI 表现

1. 肺癌

（1）中央型肺癌：显示支气管壁增厚、管腔狭窄及管腔内结节阴影；肿瘤与肺不张影在 T_1WI 上表现为略低信号，在 T_2WI 上表现为不均匀高信号；有时肺门肿块的信号低于肺不张，有助于显示肺门与纵隔淋巴结增大以及受肿瘤侵犯的血管与心脏等结构。

（2）周围型肺癌：显示肺结节与肿块的征象不如 CT，但 MRI 的三维方向的成像有助于肿块的准确定位，尤其上肺尖和靠近纵隔的病变，也有助于显示纵隔淋巴结增大，受肿瘤侵犯的胸壁、脊椎和心脏与大血管等结构。在 T_1WI 上多呈略低或中等信号，T_2WI 呈不均匀高信号。

2. 胸内甲状腺肿 在 T_1WI 上的信号略低于正常甲状腺组织，T_2WI 上呈略高信号；肿块内的囊变区在 T_1WI 呈更低信号区，在 T_2WI 上呈更高信号区，不能显示钙化，冠状面及矢状面成像可清晰显示肿块与甲状腺下极相连。

3. 胸腺瘤 在 T_1WI 上肿瘤呈中等或略低信号，T_2WI 上呈中等略高信号。肿瘤内的囊变区表现为 T_1WI 低信号区、T_2WI 高信号影。不能显示肿瘤内的钙化，可显示受肿瘤侵犯的周围组织器官。

4. 畸胎瘤 皮样囊肿内的液体信号变化较大，T_1WI 上多呈低信号，T_2WI 上呈高信号，当脂质含量较高时，T_1WI 上多呈高信号。实性畸胎瘤的信号不均匀，T_1WI 上脂肪成分呈高信号，软组织成分为中等信号，液性成分表现为低信号，T_2WI 上瘤体呈不均匀高信号。

四、心脏及大血管 MRI 检查

（一）正常 MRI 表现

1. 心脏

（1）轴横位：为最基本的心脏切层，呈不典型的"四腔心"断面，并为其他的心脏 MRI 检查体位提供定位图像。左心室平均直径 4.5cm，室壁及室间隔厚度约为

1.0cm；右心室平均直径为 3.5cm，室壁厚度约为 0.5cm。

（2）冠状位：可较好地显示左心室腔及左心室流出量、主动脉窦和升主动脉的形态、走形，并能显示左心房、右心房后部的上腔静脉入口形态。

（3）矢状面：不同心型的心脏矢状切面心腔及心壁的形态结构变异较大，因此矢状位主要用于心脏 MRI 扫描的定位。

2. 心包　在 T_1WI、T_2WI 上均表现为低信号。正常心包厚度约为 0.1~0.4cm，心包在右心室前面显示较清楚，在左心室后外侧等处常显示不清。

3. 血管　磁共振血管成像除用于观察血管的形态、内径、走行外，还可测量血流速度和观察血流特征。于不同扫描体位和层面在心外脂肪的衬托下可显示冠状动脉及主要分支。

（二）常见疾病的 MRI 表现

1. 风湿性心脏病　SE 序列可显示房、室大小及心腔内的血栓，MRI 电影可显示血流通过狭窄及关闭不全的瓣口后形成的低信号涡流。

2. 慢性肺源性心脏病　SE 序列 T_1WI 显示肺动脉与主干增粗及其内的血流高信号（提示肺动脉高压）、右心室壁及室间隔明显增厚，右心房也可扩大，腔静脉扩张。GRE 序列电影 MRI 可见三尖瓣（收缩期）和肺动脉瓣（舒张期）反流，并可显示右心室的收缩和舒张功能。

3. 先天性心脏病

（1）房间隔缺损：在垂直于室间隔的长轴位上，SE 序列可直接显示房间隔信号缺失；在 SE 序列拟诊缺损的层面用 MRI 电影序列，可显示房间隔信号的缺失和房间隔的动态表现，还可以显示房间隔缺损产生的继发性改变，如右心房和右心室增大、肺动脉扩张等。

（2）室间隔缺损：心电门控自旋回波横断面 T_1WI 可直接显示室间隔信号的不连续或缺失；MRI 电影可显示左右心室间的分流以及心室收缩期动脉腔内异常的高信号血流，常有利于发现小的缺损。

（3）Fallot 四联症：不同序列、不同扫描方式显示不同的表现，可显示主动脉和肺动脉的排列关系，各房室大小和厚度改变，还可显示室间隔缺损的位置、大小及主动脉骑跨的程度。

4. 主动脉瘤　SE 和 GRE 快速成像 MRI 电影，无需对比增强可从不同体位显示主动脉瘤的形态、大小、类型、范围、瘤壁情况，附壁血栓以及瘤体与主动脉分支、周围组织结构的关系等形态和血流动态变化。

五、腹部与盆腔 MRI 检查

（一）正常 MRI 表现

1. 肝脏　平扫正常肝实质在 T_1WI 上呈均匀的中等信号，较脾信号稍高，T_2WI 上呈低信号，明显低于脾；肝门区及肝裂在 T_1WI 和 T_2WI 上均呈高或稍高信号；肝内外胆管在 T_1WI 上呈低信号，T_2WI 上呈高信号；肝内血管在 T_1WI 和 T_2WI 上均无信号。

增强扫描正常肝实质呈均匀强化。

2. 胰腺 胰腺实质的信号强度与肝脏相似，在 T_1WI 和 T_2WI 上呈均匀性中低信号，胰腺周围的脂肪组织显示为高信号，其背侧的脾静脉呈无信号血管影。

3. 脾脏 正常脾脏的信号均匀，T_1WI 上脾的信号低于肝脏，T_2WI 上信号则高于肝脏。

4. 肾脏 由于肾周围脂肪对比，边界清楚，肾门和肾盂均能清楚显示。SE 序列检查，T_1WI 上皮质信号稍高于髓质，T_2WI 上均呈较高信号，皮、髓质分辨较差。肾盂的信号较肾实质更低，类似于水的信号强度。肾窦脂肪组织在 T_1WI 和 T_2WI 上分别呈高信号和中等信号。肾动脉和静脉均呈低信号。增强扫描，肾实质强化形式取决于检查时间和成像速度。

5. 膀胱 膀胱内充盈尿液时，T_1WI 上为低信号，T_2WI 上为高信号。膀胱壁的信号强度与肌肉相似，T_1WI 上比尿液高，T_2WI 上比尿液和周围脂肪信号低，形成较显著的对比，膀胱壁显示清楚。

6. 子宫和卵巢 在 T_1WI 上，子宫体、宫颈和阴道为一致性较低信号；T_2WI 上，能清晰显示宫体、宫颈和阴道的解剖结构。卵巢在 T_1WI 上为低信号，T_2WI 上其卵泡呈高信号，中心为低至中等信号。

（二）常见疾病的 MRI 表现

1. 肝癌

（1）原发性肝癌：T_1WI 上表现为稍低或等信号，其中的坏死囊变区呈低信号，出血或脂肪变性表现为高信号。T_2WI 上呈高信号。增强扫描呈均匀或不均匀强化。

（2）肝转移瘤：T_1WI 多显示肝内均匀的稍低信号灶，边缘清楚。T_2WI 多表现为稍高信号灶，肿瘤中央坏死区信号强度更高，称之为"靶征"或"牛眼征"，有时肿瘤周围出现高信号环，称为"晕征"。

2. 肝囊肿 T_1WI 上显示为囊肿边缘光滑锐利的圆形低信号区，信号强度均匀。T_2WI 上囊肿为高信号区，囊肿出血时，T_1WI 和 T_2WI 均呈高信号。增强扫描无强化。

3. 肝脓肿 T_1WI 上脓腔表现为均匀或不均匀的低信号，脓肿壁的信号强度高于脓腔而低于肝实质，表现为较厚的环状高信号带，即"晕环征"。T_2WI 上脓腔表现为高信号，脓肿壁表现为较低信号，而外周水肿则表现为明显高信号。增强扫描脓肿壁呈环形强化，多房脓肿的间隔也可增强。

4. 胰腺癌 胰腺局部肿大，轮廓不规则。T_1WI 上信号一般稍低于正常胰腺，坏死区信号更低。T_2WI 上信号稍高且不均匀，坏死区显示为更高信号。

5. 肾癌 多数肾癌在 T_1WI 上呈低信号，T_2WI 上呈高信号或混杂信号，周边常见低信号（癌肿假性包膜形成）。增强扫描无强化。

6. 子宫肌瘤 T_1WI 上表现为均匀中等信号，坏死区为低信号。T_2WI 上信号高于子宫肌层，易于识别，坏死区为高信号。瘤内钙化呈低信号。增强扫描，肌瘤常为不均一强化。

7. 子宫癌

（1）子宫颈癌：T_1WI 上呈中等信号肿块。T_2WI 上呈高信号，比正常宫颈组织信号高。

（2）子宫体癌：T_1WI 上与子宫肌层相比呈等信号。T_2WI 上呈高信号，其间可混有结节状中等或低信号。癌肿侵犯肌层时，在 T_2WI 上可见低信号的联合带破坏、中断且不规则。宫旁组织受侵犯时，邻近结构不清，脂肪信号消失。

六、骨与关节 MRI 检查

（一）正常 MRI 表现

1. 四肢长骨 骨干：骨皮质在 T_1WI 和 T_2WI 上均为极低信号，骨髓腔可为等信号或高信号，骨膜不显示。干骺端：信号低于骨髓腔。骨骺：骺软骨为等信号，骨化中心信号与干骺端类似。骺板：骺线信号与骺软骨类似，呈等信号。

2. 四肢关节 关节骨端：T_1WI 和 T_2WI 上均呈低信号，关节软骨呈弧形稍低信号影，脂肪抑制 T_2WI 上为高信号。关节间隙：T_1WI 显示薄层低信号，T_2WI 为线状高信号。关节囊、韧带、关节盘：关节囊呈广整弧线样低信号，韧带为低信号，关节盘在 T_1WI 和 T_2WI 上均为低信号。

3. 脊柱 在 T_1WI 及和 T_2WI 上，脊椎各骨性结构的皮质呈低信号，髓质呈等或高信号，椎间盘在 T_1WI 上为低信号，T_2WI 上纤维环为低信号，髓核为高信号，脊髓在 T_1WI 上为等信号，T_2WI 上位稍高信号。椎体后缘的后纵韧带及黄韧带在 T_1WI 及和 T_2WI 上均为低信号。

（二）常见疾病的 MRI 表现

1. 关节损伤 能清晰地显示骨挫伤、软组织及脊髓的损伤。骨折在 T_1WI 上表现为线样低信号，与骨髓的高信号形成明显的对比，T_2WI 上位高信号。可以直接显示韧带、肌腱及关节软骨的损伤（图 7 – 62），韧带不完全撕裂在 T_2W 上表现为低信号中出现散在的高信号，其外形可以增粗，边缘不规则，完全中断则可见到断端。

2. 股骨头缺血坏死 MRI 是早期股骨头缺血坏死最敏感的方法，能直接多方位确定位置和范围。表现为股骨头前上部边缘的异常条带影，T_1WI 上为低信号，T_2WI 上亦为低信号或两条内外并行的高低信号，称为"双线征"，是较特异的诊断征象。

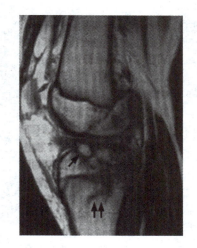

图 7 – 62 膝关节损伤
骨折碎片（↑）

3. 椎间盘突出症 能清晰地显示脊髓、脑脊液、硬脊膜等组织。T_1WI 轴位像上突出的髓核在椎间盘后方呈中等信号，基底部可宽广或局限。在 T_2WI 上椎间盘呈中等稍低信号，由于脑脊液是高信号，能更准确地显示硬脊膜和神经根鞘的受压及椎间孔内脂肪的移位。还可进行矢状位扫描，如果椎间盘向后突出，可直接显示硬脊膜受压情况。对椎管内脊髓的受压以及继发改变显示效果好。

4. 脊柱结核　可发现早期脊柱结核的炎性水肿，T_1WI 呈现均匀或混杂的低信号，在 T_2WI 多呈混杂的高信号或部分均匀的高信号，增强扫描多呈不均匀强化，在椎体终板附近可见到米粒状低信号影，为死骨的信号。受累椎间盘多呈 T_1WI 低信号、T_2WI 高信号，增强扫描椎间盘呈不均匀强化。

5. 退行性骨关节病　MRI 是惟一能够直接清晰显示关节软骨的影像学方法。早期软骨肿胀，T_2WI 上表现为高信号；以后软骨内出现小囊、表面糜烂和小溃疡；晚期局部纤维化，T_2WI 上表现为低信号，软骨变薄，甚至剥落。

六、头颈部 MRI 检查

（一）正常 MRI 表现

1. 眼部　眶骨皮质无信号，骨松质呈高信号。前房及玻璃体 T_1WI 呈低信号，T_2WI 呈高信号。眼环呈中等信号。眼外肌及视神经亦呈中等信号。脂肪呈高信号，脂肪抑制后信号减低。

2. 耳部　鼓室骨壁、听小骨及其中气体均为低信号，在 T_1WI 上其表面黏膜呈稍高信号的线状影，借此可显示中耳腔轮廓，乳突气房也可由黏膜勾画出泡状结构。内耳骨迷路无信号，其中的膜迷路于 T_2WI 上呈稍高至高信号。薄层扫描或内耳水成像可显示膜性耳蜗、前庭、半规管及内耳道的神经等结构，内耳道内神经为条状中等信号。

3. 鼻部　气体及骨皮质表示为无信号，对鼻窦及颅底诸骨结构的骨质显示不佳，但对软组织的分辨力好，能直接显示黏膜、肌肉、间隙、血管、神经等结构。

4. 咽喉部　可直接显示矢状面、横断面和冠状面影像。喉肌在 T_1WI 及 T_2WI 上呈偏低均匀信号；喉软骨在未钙化前呈中等信号，钙化后为不均匀低信号；喉黏膜在 T_1WI 上呈中等信号，T_2WI 上呈明显高信号；喉旁间隙在 T_1WI 及 T_2WI 上均呈高信号；喉前庭、喉室和声门下区则均呈极低信号。

（二）常见疾病的 MRI 表现

1. 视网膜母细胞瘤　T_1WI 表现为眼球后部结节样肿块，形态不整，信号不均，为中等信号，信号强度等于或稍高于玻璃体，增强后呈中等强度强化。T_2WI 表现为明显的低或中等信号，较玻璃体信号低，可清楚显示视网膜下积液或积血、视神经及颅内受侵犯情况。

2. 胆脂瘤　T_1WI 上胆脂瘤信号与肌肉相似而低于脑组织，不均匀者为多，注射 Gd–DTPA 后胆脂瘤本身不强化，其周围的肉芽组织可增强。T_2WI 上胆脂瘤呈高信号。

3. 鼻窦炎　鼻窦黏膜在 T_1WI 上为等信号，T_2WI 上为高信号。急性期窦腔内渗出液，蛋白含量较少时，T_1WI 为低信号，T_2WI 上为高信号；蛋白含量较高时，T_1WI 为等或高信号，T_2WI 上为高信号。

4. 鼻咽癌　T_1WI 早期咽鼓管开口处呈低信号，晚期肿瘤沿颈动脉鞘、咽旁间隙向颅内蔓延，可见颅底较大中、低信号，颈部转移肿大的淋巴结为低信号。T_2WI 早期高信号结节，患侧咽旁间隙脂肪信号部分消失，晚期为高信号肿块，患侧乳突异常高信号，中心可有坏死，表现为中高信号，增强扫描可见环形强化。

第五节　放射性核素检查

放射性核素检查是利用放射性核素进行诊断疾病的一种技术，是临床核医学的重要组成部分，是医学现代化的重要标志之一。其诊断方法分为两类：不需将放射性核素引入体内者称为体外检查法，如放射免疫分析；需要将放射性核素引入体内者称为体内检查法。体内检查法根据是否成像又分为显像和非显像两种。

一、基本知识

（一）诊断原理

1. 体内检查法的诊断原理　放射性核素或其标记物引入人体后，被脏器、组织摄取并能在其中停留足够的时间，利用曲线图、平面或断层显像，了解组织、脏器的功能、代谢或血流灌注等情况。

2. 体外检查法的诊断原理　体外检查法是以放射性标记的配体为示踪剂，以竞争结合反应为基础，在试管内完成的微量生物活性物质的检测技术，最有代表性的是放射免疫分析。

（二）放射性药物与检测仪器

1. 放射性药物　是指能够安全用于诊断或治疗疾病的放射性核素和放射性标记化合物。其中用于非显像检查者称为示踪剂，用于显像检查者称为显像剂，临床最常用的放射性核素有^{99m}锝、^{131}碘。

2. 检测仪器　目前临床常用的发射计算机断层仪（emission computed tomography，ECT）包括单光子发射计算机断层仪（single emission computed tomography ，SPECT）和正电子发射计算机断层仪（positron emission computed tomography PET）。SPECT 检查在病变的早期发现、观察病变累及范围及器官功能检查方面有其独特优势，但图像分辨率低是其固有的缺点。PET 检查在一定程度上提高了图像的分辨率。

二、临床应用

（一）放射性核素检查的注意事项

（1）检查前先作 CT 断层扫描，最后选择符合 ECT 探测的断层进行显像。

（2）检查糖尿病病人前需测血糖，注射胰岛素。

（3）检查腹、盆腔部位前要先清洁肠道、排空膀胱。

（4）疼痛或烦躁者检查前需使用止痛剂或镇静剂。

（5）在注射药物前应禁食 6 小时，注射药物前、后要保持安静。注射药物后卧床休息，不走动、少说话。显像中保持平卧约 1 小时，不能移动。全身骨骼显像病人在静脉注射后 1 小时宜适量饮水。

（二）放射性核素检查的应用

1. 脏器功能检查

（1）甲状腺摄^{131}碘功能检查：用于甲状腺功能亢进症、甲状腺功能减退症、地方性甲状腺肿等疾病的诊断。

（2）邻^{131}碘马尿酸肾图检查：用于判断两侧肾脏的功能及尿路的通畅情况。

2. 脏器显像

（1）内分泌系统：用于甲状腺结节的诊断，异位甲状腺的寻找，甲状腺癌转移灶的定位及判断甲状腺的大小和重量等（图7-63）。

（2）循环系统：核素心血管显像可用于先天性心脏病的诊断、上腔静脉梗阻的诊断等。心肌显像可用于冠心病诊断（尤其是心肌梗死的部位和范围判断）心功能判断等。

（3）骨骼系统：可用于诊断骨转移癌、原发性骨肿瘤、骨折、股骨头缺血性坏死及移植骨术后监测等。

（4）神经系统：脑静态显像可用于估价颈动脉血流状态（有无阻塞、弯曲或严重狭窄）、脑血管病（如脑梗死、脑出血）的诊断等。脑动态显像可用于偏头痛、帕金森病、癫痫、脑

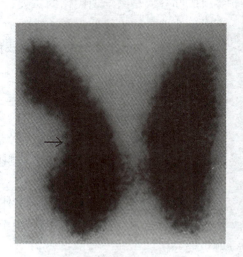

图7-63　甲状腺显像
右叶中外部放射性缺损（↑）

梗死的诊断等。脑代谢显像可用于脑梗死、中枢神经变性疾病、癫痫、脑肿瘤的诊断等。脑脊液间隙显像可用于交通性脑积水的诊断、脑脊液漏的诊断等。

（5）呼吸系统：包括肺灌注显像、肺通气显像和肺肿瘤显像，临床应用于诊断肺栓塞、肺癌、肺内感染等。

（6）消化系统：肝动态显像用于肝内肿瘤的鉴别诊断；肝静态显像用于肝内占位性病变的发现、定位诊断及肝功能的判断；肝胆动态显像用于了解肝胆系统功能、形态及胆道通畅情况，用于诊断急性胆囊炎、黄疸的鉴别、肝内胆管扩张、胆汁淤积等。

（7）泌尿系统：肾动态显像可用于诊断肾功能受损、尿路梗阻、移植肾监测等。肾静态显像可用于诊断双肾位置形态异常和先天性畸形、肾动脉狭窄、移植肾监测等。

（8）血液系统：骨髓显像可用于诊断再生障碍性贫血、白血病、骨髓纤维化、骨髓瘤等。

第六节　数字减影血管造影检查

数字减影血管造影（digital subtraction angiography DSA），是在血管造影中利用计算机处理数字化的影像信息，以消除骨骼和软组织影，使血管显示清晰的一种检查技术。

普通的血管造影，因血管与骨骼及软组织影重迭，血管显影不清。因此 DSA 是新一代血管造影的成像技术。

一、基本知识

（一）诊断原理

数字荧光成像是 DSA 成像的基础，它利用数字减影方式消除了骨骼和软组织影。目前常用的数字减影血管造影方法是时间减影法。先经导管快速注入造影剂，在造影剂到达欲查血管的前后，分别使检查部位连续成像，同时进行数字化采集并输送到计算机，在这些系列图像中，取一帧血管内不含造影剂的图像和含造影剂最多的图像，经计算机行数字减影处理，使含造影剂的数字图像中骨骼及软组织等背景图像被消除，而只得到血管影像。

（二）DSA 检查设备

DSA 检查设备主要包括影像增强器、高分辨力摄像管、计算机、磁盘、阴极线管和操作台等。

二、临床应用

DSA 检查能够观察血流的动态变化及血管的器质性病变。由于没有骨骼和软组织影重叠，血管显示清晰。如应用选择性或超选择性插管，对直径 $200\mu m$ 以下的小血管及小病变，也能很好地显示。

（一）数字减影血管造影检查的注意事项

（1）术前须行碘过敏试验，碘过敏试验阴性者方可行此项检查。

（2）术前应完成相应实验室检查（血常规、血小板计数、出血时间测定、凝血时间测定、肝功能和肾功能）和心电图检查，有严重心、肝、肾功能不全和出血倾向的病人不宜做此项检查。

（3）术前晚餐后开始禁食，以防止术中发生恶心、呕吐及呕吐内容物进入气道。

（4）术前向病人和亲属交代术中过程和可能出现的并发症，以取得病人和亲属的理解、配合并签署手术同意书。

（二）数字减影血管造影检查的应用

1. 心脏及大血管　对心内解剖结构异常、主动脉夹层、主动脉瘤、主动脉缩窄或主动脉发育异常等显示清楚，对冠状动脉显示亦较好。

2. 中枢神经系统　主要用于脑动脉硬化、颅内动脉瘤、脑动静脉畸形、脑膜瘤、脑胶质瘤和转移瘤等的诊断（图 7-64）。

3. 腹部血管　主要用于直接观察腹主动脉及其大分支管腔的狭窄情况。

4. 四肢周围血管　主要用于四肢血管疾病如血栓闭塞性脉管炎、血栓性静脉炎等的诊断。

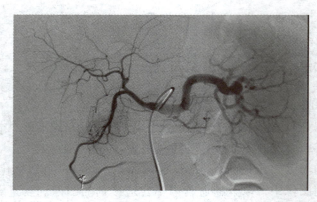

图 7 – 64　脑血管 DSA 影像

第七节　介入放射学

介入放射学是指在影像监视下，利用经皮穿刺和导管技术等取得病理学、细胞学、细菌学、生理、生化及影像学资料对某些疾病作出诊断，或对某些疾病进行治疗的学科。根据介入途径的不同，介入放射学分为血管介入技术和非血管介入技术。血管介入技术是指在血管内进行的治疗和诊断性操作，非血管介入技术是指对血管外的组织器官进行的治疗和诊断性操作。

一、基本知识

（一）介入放射学的设备、器材及材料

1. 导向设备　主要有 X 线电视透视、DSA、CT、MRI 和超声等。

2. 器材及材料　介入放射学的基本器材有穿刺针、导管、导丝等。穿刺针主要用于穿刺进入体内以建立通道，通过通道插入导丝及导管或直接采取病理组织、抽吸内容物、注入药物等；导管可分为造影导管、引流导管、球囊扩张导管等，分别用于造影、引流、扩张狭窄管腔等；导丝主要用于引入导管并将其选择性插送到体内一定的位置。介入放射学的材料主要有金属支架、内涵管、栓塞物（自体血凝块、明胶海绵、不锈钢螺圈、组织粘合剂等）、药物等。金属支架由金属或合金制成，用于扩张和支撑狭窄的血管和血管外狭窄腔道（如食管狭窄）；内涵管为合成材料制成，仅用于扩张和支撑血管外狭窄腔道（如胆道狭窄）；栓塞物可以阻断血流、阻塞血管，用于止血、治疗恶性肿瘤、动脉瘤及动静脉畸形等；药物有血管收缩剂、溶栓剂、抗肿瘤药物，分别用于止血、溶栓、治疗恶性肿瘤等。

（二）介入放射学的技术与应用价值

1. 介入放射学的技术　主要包括：①成形术。②灌注栓塞术。③穿刺引流术。④其他：经皮腔内异物取除术、经皮穿刺椎间盘切除术、结石介入处理。

2. 介入放射学的应用价值　介入放射学以其微创的特点和肯定的治疗效果，目前已成为和内科、外科并列的三大治疗学之一。其主要临床应用价值体现在：①诊断比

较准确。②治疗作用快,疗效显著。③创伤小,可重复使用。④使一些内、外科治疗无效或难以解决的疾病如血管病变、晚期恶性肿瘤可获得有效治疗。

二、临床应用

(一)血管内介入技术

1. 经导管栓塞术 主要用于控制多种出血、治疗肿瘤和包括动静脉血管畸形、动静脉瘘和动脉瘤在内的血管性疾病。

2. 经皮血管腔内血管成形术(PTA) 主要包括:①球囊血管成形术,主要用于治疗冠心病、四肢动脉硬化、四肢动脉栓塞等。②血管内支架,主要用于治疗冠状动脉、肾动脉、肢体动脉等血管狭窄和闭塞。③激光血管成形术和动脉粥样斑块切除术,主要用于治疗四肢血管和冠状动脉粥样硬化或血栓形成。

3. 心脏瓣膜狭窄经皮球囊成形术 临床主要用于治疗二尖瓣、肺动脉瓣和主动脉瓣狭窄。

4. 经导管灌注术 相应血管内灌注血管收缩药物,用于治疗食管静脉曲张出血、出血性胃炎、消化性溃疡出血、小肠及结肠出血等;靶动脉内灌注抗肿瘤药物,用于治疗原发性肺癌、肝癌、头颈部肿瘤、消化道肿瘤、盆腔肿瘤及骨肿瘤等;相应血管内灌注溶栓药物,用于冠状动脉溶栓、脑动脉溶栓、周围血管溶栓,常用药物有尿激酶、链激酶、蛇毒和组织型纤维蛋白溶酶原激活剂。

(二)非血管介入技术

1. 管道狭窄扩张成形术 通过球囊扩张术和支架留置术治疗食管狭窄、胆管狭窄、气管及支气管狭窄等。

2. 经皮穿刺引流与抽吸术 ①抽取标本作细胞学、细菌及生化等检查,以明确病变性质。②用于治疗脓肿、囊肿、血肿及积液。

3. 结石的介入处理 通过介入技术,穿刺建立通道后,使用内镜或其他介入器材进行粉碎取石、注入溶解剂局部溶石或直接取石,常用于治疗胆道和泌尿系结石。

4. 经皮穿刺椎间盘脱出切吸术 用于治疗经影像学确诊,并有明显症状的椎间盘脱出症。

5. 经皮针刺活检 经皮针刺取得活组织标本,行病理学检查。已广泛应用于身体各部位、各器官病变的诊断。

第八节 影像学检查方法的选择

随着科学技术的发展,影像学检查的方法越来越多、越来越先进,怎样合理的选择影像学检查方法,用最低的检查费用,同时又要做出正确的诊断,是临床上必须面对的问题。费用的多少取决于影像设备的价格和运行成本,与疾病诊断的准确度、敏感度和特异度无正比关系。每一种检查技术都不是万能的,不同的影像学检查技术在诊断中均有各自的优缺点和适用范围。因此,在临床应用中合理选择,联合使用。这样，不仅可节约医疗费用，而且可提高疾病诊断准确率。

（一）呼吸系统疾病的选择

呼吸系统疾病的最佳检查方法是 X 线和 CT 检查。X 线可检出大部分呼吸系统病变，是筛选和动态观察病变的最有效和最经济的方法，其缺点是对小病灶和被重叠的病灶有时容易漏诊。CT 密度分辨力高，无结构重叠，能发现直径大于 2mm 的病灶，CT 仿真内镜技术能模拟纤维支气管镜效果，用于探查气管和支气管内占位性病变，CT 肺功能成像除能了解形态学改变外，还能定性和定量地了解肺通气功能，在临床上对 X 线检查不能确诊的呼吸系统疾病，均应行 CT 检查。MRI 检查有利于对纵隔病变的定位和定性诊断，且勿需用造影剂增强就可清楚显示肺门及纵隔内淋巴结，此外，利用 MRI 技术可清楚显示心脏和大血管及肺与纵隔肿瘤的关系，以利于术前判断肿瘤分期和制定治疗计划。超声检查一般不用于胸部病变的诊断，但它是胸腔或心包积液穿刺引流的最佳导向工具。血管造影对胸部病变无诊断价值，仅作为导向工具用作肿瘤的介入治疗和咯血的治疗。

（二）心脏与血管疾病的选择

X 线检查是心脏疾病较常用的检查方法，可大致了解心脏及大血管的大小、形态、位置、搏动和肺血流改变，但不能完全明确诊断心血管病。目前彩超是心血管疾病效价比最高的首选检查方法，超声心动图可实时观察心脏大血管的结构与搏动、心脏舒缩功能和瓣膜活动及心血管内血流状态。通过各种超声检查方法的综合运用，大部分心血管疾病可明确诊断。它的局限性在于不能详细了解冠状动脉的病变情况，DSA 检查可补充其不足。普通 CT 不用于心脏疾病检查，但多层螺旋 CT 因其成像速度快，现已作为诊断冠状动脉病变的筛选方法，增强后，利用图像重建技术，有时可直接显示冠状动脉狭窄或闭塞。与冠状动脉造影相比，CT 属非创伤性检查方法。利用 MRI 可清楚显示心脏及大血管结构，其成像分辨力高于超声，且可多方位观察。心脏 MRI 电影效果现已如同导管法心脏造影检查，且无影像重叠，有取代有创性心脏造影之势，但对于检查不合作的婴幼儿和病情危重者，不适于做 MRI 检查。有创性心血管造影的诊断作用日益减弱，但它仍是诊断心血管系统疾病的金标准。它目前主要用于心血管疾病的介入治疗，如房间隔缺损、室间隔缺损，动脉导管未闭的堵塞术，冠状动脉或外周血管狭窄或闭塞的球囊支架成形术。

（三）骨骼肌肉疾病的选择

骨骼肌肉疾病主要以 X 线平片检查为主，是筛选病变的最有效和最简单的方法，它不仅能显示病变的范围和程度，而且还可能作出定性诊断。但 X 线平片不能直接显示肌肉、肌腱、半月板和椎间盘等软组织病变，亦不易发现骨关节和软组织的早期病变，而 CT 在此方面则具有优势。CT 能多方位显示骨关节解剖结构的空间关系，它常用于 X 线平片检查之后，或者是首选。ECT 可用于疾病的早期诊断，如对股骨头无菌坏死的早期诊断，优于 X 线、MRI 和 CT 检查。MRI 在显示软组织病变，如肿块、出血、水肿、坏死等方面优于 CT，但在显示骨化和钙化方面不及 CT 和 X 线平片。MRI 常用于下列部位病变的检查：①膝关节，主要用于检查外伤所致的半月板断裂和韧带撕裂。半月板断裂多发生在后角,以矢状面 T_1WI 最为敏感,于断裂处信号增高,T_2WI 可帮助显示关节内积液和出血。MRI 诊断的准确率可超过 90%,比关节造影和关节内镜敏感。膝关节外伤引起胫、腓副韧带撕裂可在冠状面 T_1WI 上显示,表现为韧带中断或不见。十字韧带撕裂在矢状面 T_1WI 上则表现为外形不整断裂,在低信号的韧带内出现高信号。这些疾病在 CT 上是难以显示的。②髋关节,主要用于诊断早期股骨头缺血性坏死和观察疗效。征象出现早于 X 线和 CT,且具有一定的特异性。在冠状面 T_1WI 和 T_2WI 上,股骨头内出现带状或半月状低信号区,其关节侧还可见强度不等的信号。③骨髓,因含脂肪而能在 MRI 上显示,当骨髓内脂肪成分有改变或被病变组织取代,则信号强度将发生变化。MRI 是直接观察骨髓病变的最佳检查方法,优于 X 线、ECT 和 CT 检查。成人正常骨髓在 T_1WI 和 T_2WI 上均呈高信号,而纤维或硬化组织在 T_1WI 和 T_2WI 上均呈低信号。骨髓瘤、淋巴瘤和骨肉瘤在 T_1WI 上均表现为低信号,MRI 可准确确定其范围。④脊柱,可清楚地显示椎管狭窄,包括椎体与脊椎小关节的增生、韧带肥厚和椎间盘脱出等。如果椎间盘脱出发生在多个平面,且相对的黄韧带肥厚,则在与椎间隙水平相对应的硬膜囊前后缘受压,在矢状面 T_2WI 上,硬膜囊呈串珠状改变。

(四) 腹部疾病的选择

胃肠道疾病首选的检查方法是胃肠道钡剂造影,它可诊断胃肠道畸形、炎症、溃疡和肿瘤性病变,应用气钡双重对比造影有助于发现轻微的和早期的胃肠道病变。血管造影可用于寻找和治疗消化道出血,发现胃肠道血管性病变。利用 CT 和 MRI 可对腹部恶性肿瘤进行临床分期和制定治疗计划。超声对胆系疾病诊断的效价比最高,亦能发现肝、胰、脾的病变,故常作为首选的检查方法。超声亦特别适合对腹部实质性脏器疾病的普检、筛选和追踪观察。CT 具有优良的组织分辨力和直观清晰的解剖学图像,特别是随着 CT 扫描速度加快,扫描方式和图像重建功能的增加,使它在肝、胆、胰、脾疾病诊断和鉴别诊断中起主导作用,与超声相结合,CT 能对绝大多数疾病作出正确诊断。MRI 除可提供优良的解剖学图像外,还可根据信号特征分析病变性质,故常用于超声和 CT 鉴别诊断有困难的病例。在显示胆管、胰管梗阻性病变时,MRI 优于超声和 CT。血管造影仅用于某些疾病的鉴别诊断,如肝海绵状血管瘤、动静脉畸形和动脉瘤,以及腹部肿瘤的介入治疗。

除急腹症外,腹部 X 线平片和超声不用于诊断胃肠道疾病。腹部平片仅可显示泌尿系阳性结石,肾排泄性造影既可显示肾盂输尿管系统的解剖学形态,又可判断肾排泄功能,故它仍是泌尿系疾病的常用检查方法之一。超声与 CT 已广泛应用于泌尿生殖系统检查,且效果远优于常规 X 线,特别是超声在妇产科及计划生育的诊疗中已起主导作用。超声、CT、ECT 和 MRI 均适用于对肾上腺疾病的探查,但从临床效价比的角度应首选 CT。MRI 水成像技术在显示泌尿系梗阻性疾病方面有独特的价值。此外,MRI 对软组织、肝、胆、脾、胰、肾、子宫、卵巢、前列腺等部位的检查性能优越,在对泌尿生殖系统肿瘤分期方面优于其他检查方法。

（五）中枢神经系统疾病的选择

中枢神经系统疾病首选的检查方法为 CT 与 MRI，两者均能对颅内或椎管内病变的部位、大小、数目等情况作出定量和定性诊断。CT 和 MRI 图像特点比较如下：①MRI 显示解剖结构清晰而逼真，可很好地观察器官大小、形状和位置等，对引起器官形态变化的疾病可作出诊断。②MRI 适宜于观察亚急性脑内血肿（3 天～3 周），MRI 图像上显示为高信号区，易于诊断，而在 CT 扫描上可为等密度灶。急性外伤性颅内出血（3 天以内）在 T_1WI 和 T_2WI 上多为等信号，不易和血肿周围脑组织区别，而 CT 上急性血肿均为高密度灶，易于观察。所以，急性期血肿应选择 CT 扫描，亚急性或慢性血肿（3 周～3 月）应选择 MRI 检查。此外，少量的脑底出血，轻微的脑挫伤水肿 MRI 比 CT 敏感。③在良好的解剖背景上显示病变是 MRI 诊断的突出优点。在观察病变时需注意病变的位置、大小、形状、边缘轮廓和与有关器官的关系等，还要观察病变 T_1、T_2的长短或 MR 信号的强弱与均匀性，因为这有助于病变性质的判断。例如脑水肿表现为长 T_1、长 T_2，含脂类病变表现为短 T_1 和不同程度的长 T_2信号。④MRI 发现脑梗死比 CT 要早，一般起病后 6 小时 MRI 即可出现异常。对脑干和小脑腔隙性梗死灶的探测，MRI 也明显优于 CT。脑梗死灶在 T_1WI 上呈低信号，在 T_2WI 上呈高信号，易于诊断。MRI 扩散成像可发现 2 小时以内的超急性脑梗死，这对病人的早期治疗和预后有着重要作用。⑤MRI 的软组织分辨率比 CT 高，矢状面扫描图像上可直观地显示脊髓病变的全貌及与周围组织结构的关系，是当今诊断脊髓疾病的最佳选择。利用 MRI 可替代有创性脑血管造影来诊断颅内或椎管内血管性病变。MRI 的缺点在于不能明确钙化灶，对骨性结构的显示远不如 CT。脑血管造影属创伤性检查方法，目前已少用于对颅内疾病的诊断，而多用于颅内血管性疾病的介入治疗。

综上所述，这五种成像方法的优选和应用主要是遵循效价比的原则进行。呼吸系统疾病和骨骼疾病首选的检查方法应是 X 线检查；胃肠道疾病应首选钡剂造影；心血管疾病应首选超声和 DSA 检查；泌尿系统疾病，妊娠，子宫与卵巢疾病，肝、胆、胰、脾、腺体和软组织疾病应首选超声检查；中枢神经系统疾病应首选 CT 和 MRI 检查；ECT 是一种创伤性较大的检查方法，而且费用较贵，在疾病的诊断中，不作优先考虑。但在某些疾病（甲状腺疾病、恶性肿瘤的转移、心肌梗死等）的早期确诊和精确诊断中，具有其他方法不可替代的优势。必须强调的是，影像学诊断必须结合病人的其他临床资料综合分析才能做出，记住这一点对一个临床工作者非常重要。

（李广元　刘月振）

第八章 | 心电图检查

第一节 心电图基本知识

一、心电图的概念

心电图（ECG）是利用心电图机从体表间接地记录心脏每一心动周期产生的电活动变化的曲线图形。

心脏在机械收缩之前先有电激动，电激动产生动作电流，而人体组织是一个很好的容积导体，心脏正处于这一导体之中，心脏的动作电流可被传导至身体各部。如果用两个电极板放置在一定的两个体表部位，用导线连接至心电图机，就可描记出心电活动的曲线，即所谓的心电图。

二、心电图的产生原理

（一）心肌细胞的静息电位和极化状态

心肌细胞在静息状态下，细胞膜外排列带正电荷的阳离子，膜内排列相等比例带负电荷的阴离子，这种膜内外电荷稳定的分布状态称为极化状态，此状态下细胞膜内外的电位差称为静息电位（RMP）。此时细胞膜表面和内外均无电流活动。

（二）心肌细胞的动作电位和除极与复极

当心肌细胞某部位的细胞膜受到一定程度的刺激（阈刺激）时，该部位细胞膜对离子的通透性发生改变，引起膜内外阴、阳离子流动，使细胞膜内外正、负离子的分布发生逆转，此过程称为心肌细胞的除极和复极过程。心肌细胞在兴奋时所发生的膜电位变化称为动作电位（AP）。以心室肌细胞为例，按发生时间的顺序其除极、复极、电位变化与心电图的关系（图 8-1）如下：

0 相　即除极期。主要由大量 Na^+ 快速进入细胞内产生 Na^+ 电流所引起。细胞处于收缩早期，相当于心电图的 QRS 波。

1 相　即快速复极初期。此相 Na^+ 内流已失去作用，因瞬时性钾离子通道激活导致 K^+ 快速外流引起。

2 相　即缓慢复极期，又称平台期。主要由 Ca^{2+} 内流与 K^+ 外渗引起，二者的电流方向相反，流速相近，使动作电位近乎平线。相当于心电图的 ST 段，1、2 相交界点，相当于心电图的 J 点。

3 相　即快速复极末期。主要由大量的 K^+ 快速外流引起。相当于心电图的 T 波。

4 相　即静息期。复极完毕，细胞处于舒张状态，相当于心电图的 T-P 段。

（三）心电波的形成

1. 除极波的产生　当心肌细胞的某一部位受到刺激后，受刺激部位的细胞膜出现除极化，该处细胞膜外正电荷消失而其前面尚未除极的细胞膜外仍带正电荷，从而形成一对电偶（dipole），产生动作电流。在正电荷处的电极即可描记出一向上的划线，这种现象称为除极（depolarized），相当于跨膜动作电位的 0、1 相。因除极过程非常迅速，因而描记出高而窄的波形。在除极进行时，电源（正电荷）在前，电穴（负电荷）在后，电流自电源流向电穴，探查电极若对向电源（即面对除极方向）则产生向上的波形，背向电源（即背离除极方向）产生向下的波形，在

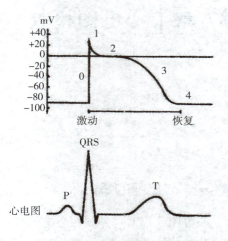

图 8-1　心肌细胞跨膜动作电位与
体表心电图关系示意图

细胞中部则记录出双向波形（图 8-2）。整个心肌细胞除极完毕时，心肌细胞膜内带正电荷，膜外带负电荷，称为除极状态（depolarization），相当于跨膜动作电位的 2 相。因细胞膜外均变成负电位，两端电位均为"-"，两极保持暂时的平衡而无电位差，此时描记出一水平等电位线。

2. 复极波的产生　心肌细胞除极后，再经过多种离子的后续移动及离子泵的耗能调整，使细胞膜逐渐恢复到静息时的极化状态，这个过程称为复极（repolarization）。一般情况下，先除极部位先复极，复极过程与除极过程方向一致，但复极的电偶是电穴（负电荷）在前，电源（正电荷）在后，缓慢向前推进，直至整个细胞全部复极完成。因复极进行较除极缓慢，因而描记出的曲线较圆钝。就单个细胞而言，虽然复极过程与除极过程方向一致，但因复极的电偶是电穴（负电荷）在前，电源（正电荷）在后，故描记的复极波方向与除极波相反（图 8-2）。

在正常人心电图中，记录到的复极波方向常与除极波主波方向一致，与单个心肌细胞不同。这是因为正常人心室的除极从心内膜向心外膜，而复极则从心外膜开始，向心内膜方向推进，其机制尚不清楚。可能因心外膜下心肌的温度较心内膜下高，心室收缩时，心外膜承受的压力又比心内膜小，故心外膜处心肌复极度过程发生较早。

3. 影响心脏电位强度、心电图波形大小的因素　①与心肌细胞数量（心肌厚度）呈正比关系。②与探查电极位置和心肌细胞之间的距离呈反比关系。③与探查电极的方位与心肌除极的方向所构成的角度有关，夹角越大，心电位在导联上的投影越小，电位越弱。

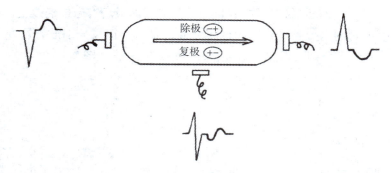

图 8 - 2　单个心室肌细胞探查电极位置与除极、复极波形方向的关系
（箭头示除极与复极方向）

（四）心肌细胞的电位变化与心电向量

心肌细胞在除极和复极的过程中形成电偶，而电偶是既有数量大小，又有方向性的物理量，因此称为心电向量（cardiac vector）。通常用箭头表示其方向，箭杆长度表示其电位强度。电偶的方向就是心电向量的方向。

在心电活动周期中，各部心肌除极与复极有一定的顺序，且每一瞬间又有不同部位的心肌细胞产生电活动，可产生许多大小和方向各不相同的心电向量，可用向量综合法归并为瞬间的综合向量。即同一轴上两个心电向量，其方向相同，则将其幅度相加，若方向相反则相减。若两个心电向量的方向存在一定的角度，则可采用平行四边形法计算（图 8 - 3）。临床在体表采集到的心电变化，是全部参与电活动心肌细胞的电位变化按上述的原理所综合的结果。

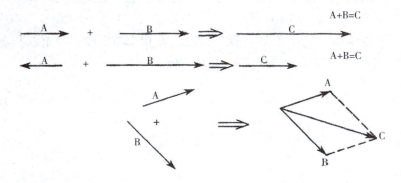

图 8 - 3　向量综合法示意图

三、心电图的导联

将电极置于体表的任何两点，并通过导联线分别与心电图机的正负两极相连，这种记录心电图的电路连接方法称为心电图导联。

（一）常规心电图导联

目前广泛采纳由 Einthoven 创设的国际通用的常规 12 导联体系。

1. 肢体导联（limb leads）　分为标准导联和加压肢体导联。

（1）标准导联（双极肢体导联）：即连接体表的两极均有电位的改变，所测得的波形反映两个电极间的电位差。标准导联Ⅰ、Ⅱ、Ⅲ，其正极分别放置在左上肢、左下肢、左下肢，其负极分别放置在右上肢、右上肢、左上肢（图8-4）。

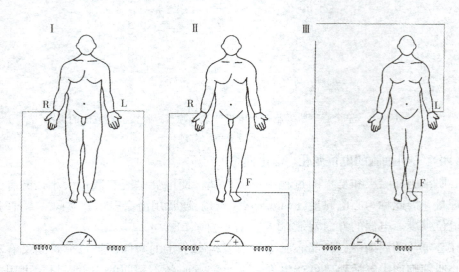

图8-4　标准肢体导联探查电极的放置

（2）加压单极肢体导联：单极导联是在两个电极中，只使一个电极显示电位，而使另一电极的电位等于零，所得的波形反映该有效电极下的电位变化，较能表现心脏局部电活动情况。但此种波形振幅较小，故采用加压的方法使测得电位升高，以便于检测，称之为加压单极肢体导联。加压单极肢体导联包括右上肢（aVR）导联、左上肢（aVL）导联和左下肢（aVF）导联。其探查电极（正极）分别放置在右上肢（R）、左上肢（L）和左下肢（F），无效电极（负极）连接于右上肢、左上肢和左下肢各通过5000欧姆电阻并联起来组成的中心电端上（图8-5）。

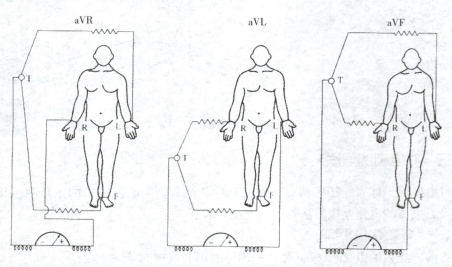

图8-5　单极加压肢体导联探查电极的放置

2. 胸导联（chest leads）　也属单极导联，即将探查电极分别置于心前区不同部位，将无效电极连接于中心电端上。常用的6个胸导联探测电极放置的位置是：V_1 导联，胸骨右缘第四肋间；V_2 导联，胸骨左缘第四肋间；V_3 导联，V_2 和 V_4 连线的中点；V_4 导联，胸骨左缘第五肋间与左锁骨中线交界处；V_5 导联，左腋前线与 V_4 水平线交界处；V_6 导联，左腋中线与 V_4 水平线交界处（图8 −6）。

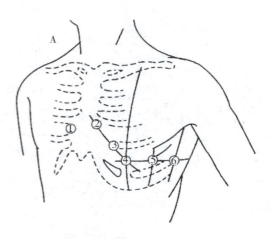

图8 −6　胸导联探查电极的放置

（二）其他心电图导联

常规12导联心电图检查基本能满足心电图诊断的需要，但在特殊情况下，可选用其他心电图导联。

1. 监护导联　多在重症监护病房、心脏监护病房使用。正极可置于 V_1、V_5、V_6 等胸导联的部位上，负极多置于左肩部，每次可按需选择1~2个导联使用。

2. 附加导联　①V_7 ~ V_9 导联：V_7 位于左腋后线平 V_4 水平处；V_8 位于左肩胛骨线平 V_4 水平处；V_9 位于左脊柱旁线平 V_4 水平处。临床用于诊断后壁心肌梗死。②V_{3R} ~ V_{6R}：其电极放置于右胸部与 V_3 ~ V_6 对称处。临床用于诊断右心室肥大、右心室梗死及先天性心脏病的右位心等。

四、心电向量环与心电图的形成

心脏从除极开始到结束，在不同的方向上产生许多瞬间综合心电向量。随时间的推移，许多瞬间综合心电向量按其发生顺序串联起来，则形成空间圆形轨迹，叫空间心电向量环。每个心动周期包括3个空间心电向量环：心房肌除极的P环，心室除极的QRS环及心室复极的T环。但空间向量环是一个立体环，不可能在一张纸上记录，通常研究的是平面心向量图，即心电向量图，是空间向量环于平行光线照射下，在某一平面上取得的投影。P、QRS、T三个主要的立体心电向量环可以通过投影的方式在额面、膈面及侧面上获得三个相应的平面向量环，即立体心电向量环的第一次投影。如果要获得临床的心电图波形，平面向量环还必须向导联轴进行第二次投影，额面向量环只能向肢体导联的六轴系统投影，而膈面的向量环只能向心前区导联轴系统投影。这第二次投影的结果就是经心电图机记录的心电图波形（图8 −7）。投影在导联轴的正侧得向上波，投影在导联轴的负侧得向下波。

五、心电图描记的操作方法

1. 环境要求　室内保持温暖（不低于18℃），以避免因寒冷而引起的肌电干扰。心电图机旁不要摆放其他电器，以免引起干扰。

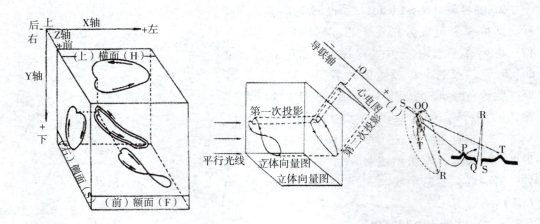

图 8 - 7　空间心电向量环与心电图的关系示意图

A. 空间心电向量环在三个平面上的投影　B. 空间心电向量环两次投影后形成的心电图波形
C. 3 个向量环分别形成的心电图波形

2. 准备工作　①检查前确保心电图机性能合格。②使用交流电源的心电图机必须接可靠的地线。③检查床的宽度不窄于 80cm，以免肢体紧张而引起肌电干扰。④对初次接受心电图检查者，必须事先做好解释工作，消除紧张心理。⑤除急症外，一般情况下要求受检者平静休息 5 分钟后接受检查，避免饱餐或吸烟后检查。⑥嘱受检者解开上衣，取仰卧位，四肢放松，平稳呼吸。⑦避免受检者的四肢接触铁床、墙壁或地，以及与他人发生皮肤接触。

3. 皮肤处理　①若放置电极部位的皮肤污垢或毛发过多，则应预先清洁皮肤或剃毛。可用乙醇擦净皮肤上的油脂，以消除皮肤阻力，减少伪差。②在人体放置电极处涂抹导电膏或盐水、乙醇、清水。但尽可能避免用盐水、乙醇、清水代替导电膏，因为这三种处理方法使皮肤接触阻抗较大，极化电位很不稳定，易引起基线漂移或其他伪差。

4. 电极放置　按常规心电图连接方式放置电极，连接导联。①肢体导联电极：上肢电极板固定于腕关节内侧上方 3cm 处；下肢电极板固定于内踝上方 7cm 处。肢体导联线较长，末端接电极板处有颜色标记或英文缩写：红色（R）端电极接右上肢；黄色（L）端电极接左上肢；绿色（F）端电极接左下肢；黑色端电极接右下肢。此连接形成了 I、II、III、aVR、aVL、aVF 导联方式。②胸导联：导线末端接电极处有不同颜色以区别各导联。颜色排列依次为红（V_1）、黄（V_2）、绿（V_3）、褐（V_4）、黑（V_5）、紫（V_6），分别代表 C_1、C_2、C_3、C_4、C_5、C_6 导联。$C_1 \sim C_6$ 通常代表 $V_1 \sim V_6$ 导联，亦可代表任意胸前导联，关键取决于其电极安放的位置。

5. 描记心电图　①接通电源及地线（使用蓄电池或充电电源时，可不用地线）。如有交流电干扰，可按下抗交流电干扰键（HUM），尽量避免使用该键或同时使用去肌颤滤波（EMG），因可使心电图波幅下降 15% 以上，导致心电图波形失真。②常规记录走纸速度一般选择 25mm/s，标准灵敏度 1mV＝10mm（即增益，指输入 1mV 电压时，描笔偏转幅度 10mm）。记录过程中，若发现某些导联心电图电压太高或太低，可通过调整灵敏度来记录合格的心电图（如选择灵敏度 1mV＝5mm，可减低电压；灵敏度 1mV＝20mm，可增加电压。）③常规记录 12 导联。若怀疑右位心或急性心肌梗死等病变者应加做相应导联。④用手动方式记录心电图时，每次切换导联后，必须等到基线稳定后再启动记录纸，一般每导联描记 3～5 个心动周期，每人次大约记录 1 分钟。⑤有心律失常时可按需要延长记录时间，一般选 Ⅱ、V_1 导联。⑥记录过程中遇基线不稳及干扰时，应检查导联线与心电图机的连接或电极是否松脱。⑦描记结束后，关闭电源开关。⑧在描记好的心电图纸上注明受检者的姓名、性别、年龄及记录时间（年、月、日、小时、甚至分钟）等，同时标记各导联。

六、心电图的临床应用

（1）对各种心律失常的诊断具有肯定价值。

（2）对了解有无心肌供血不足，尤其对心肌梗死的定性、定位、时期的判断具有极为重要的价值。

（3）提示心房、心室肥大的情况，有助于各类心脏疾病（如高血压性心脏损害、肺源性心脏病）的诊断。

（4）客观评价某些药物对心脏的影响以及对心律失常治疗的效果，为临床用药的决策提供依据。

（5）对其他疾病和电解质紊乱（如心包炎、血钙和血钾的过低或过高等）的诊断提供辅助依据。

（6）对各种危重病人的治疗及抢救、手术麻醉等的监护作用。

第二节　正常心电图

一、正常心电图图形组成及其生理意义

（一）正常心电图图形组成
正常心电图图形主要由 P 波、P－R 间期、QRS 波群、S－T 段、T 波、QT 间期及 U 波组成（图 8－8）。

（二）正常心电图各波段、间期的命名及其生理意义
1. P 波　心房除极波，代表左右两心房除极时的电位变化。

2. P－R 间期　从 P 波的起点至 QRS 波群的起点，代表心房开始除极至心室开始除极的一段时间。

3. QRS 波群　代表全部心室肌除极电位和时间的变化。RS 波群因探查电极的位置不同而呈多种形态，其命名统一如下：第一个出现的正向波称为 R 波；R 波之前的负向波称为 Q 波；R 波之后的负向波称为 S 波；S 波之后的正向波为 R′波；R′波后再出现的负向波称 S′波；如果 QRS 波均呈负向波称 QS 波。各波幅度的大小用英文大小写

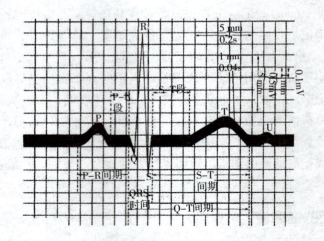

图 8 – 8　正常心电图各波段、间期示意图

字母表示，即大写表示较大的波，小写表示较小的波。同一导联中，若波幅小于最高波幅的1/2，记为小写（图 8 – 9）。

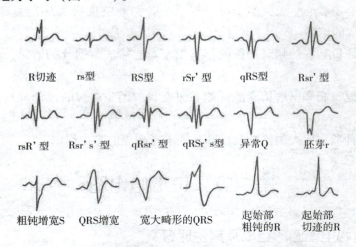

R切迹　　rs型　　RS型　　rSr'型　　qRS型　　Rsr'型

rsR'型　　Rsr's'型　　qRsr'型　　qRSr's型　　异常Q　　胚芽r

粗钝增宽S　　QRS增宽　　宽大畸形的QRS　　起始部粗钝的R　　起始部切迹的R

图 8 – 9　QRS 波群命名

4. S – T 段　从 QRS 波群的终点至 T 波的起点（一般为一等电位线），代表心室缓慢复极的一段短暂时间。

5. T 波　代表快速心室复极时的电位变化，T 波的方向常与 QRS 波群的主波方向一致。

6. QT 间期　自 QRS 波群的起点至 T 波的终点，代表心室除极和复极全过程所需的时间。

7. U 波　心动周期中最后一个小波，其方向一般与 T 波方向一致，代表心室的后继电位。

二、心电图的测量

心电图直接描记在特殊的记录纸上（图 8 - 10）。心电图记录纸由边长为 1mm × 1mm 的小方格组成。一般情况下，走纸速度为 25mm/s，则每两条纵线间（1mm）

代表 0.04 秒（40ms）；当标准电压 1mV = 10mm 时，两条横线之间（1mm）代表 0.1mV。

（一）各波段的测量

1. 各波段振幅的测量 正向波应从基线上缘垂直测量至波的顶端；负向波应自基线下缘垂直测量至波的底端（图 8 - 11）。

2. 各波段时间的测量 测量各波时间应从波形起点的内缘测至波形终点的内缘。正向波在等电位线下缘测量，负向波在等电位线上缘测量。室壁激动时间（VAT）为从 QRS 波群起点到 R

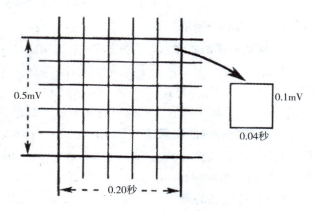

图 8 - 10 心电图记录纸示意图

波顶峰垂直线的水平距离，如有 R′波，应测量至 R′峰，如 R 波有切迹，则应测量至切迹第二峰（图 8 - 11）。

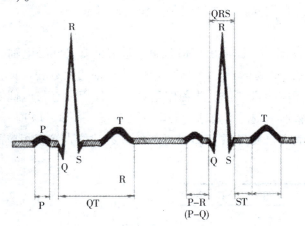

图 8 - 11 心电图各波段振幅及时距的测量示意图

A. 各波段振幅的测量 B. 各波段时间的测量

3. ST 段移位的测量 ST 段是指 J 点（为 QRS 波群终点与 ST 段起始的交接点）到 T 波起点之间的距离。测量时取 QRS 波的起点为对照点。当 ST 段移位时，应取 J 点后 0.06 秒 或 0.08 秒 处测量。ST 段上抬时，应测量上抬的 ST 段上缘至 J 点对照基线上缘的垂直距离；ST 段下移时，应测量下移的 ST 段下缘至 J 点对照基线下缘的垂直距离（图 8 - 12）。

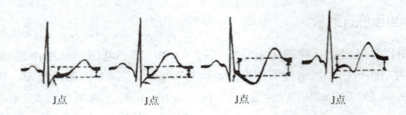

J点　　　　J点　　　　J点　　　　J点

图 8 – 12　ST 段移位的测量示意图

（二）心率的测量

1. 规则心律的测量法　①测量 P – P 间期或 R – R 间期所占格数直接采用查表法得出心率数。②使用专门的心率尺直接读出相应的心率数。③测量一个 R – R 间期或 P – P 间期的秒数，代入公式：心率（次/分钟）= 60（秒）/ R – R（或 P – P）间期（秒）计算出。如测得 R – R 间距为 0.8 秒，则心率为 60/0.8 = 75 次/分钟。

2. 不规则心律的测量法　①数出 30 中格（共 6 秒）内的 QRS 或 P 波数，乘以 10，即得到每分钟的心室率或心房率。②测量 5 个心动周期的 R – R（或 P – P）间期，算出其平均值，然后被 60 除。

（三）心电轴的测量

心电轴（cardiac electric axis）一般指平均 QRS 电轴，是整个心室除极过程中全部瞬间 QRS 向量综合所指的方向。正常人心电轴在额面上的投影指向左下方，约 0°～90°之间。一般采用心电轴与导联 I 正侧段所成的角度表示心电轴的偏移程度。除测定 QRS 波群电轴外，还可用同样方法测定 P 波和 T 波电轴。

1. 测量方法

（1）目测法：根据 I、III 导联 QRS 波群主波方向来估测心电轴（图 8 – 13）。

（2）三角测量法：分别将 I、III 导联 QRS 波振幅的代数和（向上波为正值，向下波为负值）标记在相应导联部位，并各作垂直线，其相交点与电偶中心点相连即为心电轴，该轴和 I 导联轴正侧的夹角即为心电轴的角度（图 8 – 14）。

（3）查表法：将 I、III 导联 QRS 波振幅的代数和值直接查相应的表求得心电轴的角度。

导联 电轴	I	II	III（aVF）
偏左			
正常			
偏右			

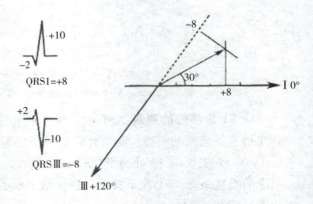

图 8 – 13　心电轴目测法示意图　　　　图 8 – 14　心电轴三角测量法示意图

2. 临床意义　正常心电轴的范围在 −30°～ +90°之间。①电轴轻度左偏：心电轴位于 0°～ −30°之间，可见于正常人、横位心（肥胖、妊娠、腹腔积液等）。②电轴左偏：心电轴位于 −30°～ −90°之间，见于横位心（肥胖、妊娠、大量腹腔积液等）、左前分支阻滞和左心室肥厚等。③电轴轻度右偏：心电轴位于 + 90°～ +110°之间，见于正常垂位心、右心室肥厚等。④电轴右偏：心电轴 > +110°，见于左后分支阻滞、右心室肥大和先天性心脏病等。

（四）心脏循长轴转位

从心尖向心底部方向观察，设想心脏可循其本身长轴作顺钟向或逆钟向转位。可通过心前区导联中过渡区波形（指 V_3 或 V_4 导联的波形其正向波与负向波之比约等于 1）出现的位置来判断（图 8 − 15）。顺钟向转位是右心室向左、前转动，左心室向后推移，过渡区波形出现在 V_5、V_6，常见于右心室肥大；逆钟向转位是左心室向右、

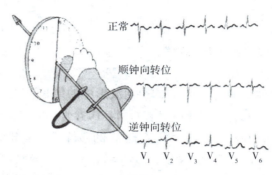

图 8 − 15　心脏钟向转位示意图

前转动，过渡区波形出现在 V_1、V_2，常见于左心室肥大。但需指出，心电图上的这种钟向转位只提示心脏电位的转位变化并非都是心脏在解剖上转位的结果。

三、心电图各波段的正常范围

1. P 波　反映心房除极电位变化。P 波前 1/3 代表右房除极电位变化，后 1/3 代表左房除极电位变化，中间 1/3 代表左、右房除极电位变化。

（1）位置与形态：正常窦性 P 波一定出现在 QRS 波群之前。在大部分导联上一般呈钝圆形，有时可有轻度的切迹或双峰，但峰距小于 0.04 秒。

（2）方向：P 波在 Ⅰ、Ⅱ、aVF、V_4 ~ V_6 导联直立，aVR 导联倒置，则称为窦性 P 波，其余导联可直立、双向、倒置或低平。若 Ⅱ、Ⅲ、aVF 导联 P 波倒置，aVR 导联 P 波直立，则称为逆行 P 波，表示激动起源于房室交界部区。

（3）时间（宽度）：< 0.11 秒。

（4）电压（振幅）：肢导联不超过 0.25mV，胸导联不超过 0.2mV。若 V_1 导联 P 波呈双向，应测量其 P 波终末电势（Ptf），即 V_1 导联负向 P 波的时间乘以负向 P 波振幅（图 8 − 16），正常人 PtfV$_1$ 绝对值应 < 0.04 mm·秒。若 P 波振幅 < 0.05mV，称 P 波低平，临床意义不大。

2. P − R 间期（或 P − Q 间期）　即 P 波起点至 QRS 波群起点的间隔时间，又称房室传导时间。P − R 间期与年龄及心率有关，心率在正常范围时，成年人的 P − R 间期为 0.12 ~ 0.20 秒。在幼儿及心动过速的情况下，P − R 间期相应缩短；在老年人及心动过缓的情况下，P − R 间期可略延长，但不超过 0.22 秒。

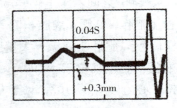 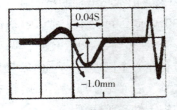

$0.04s \times (+0.3mm) = +0.01mm \cdot s$　　　$0.04s \times (-1.0mm) = -0.04mm \cdot s$

图 8 – 16　Ptf 的测量示意图

3. QRS 波群

（1）形态与方向：①肢导联：Ⅰ、Ⅱ、Ⅲ导联的 QRS 波群在电轴不偏的情况下主波一般向上；aVR 导联一般主波向下；导联主波一般向上；Ⅲ与 aVL 导联变化较多，且两者的变化应具有对应性，即Ⅲ导联正向波越高，aVL 导联负向波越深，反之亦然。②心前区导联：自 V_1 至 V_6 的移行规律是 R 波逐渐增高，S 波逐渐变浅。V_1、V_2 导联主波向下多呈 Rs 型，$R/S < 1$；V_5、V_6 导联主波向上多呈 qR 型或 Rs 型，$R/S > 1$；V_3、V_4 导联 $R/S \approx 1$。③Q 波：正常左胸导联及某些肢导联可出现 Q 波，但 Q 波应小于同导联 R 波的 1/4，时间小于 0.04 秒。主波向下的导联（aVR 除外，主要是 V_1、V_2 导联）不应出现 Q 波，但可以呈 QS 型。

（2）时间（宽度）：正常成人为 O. 06 ~ O. 10 秒。

（3）室壁激动时间（VAT）：又称 R 峰时间，表示心室壁从内膜开始激动到外膜的时间，可用于判断心室是否肥厚。正常成人 V_1、V_2 导联 VAT < 0.03 秒，V_5、V_6 导联 VAT < 0.05 秒。

（4）电压：①肢体导联：$R_{aVL} < 1.2mV$，$R_{aVF} < 2.0mV$，$R_{aVR} < 0.5mV$，$R_I + R_{Ⅲ} < 2.5mV$。②胸导联：$R_{V1} < 1.0mV$，$R_{V1} + S_{V5} < 1.2mV$，$R_{V5} < 2.5mV$，$R_{V5} + S_{V1} < 4.0mV$（男）或 3.5 mV（女）。③低电压：指六个肢体导联的 QRS 波群振幅（正向波和负向波振幅的绝对值之和）都 < 0.5mV，或六个胸导联的 QRS 波群振幅（正向波和负向波振幅的绝对值之和）都 < 0.8mV。多见于肺源性心脏病、冠心病、风湿性心脏病、心肌炎、心肌病、广泛心肌梗死、心包积液、胸腔积液、肺气肿、过度肥胖等。

4. ST 段

为 QRS 波群终点到 T 波起点的一段等电位线。ST 段抬高及压低是反映心肌损害的重要指标。正常 ST 段为一等电位线，可轻微偏移，但在任何导联中，ST 段下移不应超过 0.05mV；ST 上移，在肢体导联和 V_4 ~ V_6 导联不超过 0.1mV，V_1、V_2 导联不超过 0.3mV，V_3 不超过 0.5mV。

5. T 波

（1）形态与方向：正常 T 波呈圆钝形，平滑而宽大，一般无切迹，其上升支稍平，下降支较陡。其方向一般应与 QRS 波群的主波方向一致。在Ⅰ、Ⅱ、V_4 ~ V_6 导联 T 波直立，aVR 导联倒置，在其他导联可直立、倒置或双向。

（2）电压：在 R 波为主的导联中，如 T 波振幅小于 R 波的 1/10，称为 T 波低平。在胸导联中 T 波可高达 1.2 ~ 1.5mV。

6. Q–T 间期 为 QRS 波群起点至 T 波终点的时间。心率在 60～100 次/分钟时，Q–T 间期的正常值为 0.32～0.44 秒。Q–T 间期长短与心率的快慢密切相关，心率越快，Q–T 间期愈短，反之愈长。常用校正的 Q–T 间期（Q–Tc）来减少心率对其的影响。通常采用 Bazett 公式计算：$Q-Tc = Q-T/\sqrt{R-R}$，其正常上限值为 0.44 秒，超过此时限即为延长。

7. U 波 出现在 T 波之后 0.02～0.04 秒，多见于 I、II 导联及胸导联，尤以 V_3 导联较明显。方向一般与 T 波一致，宽约 0.12 秒。振幅低，肢导联一般 <0.05mV，胸导联可高达 0.2～0.3mV。U 波明显增高常见于血钾过低，其次是服用奎尼丁、洋地黄、肾上腺素等药物，亦见于部分高血压、左心室肥大者。U 波倒置多见于高血钾、心肌梗死、冠心病等。

第三节 常见异常心电图

一、心房与心室肥大

（一）心房肥大

1. 右房肥大（right atrial enlargement，RAE） 右心房肥大时，右心房除极时间虽然延长但与左心房后除极的时间重叠，两者总的除极时间并未延长，因而主要表现为心房除极波振幅的增高。因右心房肥大常见于慢性肺源性心脏病、肺动脉高压等疾病，故此型高耸的 P 波又称为"肺性 P 波"。心电图特征为：① P 波时间正常；②P 波形态高尖；③P 波电压 >0.25Mv，以 II、III、aVF 导联明显（图 8–17）。

2. 左心房肥大（left atrial enlargement，LAE） 因左房除极在后，当左房肥大时，主要表现为心房除极时间延长。心电图特征为：①P 波增宽，P 波时限≥0.12 秒，常呈双峰，峰间距≥0.04 秒，以 I、II、aVL 导联明显。②V_1 导联 P 波常呈双向，其 $PtfV_1$ 绝对值≥0.04mm·s。常见于风湿性心脏病二尖瓣狭窄，故又称为"二尖瓣型 P 波"（图 8–17）。

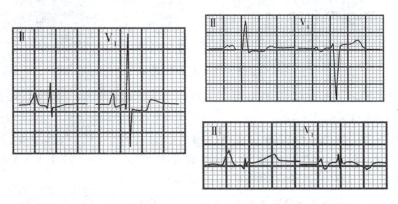

图 8–17 心房肥大：右心房肥大、左心房肥大、双房肥大

3. 双房肥大（biatrial enlargement）　心电图特征为：①P波振幅≥0.25mV。②P波时限≥0.12秒，呈双峰。③V_1导联P波高大双向，上下振幅均超过正常范围（图8-17）。

（二）心室肥大

1. 左心室肥大（LVH）　因左心室肥厚和扩张，左心室壁的除极面增大，除极时间延长，除极综合心电向量更加偏左。临床常见于高血压病、主动脉瓣关闭不全或狭窄、二尖瓣关闭不全、冠状动脉粥样硬化性心脏病及某些先天性心脏病等。心电图特征为：

（1）QRS波群电压增高或左心室高电压：①R_{V5}（或R_{V6}）>2.5mV，$R_{V5}+S_{V1}$>3.5mV（女性）或>4.0mV（男性）。②R_{aVL}>1.2mV或R_{aVF}>2.0mV。③R_I>1.5mV或R_I+S_{II}>2.5mV。

（2）QRS波群时间延长：常达0.10~0.11秒，但一般<0.12秒，VAT_{V5}>0.05秒。

（3）心电轴：左偏，但一般不超过-30°。

（4）ST-T改变：反映左心室图形的导联（如I、aVL、V_5等）ST下移>0.5mV，T波低平、双向或倒置等（图8-18）。

在心电图诊断中，QRS波群电压增高是左心室肥大的一重要特征。在左心室高电压的基础上，结合其他阳性指标之一，即可诊断左心室肥大。符合条件越多及超过正常范围越大，诊断的可靠性越大。若仅有QRS波群电压增高，而无其他任何阳性指标者，诊断左心室肥大应慎重，因左心室电压增高也可见于正常儿童及胸壁较薄的青年人，故须结合病史综合考虑。临床上常把心室肥大伴有ST-T改变称为心室肥大伴劳损。

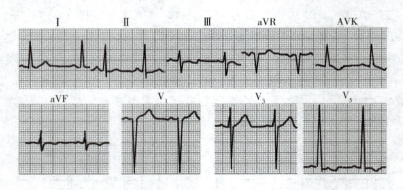

图8-18　左心室肥大

2. 右心室肥大（RVH）　右心室肥大常见于先天性心脏病、肺源性心脏病、二尖瓣狭窄等。心电图特征为：

（1）QRS波群形态改变及右心室电压增高：①V_1 R/S≥1，V_5 R/S≤1或S波比正常加深。②R_{V1}>1.0mv或R_{V1+SV5}>1.2mv。③aVR导联R/S≥1或R>0.5mv。

（2）QRS波群时间：正常，VAT_{V1}>0.03秒

（3）心电轴：右偏≥+90°（重症时可>+110°）

（4）ST-T改变：反映右心室图形的导联（如aVR、V_1、V_2等）ST下移>

0.5mV，T波低平、双向或倒置等（图8－19）。

心电图对右心室肥大的诊断并不敏感，R_{aVR}电压升高及电轴明显右偏可认为是右心室肥大的较可靠指标，其他心电图改变在诊断上往往仅有参考价值。

3. 双侧心室肥大　心电图对双心室肥大的诊断相当困难，心脏的左、右心室同时肥大时，肥大的左、右心室产生的向量可相互抵消，使心电图可无特殊改变，或仅反映占优势的一侧心室改变。心电图可表现为以下情况：

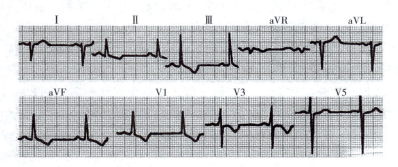

图8－19　右心室肥大伴劳损

（1）"正常"心电图：因双侧心室电压同时增高，互相抵消，心电图表现为"正常"。

（2）单侧心室肥大心电图：当一侧心室肥大超过另一侧时，可表现出该侧心室肥大，而对侧心室肥大的图形被掩盖。

（3）双侧心室肥大心电图：常以一侧心室肥大心电图改变为主，另一侧心室肥大的诊断条件较少。

二、冠状动脉供血不足

冠状动脉供血不足多由冠状动脉粥样硬化引起。当某一部分心肌缺血时，细胞代谢减慢，能量产生不足，从而直接影响心肌的正常除极和复极（以复极影响最大），心电图上主要表现为T波与ST段的一系列改变。临床上两者可同时存在，亦可单独存在。

（一）心肌缺血的心电图类型

1. 缺血型T波改变

（1）T波高大直立：当心内膜下心肌缺血时，该处心肌复极速度减慢，以至最后复极接近完成时已没有与之相抗衡的反方向向量存在，则形成一个突出的、指向探查电极方向的终末复极向量，在相应导联上常表现为T波高大直立。

（2）T波倒置：当心外膜下心肌缺血时，该处心肌复极迟迟不能开始，以致心肌复极从心内膜下心肌开始，再向心外膜下心肌扩展，从而使复极方向与正常时相反，表现为相应导联上T波倒置，甚至对称倒置或倒置逐渐加深。由于这种对称倒置的T波多在冠状动脉供血不足时出现，又称为冠状T波。

（3）T波低平或双向：心脏双侧对应部位心内膜下心肌均缺血，或心内膜和心外膜下心肌同时缺血时，心肌上述两种心电向量的改变可综合出现，部分相互抵消，心电图上可表现为T波低平或双向等（图8－20）。

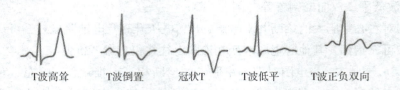

图 8-20　心肌缺血 T 波改变示意图

2. ST 改变　当心肌持续缺血时，心肌细胞除极速度亦会减慢。表现为除极尚未结束，复极已开始，心电图上可出现 ST 段改变。

（1）ST 段移位：心内膜下心肌缺血时，多表现为 ST 段下移≥0.05mV；而心外膜下心肌缺血时，多表现为 ST 段抬高＞0.1～0.3mV。

（2）ST 段形态改变：ST 段的上移和下移常表现为多种形态（图 8-21），其中下移时以水平型下移或下斜型下移（二者常称为缺血型 ST 段降低）对心肌缺血的诊断意义较大；而上移时以弓背向上的单向曲线最有意义。

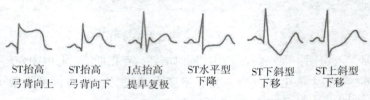

图 8-21　心肌缺血 ST 段改变示意图

（二）临床意义

冠状动脉供血不足可分为急性冠状动脉供血不足与慢性冠状动脉供血不足，两者在临床表现、转归及心电图表现方面均有所不同。

1. 急性冠状动脉供血不足　主要指急性冠脉综合征，包括不稳定型心绞痛、非 Q 波型心肌梗死和 Q 波型心肌梗死。因冠状动脉痉挛或粥样硬化斑块破裂、血栓形成而导致冠状动脉血流急剧减少，造成心肌急性严重缺血。心电图表现为：

（1）缺血型 T 波改变：主要表现为 T 波高尖。急性冠状动脉供血不足时，心内膜下心肌影响较大，钾离子自细胞内漏出造成局部高钾，因而使 T 波异常高耸。这种改变出现最早，历时极短。

（2）损伤型 ST 段改变：当心肌缺血进一步加重，除可出现缺血型 T 波改变外，还可出现损伤型 ST 改变。①ST 段上移伴缺血性 T 波改变多见于变异型心绞痛。②ST 段上移伴 Q 波出现多见于心肌梗死。

2. 慢性冠状动脉供血不足　多见于冠状动脉粥样硬化病变引起管腔相对狭窄造成的心肌缺血，亦见于冠状动脉痉挛或主动脉瓣关闭不全。因长期心肌缺血，心内膜血供差，使心内膜下心肌细胞动作电位幅度减小，导致心内、外膜动作电位减少，心电图表现为 ST 段降低（水平型下移或下斜型下移≥0.05mV）、T 波低平或倒置。

三、心肌梗死

急性心肌梗死是心血管疾病中最常见的危重急症。除了临床表现外，心电图的特征性衍变是确定心肌梗死诊断和判断病情的重要依据。

（一）基本图形

1. 缺血型改变 冠状动脉闭塞后，最早出现的变化是缺血性 T 波改变，但对心肌梗死诊断的特异性较差。心肌梗死缺血型改变与心肌缺血的心电图特征相似。

2. 损伤型改变 若心肌组织缺血状态得不到善，心肌细胞进一步损伤，出现损伤型图形改变。主要为 ST 段改变。急性心肌梗死急性期心电图特征性改变为 ST 段逐渐抬高并与 T 波融合构成一弓背向上的单向曲线。

3. 坏死型改变 进一步缺血导致细胞变性、坏死。坏死的心肌细胞丧失电活动，而正常健康心肌仍照常除极，致使产生一个与梗死部位相反的综合向量。心电图特征为：面向坏死区的导联出现病理性 Q 波（时间≥0.04 秒，电压≥同导联 R 波 1/4）或 QS 波，即坏死型 Q 波。典型的坏死型 Q 波是心肌梗死较可靠的诊断依据。

临床上，若心电图上病理性 Q 波、ST 段抬高及 T 波倒置 3 种改变同时存在，则急性心肌梗死的诊断基本确立。

（二）心肌梗死的图形演变及分期

急性心肌梗死发生后，心电图的变化随着心肌缺血、损伤、坏死的发展和恢复而呈现一定演变规律。根据心电图图形的演变过程和演变时间可分为超急性期、急性期、亚急性期和陈旧期（图 8 - 22）。

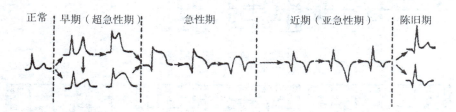

图 8 - 22 心肌梗死演变过程及分期

1. 超急性期 急性心肌梗死发生数分钟后，首先出现短暂的心内膜下心肌缺血，心电图上产生高大的 T 波，以后迅速出现 ST 段上斜型抬高，与高耸直立 T 波相连。由于急性损伤性阻滞，可见 QRS 振幅增高，并轻度增宽，但尚未出现异常 Q 波。这些表现仅持续数小时，临床上多因持续时间太短而不易记录到。

2. 急性期 此期开始于梗死后数小时或数日，可持续到数周。心电图特征为：ST 段显著移位，呈弓背向上抬高，抬高显著者可形成单向曲线；心肌坏死区导联出现异常 Q 波或 QS 波；T 波逐渐倒置加深。

3. 亚急性期 出现于梗死后数周至数月，此期以坏死及缺血图形为主要特征。抬高的 ST 段恢复至基线，缺血型 T 波由倒置较深逐渐变浅，坏死型 Q 波持续存在。

4. 陈旧期 常出现在急性心肌梗死 3 ~ 6 个月之后或更久，ST 段和 T 波恢复正常或 T 波持续倒置、低平、趋于恒定不变，残留下坏死的 Q 波。

（三）心肌梗死的定位诊断

一般根据病理性 Q 波或 ST 段移位出现的导联来确定心肌梗死的部位（图 8 - 23、

8－24），见表8－1。

表8－1　常见心肌梗死的定位诊断

梗死部位	I	II	III	aVR	aVL	aVF	V₁	V₂	V₃	V₄	V₅	V₆	V₇	V₈	V₉
前间壁							+	+	+						
前壁									+	+	±				
前侧壁										±	+	+			
高侧壁	+				+										
广泛前壁	±				±		+	+	+	+	+	±			
后壁													+	+	+
下壁		+	+			+									

注：+表示该导联中出现坏死型 Q 波或 ST 段移位，±表示该导联中可能出现坏死型 Q 波或 ST 段移位

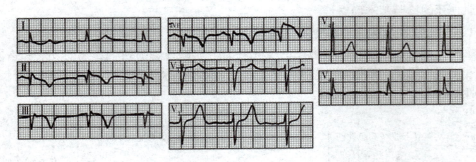

图8－23　急性下壁心肌梗死

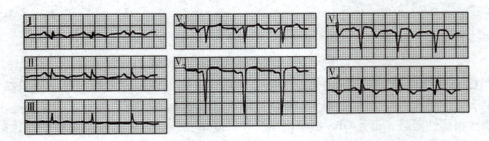

图8－24　急性前壁心肌梗死

四、心律失常

正常人的心脏起搏点位于窦房结，并按正常传导顺序激动心房和心室。当各种原因使心脏激动的起源异常和（或）传导异常，称为心律失常（arrhythmias）。心律失常的种类繁多，临床表现各异，心电图是诊断心律失常最基本、最常用的方法。

（一）心律失常的分类

根据心律失常的发生机制，可分为：

1. 激动起源异常

（1）窦性心律失常：指窦房结起搏点节律或频率发生异常。如窦性心动过速、窦性心动过缓、窦性心律不齐、窦性停搏等。

（2）异位心律：指起源于窦房结以外的心脏激动或心律。包括：

①被动性心律：房性心律、交界区逸搏及逸搏心律、窦房结和房室结之间的游走心律、室性逸搏及逸搏心律、室性自主节律。

②主动性心律：期前收缩（房性、房室交界性和室性）、阵发性心动过速（房性、房室交界性和室性）、扑动和颤动（心房、心室）等。

（3）触发激动引起的心律失常：如洋地黄中毒引起的房性心动过速和交界性心动过速，某些多发性室性心动过速和尖端扭转型室性心动过速也可能由触发激动所致。

2. 激动传导异常

（1）生理性传导异常：干扰与干扰性脱节、时相性差异性传导、时相性传导阻滞等。

（2）病理性传导阻滞：窦房传导阻滞、房内传导阻滞、房室传导阻滞、室内传导阻滞。

（3）传导途径异常：预激综合征。

3. 激动起源和传导双重异常　如并行心律、异位心律伴外出阻滞等。

4. 人工心脏起搏器引起的心律失常　指在安装人工心脏起搏器后出现的各种心律失常。

（二）临床上常见心律失常的心电图特征

1. 窦性心律失常（sinus arrhythmia）　窦房结为正常心脏的起搏点，凡是由窦房结冲动引起的心律称为窦性心律（sinus rhythm）。成人正常窦性心律的心电图特征为：①有窦性 P 波，即 P 波在 II、aVF、V_5 导联直立，在 aVR 导联倒置。②P – QRS – T 规律出现，频率为 60 ~ 100 次/分钟。③P – R 间期 0.12 ~ 0.20 秒。④P – P 间期相差 < 0.12 秒（图 8 – 25）。

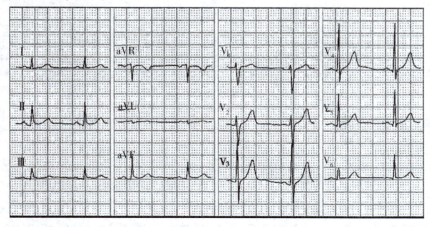

图 8 – 25　正常心电图

（1）窦性心动过速：指成人窦性心律的频率超过100次/分钟。心率一般在140次/分钟以下，极少超过170次/分钟。心电图特征为：①窦性心律。②频率＞100次/分钟。③可有ST段上斜型下移及T波低平（图8-26）。

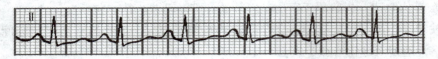

图8-26　窦性心动过速

（2）窦性心动过缓：指窦性心律频率低于60次/分钟。心率一般在45次/分钟以上，偶有低于40次者。心电图特征为：①窦性心律。②频率＜60次/分钟。③常并存窦性心律不齐，即在同一导联P-P间期相差＞0.12秒（图8-27）。

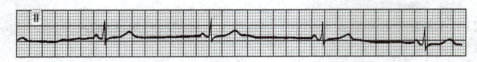

图8-27　窦性心动过缓

（3）窦性心律不齐：指窦性心律出现明显的快慢不均。常见于健康儿童和青少年、自主神经功能失调、更年期综合征等，也可见于器质性心脏病及洋地黄药物中毒等。心电图特征为：①窦性心律。②在同一导联P-P间期不匀，相差＞0.12秒（图8-28）。

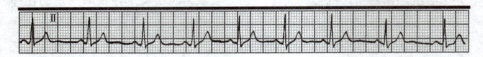

图8-28　窦性心律不齐

（4）窦性停搏：指窦房结在较长时间内不能发出激动，使心房或整个心脏暂停活动，又称窦性静止。心电图特征为：①在很长一段时间内无P波。②长P-P间期与窦性P-P间期无倍数关系。③较长的窦性停搏时，常伴有交界性或室性逸搏或逸搏心律（图8-29）。

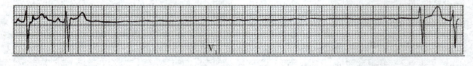

图8-29　窦性停搏

2. 快速型心律失常

（1）期前收缩：指先于正常心动周期出现的心脏搏动，又称为过早搏动，简称早搏。多由异位起搏点兴奋性增高或形成折返激动，超过窦房结的自律性使心房或心室激动提早出现激动所致，是最常见的心律失常。根据异位起搏点的位置可分为房性、交界性及室性三种，其中以室性期前收缩最多见。

期前收缩与其前正常搏动的间距称为联律间期，期前收缩之后的长间歇称为代偿间歇。由于房性异位激动，常易逆传侵入窦房结，使其提前释放激动，引起窦房结节律重新调整，因此房性期前收缩的联律间期与代偿间歇之和小于正常心动周期的 2 倍，称为代偿间歇不完全。而交界性和室性期前收缩，距窦房结较远不易侵入窦房结，故往往表现为代偿间歇完全，即联律间期与代偿间歇之和等于正常心动周期的 2 倍。

期前收缩 < 5 个/分钟，称为偶发期前收缩；如 ≥ 5 个/分钟者称为频发性期前收缩。若在正常搏动之后，有规律地间隔发生期前收缩，如每一个或两个正常搏动后出现一次期前收缩，则形成二联律或三联律。当期前收缩连发 2 次，称为连发期前收缩，当连发 ≥ 3 次，则称为短阵心动过速。在同一导联上出现形态不一致的期前收缩，且联律间期互不相同，称为多源性期前收缩；若联律间期固定，而形态各异，则称为多形性期前收缩，均表示起搏部位不一。

房性期前收缩：异位节律点起源于心房而产生的期前收缩。心电图特征为：①提前出现的房性 P′ 波，其形态与窦性 P 波略有不同。②P′ – R 间期大于 0.12 秒。③其后 QRS 波一般呈室上型，代偿间歇常不完全（图 8 – 30）。

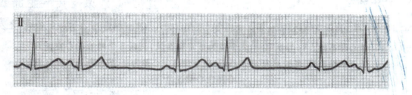

图 8 – 30　房性期前收缩

交界性期前收缩：异位节律点起源于房室交界区内。心电图特征为：①出现逆行性 P′ 波（aVR 导联直立，II、III、aVF 导联倒置），若 P′ 波位于 QRS 波之前，则 P′ – R 间期小于 0.12 秒，P′ 波位于 QRS 波之后，则 R – P′ 间期小于 0.20 秒，P′ 亦可埋入 QRS 波中不易辨别或引起 QRS 波轻度变形。②代偿间歇多完全（图 8 – 31）。

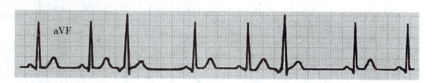

图 8 – 31　交界性期前收缩

室性期前收缩：异位节律点起源于心室内。心电图特征为：①提前出现的 QRS – T 波群，其前无相关 P 波。②QRS 波群宽大畸形，时限常大于 0.12 秒，T 波方向多与主波方向相反。③代偿间歇完全（图 8 – 32、8 – 33）。

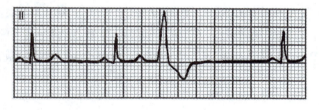

图 8 – 32　室性期前收缩

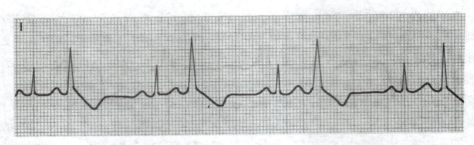

图 8 - 33 室性期前收缩呈二联律

（2）阵发性心动过速：是一种发作性的快速异位心律，由 3 个或 3 个以上连续发生的异位激动形成。按激动起源部位分为房性、交界性及室性。其中房性与交界性心动过速因发作时频率过快，P 波埋入 T 波内不易辨认，故统称为室上性心动过速，均为严重的心律失常。

阵发性室上性心动过速（PSVT）：心电图特征为：①以期前收缩形式连续出现的 3 个或 3 个以上快速匀齐的 QRS 波，形态一般为室上型，如伴束支传导阻滞或有差异传导时，QRS 波可增宽。②频率在 160 ~ 250 次/分钟，节律规则。③常伴有继发性 ST - T 改变（图 8 - 34）。

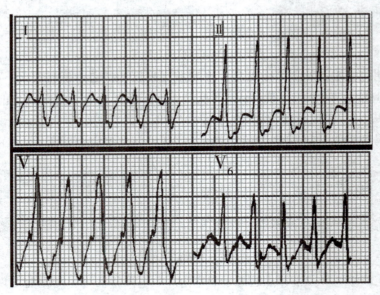

图 8 - 34 阵发性室上性心动过速

阵发性室性心动过速（PVT）：心电图特征为：①以期前收缩形式连续出现的 3 个或 3 个以上宽大畸形的 QRS 波，QRS 波时限常大于 0.12 秒，心律基本匀齐或略有不齐。②频率为 140 ~ 220 次/分钟。③常有继发性 ST - T 改变。④有时可见正常节律的窦性 P 波隐约夹杂其间。⑤可有室性融合波及心房激动夺获心室（图 8 - 35）。

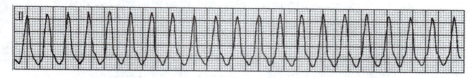

图 8 - 35　阵发性室性心动过速

扭转型室性心动过速（torsade de pointes，TDP）：为一种严重的室性心律失常。发作时呈室性心动过速特征，其增宽变形的 QRS 波群围绕基线不断扭转其主波的正负方向。每次约连续出现 3 ~ 10 个心搏波之后就会发生扭转，翻向对侧。一般发作时间不长，常在十几秒内自行停止，但易复发（图 8 - 36）。临床上常表现为反复发作性心源性晕厥，即阿 - 斯综合征（Adams - Stokes syndrome）。

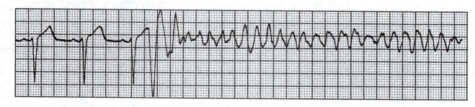

图 8 - 36　扭转型室性心动过速

（3）扑动与颤动（flutter and fibrillation）：是一种频率较心动过速更快的异位快速心律失常，频率常在 250 ~ 600 次/分钟之间。异位激动可起源于心房或心室，所形成的节律分别称为心房扑动与颤动或心室扑动与颤动，扑动与颤动之间常可互相转换。由于频率过快，可使心房或心室的电活动失去静止期，无论何时总有部分心肌处于除极和复极中，致使心脏不能有节奏地协调收缩舒张，呈现一种快速而不协调的低振幅活动，甚至出现心肌的乱颤。如发生于心房，可影响心房的收缩及房室间的顺序活动，使心室泵血有所下降；如发生在心室，则可致心室射血功能基本丧失，诱发心跳骤停、猝死等极严重的后果。心房的扑动与颤动多由各种形式的折返引起，少数可由多发性病灶自身节律性增高所致；心室的扑动与颤动则与心脏电活动紊乱有关。

心房扑动（atrial flutter）：心电图特征为：① P 波及等电位线消失，代之以锯齿状形态一致而连续的扑动波（F 波）。②频率多为 250 ~ 50 次/分钟。③QRS 波一般不增宽。④房室传导比率以 2：1 ~ 4：1 下传，固定或不固定，R - R 间距规则（图 8 - 37）。

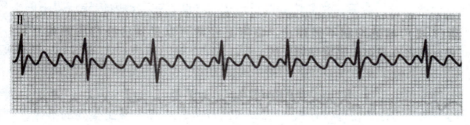

图 8 - 37　心房扑动（呈 4：1 传导）

心房颤动：心电图特征为：①P 波及等电位线消失，代之以大小、振幅、形态不一的连续纤颤波（f 波），以 V_1 导联最明显。②心房 f 波频率为350～600 次/分钟。③QRS 波一般不增宽。④R－R 间距绝对不等（图8－38）。

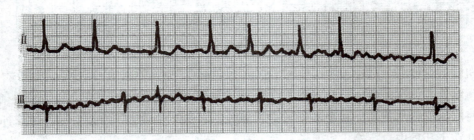

图 8－38　心房颤动

心室扑动与颤动：心室扑动的心电图特征为：无正常的 QRS－T 波，代之以连续、快速、波形一致且宽大整齐的大正弦波，频率达 200～250 次/分钟（图8－39）。室扑若不能很快恢复，可转为室颤而导致死亡。心室颤动心电图特征为：QRS－T 波完全消失，出现大小不等、极不匀齐的低小波，频率在 200～500 次/分钟（图8－40），心室颤动多为心脏停搏前的短暂征象。心室扑动和心室颤动都是极严重的致死性心律失常。

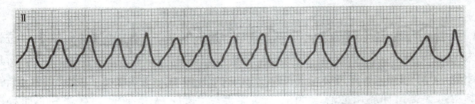

图 8－39　心室扑动

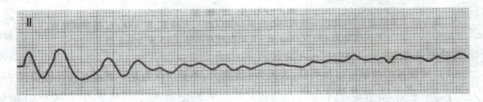

图 8－40　心室颤动

3. 缓慢型心律失常

（1）逸搏与逸搏心律：当高位起搏点自律性降低，或激动因传导障碍不能下传时，作为一种保护性措施，下级起搏点被迫发出 1 个或多个激动，从而减轻或避免由于心室长时间停搏造成的不良后果。仅发生 1～2 个激动称为逸搏，连续 3 个以上逸搏称为逸搏心律。按异位节律起源部位的不同，可分为房性、交界性和室性 3 种。

房性逸搏与逸搏心律：心电图特征为：长间歇后出现的 P′－QRS－T 波群，符合房性早搏的特点；房性逸搏连续出现 3 次或 3 次以上，表现为慢而整齐的节律，频率在 50～60 次/分钟，称房性逸搏心律。

交界性逸搏与逸搏心律：心电图特征为：长间歇后出现的 P′－QRS－T 波群，符合交界性早搏的特点；交界性逸搏连续出现 3 次或 3 次以上，表现为慢而整齐的节律，频率在 40~50 次/分钟，称交界性逸搏心律。

室性逸搏与逸搏心律：心电图特征为：长间歇后出现的 QRS-T 波群，符合室性早搏的特点；室性逸搏连续出现 3 次或 3 次以上，表现为缓慢而略不整齐的节律，频率在 20~40 次/分钟，称为室性逸搏心律。若心室率 <22 次/分钟，称为室性自主心律。

临床上房室交界性逸搏最多见，房性逸搏少见。逸搏及逸搏心律一般不会单独存在，多在严重的窦性心动过缓、显著的窦性心律不齐、二度以上房室传导阻滞、期前收缩的长间歇后或连续房性期前收缩未下传的情况下伴发。

（2）房室传导阻滞（AVB） 当激动从心房向心室传导过程中发生障碍，造成传导延缓或中断，称为房室传导阻滞。病变部位多发生在房室结、房室束及束支近端。是最常见的心脏传导阻滞。

Ⅰ度房室传导阻滞：指激动自心房传至心室的时间延长，但每次均能下传。心电图特征为：①成人 P-R 间期 >0.20 秒（儿童 ≥0.18 秒，老年人 >0.22 秒）。②每一个 P 波之后均有 QRS 波（图 8-41）。

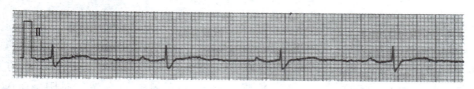

图 8-41　一度房室传导阻滞

Ⅱ度房室传导阻滞：部分室上性节律不能下传心室，致 P-QRS-T 周期性节律中出现 QRS 波脱落。按阻滞规律的不同分为：①Ⅱ度Ⅰ型房室传导阻滞（Morbiz Ⅰ 型）：心电图特征为：P 波规律出现，P-R 间期逐渐延长，直至 1 个 P 波后脱落 1 个 QRS 波群，漏搏后传导阻滞得到一定恢复，P-R 间期又趋缩短，之后又复逐渐延长，如此周而复始地出现，又称文氏现象（图 8-42）。

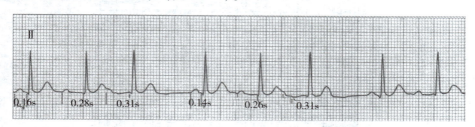

图 8-42　二度Ⅰ型房室传导阻滞

②Ⅱ度Ⅱ型房室传导阻滞（Morbiz Ⅱ 型）：心电图特征为：下传的 P-R 间期恒定不变（可正常亦可延长），部分 P 波后无 QRS 波。房室传导比例为 4:3、3:2、2:1、3:1 等，比例可固定或不固定。凡连续出现 2 次或 2 次以上的 QRS 波群脱落者，称为高度房室传导阻滞，如 3:1、4:1 传导的房室传导阻滞。该型易发展成三度房室传导阻滞（图 8-43）。

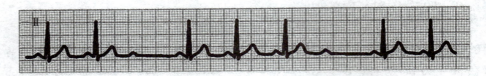

图 8-43 二度 II 型房室传导阻滞

III度房室传导阻滞：又称完全性房室传导阻滞。心电图特征为：有一系列规律出现的心房波，心房波可为窦性 P 波（也可以是 P′波、F 波或 f 波）；QRS 波也规律出现；但 P 与 QRS 之间无关，无真正的 P-R 间期；心房率 > 心室率；可见交界性或室性逸搏心律（图 8-44）。

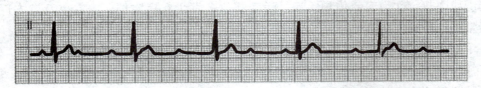

图 8-44 三度房室传导阻滞

（3）束支与分支传导阻滞：

完全性右束支传导阻滞（right bundle branch block，RBBB）：心电图特征为：①QRS 波群时间≥0.12 秒。②V₁、V₂ 导联 QRS 呈 rsR′型，或呈宽大并有切迹的 R 波（此为最具特征性的改变），I、V₅、V₆ 导联出现宽而粗钝的 S 波，时限≥0.04 秒，aVR 导联呈 QR 型，R 波宽而有切迹。③T 波与 QRS 波群主波方向相反（图 8-45）。

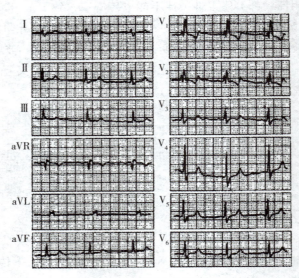

图 8-45 完全性右束支传导阻滞

完全性左束支传导阻滞（left bundle branch block，LBBB）：心电图特征为：①QRS 波群时间≥0.12 秒。②V₁ 导联呈 QS 型或 rS 型，S 波宽大，V₅、V₆、I、aVL 导联呈宽大的 R 波，顶端平坦带有切迹，其前无 q 波。③T 波与 QRS 波群主波方向相反（图 8-46）。

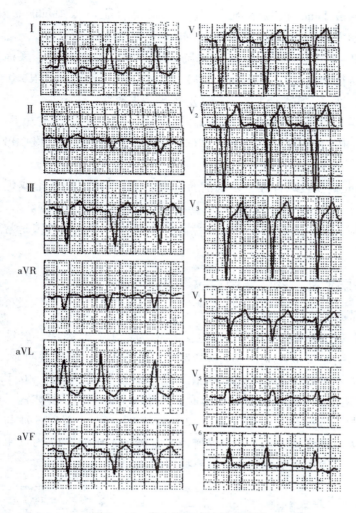

图 8 − 46　完全性左束支传导阻滞

不完全性左或右束支传导阻滞：与完全性左或右束支传导阻滞图形类似，但 QRS 波群时间不超过 0.11 秒。

左前分支传导阻滞（left anterior fascicular block，LAFB）：心电图特征为：①电轴显著左偏，以 ≥ −45°有较肯定诊断价值。② Ⅱ、Ⅲ、aVF 导联 QRS 波群呈 rS 型，$S_Ⅲ$ > $S_Ⅱ$，Ⅰ、aVL 导联呈 qR 型，R_{aVL} > $R_Ⅰ$。③QRS 波群时间 < 0.11 秒。

左后分支传导阻滞（left posterior fascicular block，RAFB）：心电图特征为：①心电轴右偏（ + 90° ~ + 180°）。② Ⅰ、aVL 导联 QRS 波群呈 rS 型，Ⅱ、Ⅲ、aVF 导联 QRS 波群呈 qR 型，且 q 波时限 < 0.025 秒，$R_Ⅲ$ > $R_Ⅱ$；③QRS 波群时间 < 0.11 秒。

4. 预激综合征（pre – excitation syndrome，PES）　是指在正常房室传导路径之外，心房与心室之间还存在着一支或多支的附加旁路，使室上性激动提早到达心室的某一部分，并使之预先激动，常伴有心动过速。目前异常通道主要有 3 条：①Kent 束即房室旁路，形成 Kent 预激综合征（W – P – W 综合征）。② James 束，即房 – 结、房－束旁路，形成 James 预激综合征（L－G－L 综合征）。③ Mahaim 束，即结－室、束－室旁路，形成 Mahaim 预激综合征（Mahaim 型预激综合征）。

（1）W－P－W 综合征（Wolff－Parkinson－White syndrome）：又称经典型预激综合征。心电图特征为：①P－R 间期 <0.12 秒。②QRS 波增宽，时限≥0.12 秒。③QRS 波起始部有预激波（Δ 波）；④多数有继发性 ST－T 改变。

（2）L－G－L 综合征（Lown－Ganong－Levine syndrome）：又称短 P－R 综合征。心电图特征为：①P－R 间期 <0.12 秒。②QRS 波形及时限均正常。③QRS 波起始部无预激波。

（3）Mahaim 型预激综合征：心电图特征为：①P－R 间期正常或延长。②QRS 波起始部有预激波。③QRS 波时间延长。④可伴有继发性 ST－T 改变。

预激综合征大多数发生在没有器质性心脏病的人，其主要危害是常可引发房室折返性心动过速。

五、电解质紊乱、药物作用对心电图的影响

（一）电解质紊乱对心电图的影响

1. 高血钾（hyperkalemia）　心电图特征为：①T 波高尖，血钾升高至 6.0～6.5mmol/L 时，引起 T 波高尖，基底部变窄，呈帐篷状，以胸导联明显，Q－T 间期无改变，此为高血钾时最常见的心电图变化。②QRS 波增宽，血钾 >6.5mmol/L 时，即出现 QRS 波增宽，血钾达 8～10mmol/L 时，产生明显心室内传导阻滞，QRS 波宽大畸形。③QRS 波与 T 波融合，血钾达 10～12mmol/L 时，可引起 QRS 波与 T 波融合，二者难分辨，称为心室蠕动波。④心室停搏或心室颤动，血钾 >12mmol/L 时，心律转为心室自主节律，可发生心室颤动或心室停搏（图 8－47）。

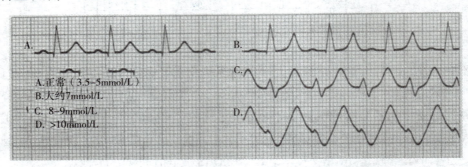

A.正常（3.5～5mmol/L）
B.大约7mmol/L
C. 8～9mmol/L
D. >10mmol/L

图 8－47　高血钾心电图改变

2. 低血钾（hypokalemia）　心电图特征为：①ST－T 改变，低血钾早期，主要表现为 T 波由直立变为低平，随着血钾浓度的进一步下降，T 波可倒置，ST 段下垂。②U 波改变，血钾 <3mmol/L，U 波开始增高，可超过同导联 T 波的 1/2，以 II、V_3 导联最明显，血钾 <2.5mmol/L，U 波振幅可与 T 波等高，呈驼峰状，甚至 U 波与 T 波融合，二者难以区别，同时 Q－T 间期或 Q－T－U 间期明显延长。③严重低血钾时可出现频发或多源性期前收缩、房性心动过速伴房室传导阻滞、室性心动过速及室颤等（图 8－48）。

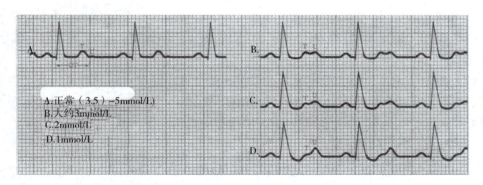

A.正常（3.5）~5mmol/L）
B.大约3mmol/L
C.2mmol/L
D.1mmol/L

图 8 – 48　低血钾心电图改变

3. 低血钙　心电图特征为：①ST 段平坦、延长，Q – T 间期显著延长。②偶可出现 T 波低平或倒置。③很少发生心律失常。

4. 高血钙　心电图特征为：①ST 段缩短或消失。②Q – T 间期缩短。③少数可见 U 波增高。④严重时，P – R 间期延长，QRS 波轻度增宽。⑤可有窦性心动过速、房室传导阻滞、期前收缩、阵发性心动过速等，严重者可发生室颤。

（二）药物对心电图的影响

1. 洋地黄类药物

（1）洋地黄效应（digitalis effect）：心电图特征为：①ST – T 改变，ST 段下垂，与 T 波的前支融合，呈"鱼钩状"，在 I 、II 、avF、$V_2 \sim V_6$ 等导联最为明显，此种改变称为"洋地黄作用曲线"，又称为洋地黄效应，仅表示病人用过洋地黄类药物，并不表示洋地黄中毒，其变化程度不与药量呈正比，停药 2 周后，心电图改变可消失。②Q – T 间期缩短。③可见 U 波（图 8 – 49）。

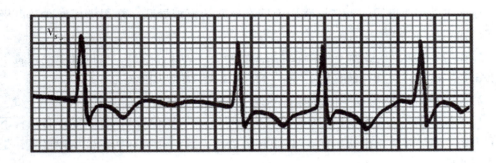

图 8 – 49　洋地黄效应心电图改变

（2）洋地黄中毒（digitalis toxicity）：洋地黄过量可过度兴奋迷走神经，抑制心脏正常起搏点和房室传导系统，同时异位起搏点兴奋增强，而出现各种心律失常。最常见的为早搏，尤其是室性早搏，表现为频发性（二联律或三联律）及多源性室性期前收缩，亦有室上性心动过速、房扑、房颤、房室传导阻滞等，严重者出现室性心动过速甚至室颤。

2. 奎尼丁

（1）奎尼丁治疗剂量：心电图特征为：①T 波低平或倒置。②ST 段下移。③Q – T 间期延长。④U 波增高。

（2）奎尼丁中毒：心电图特征为：①QRS 波增宽，伴房室传导阻滞，及窦性心动过缓、窦性静止或窦房阻滞（常为停药的指征）。②Q – T 间期明显延长。③出现各种室性心律失常，如扭转型室性心动过速、室颤等。

第四节　其他常用心电学检查

一、动态心电图

动态心电图（DCG）是指连续监测受检者 24 小时或更长时间日常生活活动中的心电活动信息。此项检查由 Norman J. Holter 首创，于 1961 年应用于临床，也称 Holter 监测（Holter monitoring）或简称"Holter"。该检查可存储、回放、显示和打印受检查者的总心搏数、平均心率、最快与最慢心率、基本节律、心律失常、心肌缺血事件及其发生时间和心电图片段等，因而已成为心血管疾病临床常规检查的必要项目之一。

（一）仪器基本结构

1. 记录系统　包括导联线和记录器。导联线连接受检者身上的电极与记录器。记录器佩带在受检查者身上，能精确地连续记录和储存受检者 24 小时或更长时间的心电信号。

2. 回放分析系统　由计算机系统和心电分析软件组成。

（二）导联选择

目前多采用双极导联，其导联均为标准导联的模拟导联。常用模拟导联及电极放置部位如下：

1. CM1 导联　正极置于胸骨右缘第 4 肋间处（即 V_1 位置），负极置于左锁骨下窝中 1/3 处。该导联可清楚地显示 P 波，分析心律失常时常用此导联。

2. CM2 或 CM3 导联　正极置于 V_2 或 V_3 位置，负极置于右锁骨下窝中 1/3 处。

3. CM5 导联　正极置于左腋前线第 5 肋间处（即 V_5 位置），负极置于右锁骨下窝中 1/3 处。该导联对检出缺血性 ST 段下移最敏感，且记录到的 QRS 波振幅最高，是常规使用的导联。

4. MavF 导联　正极置于左腋前线肋缘，负极置于左锁骨下窝内 1/3 处。该导联主要用于检测左室下壁的心肌缺血改变。

一般首选 CM1、CM5 导联，采用 CM2 或 CM3 + CM5、CM2 + CM5 + MavF 更能获得阳性结果。怀疑冠状动脉痉挛或变异性心绞痛时，最好选择 CM3、MavF 导联。

（三）临床应用

（1）对心悸、气促、眩晕、晕厥、胸痛等症状性质的评价。

（2）对各种心律失常的定性、定量及起源的分析。

（3）心肌缺血的诊断、评价及心律失常药物的疗效评价。

（4）对心脏病病人日常生活能力的评定及预后的评价。

（5）选择安装起搏器的适应证的判断及起搏器功能的评定。

（6）医学科学研究及流行病学调查，如研究正常人心律及心率的生理变化范围；分析心率变异性；对特殊人群如宇航员、登山队员、潜水员等的心电活动的观察研究等。

二、心电图运动负荷试验

心电图运动负荷试验（ECG exercise stress test）是发现早期冠心病的一种检测方法。该方法简便实用、无创伤、安全，是一项重要的临床心血管疾病检查手段。

（一）运动负荷试验的原理

人体具有强大的冠状动脉储备，即使存在严重冠脉病变也可在休息时基本满足心肌血供而不出现缺血表现。临床上半数以上冠心病病人的常规心电图无异常，但当运动负荷增加伴随心肌耗氧量增加时，冠脉血流量不能相应增加，即引起心肌缺氧，心电图出现缺血性改变。

（二）运动负荷量的确定

运动负荷量分为极量与亚极量两档。极量是指心率达到自己生理极限的负荷量。这种极限运动量一般多采用统计所得的各年龄组的预计最大心率为指标。最大心率粗略计算法为220－年龄数；亚极量是指心率达到85%～90%最大心率的负荷量，心率粗略计算法为195－年龄数。临床上大多采用亚极量运动试验。

（三）常用的运动负荷试验

1. 活动平板运动试验（treadmil test）　是目前应用最广泛的运动负荷试验。让受检者在具有一定坡度和转速的活动平板上原地行走。Bruce 方案为变速变斜率运动，适合于筛查冠心病可疑人群。Naughton 方案为恒速变斜率运动，适合于重病人和恢复期病人评价。该试验因肌肉活动及软组织的弹性作用可使心电图记录有一定的干扰。

2. 踏车运动试验（bicycle ergometer test）　让受检者在特制的装有功率计的踏车上做踏车运动。以速度和阻力调节负荷大小，负荷量分级依次递增，直至受检者的心率达到亚极量水平。这种方法的主要优点是根据受检者个人情况，达到各自的亚极量负荷，符合运动试验的原理和要求，且心电图记录干扰小，结果比较可靠。

（四）运动负荷试验的适应证和禁忌证

1. 适应证　①对不典型胸痛或可疑冠心病病人进行鉴别诊断。②评估冠心病病人的心脏负荷能力。③评价冠心病的药物或介入手术治疗效果。④进行冠心病易患人群流行病学调查筛选试验。

2. 禁忌证

①急性心肌梗死或心肌梗死合并室壁瘤。②不稳定型心绞痛。③急性或严重的心力衰竭，心源性休克。④中、重度瓣膜病或先天性心脏病。⑤急性或严重慢性疾病。⑥严重高血压病人。⑦急性心包炎或心肌炎、严重主动脉瓣狭窄。⑧肺栓塞。⑨运动

能力障碍者。⑩不接受者。

病人若无禁忌证，在其进行运动试验时应鼓励病人坚持运动达到适宜的试验终点，即病人心率达到亚极量水平。但出现下列情况之一时，虽尚未达到适宜的试验终点也应终止试验：①出现典型的心绞痛或心电图出现缺血型 ST 段下降≥0.2mV 者。②出现严重心律失常者。③出现眩晕、视力模糊、面色苍白或紫绀者。④心率在 1 分钟中内减少 20 次者。⑤出现收缩压下降 20mmHg 或上升至 210mmHg 者。⑥出现步态蹒跚、极度疲劳不能继续坚持试验者。

（五）结果判断

目前国内外较公认的判断踏车或平板运动试验的阳性判断标准为（具备以下条件之一）：①运动中出现典型的心绞痛。②运动中心电图出现 ST 段下斜型或水平型下移≥0.1mV，运动前已有 ST 段压低，则运动后在原有基础上再下降 0.1mV，持续≥1 分钟。

三、心率变异性

心率变异性（heart rat variability，HRV）指逐次心动周期之间的微小变化，即窦性心律不齐的程度。HRV 分析是判定心脏自主神经对心率快慢等调节活动是否正常的一种无创伤性检测方法，目前已成为临床上常作为预测心性猝死发生的一项重要参考指标。

（一）心率变异性的原理

正常心脏搏动的频率一般在 60～100 次/分钟范围之中，平均为 65～85 次/分钟。正常人在较安静的情况下，心率约 60～70 次/分钟，活动及精神紧张时可达 100 次/分钟左右，剧烈活动及情绪过度紧张时，心率还可再增加。夜晚睡眠中，心率可慢至 50 次/分钟左右。机体为适应生理的需要，心率要有一定范围的变化，这主要由心脏的自主神经系统进行调节。交感神经兴奋使心率和激动传导加快，迷走神经兴奋使心率和激动传导减慢。因此，正常的心脏搏动有一定的心率变异性。

（二）心率变异性的检测方法

检测方法目前有时相分析（时域分析）与频谱分析（频域分析）两种。

确认受检者为窦性节律且心率在正常范围，选取 P－QRS－T 波群清晰的导联连续采集心电图信息，短程 5～60 分钟，长程 24 小时。将资料输入计算机，借助心率变异分析软件进行 R－R 间期变异程度的时域分析和频域分析，写出书面报告。长程心率变异分析也可与 24 小时动态心电图同步完成采样和分析。

（三）临床应用

1. 评价冠心病风险 HRV 的检测对 AMI 的心律失常、猝死及存活率等预后因素有重要的预测价值，并对治疗效果等提出指导性的意见。

2. 充血性心力衰竭 慢性充血性衰竭病人交感与迷走神经均受损害，但后者的损害更为显著，交感神经活性相对占优势，HRV 降低。心衰好转，HRV 即可增加。HRV 可作为心衰程度和预后的观测指标。

3. 高血压病 高血压病人的血浆儿茶酚胺水平一般均增高，反映交感神经的活性增加，HRV 降低。老年高血压病人此种改变较小，中青年改变则较明显，因此对中青年高血压病人的诊断与治疗有重要参考意义。

4. 糖尿病 糖尿病迷走神经损害较交感神经损害更普遍，HRV 分析可早期准确发现糖尿病病人自主神经病变。

5. 血管神经性晕厥 因为自主神经调节功能障碍，显示 HRV 减低。

6. 其他 酒精性神经病变、吸烟均可使 HRV 降低。药物如钙离子拮抗剂、β 受体阻滞剂等均有抑制交感神经活动的作用，使 HRV 下降。心脏移植，因心脏失去神经，显示 HRV 减低。

四、经食管心电生理学检查

经食管心电生理学检查是一项无创伤性临床心脏电生理的诊断和治疗技术。它包括：经食道心电图检查、经食管心房起搏和经食管心室起搏。该检查充分利用食管与心脏解剖关系十分密切的特点，将电极导管经鼻腔送入食管内，应用心脏刺激仪发放直流电脉冲，通过贴近心脏的食管电极间接对心房或心室进行调搏，同时记录体表心电图。这样可以对心脏各个部位的电生理参数进行测量，以了解心律失常的发生机制，诱发不易观察到的心律失常，为体表心电图图形分析、诊断提供依据。

（一）仪器的基本结构

电生理检查室要求具备心脏刺激仪、电极导管、心电记录仪、抢救设备和抢救药品等。

1. 心脏刺激仪 心脏刺激仪能发放各种程控和非程控直流电脉冲，操作简单，频率和程控计数准确，起搏电压能在 0~40V 之间连续调节。

2. 电极导管 一根用作食管记录或起搏的专用食管电极导管，两端均有相对应连接的环状电极。用连接线将体外端电极与心电图机胸导联相连接后即可记录单极食管导联心电图，将刺激仪输出端连接在一对电极上即可进行心脏起搏。

3. 记录器 一台带示波的心电图机或多导程控生理记录仪有冻结、储存功能，可有效捕捉出现的心电生理现象。

4. 抢救设备和药品 该检查是一种相对安全的无创性检查方法，但也不可避免地存在一些潜在的危险，尤其在器质性心脏病病人中有诱发室性心动过速、心室颤动和心脏停搏的可能。因此检查室内应备有氧气、抢救复律药品及心脏除颤器等，以防止意外。

（二）临床应用

（1）不明原因黑矇、头晕、晕厥、严重窦性心动过缓、怀疑窦房结或房室结功能异常者。

（2）突发突止未能记录到心电图，但感阵发性胸闷、心悸、气急者。

（3）某些治疗的选择判断，如射频消融术前筛选及术后疗效判断，安装永久性心脏起搏器前房室传导功能的判断等。

（4）对某些复杂心律失常的分析及了解其电生理现象形成机制，如了解预激综合征旁道电生理特性及进行阵发性室上性心动过速分型等。

（5）作为治疗手段，如预防性心房起搏治疗窦性心律失常及终止阵发性室上性心动过速、预防及抢救心脏骤停等。

（三）禁忌证

（1）有严重心脏疾病病人，如急性心肌炎、心内膜炎、严重心脏扩大、重度心功能不全、肥厚性心肌病有流出道梗阻者等。

（2）心电图呈严重异常改变，如严重心肌缺血、不稳定性心绞痛或心肌梗死、高度房室传导阻滞、频发多源性期前收缩、室性心动过速等。

（3）高血压病人 SBP≥200mmHg 或 DBP≥110mmHg 者。

（4）严重电解质紊乱、有食管疾病病人，如食管癌、食管静脉曲张等。

（5）心房颤动及易诱发扭转型室性心动过速者。

（四）注意事项

1. 病人准备　检查前病人必须停用影响心脏电生理特性的心血管药物，餐后 2 小时进行，不必禁食。向病人解释检查目的和过程，指导吞咽动作，向病人及其家属交代可能发生的不良反应，与病人或病人家属签定手术同意书。

2. 仪器和物品准备　术前应检查心脏刺激仪、记录器、导管电极的性能以及各连接线是否完好。保持刺激仪电池量充足。

3. 检查过程　检查过程中应密切观察病人心电图，发现异常改变及时处理。检查完毕后应在心电监护下拔除电极导管，经观察无异常后结束检查。

4. 操作反应　电极导管插入食管过程中部分病人会发生明显的恶心反应；器质性心脏病病人，因心脏起搏增快心率，会诱发心绞痛；病态窦房结综合征病人可出现晕厥、黑矇；可诱发心房颤动或心房扑动等房性心律失常，但可自行恢复。

［附］　心电图的分析方法和步骤

1. 一般浏览　确认定标电压，走纸速度，有无导联记录错误或标记错误，判别和排除伪差与干扰。

2. 确定主导心律　根据 P 波的有无、形态、顺序及与 QRS 波群的关系，确定基本心律是窦性心律抑或异位心律，并分别测量 P－P 间距或 R－R 间距，计算心房率或心室率。

3. 分析 P 波与 QRS 波群及其相互关系　注意各导联 P 波与 QRS 波的形态、时间、电压变化，并通过 P 波与 QRS 波群的出现顺序，P－R 间期的时间及其是否固定等判断有无心脏电位变化或心律异常。

4. 观察 ST－T 改变及改变类型　主要确定 S－T 段有无移位及移位形态。T 波的形态改变，以及出现改变的导联及导联数。

5. 判断心脏位置　通过心电轴偏移的度数及是否有钟向转位大致判断心脏在胸腔中的位置。

6. 得出结论　根据分析的结果，紧密结合病史、临床表现及其他检查资料判断心电图是否正常。如有异常应对具体的异常类型做出明确的心电学诊断。

（黄民江）

第九章 | 内镜检查

第一节　基本知识

（一）内镜发展过程简介

内镜问世已有 100 多年历史。最初的内镜是用烛光做光源，用硬管式结构窥视直肠和子宫。由于材料和光源的限制，内镜的发展一直较为缓慢。20 世纪 50 年代后，由于纤维光学的发展，内镜的发展也突飞猛进、日新月异。20 世纪 70 年代初，纤维内镜技术不断传入我国。由于其能直接观察病人内脏器官的形态和病变，为诊断提供最客观的证据，因而在临床上获得了广泛的推广和应用。下面以胃镜为例，简述其发展过程：1805 年德国 Bozzini 首先提出内镜设想；1869 年德国医生 Kussnaul 制成第一台硬式胃镜；1932 年 Wolf、Schindle 研制出半曲式胃镜；1957 年美国 Hirschowitz 制成第一台纤维胃、十二指肠镜；1983 年美国 Welch Allyn 公司制造出电子内镜。我国 1948 年从美国引进第一台半曲式胃镜；1973 年开始使用纤维内镜；目前国内许多大中型医院已广泛使用电子内镜；从 2002 年起，智能胶囊消化道内镜系统（又称医用无线内镜）也在我国开始使用。

（二）内镜诊断原理

1. 纤维内镜诊断原理　将数以万计的特制光学纤维按一定顺序和数量排列，分别接上目镜和物镜，配以柔软、纤细可屈的镜身和可控制的先端，在冷光源照射下，对插入部位进行直接观察。

2. 电子内镜诊断原理　电子内镜先端有精细的微型电子耦合元件组成图像传感器，它不仅可清晰摄取腔内图像，而且可通过电缆将图像送至图像处理中心，最后，显示在电视屏上供人观看，勿需窥视。配置的计算机及图文处理系统更有利于资料的储存，图像的采集、分析与交流。与纤维内镜相比，电子内镜图像更清晰、更逼真，分辨率更高。

（三）内镜检查的注意事项

（1）术前应向病人解释检查目的，消除顾虑，以取得病人合作。

（2）术前了解病人有无药物过敏史，有无血清乙型肝炎表面抗原阳性、艾滋病血清学检查阳性等，了解出凝血状况。

（3）术前做好急救器械、急救药物等的准备。

（4）术中注意观察病人意识状态、生命体征变化。

（5）术后标本及时送检，病人卧床休息，4 小时后方可饮食，密切观察有无异常情况，若有异常情况（剧烈腹痛、呕血、黑便、胸闷等）即来院就诊。

（四）内镜检查的临床应用

目前，内镜检查已成为人体内脏器官检查的常规方法。内镜都是依据人体内腔结构设计而成，镜身柔软，可变换屈伸角度，操作正确不会对器官形成损伤。随着内镜制作工艺的改进和操作技术的不断完善，病人接受此项检查将更加舒适。内镜检查除直接观察外，还能对可疑部位进行病理活检，从而确诊病变性质，因而能发现早期甚至癌前病变。这是超声、X 线、CT 检查等其他检查方法无法比拟的优点。近年来，内镜检查范围不断扩大和延伸，现代内镜技术已从单纯检查向检查治疗结合方向迅速发展。如消化道息肉和早期肿瘤可以在内镜下切除；糜烂、外伤、溃疡、瘘管可以在内镜下直接修补；内腔出血可以在内镜下紧急止血；消化道、呼吸道异物如鱼刺、肉骨等可以在内镜下及时取出；呼吸道阻塞及肺不张的病人，也可用支气管镜进行吸痰及灌洗；胆结石以往多剖腹取出，现在许多胆结石可用腹腔镜在腹壁开几个小洞即可将结石取出。而胆管结石则可通过十二指肠镜，经十二指肠乳头将结石套出，完全不用开刀剖腹。内镜治疗的优点在于痛苦少、经济、方便、快捷、高效。从而对此类病人的诊断和治疗提供了极为有效的手段。

第二节　胃镜检查

（一）适应证

（1）临床疑有食管癌、食管裂孔疝、慢性食管炎、胃癌、胃炎、消化性溃疡等疾病，需明确诊断。

（2）钡餐检查有胃溃疡、胃息肉、胃窦炎或胃肿瘤，但不能确定其性质。

（3）原因不明的上消化道出血。

（4）胃部疾病的随诊，特别是对癌前期疾病及癌前病变的追踪观察。

（5）胃手术后又出现症状。

（6）胃内异物的取出或电凝切除息肉；内镜下行止血、硬化剂注射、狭窄扩张等治疗。

（二）禁忌证

（1）严重心肺疾病，无法耐受检查或全身极度衰弱的病人。

（2）休克、昏迷等危重状态。

（3）精神病病人或其他不能合作的病人。

（4）严重食管狭窄，胃镜难以插入的病人。

（5）疑有急性胃十二指肠穿孔的病人。

（6）口腔、咽、喉、食管或胃部有急性炎症，特别是腐蚀性炎症病人。

（三）术前准备

（1）术前了解病人详细病史，X 线检查及其他检查结果。

（2）术前禁食、禁烟8小时，已做钡餐检查者，最好三天后再做本检查。

（3）幽门梗阻者须洗胃，有出血的需用冷盐水洗胃或用100ml盐水加去甲肾上腺素8mg洗胃后再进行检查。

（4）术前20分钟肌注阿托品0.5mg，但青光眼病人禁用，必要时肌注地西泮10mg，目前倾向术前不用药。

（5）吞服含1%地卡因胃镜胶（10ml）或2%利多卡因喷雾咽部2～3次，前者兼具麻醉及润滑作用，目前应用较多。

（6）术前首先取出胃镜，检查软管是否光滑无折，然后将冷光源接上电源，接好地线，插上内镜的导光缆，再安装送水瓶、吸引器及脚踏开关，然后开启电源后，指示灯应立即发亮，试调镜头上下左右弯曲的角度，送水送气吸引是否通畅，观察视野是否完整清晰，检查活检等附件性能是否正常。

（四）操作方法

（1）病人取左侧卧位，颈部垫枕头稍后仰。松开腰带及衣领，口的下边放置弯盘，有义齿者取下义齿，嘱病人咬住牙垫。

（2）术者左手持操纵部调整角钮方向，右手持胃镜可曲部，将镜端自牙垫中插入至咽后壁，并嘱做吞咽动作，顺势轻柔插入喉部到达食管上端，注意勿入气管。

（3）在直视下由食管通过贲门进入胃腔，再经幽门入十二指肠。在退镜时详细观察各部情况，观察顺序依次为：十二指肠、幽门、胃窦、胃角、胃体、胃底、贲门、食管。

（4）当腔内充气不足而黏膜贴近镜面时，可少量间断注气，当物镜被玷污时，可少量充水清洗镜面，必要时也可抽气或吸出液体。

（5）观察完毕，可进行病变部位的摄影、活体组织及细胞学的取材。

第三节 结肠镜检查

（一）适应证

（1）不明原因的便血、大便习惯改变，或有腹痛、腹块、消瘦、贫血等征象，怀疑有结、直肠及末端回肠病变。

（2）钡剂灌肠或乙状结肠镜检查结肠有狭窄、溃疡、息肉、癌肿、憩室等病变，需进一步确诊。

（3）炎症性肠病的诊断与随诊。

（4）结肠癌术前确诊与术后随访，息肉摘除术后随访。

（5）镜下止血、息肉切除、肠套叠与肠扭转整复、扩张肠狭窄及放置支架解除肠梗阻等治疗。

（二）禁忌证

（1）肛门、直肠严重狭窄。

（2）急性重度结肠炎，如急性细菌性痢疾、急性重度溃疡性结肠炎及憩室炎等。

（3）急性弥漫性腹膜炎、腹腔脏器穿孔、多次腹腔手术、腹内广泛粘连及大量腹水。

（4）妊娠期妇女。

（5）严重心肺功能衰竭、精神失常及昏迷病人。

（三）术前准备

1. 一般准备　了解病情，阅读钡灌肠 X 线片，向病人说明检查的注意事项。

2. 肠道准备　肠道清洁是检查成功的先决条件，检查前 2～3 天进少渣半流质饮食，检查前晚餐后禁食，然后选择下列方法之一清洁肠道：①手术前晚上睡前服蓖麻油 30ml，检查前 2～3 小时用温水或生理盐水灌肠 2～3 次，至排液清亮为止。②检查前一天番泻叶 20～30g 泡水喝。③检查前 3 小时服用 20% 甘露醇 250ml，半小时后饮糖盐水 500～1000ml（每 500ml 水加白糖 50g，食盐 5g）。后两种方法简便，不需再灌肠，但甘露醇在肠道被细菌分解产生氢气，不适用高频电凝切除治疗的肠道准备。

3. 术前用药　术前 15～30 分钟肌注阿托品 0.5mg，精神紧张或耐受性差者可注射地西泮 10mg 或加用哌替啶 50mg。

（四）操作方法

（1）病人换上开洞清洁裤，取左侧屈膝卧位，术者做肛门指检后，将涂以润滑油的结肠镜插入肛门内 10～15cm，让其再取仰卧位。

（2）在直视肠腔下循腔进镜，适当交替注气与吸气，调节角度钮与旋转镜身，操作要领是少注气、细找腔，去弯取直、变换角度，运用进进退退，钩拉旋转等腹部辅助手法，使镜身顺利循腔推进，尽快到达回盲部。

（3）到达回盲部后，退镜观察，退镜要缓慢，观察要仔细。发现病变，详细记录病变部位和特征，先摄影，然后取活组织标本。退镜前应吸净所注气体，以减轻腹胀。

第四节　腹腔镜检查

（一）适应证

（1）肝、胆、脾、腹膜病变不能确定病变性质时。

（2）盆腔病变不能确定病变性质时。

（3）胃、肠、胰腺肿瘤需确定病变范围及有无转移。

（二）禁忌证

（1）严重心功能不全、肺功能不全或全身极度衰竭者。

（2）有明显出血倾向者。

（3）腹膜腔内有急性炎症者。

（4）腹部有严重粘连者。

（三）术前准备

（1）术前了解病人心肺功能和出凝血情况。

（2）术前 12 小时内禁食，术前排尿、排便。

（3）术前腹部皮肤准备，手术部位剃毛。

（4）术前 30 分钟肌注阿托品 0.5mg、地西泮 10mg、哌替啶 50 ~ 100mg。

（四）操作方法

（1）病人取仰卧位，常规消毒皮肤，用 1% 利多卡因或 1% 普鲁卡因局部麻醉，切口部位视实际需要，通常在腹部正中线或左侧脐上下 1 ~ 2cm 处，切口范围约为 1cm。

（2）插入弹簧气腹针，注入氧化二氮或二氧化碳气体 2000 ~ 3000ml（如有腹水，先抽出腹水再注入气体），插入套管针，拔出针芯，迅速插入腹腔镜，沿顺时针方向缓慢旋转镜身，按顺序观察肝、胆、胰、脾、腹膜及盆腔内脏器，发现病变，可在直视下取活活组织标本，若有出血，可用电凝止血。

（3）术毕，先拔出腹腔镜，从套管放出腹内气体，再拔出套管，最后缝合切口肌层及皮肤，覆盖无菌纱布，腹带包扎。

第五节　支气管镜检查

（一）适应证

（1）不明原因的咯血、长期顽固性咳嗽、声带麻痹和气道阻塞需明确诊断者。

（2）胸部 X 线检查发现阻塞性肺炎及肺不张，或痰液检查癌细胞阳性而 X 线胸片无异常发现者。

（3）诊断不明的支气管、肺脏疾病，需取支气管或肺活组织进行病理检查者。

（4）肺叶切除术前需确定手术切除范围和判断手术效果者。

（5）取出气管或支气管内异物或分泌物、气管或支气管的局部止血、支气管内注药。

（二）禁忌证

（1）呼吸道或肺急性炎症、晚期肺结核或喉结核。

（2）心肺功能不全、严重高血压、主动脉瘤或极度衰竭者。

（3）新近有支气管哮喘或正在大咯血的者、喉及气管有狭窄，且呼吸困难者。

（4）严重出血倾向或凝血障碍者。

（三）术前准备

（1）术前了解病人病情、X 线检查、心电图检查及其他检查结果，说明检查注意事项。

（2）术前禁食 4 ~ 6 小时。

（3）术前 30 分钟肌注阿托品 0.5mg 或同时肌注地西泮 5 ~ 10mg，必要时加肌注哌替啶 50 ~ 100mg。

（4）术前做好急救器械、急救药物等的准备。

（四）操作方法

1. 用 1% 地卡因喷雾鼻腔、咽部、声门，间歇 2 ~ 3 分钟，连续 3 次，1% 利多卡因 5ml 作环甲膜穿刺注入，检查过程中，根据具体情况向喉头、气管、左右支气管及取活组织标本部位滴入 0.5% 地卡因。

2. 病人一般取仰卧位，头摆正，略后仰。术者在窥视下由鼻孔将支气管镜插入，看清声门，待声门开大时送入气管，徐徐前进，先查健侧再查患侧，术中及时吸出呼吸道分泌物，在看清病变的部位、范围及形态特征后，进行照相及采取活体组织标本，或用细胞刷刷取分泌物及脱落细胞（制成薄片），立即送检。

3. 出现大出血时，立即局部滴入 1：2000 肾上腺素 2ml，止血后方可取镜。

4. 术后嘱病人休息，不讲话或少讲话，以保护声带，并严密观察，出现异常情况及时采取有效处理措施。

（尹先永）

第十章 | 护理病历书写

一、护理病历的概念

护理病历是护士运用整体护理模式，对护理对象的健康状况、护理诊断、预期目标、护理措施及效果评价等护理活动的系统记录。是护士为护理对象解决护理问题，提供护理服务全过程的记录。

护理病历作为医疗病历的一个重要组成部分，直接体现着医院的护理质量和护理专业水平，是临床护理工作的重要组成部分。

二、护理病历的重要意义

护理病历不仅是医疗病历的重要组成部分，而且是重要的法律文书。护理病历的意义主要体现在以下几个方面：

1. 有利于各种护理信息的保存 护理病历是反映病人健康结果、病情动态变化和护理全过程的文字记录，作为护理行为的最原始资料，可长期保存。

2. 有利于医疗、护理信息的沟通 在临床护理工作中，医护人员通过阅读护理病历，可以及时了解病人存在的健康问题、所采取的治疗护理措施及效果等，增强了彼此的沟通与协作，使病人能够得到连续的、及时有效的整体护理。

3. 有利于护理质量的监督与控制 护理病历记录了病人从入院到出院全过程的护理措施和护理效果，在对护理质量进行监督与控制时，可以从中获得可靠信息进行评价和反馈，及时解决存在的问题，不断提高护理服务的质量。同时，还可进行回顾性审查，获取护理质量方面的有关信息，作为今后护理质量控制的依据。

4. 有利于医疗诉讼举证 《医疗事故处理条例》第十条明确规定，"病人有权复印或复制其门诊病历、住院志、体温单、医嘱单、……护理记录以及国务院卫生行政部门规定的其他病历资料"。可见护理病历不仅在临床护理实践中具有十分重要的意义，而且在处理医疗事故中具有十分重要的法律作用。

5. 有利于护理教学质量的提高 护理病历为护理教学提供了全面真实的教学资料，使学生通过临床实例加深对专业知识的理解和掌握，并在护理理论与护理实践中架起了一座桥梁。

6. 有利于护理研究和学科发展 护理病历是对病人护理全过程的客观记录，所收集的有关病人健康资料和临床护理资料，不仅是护理研究课题的重要来源，而且通过对护理资料的积累、整理、归纳和分析，可以撰写出高质量的护理论文。这些对于提高护理科研水平，加快护理学科发展具有重要的作用。

三、护理病历的书写要求

1. 内容要全面真实 护理病历必须真实、客观地反映护理对象的健康状况及所采取的护理措施。要求护士要认真仔细、全面系统地收集护理对象的有关资料，不能以主观臆断代替真实而客观的评估。

2. 描述要精炼准确 护理病历的书写应使用规范的医学词汇、术语、适当的外文缩写，力求精炼、准确、重点突出、条理清楚，使人一目了然。

3. 格式要规范有序 必须按照规定格式及时书写护理病历，以便随时反映护理对象健康状况的变化并进行比较分析。因抢救急危重症病人，未能及时书写护理病历的，应在抢救结束后及时据实补记，并加以标注，要按规定的顺序放置。

4. 书写要清晰整洁 病历书写字迹要工整、清晰，不得随意修改或粘贴，如需改错，应按规定纠正并签名。

四、护理病历的内容与格式

目前，我国护理病历的书写主要应用于住院病人，其内容包括护理病历首页（入院病人护理评估单）、护理计划单、护理记录和健康教育指导。

（一）护理病历首页（入院病人护理评估单）

护理病历首页（入院病人护理评估单）是病人入院后首次进行全面系统的健康评估记录，内容包括病人的一般资料、健康史、生理、心理和社会方面的评估。一般要求护理人员在病人入院后 24 小时内完成。

1. 护理病历首页的设计 临床多以人的生理、心理、社会模式和 Gordon 功能性健康形态为理论框架进行设计，也可以 Orem 的自理模式、Maslow 的人类基本需要层次论、人类健康反应类型等作为设计的框架。

2. 护理病历首页的书写方式 书写方式有直接填写式、表格式及混合式三种，其中以混合式最常见。表格将需要评估的内容提示出来，可以指导护士全面系统地收集和记录病人的入院资料，避免遗漏。其记录方式以在备选项中打"√"为主，有效地减少了书写时间和负担。但因表格形式相对固定，在一定程度上又限制了使用者的主动性和评判性思维能力的发挥。

3. 护理病历首页的内容 包括：①病人的一般资料：主要了解病人的一般状况，见表 10 – 1。②病人全面的评估资料：是对病人身体、心理、社会、经济状况、宗教信仰等方面的全面评估，见表 10 – 2。

（二）护理计划单

护理计划单是护士为病人在其住院期间制定的全面的、个体化的护理计划及效果评价的系统记录。

1. 护理计划单的内容 包括确立护理诊断或合作性问题的时间及名称、护理目标、护理措施、停止时间、效果评价、护士签名。

2. 护理计划单的作用　通过护理计划单，可以了解病人在整个住院期间存在的所有护理问题、采取的护理措施及实施后的效果，通过护理措施已经解决的护理问题、出院时仍然存在的护理问题，以及出院后应采取的进一步护理措施。

3. 护理计划单的使用　护理计划单通常采用表格式填写，见表 10 – 3。护理计划可根据病人的具体情况，随时修订。

4. 护理诊断项目表及附加护理计划单　在临床护理工作中，为了节约时间、减轻护士书写的负担，医院将各种疾病最常见的护理诊断及相应的护理措施、预期目标等编写成"标准护理计划"，在此基础上将"护理计划单"演变为"护理诊断项目表"，见表 10 – 4。如果病人存在标准护理计划以外的护理诊断或合作性问题，则将与之相对应的预期目标、护理措施写入"附加护理计划单"，见表 10 – 5。使用护理诊断项目表时，按照护理问题解决的先后顺序列出病人的护理诊断或合作性问题，并标明护理计划在标准护理计划或附加护理计划中。

（三）护理记录

护理记录是病人在整个住院期间健康状况及护理过程的全面记录，是护士对病人生命体征、意识、瞳孔、排泄物、出入液量、病情动态、护理措施及其效果等的客观记录。

1. 护理记录的分类　护理记录分为一般病人护理记录、危重病人护理记录、手术护理记录三种。

（1）一般病人护理记录：是护士根据医嘱和病人病情对一般病人住院期间护理过程的客观记录，见表 10 – 6。

一般病人护理记录的内容包括病人姓名、住院科别、住院病历号、床号、页码、记录日期及时间、病情变化情况、护理措施及效果、护士签名等。

一般病人护理记录要求将观察到的客观病情变化，依据日期和时间顺序及时记录。记录的频次依情况而定，一般一级护理病人至少每日记录 1 次，二级护理病人至少每周记录 2 次，三级护理病人至少每周记录 1 次；手术病人手术前 1 天、手术日必须记录，手术后前 3 天每班至少记录 1 次；病情发生变化时随时记录。

首次护理记录，即病人入院后的第一次护理记录，内容及要求不同于一般护理记录。具体记录内容包括：①病人姓名、年龄、性别、住院的主要原因（包括主诉及医疗诊断）。②目前主要症状、体征及相关辅助检查结果。③治疗原则及诊治方案。④确立的主要护理诊断。⑤计划实施的主要护理措施。

（2）危重病人护理记录：是护士根据医嘱和病人病情对危重病人住院期间护理过程的客观记录，见表 10 – 7。

危重病人护理记录的内容，除一般病人护理记录内容外，还包括液体出入量、生命体征、瞳孔、意识等病情的动态观察，护理措施及其效果等。记录时间应具体到分钟。

危重病人护理记录要求详细记录病人液体出入量，准确记录病人生命体征及其他病情的动态变化。一般情况下至少每 4 小时记录 1 次；手术病人记录麻醉方式、手术名称、病人返回病室的时间及生命体征、意识、伤口、引流情况等；病情变化时应根据专科护理特点随时记录；液体出入量的记录要每班小结，大夜班护士24小时总结1次（7am），并记录在体温单相应栏内。

（3）手术护理记录：是巡回护士对手术病人术中护理情况及所用器械、敷料的记录，见表10-8。

手术护理记录的内容包括病人姓名、住院号、病历/病案号、手术日期、手术名称、术中护理情况、所用器械、敷料数量的清点核对、巡回护士和器械护士签名等。

手术护理记录要求在手术结束时及时完成。在清点器械、敷料时如与术前数量不符，护士必须及时要求手术医生共同查找，如手术医生拒绝，护士应在手术护理记录"其他"栏内注明，并由手术医生签名。

手术所用无菌包的灭菌指示卡及植入人体内医疗器具的标识，经检验合格后粘贴于手术记录单的背面。

（四）健康教育指导

健康教育是护理工作的重要组成部分，是促进病人恢复健康、提高自我保健意识和健康水平的重要环节。健康教育指导是针对病人存在的健康问题，通过向病人及其家属提供相关的健康状况以及治疗、护理、预防、康复等方面的知识，增加病人对医疗、护理活动的理解，提高其主动参与健康决策的意识和能力，同时不断提高病人的自我护理能力，充分发挥支持系统的作用，促进病人早日康复。

1. 健康教育指导的内容　主要包括①疾病的诱发因素、发生与发展过程。②可采取的治疗、护理方案。③辅助检查的目的及注意事项。④饮食与活动的要求及注意事项。⑤疾病预防与康复措施。护士在进行健康教育指导时，可参照标准健康教育计划为病人提供健康教育指导。

2. 健康教育指导的方式　主要采用讲解、示范与模仿、书面资料、视听教材、经验交流等多种方式进行，并根据健康教育对象的知识水平和能力不同，采取1次或多次健康教育。如出院健康教育可根据病人对健康教育知识的掌握情况，重点填写出院后的康复指导内容，预防复发。如产科健康教育计划见表10-9。

表10-1　入院病人评估表

姓名性别_____　年龄_____　民族_____　职业_____
文化程度_____　婚姻状况_____
住址_____联系电话_____　邮政编码_____
陪同者　□家人　□亲友　□其他_____
联系人姓名_____关系_____　电话_____邮政编码_____
住址_____
入院日期时间_____　入院诊断_____
入院类型　□平诊　□急诊　□转入（转出科室_____）
入院方式　□步行　□扶行　□轮椅　□平车　□其他
入院状态　□清醒　□模糊　□嗜睡　□昏迷

续表

辅助用具　□无　□有　　□眼镜　□隐形眼镜　□助听器　□义牙　□拐杖	
既往病史　□无　□有＿＿＿＿＿＿＿＿＿＿＿＿＿＿＿＿＿＿＿＿＿＿＿＿＿	
住院史　□无□有（原因）＿＿＿＿＿＿＿＿＿＿＿＿＿＿＿＿＿＿＿＿＿＿＿	
过敏史　□无　□有（分别简短叙述）	
药物＿＿＿＿＿＿＿＿＿＿＿＿＿＿＿＿＿＿＿＿＿＿＿＿＿＿＿＿＿＿＿＿＿	
食物＿＿＿＿＿＿＿＿＿＿＿＿＿＿＿＿＿＿＿＿＿＿＿＿＿＿＿＿＿＿＿＿＿	
其他＿＿＿＿＿＿＿＿＿＿＿＿＿＿＿＿＿＿＿＿＿＿＿＿＿＿＿＿＿＿＿＿＿	
输血史　□无　□有　血型＿＿＿＿＿＿＿＿＿＿RH因子：□阴性　□阳性	
输血反应　□无　□有＿＿＿＿＿＿＿＿＿＿＿＿＿＿＿＿＿＿＿＿＿＿＿＿＿	
目前用药　□无　□有（药物名称＿＿＿＿＿＿＿＿＿＿＿＿＿＿＿＿＿＿＿＿）	
自带药　□无　□有（药物名称＿＿＿＿＿＿＿＿＿＿＿＿＿＿＿＿＿＿＿＿＿）	
入院介绍　□未作　□不用作　　□已作	
叙述人　□病人本人　□亲友　□其他＿＿＿＿＿＿＿＿＿＿＿＿＿＿＿＿＿＿	
资料可靠程度　□可靠　□基本可靠　□可靠程度低	
护士签名＿＿＿＿＿＿＿＿＿＿	
日期/时间＿＿＿＿＿＿＿＿＿＿＿＿＿＿＿＿＿＿＿＿＿＿＿＿＿＿＿＿＿＿	

表 10-2　入院病人评估表

评估开始时间＿＿＿＿＿＿＿＿＿＿＿

评估内容	护理诊断
1. 呼吸与循环 吸烟　□无　□有（＿＿＿＿＿＿＿＿） 存在　□干咳　□咳痰　□喘息　□发绀 　　　□呼吸困难　□呼吸停止 　　　□心悸　□胸闷　□胸痛　□水肿 　　　□眩晕　□晕厥 末梢循环　□温暖　□湿冷　□苍白　□发绀 　　　□肢端脉搏减弱或消失 呼吸＿＿＿＿＿＿＿/分钟　□规则　□不规则 脉搏＿＿＿＿＿＿＿/分钟　□规则　□不规则	□低效性呼吸形态 □清理呼吸道无效 □气体交换受损 □心输出量下降 □组织灌注无效 □体液过多：水肿 □
2. 饮食与营养 饮食习惯＿＿＿＿＿＿＿＿＿＿＿＿＿＿＿＿＿ 体型　□肥胖　□适中　□偏瘦　□恶液质 治疗饮食　□无　□有（＿＿＿＿＿＿＿＿＿＿） 存在　□恶心　□呕吐　□咀嚼困难　□吞咽困难 牙齿　□完好　□缺失（＿＿＿＿＿＿）□义牙（＿＿＿＿＿＿） 舌　□湿润　□干燥　□溃疡 口腔黏膜　□湿润　□干燥　□溃疡	□营养失调：低于机体需要量 □营养失调：高于机体需要量 □口腔黏膜改变 □吞咽障碍 □牙齿受损 □

续表

评估内容	护理诊断
3. 排泄 （1）排尿 存在 □尿频 □尿急 □尿痛 □尿不尽 □血尿 □尿失禁 □尿潴留 □膀胱造瘘 □夜尿增多（　次/夜） 留置尿管 □无 □有（原因＿＿＿＿时间＿＿＿＿） （2）排便 排便习惯＿＿＿＿＿ 最后一次排便时间＿＿＿＿＿ 存在 □便秘 □腹泻 □便失禁 □血便 □假肛	□排尿障碍 □尿潴留 □完全性尿失禁 □功能性尿失禁 □压力性尿失禁 □急迫性尿失禁 □反射性尿失禁 □排便失禁 □腹泻 □便秘 □感知性便秘 □
4. 感知 视力 □正常 □下降 □失明（□左 □右） 听力 □正常 □下降 □失聪（□左 □右） 味觉 □正常 □下降 □缺失 □味觉改变 嗅觉 □正常 □下降 □缺失 感觉 □正常 □下降 □麻木 □缺失	□感知紊乱 □有外伤的危险 □有摔倒的危险 □
5. 认知与沟通 意识 □清醒 □嗜睡 □模糊 □浅昏迷 　　　□昏迷 □深昏迷 瞳孔 □等大 □不等大 □对光反应灵敏 语言 □正常 □含糊不清 □手语 　　　□笔谈 □眼神交流 □不能表达	□认知改变 □认识环境障碍综合征 □自我认可紊乱 □急性意识障碍 □慢性意识障碍 □思维过程紊乱 □语言沟通障碍 □
6. 活动 存在 □行走困难 □疲乏 □共济失调 □肌无力 生活自理 □能 □不能	□活动无耐力 □躯体活动障碍 □穿着/修饰自理缺陷 □沐浴/卫生自理缺陷 □进食自理缺陷 □如厕自理缺陷 □有受伤的危险 □

评估内容	护理诊断
7. 皮肤与卫生 外表　□整洁　□其他（请描述）＿＿＿＿＿＿＿ 头发　□整洁　□脏　□凌乱 指甲　□清洁　□脏　□长 皮肤颜色　□正常　□苍白　□潮红　□黄染 皮肤完整性　□完整　□破损＿＿＿＿＿＿＿ 　　　　　　□干燥　□汗湿 　　　　　　□皮疹　□瘙痒 温度＿＿＿＿＿℃	□皮肤完整性受损 □体温过高 □体温过低 □躯体活动障碍 □体温调节无效 □
8. 舒适 疼痛　□无　□有＿＿＿＿＿＿ 不适　□无　□有＿＿＿＿＿＿ 体位　□自动体位　□被动体位　□强迫体位 其他＿＿＿＿＿＿＿＿＿	□疼痛 □
9. 休息与睡眠 睡眠习惯＿＿＿＿＿＿＿＿＿ 存在　□入睡困难　□易醒　□多梦　□早醒 □失眠　□午休	□睡眠形态紊乱 □睡眠剥夺 □
10. 精神与信仰 宗教信仰　□佛教　□基督教　□天主教 □其他（请注明）＿＿＿＿＿＿ 宗教信仰对病人生活的影响（请描述）＿＿＿＿＿＿＿ ＿＿＿＿＿＿＿＿＿＿＿＿＿＿＿＿	□长期自尊低下 □情境性自尊低下 □身体意象紊乱 □有受伤的危险 □
11. 社会、经济因素 居住　□与配偶同住　□与配偶及子女同住 　　　□与亲友同住　□老人院 　　　□独居 　　　□其他＿＿＿＿＿＿＿＿＿ 住院顾虑 　　经济　□无　□有＿＿＿＿＿＿＿ 　　家庭　□无　□有＿＿＿＿＿＿＿ 　　工作　□无　□有＿＿＿＿＿＿＿ 　　其他＿＿＿＿＿＿＿＿＿ 对疾病的认识＿＿＿＿＿＿＿＿＿ 对本次住院的期望＿＿＿＿＿＿＿＿＿ 对护理工作的希望＿＿＿＿＿＿＿＿＿	□焦虑 □恐惧 □知识缺乏 □无能性家庭应对 □妥协性家庭应对 □社区应对无效 □照顾者角色紧张 □家庭运作中断 □无效性角色行为 □社交障碍 □社交孤立 □个人应对无效 □

护士签名＿＿＿＿＿＿＿＿＿＿
评估结束时间＿＿＿＿＿＿＿

表 10 – 3 护理计划单

科室_____ 床号_____ 姓名_____ 医疗诊断_____ 住院号_____

日期	护理诊断/合作性问题	护理目标	护理措施	签名	停止日期	效果评价	签名

表 10 – 4 护理诊断项目表

科室_____ 床号_____ 姓名_____ 医疗诊断_____ 住院号_____

确认时间	护理诊断	标准	附加	签名	停止日期	效果评价	签名

表 10 – 5 附加护理计划单

科室_____ 床号_____ 姓名_____ 诊断_____ 住院号_____

时间	护理诊断	预期目标	护理措施	签名

表 10 – 6 一般病人护理记录单

科别_____ 床号_____ 姓名_____ 年龄_____ 性别_____ 住院病历号_____

日期	时间	护理记录	签名

表 10 – 7　危重病人护理记录单

科别_____床号_____姓名_____年龄_____性别_____住院病历号_____

日期	时间	入量（ml）		出量		病情变化及处理			
		项目	实入量	尿	大便	体温 （℃）	脉搏 （次/分钟）	呼吸 （次/分钟）	血压 （mmHg）

表 10 – 8　手术护理记录单

日期_____姓名_____入室时间_____性别_____年龄_____

住院病历号_____科室_____床号_____

术前诊断_____手术名称_____手术间_____室

药物过敏史_____体重_____kg

护理情况	术前：入室时间_____神志_____静脉输液：有　无　深静脉穿刺：有无导尿：是　否 术中：输液_____ml 输自体血_____ml 输异体血_____ml 体位_____ 标本送冰冻：已送　未送　标本送病理：已送　未送　尿量_____ml 引流：有　无 术毕：皮肤情况_____意识情况：清醒　半清醒　未清醒 出室时间_____离室血压_____mmHg 脉搏_____次/分 其他_____

无菌包监测：合格

品名	术前清点	关前核对	关后核对	品名	术前清点	关前核对	关后核对
纱布				纱球			
纱垫				寸带			
缝针				KD 卷			
棉条				棉球			
棉片				棉签			

器械名称	术前清点	关前核对	关后核对	器械名称	术前清点	关前核对	关后核对	器械名称	术前清点	关前核对	关后核对
大弯血管钳				拉钩				肠钳			

续表

器械名称	术前清点	关前核对	关后核对	器械名称	术前清点	关前核对	关后核对	器械名称	术前清点	关前核对	关后核对
中弯血管钳				电刀头				压肠板			
小弯血管钳				艾利斯				阻断钳			
大直血管钳				组织剪				扁桃体钳			
中直血管钳				哈巴狗				脊柱牵引器			
小直血管钳				胆石钳				骨膜剥离器			
尖镊				胆道探子				咬骨钳			
平镊				肋骨剥离器				髓核钳			
牙镊				黏膜剥离子				组织采取钳			
针持				三翼钳				开胸器			
刀柄				肾蒂钳				特殊器械			
直有牙钳				心房钳							
弯有牙钳				心耳钳							
卵圆钳				气管钳							
直角钳				肺叶钳							
巾钳				关胸器							

器械护士签名：　　　　　　　　巡回护士签名：

表10－9　产科健康教育计划单

床号_____　姓名_____　住院号_____

健康教育内容	宣教日期及签名	评价		
		部分掌握	完全掌握	评价者
介绍主管医生、专业护士、住院环境				
病房管理要求、房间整洁、通风的意义				
母乳喂养的概念、时间、母婴同室的意义				
母乳喂养的优点				
按需哺乳的概念				
哺乳的体位及正确姿势				
新生儿正确的含接姿势				
正确的挤奶手法				
乳汁不足的原因				
预防乳汁不足的方法				
乳房胀痛的原因				
术后饮食、卧位、及早下床活动意义				
新生儿黄疸的原因、消退时间、处理方法				

续表

健康教育内容	宣教日期及签名	评价		
		部分掌握	完全掌握	评价者
卡介苗、乙肝疫苗的接种知识				
婴儿沐浴的程序、注意事项				
新生儿脐部、皮肤护理知识				
出院带药的目的、用法				
随访时间、目的				
避孕知识				
产后复查的时间、目的				

（肖桂英）

附录一 临床常用诊疗技术

一、胸膜腔穿刺术

【目的】

1. 明确胸腔内积液的性质。
2. 抽液（气）解除压迫症状。
3. 注入药物。

【方法】

1. 病人取坐位，反坐于靠背椅上，双臂、头伏贴于靠背横木上，呈伏案睡眠状。重病者可取半卧位，病侧手臂置于枕部。

2. 选肩胛角线第 7～8 肋间，用于穿刺放液，适合坐位病人，此处胸壁厚约 4cm。选腋中线第 6～7 肋间或腋前线第 5 肋间，适用于卧位病人穿刺放液，此处胸壁厚约 2～3cm。选锁骨中线第 2 肋间，适用于仰卧病人穿刺抽气。穿刺前，需在 X 线或超声波指示下决定穿刺点，穿刺点用蘸甲紫（龙胆紫）的棉签在皮肤上作标记。

3. 常规消毒局部皮肤，术者戴无菌手套，铺无菌洞巾。用 2% 利多卡因沿穿刺点处肋骨之上缘，自皮肤至胸膜壁层进行局部浸润麻醉。

4. 术者左手食中二指固定穿刺处皮肤，右手持带有三通活塞的特制胸穿针或用针座带有小胶管的 12～16 号穿刺针沿穿刺点肋骨之上缘徐徐刺入，至针锋阻力突然消失即表示针已进入胸腔。

5. 接上注射器，打开三通活塞与胸腔的通道进行抽液，抽满后再关闭该通道，同时打开与外界相通的通道进行排液。如此反复进行。如为带胶管之穿刺针，事先将胶管用止血钳夹住，穿刺成功后接上空针再放开止血钳进行抽液。抽满后仍需钳闭胶管，取下注射器排出液体，将注射器再次与胶管连接进行下一次抽液。

6. 术毕，拔出穿刺针，局部覆盖无菌纱布，稍用力压迫片刻，胶布固定。嘱病人静卧。液体注入弯盘中，以便记量或送检。

【注意事项】

1. 操作前应向病人说明穿刺目的，消除顾虑；对精神紧张者，可于术前半小时肌内注射地西泮（安定）10mg，或口服可待因 0.03g 以镇静止痛。

2. 操作中应密切观察病人的反应，如有头晕、面色苍白、出汗、心悸、胸部压迫感或剧痛、昏厥等胸膜过敏反应，或出现连续性咳嗽、气短、咳泡沫痰等现象时，立即停止抽液，并皮下注射 0.1% 肾上腺素 0.3～0.5ml，或进行其他对症处理。

3. 一次抽液不宜过多、过快。诊断性抽液 50～100ml 即可。减压抽液，首次不超过 600ml，以后每次不超过 1000ml，如为脓胸，每次尽量抽尽。疑为化脓性感染时，助手用无菌试管留取标本，行涂片革兰染色镜检、细菌培养及药敏试验。做细胞学检查至少需 100ml，并应立即送检，以免细胞自溶。

4. 严格无菌操作，并注意防止空气进入胸腔，始终保持胸腔负压。

5. 应避免在第 9 肋间以下穿刺，以免穿透膈肌损伤腹腔脏器。

6. 恶性胸腔积液，可在胸腔内注入抗肿瘤药或硬化剂诱发化学性胸膜炎，促使脏层与壁层胸膜粘连，闭合胸腔。

二、腹膜腔穿刺术

【目的】

1. 明确腹腔内积液的性质。

2. 腹水引流。

3. 腹腔内给药。

【方法】

1. 穿刺前病人先小便，排空尿液。

2. 病人取坐位或卧位。

3. 选左下腹脐与髂前上棘连线的中外 1/3 交界处，或脐与耻骨联合连线之中点旁开 1~1.5cm 处为穿刺点。卧位病人，可于叩诊呈浊音处穿刺。

4. 常规消毒穿刺处皮肤，术者戴无菌手套，铺无菌洞巾。用 2% 利多卡因由皮肤至腹膜进行局部浸润麻醉。

5. 左手固定穿刺处皮肤，右手持穿刺针垂直刺入腹壁，然后徐徐进针，待感到针锋阻力突然消失即为进入腹腔之标志，可抽取腹水。如为检查用的腹水应置于清洁试管中送检；若为引流腹水，可接上带接头的胶管，调整引流速度，胶管之另一端置于消毒容器中。

6. 术毕，拔出穿刺针，局部覆盖无菌纱布，压迫数分钟后，胶布固定。嘱病人平卧休息。

【注意事项】

1. 术中病人出现呼吸、脉搏、面色等改变及头晕、恶心、心悸等症状时，轻者可调慢流速，重者应立即停止引流并作适当处理。

2. 放液不可过快、过多。一般每次不超过 3000ml，血性腹水者，仅留取标本送检，严禁引流，有肝性脑病先兆者，禁止穿刺放腹水。

3. 腹壁静脉曲张者，应避开静脉穿刺；腹腔内有粘连者，应避开该处进行。

4. 排放腹水时，若流出不畅，可将穿刺针稍作移动或变换体位。

5. 排放腹水前常规测量腹围。

6. 腹水较多时，当穿刺针到达皮下后，稍向周围移动一下针头，再继续进针，这样可使针眼不在一条直线上，以防腹水流出。大量放腹水后，应束以多头腹带，以防腹压骤降、内脏血管扩张，引起血压下降或休克。如穿刺孔有腹水渗漏时，可用蝶形胶布或涂上火棉胶封闭。

三、心包腔穿刺术

【目的】

1. 明确心包积液的性质。

2. 抽液缓解临床症状。

3. 穿刺排脓、冲洗和注药。

【方法】

1. 病人取坐位或半卧位，以手术巾盖住面部，仔细叩出心浊音界，结合心脏超声定位，选择穿刺点、进针方向和进针的距离。通常采用的穿刺点为剑突与左肋弓缘夹角处或心尖部，采用后者进针时，根据横隔位置高低，一般在左侧第 5 肋间或第 6 肋间心浊音界内 2.0cm 左右处进针。

2. 常规消毒局部皮肤，术者及助手戴无菌手套，铺无菌洞巾。用 2% 利多卡因自皮肤至心包壁层进行局部浸润麻醉。

3. 术者持穿刺针穿刺，助手以血管钳夹持与其连接之导液橡皮管。在心尖部进针时，应使针自下而上，向脊柱方向缓慢刺入；在剑突与左肋弓缘夹角处进针时，应使针体与腹壁成 30°～40°角，向上、向后并稍向左刺入心包腔后下部。待针锋抵抗感突然消失时，表示针头已穿过心包壁层，同时感到心脏搏动，此时应退针少许，以免划伤心脏。助手立即用血管钳夹住针体固定其深度，术者将注射器接于橡皮管上，放松橡皮管上的止血钳，缓慢抽吸，记取液量，留标本送检。

4. 术毕，拔出穿刺针，局部覆盖无菌纱布，压迫数分钟后，胶布固定。

【注意事项】

1. 应由有经验医生操作或指导，并应在心电图监护下进行穿刺。在超声显像指示下，穿刺抽液更为准确、安全。

2. 术前应向病人作好解释工作，并嘱其在穿刺过程中切勿咳嗽或深呼吸。为避免咳嗽，术前半小时可口服可待因 0.03g。

3. 抽液量第一次不宜超过 100～200ml，重复抽液可逐渐增到 300～500ml。抽液速度要慢。如过快、过多，短期内使大量血液回心可能导致肺水肿。

4. 术中、术后均需密切观察呼吸、血压、脉搏等的变化。术中如抽出鲜血，应立即停止抽吸，并严密观察有无心包压塞症状出现。取下空针前夹闭橡皮管，以防空气进入。

四、膝关节腔穿刺术

【目的】

1. 明确关节腔内积液的性质。

2. 抽液缓解临床症状。

3. 关节腔内注药。

【方法】

1. 病人仰卧于床或操作台上，两下肢伸直。

2. 一般选髌骨上方、股四头肌腱外侧或髌骨下方、髌骨韧带旁为穿刺点。常规消毒局部皮肤，术者戴无菌手套，铺无菌洞巾。用2%的利多卡因进行局部浸润麻醉。

3. 用7~9号注射针穿刺，穿刺点为髌骨上方、股四头肌腱外侧时向内下方刺入关节囊；穿刺点为髌骨下方、髌韧带旁时应向后刺入关节囊。穿刺成功后，抽取液体送检。

4. 抽液完毕后，如需注入药物，则应另换无菌注射器。

5. 术毕，局部覆盖无菌纱布，胶布固定。

【注意事项】

1. 严格无菌操作，以防无菌的关节腔渗液继发感染。

2. 穿刺时，动用要轻柔，避免损伤关节软骨。

3. 关节腔积液过多时，抽液后应适当加压固定。

五、腰椎穿刺术

【目的】

1. 明确脑脊液的性质。

2. 测定颅内压力、了解蛛网膜下腔阻塞情况。

3. 鞘内给药。

【方法】

1. 病人侧卧于硬板床上，背部与床面垂直，头向前胸屈曲，两手抱膝紧贴腹部，使躯干尽可能弯曲呈弓形，使脊柱尽量后凸以增宽椎间隙，便于进针。

2. 通常取双髂后棘的连线与后正中线交点处之椎间隙为穿刺点，此处相当于第3~4腰椎棘突间隙，亦可高或低一椎间隙进行，并作好标记。常规消毒穿刺点皮肤，术者戴无菌手套、铺无菌洞巾。用2%利多卡因自皮肤至韧带进行局部浸润麻醉。

3. 术者左手固定皮肤，右手持腰椎穿刺针（针锋斜面向上）垂直刺入皮肤，然后针锋稍斜向头部，徐徐进针，直至针锋阻力突然消失，即停止进针。此时成人约已刺入4~6cm，儿童约为2~4cm。缓慢拔出针芯，见到液体流出则为穿刺成功。若无液体流出，可稍转动穿刺针或嘱病人做深呼吸；若仍无液体流出，可插上针芯将针稍向前或后移动少许；若仍无液体流出，则为穿刺失败，需另行穿刺。

4. 穿刺成功后，立即接上测压管测定颅内压。无测压管时，可数脑脊液流出的滴数。正常脑压为0.69~1.76kpa，或40~50滴/分钟。若要了解蛛网膜下腔有无阻塞，可做动力试验（奎氏试验），即当测定颅内压后，由助手压迫病人一侧颈静脉10秒，若10秒内颅内压升高1倍左右，解除压力后于10~20秒内恢复正常，称动力试验阳性，表示蛛网膜下腔畅通。若加压后10秒内颅内压不升或缓慢上升，减压后10~20秒内不能恢复正常，称动力试验阴性，表示蛛网膜下腔不通畅或完全阻塞。

4. 移去测压管，收集脑脊液2~5ml送检。需做细菌培养时，应用无菌试管留取标本。

5. 术毕，将针心插回穿刺针，拔出穿刺针，局部覆盖无菌纱布，胶布固定。嘱病人去枕平卧4~6小时。

【注意事项】

1. 凡已有颅内压升高者必须先做眼底检查，如有明显视乳头水肿或有脑疝先兆者，禁忌穿刺。病人处于休克、衰竭或濒危状态以及局部皮肤有炎症、颅后窝有占位性病变亦禁忌穿刺。

2. 进针不宜过深。鞘内注射药物时，应先放出等量之脑脊液再行注入，药物的剂量、浓度必须按规定执行。

3. 术中病人出现呼吸、脉搏、面色异常时，立即中断穿刺，并酌情对症处理。

六、骨髓穿刺术

【目的】

采取骨髓液做细胞形态学检查、病原微生物学检查、细胞遗传学分析、造血干细胞培养，以协助临床诊断、观察疗效和判断预后。

【方法】

1. 穿刺时，可选取髂前上棘点（位于髂前上棘后1~2cm，此处骨面较宽平，易固定，无危险性）、髂后上棘点（位于骶椎两侧，臀上方突出的部位）、胸骨点（位于胸骨柄或胸骨体相当于第1、2肋间的部位。胸骨较薄约1cm，其后为心房和大血管，穿刺不当有一定的危险性。此处骨髓液较多，当其他部位穿刺失败时，仍需作胸骨穿刺）、腰椎棘突点（多在腰椎棘突处，此处骨质较硬，面积较小）为穿刺部位，以髂前上棘点最常用。选胸骨或髂前上棘作穿刺部位时，取仰卧位，选腰椎棘突或髂后上棘作穿刺部位时，取坐位或侧卧位。常规消毒穿刺处皮肤，术者戴无菌手套、铺无菌洞巾。用2%利多卡因自皮肤至骨膜进行局部浸润麻醉。

2. 取特制骨髓穿刺针一枚，将固定器固定在距针尖适当长度处（髂骨穿刺约1.5cm，胸骨穿刺约1cm），左手拇指和食指固定穿刺部位，右手持针与骨面垂直刺入（胸骨穿刺时穿刺针与骨面应成30~40°角），当针锋触及骨质后，将穿刺针左右旋转，缓缓钻刺骨质，直至针锋阻力突然消失且穿刺针已能固定在骨内时，表示穿刺已经成功。

3. 拔出穿刺针的针芯，接上10~20ml干燥注射器，用适当力量抽取骨髓液0.1~0.2ml作计数和涂片，若需作细菌培养时，再抽吸1~2ml。

4. 术毕，插回针芯，拔出穿刺针，局部覆盖无菌纱布，加压1~2分钟后，胶布固定。

【注意事项】

1. 术前应检查出血时间和凝血时间，血友病病人禁施本术，有出血倾向者，操作时应特别小心，拔针后必须压迫针孔进行止血。

2. 用力钻进时，勿左右摇摆，以免针头折断。

3. 注射器必须无菌、干燥、清洁，以免发生溶血和污染。

4. 骨髓液不宜抽吸过多，否则可使骨髓液稀释结果的正确性（细菌培养例外）。骨髓液抽出后应立即涂片，否则很快凝固而使涂片失败。送检骨髓涂片时，应同时送检 2～3 血涂片。

七、肝穿刺活体组织检查术及抽脓术

肝穿刺活体组织检查术

【目的】

协助原因未明的肝大和某些血液系统疾病的诊断。

【方法】

1. 穿刺时，病人取仰卧位，身体右侧靠床沿，并将右臂上举于枕后。

2. 穿刺点一般取右侧腋中线第8、第9肋间、肝实音处穿刺。疑诊肝癌者，宜选较突出的结节处在超声定位下穿刺。

3. 常规消毒局部皮肤，用2%利多卡因由皮肤至肝被膜进行局部麻醉。

4. 备好快速穿刺套针（针长 7.0cm，针径 1.2mm 或 1.6mm），套针内装有长约2～3cm 钢针芯活塞，空气和水可以通过，但可阻止吸进针内之肝组织进人注射器，以橡皮管将穿刺针连接于 10ml 注射器，吸入无菌生理盐水 3～5ml。

5. 术者先用穿刺锥在穿刺点皮肤上刺孔，再持穿刺针由该孔进入，并沿肋骨上缘与胸壁垂直方向刺入 0.5～1.0cm，然后将注射器内生理盐水推出 0.5～1.0ml，以冲出针内可能存留的皮肤与皮下组织，防止针头堵塞。

6. 在穿入肝脏前，将注射器抽成负压并嘱病人深吸气，于深吸气末屏气（术前应让病人练习）。在病人屏气同时，术者将穿刺针迅速刺入肝内并立即抽出，深度不超过 6.0cm。

7. 拔针后盖上无菌纱布，立即用手（或小砂袋）按压创面 5～10 分钟，胶布固定，并用多头腹带扎紧。

8. 用生理盐水从针内冲出肝组织条于弯盘中，挑出，以 95% 乙醇或 10% 甲醛固定送检。

9. 穿刺后卧床休息 24 小时，每隔 15～30 分钟测呼吸、脉搏、血压 1 次，连续观察 4 小时，防止内出血。

【注意事项】

1. 术前应先行血小板计数、出血时间、凝血时间、凝血酶原时间测定，如有异常，应肌注维生素 K_1 10mg，每日 1 次，3 天后复查。如仍不正常，不应强行穿刺。同时应测定血型以备用。疑有肺气肿者应行 X 线胸片检查。穿刺前测血压、脉搏。

2. 术前应向病人作好解释以消除顾虑，并嘱其在穿刺过程中切勿咳嗽或深呼吸。术前 1 小时可肌内注射地西泮（安定）10mg。

3. 穿刺后如局部疼痛，应仔细查找原因，若为一般组织创伤性疼痛，可给止痛剂；

若发生气胸、胸膜性休克或胆汁性腹膜炎以及脉搏增快细弱、血压下降、烦躁不安、面色苍白、出冷汗等内出血现象，应紧急处理。

肝穿刺抽脓术

【目的】

1. 明确脓液的性质。
2. 抽脓、冲洗、注药。

【方法】

（1）穿刺体位同肝穿刺活体组织检查术。穿刺部位，如有明显压痛点，可在压痛点处穿刺，如压痛点不明显或病变位置较深，则应在超声检查进行脓腔定位后再行穿刺。

（2）常规消毒局部皮肤，戴无菌手套，铺无菌洞巾。用2%利多卡因由皮肤至肝被膜进行局部麻醉。

（3）先将连接肝穿刺针的橡皮管折起或夹住，然后将穿刺针刺入皮肤，嘱病人先吸气，并在吸气末屏气，屏气时将针头刺入肝内并继续徐徐前进，如有抵抗感突然消失提示已进入脓腔。

（4）将50ml注射器接于长针头的橡皮管上，松开钳夹的橡皮管进行抽吸。如抽不出脓液可在注射器保持一定负压情况下再前进或后退少许，如仍无脓液，则表示未达脓腔。此时应将针头退至皮下改变方向（不得在肝内改变方向），重新穿刺。抽脓过程中，可让针随呼吸摆动，不需要用血管钳固定穿刺针头，以免损伤肝组织。

（5）脓液应尽可能抽尽。如脓液黏稠则用无菌生理盐水稀释后再抽，如抽出的脓液量与估计不符，则应变换针头方向，以便抽尽脓腔深部或底部的脓液。

（6）术毕，拔出穿刺针，局部覆盖无菌纱布，按压数分钟后，胶布固定。加压小砂袋，并用多头带扎紧。嘱病人静卧8～12小时。

【注意事项】

术前准备同肝活体组织穿刺术。如疑为阿米巴性肝脓肿，应先用抗阿米巴药治疗2～4天，待肝充血和肿胀稍减轻时再行穿刺；若疑为细菌性肝脓肿，则应在抗生素控制下进行穿刺。

八、淋巴结穿刺术

【目的】

明确淋巴结肿大的性质。

【方法】

（1）一般选择适于穿刺、且明显肿大的淋巴结作为穿刺部位。

（2）常规消毒局部皮肤和操作者的手指。

（3）术者以左手拇指和食指固定淋巴结，右手持10ml干燥注射器（针头为18～

19 号），沿淋巴结长轴刺入淋巴结内（刺入的深度因淋巴结的大小而定），然后边拔针边用力抽吸，利用负压吸出淋巴结内的液体和细胞成分。固定注射器的内栓，拔出针头后，将注射器取下充气后，再将针头内的抽取液喷射到载玻片上，并及时制备涂片。

（4）术毕，穿刺部位覆盖无菌纱布，胶布固定。

【注意事项】

（1）穿刺时，若未能获得抽取液，可将穿刺针由原穿刺点刺入，并在不同方向连续穿刺，抽取数次，直到获得抽取液为止（但注意不能发生出血）。

（2）制备涂片前要注意抽取液的外观和性状。炎性抽取液为淡黄色，结核性病变的抽取液为黄绿色或污灰色枯稠样液体，可见干酪样物质。

（3）最好于餐前穿刺，以免抽取液中脂质过多，影响检查结果。

附录二 临床检验参考值

一、血液检验

（一）血液一般检验

血红蛋白（Hb） 男性 $120 \sim 160$ g/L
女性 $110 \sim 150$ g/L
新生儿 $170 \sim 200$ g/L

红细胞（RBC） 男性 $(4.0 \sim 5.5) \times 10^{12}$/L
女性 $(3.5 \sim 5.0) \times 10^{12}$/L
新生儿 $(6.0 \sim 7.0) \times 10^{12}$/L

白细胞（WBC） 成人 $(4.0 \sim 10.0) \times 10^9$/L
新生儿 $(15.0 \sim 20.0) \times 10^9$/L
6 个月至 2 岁 $(11.0 \sim 12.0) \times 10^9$/L

白细胞分类计数

百分率 中性杆状核粒细胞 $0.01 \sim 0.05$（$1\% \sim 5\%$）
中性分叶核粒细胞 $0.50 \sim 0.70$（$50\% \sim 70\%$）
嗜酸性粒细胞 $0.005 \sim 0.05$（$0.5\% \sim 5\%$）
嗜碱性粒细胞 $0 \sim 0.01$（$0\% \sim 1\%$）
淋巴细胞 $0.20 \sim 0.40$（$20\% \sim 40\%$）
单核细胞 $0.03 \sim 0.08$（$3\% \sim 8\%$）

绝对值/L 中性杆状核粒细胞 $(0.04 \sim 0.5) \times 10^9$/L
中性分叶核粒细胞 $(2.0 \sim 7.0) \times 10^9$
嗜酸性粒细胞 $(0.02 \sim 0.5) \times 10^9$/L
嗜碱性粒细胞 $(0 \sim 0.1) \times 10^9$/L
淋巴细胞 $(0.8 \sim 4.0) \times 10^9$/L
单核细胞 $(0.12 \sim 0.8) \times 10^9$/L

点彩红细胞 百分率 < 0.0001（0.1%）
绝对值 $< 300/10^6$红细胞

嗜多色性红细胞 < 0.01（1%）

（二）红细胞的其他检验

网织红细胞（Rtc） 成人 百分数 $0.005 \sim 0.015$（$0.5\% \sim 1.5\%$）
绝对值 $(24 \sim 84) \times 10^9$/L
新生儿 百分数 $0.02 \sim 0.06$（$2\% \sim 6\%$）

网织红细胞生成指数（RPI）　　　　2

红细胞沉降率（ESR）　　　Westergren 法　　男性 0 ~ 15mm/1 小时末

女性 0 ~ 20 mm/1 小时末

红细胞平均直径 6 ~ 9μm（平均 7.2μm）

红细胞厚度　边缘部 2μm，中央部 1μm

血细胞比容（Hct）　微量法　　男性 0.467 ± 0.039L/L

女性 0.421 ± 0.054L/L

温氏法　　男性 0.40 ~ 0.50L/L（40 ~ 50 容积%）

平均 0.45L/L

女性 0.37 ~ 0.48L/L（37 ~ 48 容积%）

平均 0.40L/L

平均红细胞容积（MCV）　　手工法 82 ~ 92fl

血细胞分析仪法 80 ~ 100fl

平均红细胞血红蛋白（MCH）　　手工法 27 ~ 31pg

血细胞分析仪法 27 ~ 34pg

平均红细胞血红蛋白浓度（MCHC）　　320 ~ 360g/L（32% ~ 36%）

红细胞体积分布宽度（RDW）　　11.5% ~ 14.5%

RDW – CV

红细胞半衰期（$T_{1/2}$）　　25 ~ 32 天

红细胞内游离原卟啉（FEP）　　荧光光度法 < 2.34μmol/L

血浆游离血红蛋白　　　　< 0.05g/L（1 ~ 5mg/dl）

血清结合珠蛋白　　　　0.7 ~ 1.5g/L（70 ~ 150mg/dl）

血浆高铁血红素清蛋白　　电泳法　　阴性

红细胞渗透脆性试验　　开始溶血 4.2 ~ 4.6g/L（0.42% ~ 0.46%）

NaCl 溶液

完全溶血 2.8 ~ 3.4g/L（0.28% ~ 0.34%）

NaCl 溶液

自身溶血试验　　　　溶血度 < 3.5%

酸溶血试验（Ham 试验）　　阴性

蔗糖水溶血试验　　　　阴性

抗人球蛋白试验（Coombs 试验）　　直接与间接均为阴性

冷热溶血试验（Donath –　　阴性

Landsteiner 试验）

变性珠蛋白（Heinz）小体生成试验 < 0.30（30%）

高铁血红蛋白还原试验　　还原率 > 0.75（75%）

氰化物 – 抗坏血酸盐试验　　阴性

红细胞 G – 6PD 活性测定　Zinkham 法（WHO 推荐）　12.1 ± 2.09IU/gHb（37℃）

Glock 与 Melean 法（ICSH 推荐） 8.34 ± 1.59IU/gHb（37℃）

血红蛋白 F 测定（碱性变性试验） 2 岁后至成人 < 2%

血红蛋白 F 酸洗脱法测定 成人 < 0.01（1%）

新生儿 0.55 ~ 0.85（55% ~ 85%）

2 岁后幼儿 < 0.02（2%）

血红蛋白 A_2 测定 成人 0.015 ~ 0.03（1.5% ~ 3%）

血红蛋白 H 包涵体生成试验 < 0.01（1%）

异丙醇沉淀试验 阴性

硫化血红蛋白定性试验 阴性

硫氧血红蛋白 不吸烟者 0 ~ 0.023g/L（0 ~ 2.3mg/dl）

吸烟者 0.021 ~ 0.042g/L（2.1 ~ 4.2mg/dl）

一氧化碳血红蛋白 定性 阴性

定量 不吸烟者 < 0.02（2%）

吸烟者 < 0.10（10%）

红细胞镰变试验 阴性

（三）血栓与止血的检验

毛细血管抵抗力（脆性）试验（CRT） Rumpel – Leede 法

5cm 直径圆圈内新出血点数 男性 < 5 个

女性及儿童 < 10 个

出血时间（BT） Duke 法 1 ~ 3 分钟，超过 4 分钟，为异常

Ivy 法 2 ~ 6 分钟，超过 7 分钟，为异常

血管性血友病因子抗原（vWF：Ag） 免疫火箭电泳法 94.1% ± 32.5%

血浆 6 – 酮 – 前列腺素 F_{1a}（6 – Keto – PGF_{1a}） 酶联法 17.9 ± 7.2ng/L

血浆血栓调节蛋白抗原（TM：Ag） RIA 法 20 ~ 35μg/L

血浆内皮素 – 1（ET – 1） ELISA 法 < 5ng/L

血小板计数 （100 ~ 300）× 10^9/L

血小板平均容积（MPV） 7 ~ 11fl

血小板分布宽度（PDW） 15% ~ 17%

血小板相关免疫球蛋白 ELISA 法 PAIgG 0 ~ 78.8ng/10^7 血小板

PAIgM 0 ~ 7.0ng/10^7 血小板

PAIgA 0 ~ 2.0ng/10^7 血小板

血小板粘附试验（PAdT） 血小板粘附率 62.5% ± 8.61%（45.34% ~ 79.78%）

血浆血小板球蛋白（β – TG） ELISA 法 16.4 ± 9.8μhg/L

血浆血小板第 4 因子（PF_4） ELISA 法 3.2 ± 2.3μg/L

血浆血小板 P – 选择素 每毫升 1.61 ± 0.72 × 10^{10}

血小板第 3 因子有效性（PF3aT）复钙时间 Ⅰ组较Ⅱ组延长 < 5 秒

血块收缩试验（CRT）血块收缩率 65.8 ± 11.0%

血浆血栓烷 B_2（$TX-B_2$） ELISA 法 76.3 ± 48.1ng/L

凝血时间（CT） 普通试管法 6～12 分钟

硅管法 15～32 分钟

活化部分凝血活酶时间（APTT） 32～43 秒（超过对照值 10 秒为延长）

血浆凝血酶原时间（PT） 11～13 秒（超过对照值 3 秒为延长）

凝血酶原比值（受检血浆 PT／正常血浆 PT） 1.0 ± 0.05

血浆纤维蛋白原（Fg） 2～4g/L

简易凝血酶生成试验（STGT）最短凝固时间 ＜15 秒（10～14 秒）

血浆因子Ⅷ促凝活性（FⅧ：C） 103%±25.7%

血浆因子Ⅸ促凝活性（FⅨ：C） 98.1%±30.4%

血浆因子Ⅺ促凝活性（FⅪ：C） 100%±18.4%

血浆因子Ⅻ促凝活性（FⅫ：C） 92.4%±20.7%

血浆因子Ⅱ促凝活性（FⅡ：C） 97.7%±16.7%

血浆因子Ⅴ促凝活性（FV：C） 102.4%±30.9%

血浆因子Ⅶ促凝活性（FⅦ：C） 103%±17.3%

血浆因子Ⅹ促凝活性（FX：C） 103%±19.0%

血浆因子Ⅷ定性试验 24 小时内纤维蛋白凝块不溶解

血浆因子Ⅷ亚基抗原 FⅧα：Ag100.4%±12.9%

FⅧβ：Ag98.8%±12.5%

血浆凝血酶片段 1＋2（F_{1+2}）0.67 ± 0.19nmol/L

血浆纤维蛋白肽 A（FPA） 不吸烟男性 1.83 ± 0.61μg/L

不吸烟女性 2.22 ± 1.04μg/L

可溶性纤维蛋白单体复合物（SFMC）胶乳凝集法 阴性

ELISA 法 48.5 ± 15.6mg/L

RIA 法 50.5 ± 26.1mg/L

组织因子（TF） 双抗体夹心法 30～220ng/L

血浆抗凝血酶Ⅲ活性（AT－Ⅲα：A）108.5%±5.3%

血浆抗凝血酶Ⅲ抗原（AT－Ⅲβ：Ag） 免疫火箭电泳法 0.29 ± 0.06g/L

血浆蛋白 C 抗原（PC：Ag） 免疫火箭电泳法 102.5%±20.1%

血浆游离蛋白 S（FPS） 凝固法 100.9%±29.1%

血浆组织因子途径抑制物（TFPT） ELISA 法 97.5 ± 26.6μg/L

血浆凝固酶－抗凝血酶复合物（TAT） 1.45 ± 0.4μg/L

血浆肝素定量 0.005～0.01u/ml

狼疮抗凝物质 Lupo 试验Ⅱ 31～44 秒

Lucor 试验 30～38 秒

Lupo 试验／Lucor 试验比值 1.0～1.2

优球蛋白溶解时间（ELT） 加钙法 129.8 ± 41.4 分钟

加酶法　157.5±59.1 分钟

血浆组织型纤溶酶原激活物活性（t－PA：A）　0.3～0.6U/ml

血浆纤溶酶原活性（PLG：A）　75%～140%

血浆纤溶酶原激活抑制物－1 活性（PAI－1：A）　0.1～1.0 抑制单位/ml

血浆 α_2－纤溶酶原抑制物活性（α_2－PI：A）　0.8～1.2 抑制单位/ml

血浆硫酸鱼精蛋白副凝固试验（3P 试验）　阴性

血浆凝血酶原时间（TT）　16～18 秒（超过对照值 3 秒为延长）

血浆纤溶酶－抗纤溶酶复合物（PAP 或 PIC）　<0.8mg/L

血浆纤维蛋白（原）降解产物（FDP）胶乳凝集法　<5mg/L

血浆 D－二聚体（DD）　　胶乳凝集法　　阴性

　　　　　　　　　　　　ELISA 法　　　<200μg/L

血浆纤维蛋白肽 $B\beta_{1-42}$　　0.74～2.24nmol/L

血浆纤维蛋白肽 $B\beta_{15-42}$　　1.56±1.20nmol/L

全血比黏度（ηb）　　男性　　3.43～5.07

　　　　　　　　　　女性　　3.01～4.29

血浆比黏度（ηp）　　1.46～1.82

血清比黏度（ηs）　　1.38～1.66

全血还原比黏度　　5.9～8.9

红细胞变形性　　　红细胞滤过指数　　0.29±0.10

红细胞电泳时间　　自身血浆电泳时间　16.5±0.85 秒

（四）血液生化检验

血清总蛋白（TP）　　60～80g/L

　　　　　　双缩脲法　　新生儿　　　　46～70g/L

　　　　　　　　　　　　7 个月～1 周岁　51～73g/L

　　　　　　　　　　　　1～2 周岁　　　56～75g/L

　　　　　　　　　　　　3 周岁　　　　62～76g/L

血清清蛋白（A）　　　40～55g/L

　　　　　　溴甲酚绿法　新生儿　　　　28～44g/L

　　　　　　　　　　　　<14 岁　　　　38～54g/L

　　　　　　　　　　　　<60 岁　　　　34～48g/L

血清球蛋白（G）　　20～30g/L

清蛋白/球蛋白比值（A/G）　　1.5～2.5：1

血清蛋白电泳　醋酸纤维膜法　清蛋白　　0.62～0.71（62%～71%）

　　　　　　　　　　　　　　球蛋白 α_1　0.03～0.04（3%～4%）

　　　　　　　　　　　　　　α_2　0.06～0.10（6%～10%）

　　　　　　　　　　　　　　β　0.07～0.11（7%～11%）

　　　　　　　　　　　　　　γ　0.09～0.18（9%～18%）

血清前清蛋白　　　1 岁　　　　　　100mg/L

　　　　　　　　　1～3 岁　　　　168～281mg/L

　　　　　　　　　成人　　　　　　280～360mg/L

血糖（空腹）　　　全血（Folin–吴法）　4.4～6.7mmol/L（80～120mg/dl）

　　　　　　　　　血清或血浆（邻甲苯胺法）　3.9～6.4mmol/L（70～110mg/dl）

口服葡萄糖耐量试验（OGTT）

　　　空腹血糖　　＜6.72mmol/L

　　　服糖后 0.5～1 小时　升至高峰　7.84～8.96mmol/L

　　　服糖后 2 小时　　　　血糖恢复至空腹水平

　　　尿糖均为阴性

血清胰岛素（空腹）　10～20U/L（10～20μU/ml）

胰岛素（μU/ml）/血糖（mg/dl）比值　＜0.3

血清胰岛 C 肽（空腹）　265～1324pmol/L

胰岛素 C 肽释放试验

服糖后 1 小时　　　胰岛素及 C 肽均上升至高峰

服糖后 3 小时　　　两者均下降至空腹水平

糖化血红蛋白（GHb）　　（按 GHb 占血红蛋白的百分比计算）

电泳法　5.6%～7.5%

微柱法　4.1%～6.8%

血酮体　定位　　阴性

定量（以丙酮计）　0.34～0.68mmol/L

血浆乳酸　　　　　　　0.44～1.78mmol/L

血清总脂　　　成人　　4～7g/L

　　　　　　　儿童　　3～6g/L

血清游离脂肪酸　　　0.2～0.6mmol/L

血清总胆固醇　成人　2.86～5.98mmol/L

　　　　　　　儿童　3.12～5.2mmol/L

血清游离胆固醇　　　1.3～2.08mmol/L

胆固醇脂　　　　　　2.34～3.38mmol/L

胆固醇酯/游离胆固醇比值　3：1

血清阻塞性脂蛋白 X（LP–X）　　阴性

血清甘油三酯（TG）　0.56～1.7mmol/L

血清磷脂　1.4～2.7mmol/L

脂蛋白（LP）电泳　乳糜微粒（CM）　　阴性

高密度脂蛋白（HDL）　0.30～0.40（30%～40%）

低密度脂蛋白（LDL）　0.50～0.60（50%～60%）

极低密度脂蛋白（VLDL）　0.13～0.25（13%～25%）

α–脂蛋白　　男性　517±106mg/L

女性　547±125mg/L

高密度脂蛋白胆固醇（HDL–C）　沉淀法　0.94～2.0mmol/L（老年人偏高）

低密度脂蛋白胆固醇（LDL–C）　沉淀法　2.07～3.12mmol/L（老年人偏高）

脂蛋白（α）（LP$_{(a)}$）　ELISA法　<300mg/L

载脂蛋白 A$_1$（Apo–A$_1$）　ELISA法　男性　1.42±0.17g/L

女性　1.45±0.14g/L

载脂蛋白 B（Apo–B）　ELISA法　男性　1.01±0.21g/L

女性　1.07±0.23g/L

载脂蛋白 A/B　1.0～2.0

血清钾　3.5～5.1mmol/L

血清钠　135～147mmol/L

血清氯（以氯化钠计）　95～105mmol/L

血清钙　总钙（比色法）　2.25～2.58mmol/L

离子钙（离子选择电极法）　1.10～1.34mmol/L

血清无机磷　成人　0.97～1.61mmol/L

儿童　1.29～1.94mmol/L

血清镁　成人　0.8～1.2mmol/L

儿童　0.56～0.76mmol/L

血清锌　7.65～22.95μmol/L

血清铜　11.0～22.0μmol/L

血清锰　728μmol/L

血清铁　亚铁嗪显色法　男性　11～30μmol/L

女性　9～27μmol/L

血清铁蛋白（SF）　ELISA法或RIA法　男性　15～200μg/L

女性　12～150μg/L

血清总铁结合力（TIBC）　男性　50～77μmol/L

女性　54～77μmol/L

未饱和铁结合力　25.2～50.4μmol/L

转铁蛋白（Tf）　免疫比浊法　28.6～51.9μmol/L

转铁蛋白饱和度（Ts）　0.33～0.35μmol/L

血清肌钙蛋白 T（cTnT）　ELISA法　0.02～0.13μg/L

血清肌红蛋白（Mb）　ELISA法　50～80μg/L

RIA法　6～85μg/L

血清铜蓝蛋白　免疫扩散法　成人　150～600mg/L

儿童　300～650 mg/L

血清甲胎蛋白（AFP）　定性　阴性

定量　　成人　　＜25μg/L（25ng/ml）

小儿（3周～6月）　＜39μg/L（39ng/ml）

碱性胎儿蛋白　7.4～115μg/L（平均47.6μg/L）

异常凝血酶原　＜20μg/L

β_2-微球蛋白（β_2-M）　0.8～2.4mg/L，平均1.5mg/L

血清总胆红素（STB）成人　3.4～17.1μmol/L

新生儿　0～1天　　34～103μmol/L

1～2天　　103～171μmol/L

3～5天　　68～137μmol/L

结合胆红素　0～6.8μmol/L

非结合胆红素　1.7～10.2μmol/L

胆汁酸（BA）　　总胆汁酸（酶法）　　　0～10μmol/L

胆酸（气–液相色谱法）0.08～0.91μmol/L

鹅脱氧胆酸（同上）　0～1.61μmol/L

甘氨胆酸（同上）　0.05～1.0μmol/L

脱氧胆酸（同上）　0.23～0.89μmol/L

尿素氮　　　　　成人　　　　3.2～7.1mmol/L

儿童　　　　1.8～6.5 mmol/L

肌酐　　　全血　88.4～176.8μmol/L

血清或血浆　男性　53～106μmol/L

女性　44～97μmol/L

尿酸　　　磷钨酸盐法　　男性　268～488μmol/L

女性　178～387μmol/L

尿酸酶法　　男性　208～428μmol/L

女性　155～357μmol/L

儿童　119～327μmol/L

丙氨酸氨基转移酶（ALT）　　　连续监测法　　　　10～40U/L

比色法　　　　　5～25U

天门冬酸氨基转移酶（AST）　　连续监测法　　　　10～40U/L

比色法　　　　　8～28U

ALT/AST 比值　　≤1

天门冬酸氨基转移酶同工酶　＜5U

血清碱性磷酸酶（ALP）　　连续监测法　　成人　　＜40～110U/L

儿童　　＜250U/L

碱性磷酸酶同工酶（ALPiso）

成人　　ALP_1　　阴性

ALP_2　　0.90（90%）

	ALP$_3$	少量
	ALP$_4$	阴性，妊娠期增多，占 0.40～0.65（40%～65%）
	ALP$_5$	B 型或 O 型血型者微量
	ALP$_6$	阴性
儿童	ALP$_3$	＞0.60（60%）
	ALP$_2$	少量
	其余	阴性

γ-谷氨酰转移酶（GGT 或 γ~GT）　　连续监测法　＜50U/L

血清酸性磷酸酶（ACP）　　化学法　　0.9～1.9U/L

乳酸脱氢酶（LD 或 LDH）　　连续监测法　　104～245U/L

　　　　　　　　　　　　　　　速率法　　　95～200U/L

乳酸脱氢酶同工酶（LDiso）

圆盘电泳法	LD$_1$	0.327±0.046（32.7%±4.6%）
	LD$_2$	0.451±0.0353（45.1%±3.53%）
	LD$_3$	0.185±0.0296（18.5%±2.96%）
	LD$_4$	0.029±0.0089（2.9%±0.89%）
	LD$_5$	0.0085±0.0055（0.85%±0.55%）
醋酸膜电泳法	LD$_1$	0.24～0.34（24%～34%）
	LD$_2$	0.35～0.44（35%～44%）
	LD$_3$	0.19～0.27（19%～27%）
	LD$_4$	0～0.05（0%～5%）
	LD$_5$	0～0.02（0%～2%）

单胺氧化酶（MAO）	伊藤法	成人	＜30U
	中野法	23～49U	

脯氨酰羟化酶（PH）　　39.5±11.87μg/L

5'-核苷酸酶　　27～283 mmol/L

肌酸激酶（CK）	酶偶联法	37℃	男性	38～174U/L
			女性	26～140U/L
		30℃	男性	15～105U/L
			女性	10～80U/L
肌酸显色法			男性	15～163U/L
			女性	3～135U/L
连续监测法			男性	38～174U/L
			女性	26～140U/L

肌酸激酶同工酶（Ckiso）	CK~MB	＜0.05（5%）
	CK~MM	0.94～0.96（94%～96%）
	CK~BB	阴性或微量

肌酸激酶异型（CK～MB） CK～MB$_1$ ＜0.71U/L

CK～MB$_2$ ＜1.01U/L

MB$_1$/MB$_2$比值 ＜1.4

醛缩酶 3～8U（平均 5.4U）

血清淀粉酶（AMS） Somogyi 法 总活性 800～1800U/L

酶偶联法 20～115U/L

血清脂肪酶（APS） 比色法 0～79

浊度法 0～160

滴度法 ＜1500U/L

胆碱酯酶(ChE)

全血胆碱酯酶（AChE） 比色法 80000～12000U/L

连续监测法 为 SChE 的 1.5～2.5 倍

血清胆碱酯酶（SChE） 比色法 30000～80000U/L

连续监测法 620～1370U/L

胆碱脂酶活性 0.80～1.00（80%～100%）

超氧化物歧化酶（SOD） 比色法 555～633μg/gHb

血清Ⅲ型前胶原氨基末端肽（P－ⅢP） 100ng/L

靛氰绿滞留率（ICGR） 15 分钟滞留率 0～10%

（五）血清学与免疫学检测

免疫球蛋白

IgG 单向免疫扩散法 7.6～16.6g/L

IgA 单向免疫扩散法 血清型 0.71～3.35g/L

分泌型（SIgA） 唾液 314mg/ml

泪液 30～80mg/ml

初乳 5060.5mg/L

IgM 单向免疫扩散法 0.48～2.12g/L

IgD ELISA 法 0.6～1.2mg/L

IgE ELISA 法 0.1～0.9mg/L

血清 M 蛋白 阴性

总补体活性（CH50） 试管法 50～100U/ml

补体旁路途径溶血活性 试管法 21.7±5.4U/ml

补体 C$_{1q}$ ELISA 法 180～190mg/L

补体 C$_3$ 单向免疫扩散法 1.14±0.27g/L

补体 C$_4$ 单向免疫扩散法 0.55±0.11g/L

补体 C$_3$ 裂解物（C$_3$SP） C$_{3C}$ ＜94mg/L

补体旁路 B 因子（BF）单向免疫扩散法 0.1～0.4g/L

T 细胞花结形成试验（ERFT）

T 细胞总花结形成细胞（EtRFC）　　　　0.664 ± 0.067（64.4 ± 6.7%）

活化 T 细胞花结形成试验（EaRFT）　　　0.033 ± 0.035（23.6 ± 5.5%）

稳定 T 细胞花结形成细胞（EsRFT）　　　0.033 ± 0.026（3.3 ± 2.6%）

T 细胞转化试验（LTT）　　形态学法　转化率 0.601 ± 0.076（60.1 ± 7.6%）

^{3}H – TdR 掺入法　刺激指数（SI）　　　< 2

T 细胞分化抗原

　　　CD$_3$　　　　　免疫荧光法　　　63.1 ± 10.8%

　　　　　　　　　　流式细胞术　　　61% ~ 85%

　　　CD$_4$（T$_H$）　免疫荧光法　　　42.8 ± 9.5%

　　　　　　　　　　流式细胞术　　　28% ~ 58%

　　　CD$_8$（Ts）　　免疫荧光法　　　19.6 ± 5.9%

　　　　　　　　　　流式细胞术　　　19% ~ 48%

　　　CD$_4$/CD$_8$　　0.9 ~ 2.1/L

B 细胞膜表面免疫球蛋白（SmIg）

免疫荧光法　　SmIg 阳性细胞　　　21%

　　　　　　　SmIgM 阳性细胞　　8.9%（7% ~ 13%）

　　　　　　　SmIgA 阳性细胞　　2.2%（1% ~ 4%）

　　　　　　　SmIgD 阳性细胞　　6.2%（5% ~ 8%）

　　　　　　　SmIgE 阳性细胞　　0.9%（1% ~ 1.5%）

　　　　　　　SmIgG 阳性细胞　　7.1%（4% ~ 13%）

红细胞 – 抗体 – 补体花结形成试验（EA – RFT）

B 细胞 EA 花结形成试验（EA – RFC）　8% ~ 12%

B 细胞 EA – 补体花结形成试验（EAC – RFC）　8% ~ 12%

B 细胞鼠红细胞花结形成试验（M – RCT）　8.5 ± 2.8%

B 细胞分化抗原 CD$_{19}$　流式细胞术　11.74 ± 3.37%

自然杀伤细胞活性（NK）

^{51}Cr 释放法　　　自然释放率　　< 10% ~ 15%

　　　　　　　　　自然杀伤率　　47.6% ~ 76.8%

　　　　　　　　　^{51}Cr 利用率　6.5% ~ 47.8%

酶释放法　　　　　细胞毒指数　　27.5% ~ 52.5%

　　　　　　　　　流式细胞术　　13.8 ± 5.9%

抗体依赖性细胞介导细胞毒（ADCC）

^{51}Cr 释放法　< 10% 为阴性，10% ~ 20% 可疑阳性，≥ 20% 为阳性

溶血空斑法　< 5.6% 阳性

白细胞介素 2 活性（IL – 2）^{3}H – TdR 掺入法　5 ~ 15kU/L

白细胞介素 2 受体（IL – 2R）　ELISA 法　< 200U/ml

肿瘤坏死因子（TNF）　ELISA 法　4.3 ± 2.8μg/L

干扰素（IFN）　　ELISA 法　1～4kU/L

类风湿因子（RF）　　　ELISA 法　1～4kU/L

C 反应蛋白（CRP）　　　　　免疫比浊法　　　　　　阴性

　　　　　　　　　　　　　　单向免疫扩散法　　　＜8mg/L

抗核抗体（ANA）　　　　　　免疫荧光法　　　　　　阴性

　　　　　　　　　　　　　　血清滴度　　　　　　　＞1∶40 为阳性

抗双链脱氧核糖核酸抗体（抗 ds－DNA）　阴性

抗可提取性核抗原（ENA）抗体谱

抗核糖核蛋白抗体（抗 RNP）　阴性

抗酸性核蛋白抗体（抗 Smith，Sm）　　　阴性

抗干燥综合征－A 抗体（抗 SS－A）　　　阴性

抗干燥综合征－B 抗体（抗 SS－B）　　　阴性

抗系统性硬化症抗体（抗 Scl－70）　　　阴性

抗线粒体抗体（AMA）　　　　　　　　阴性

抗平滑肌抗体（ASMA）　　　　　　　阴性

抗甲状腺球蛋白抗体（抗 TG）　间接血凝法滴度　≤1∶32

ELISA 法，放射免疫分析法（RIA）阴性

抗甲状腺微粒体抗体（抗 TM）　　　间接血凝法，ELISA，PIA 法　均阴性

抗乙酰胆碱受体抗体（AChRA）　　ELISA 法或 RIA 法　阴性或≤0.3nmol/L

循环免疫复合物（CIC）

聚乙二醇（PEG）沉淀法　低于正常对照值＋2SD 或 A 值≤0.12

微量抗补体法　阴性

Clq 结合法　低于正常对照组＋2SD 或 A 值＜0.12

冷球蛋白（CG）　　　阴性或＜80mg/L

甲型肝炎病毒抗原（HAVAg）　　　ELISA 法 HAVIgM　　阳性

　　　　　　　　　　　　　　　　HAVIgA　　　　　　　阴性

　　　　　　　　　　　　　　　　HAVIgG　　　　　　　部分老年人可呈阳性

乙型肝炎病毒表面抗原（HBsAg）ELISA 法，RIA 法　　　阴性

　　　　　　　　　　反向间接血凝法　　　　　　阴性（滴度＜1∶8）

乙型肝炎病毒表面抗体（HBsAb）ELISA 法，RIA 法　　　阴性

乙型肝炎病毒 e 抗原（HBeAg）ELISA 法，　　　RIA 法　　　阴性

乙型肝炎病毒 e 抗体（HBeAb）ELISA 法，　　　RIA 法　　　阴性

乙型肝炎病毒核心抗原（HBcAg）ELISA 法，RIA 法　　　阴性

乙型肝炎病毒核心抗体（抗－HBc）

抗－HBc 总抗体　　　ELISA 法，　　　　RIA 法　　　阴性

抗－HbcIgM　　　　　ELISA 法，　　　　RIA 法　　　阴性

抗 HbcIgG　　　　　　ELISA 法，　　　　RIA 法　　　阴性

乙型肝炎病毒表面抗原蛋白前 S_2（Pre – S_2） 阴性

乙型肝炎病毒表面抗原蛋白前 S_2 抗体（抗 Pre – S_2） 阴性

乙型肝炎病毒 DNA（HBV – DNA） 斑点杂交实验 阴性

聚合酶链反应 阴性

丙型肝炎病毒 RNA（HCV – RNA） 斑点杂交实验 阴性

RT ~ PCR 法 阴性

丙型肝炎病毒抗体 IgM（抗 – HCV IgM）ELISA 法，RIA 法 阴性

丙型肝炎病毒抗体 IgG（抗 – HCV IgG） ELISA 法，RIA 法 阴性

丁型肝炎病毒抗原（HDV Ag） IFA，RIA，ELISA 法 均阴性

丁型肝炎病毒抗体（抗 – HDV） IFA，RIA，ELISA 法 均阴性

丁型肝炎病毒 RNA（HDV – RNA） RT – PCR 法 阴性

戊型肝炎病毒抗体（抗 – HEV IgG 和 HEV IgM） RIA，ELISA 法 均阴性

庚型肝炎病毒抗体（抗 – HGV） RIA，ELISA 法 阴性

抗链球菌溶血素 "O"（ASO）滴度 低于 1：400

Widal 反应 直接凝集法 "O" 低于 1：80

"H" 低于 1：160

"A" 低于 1：80

"B" 低于 1：80

"C" 低于 1：80

伤寒沙门菌抗体 lgM 酶联免疫试验 阴性或滴度低于 1：20

伤寒沙门菌可溶性抗原 乳胶凝集法 阴性

斑疹伤寒血清反应（Weil – Felix）反应 阴性或低于 1：40

流行性脑脊髓膜炎免疫测定 抗体，抗原测定 均为阴性

布氏杆菌凝集试验 阴性或滴度低于 1：25

结核分枝杆菌抗体（TB – Ab） 胶体金法或 ELISA 法 阴性

结核分枝杆菌 DNA PCR 法 阴性

幽门螺旋杆菌抗体（HP – Ab） 金标免疫斑点法 阴性

出血热病毒抗体 lgM ELISA 法 阴性

流行性乙型脑炎病毒抗体 LgM ELISA 法 阴性

人巨细胞病毒（HCMV）抗体 IgM 和 IgG IFA 法或 ELISA 法 阴性；

HCMV – DNA 阴性

柯萨奇病毒（Cox）抗体 IgM 和 IgG IFA 法或 ELISA 法 阴性；

Cox – RNA 阴性

轮状病毒抗体和 RNA 阴性

嗜异性凝集试验 红细胞凝集法 阴性或凝集效价低于 1：8

弓形虫抗体和 DNA 阴性

日本血吸虫抗体 环卵沉淀法 阴性

ELISA 法　IgE　0～5IU/L, IgG, IgM　阴性

囊虫抗体（CSA）　ELISA 法　血清低于 1∶64，脑脊液低于 1∶8

间接血凝法　血清低于 1∶128，脑脊液低于 1∶8

疟原虫抗体和抗原　IFA 法和 ELISA 法测定抗体　阴性

免疫印迹法测定抗原　阴性

沙眼衣原体（CT）抗体 IgM 和 IgG　IFA 法　CT－IgM　效价≤1∶32

CT－IgG　效价≤1∶512

梅毒螺旋体抗体

定性试验（非特异性抗体）快速血浆反应素试验（RPR）阴性

不加热血浆反应素试验（SRU）阴性

美国性病研究实验室试验（VDRL）阴性

确诊试验（特异性抗体）梅毒螺旋体血凝试验（TPTA）阴性

荧光螺旋体抗体吸收实验（FTA－ABS）阴性

人获得性免疫缺陷病毒抗体（抗－HIV）

筛选实验　ELISA 法和快速蛋白印迹法　阴性

确诊试验（测 HIV－RNA）蛋白印迹法和 RT－PCR 法　阴性

钩端螺旋体抗体　补体结合实验和 ELISA 法　阴性（滴度＜1∶10）

间接血凝试验　阴性（滴度＜1∶60）

凝集溶解实验　阴性（滴度＜1∶400）

甲种胎儿球蛋白（AFP, aFP）　对流免疫电泳法　阴性

RIA 或 ELISA 法　＜25μg/L

癌胚抗原（CEA）ELISA 法和 RIA 法　15 μg/L

癌抗原 125（CA125）　男性及 50 岁以上女性　＜2.5 万 U/L（RIA 法或 ELISA 法）

20～40 岁女性　＜4.0 万 U/L（RIA 法）

组织多肽抗原（TPA）　RIA 法　＜130U/L

癌抗原 15－3（CA15－3）　RIA 法，化学发光免疫分析法（CLIA）　＜2.5 万 U/L

前列腺特异抗原（PSA）　RIA 法，CLIA 法　≤4.0μg/L

鳞状上皮癌抗原（SCC）　RIA 法，CLIA 法　≤1.5μg/L

癌抗原－50（CA－50）　固相放射免疫分析（IRMA）法，CLIA 法　0～2.0 万 U/L

癌抗原 72－4（CA72－4）　ELISA 法　＜6.7μg/L

糖链抗原 19－9（CA19－9）　IRMA 法，ELISA 法　＜3.7 万 μ/L

癌抗原 242（CA242）　ELISA 法　＜20kU/L

前列腺酸性磷酸酶（PAP）　RIA 法，　CLIA 法　≤2.0μg/L

神经元特异性烯醇化酶（NSE）　RIA 法，　ELISA 法　≤15μg/L

异常凝血酶原（APT）　＜20μg/L

α－L－岩藻糖苷酶（AFU）　ELISA 法　234～414μmol/L

二、骨髓检验

有核细胞计数　　（40~180）×10^9/L

增生程度　增生活跃（即成熟红细胞与有核细胞之比约为 20：1）

粒/红（G/E）　2.76±0.87：1

粒系细胞总数	约占 0.50~0.60（50%~60%）
粒系细胞分类	原粒细胞　0~0.0018（0%~1.8%）
	早幼粒细胞　0.004~0.039（0.4%~3.9%）
	中性中幼粒细胞　0.022~0.122（2.2%~12.2%）
	中性晚幼粒细胞　0.035~0.132（3.5%~13.2%）
	中性杆状核粒细胞　0.164~0.321（16.4%~32.1%）
	中性分叶核粒细胞　0.042~0.212（4.2%~21.2%）
	嗜酸性中幼粒细胞 0~0.014（0%~1.4%）
	嗜酸性晚幼粒细胞 0~0.018（0%~1.8%）
	嗜酸性杆状核粒细胞 0.002~0.039（0.2%~3.9%）
	嗜酸性分叶核粒细胞 0~0.42（0%~4.2%）
	嗜酸性中幼粒细胞 0~0.002（0%~0.2%）
	嗜酸性晚幼粒细胞 0~0.003（0%~0.3%）
	嗜酸性杆状核粒细胞 0~0.004（0%~0.4%）
	嗜酸性分叶核粒细胞 0~0.002（0%~0.2%）
红系细胞总数	约占 0.15~0.25（15%~25%）
红系细胞分类	原红细胞 0~0.019（0%~1.9%）
	早幼红细胞 0.002~0.026（0.2%~1.6%）
	中幼红细胞 0.026~0.107（2.6%~10.7%）
	晚幼红细胞 0.052~0.175（5.2%~17.5%）
淋巴细胞分类	原淋巴细胞 0~0.004（0%~0.4%）
	幼淋巴细胞 0~0.021（0%~2.1%）
单核细胞分类	淋巴细胞 0.107~0.431（10.7%~43.1%）
原单核细胞	0~0.003（0%~0.3%）
	幼单核细胞 0~0.006（0%~0.6%）
	单核细胞 0~0.062（0%~6.2%）
浆细胞分类	原浆细胞 0~0.001（0%~0.1%）
	幼浆细胞 0~0.007（0%~0.7%）
	浆细胞 0~0.021（0%~2.1%）
	巨核细胞 0~0.003（0%~0.3%）
巨核细胞分类	原巨核细胞　0~0.05（0%~5%）
	幼巨核细胞　0~0.10（0%~10%）

颗粒型巨核细胞　0.10～0.50（10%～50%）

产血小板型巨核细胞　0.20～0.70（20%～70%）

裸核　0～0.30（0%～30%）

变性巨核细胞　0.02（2%）

网状细胞　0～0.01（0%～1%）

内皮细胞　0～0.004（0%～0.4%）

组织嗜碱细胞　0～0.005（0%～0.5%）

组织嗜酸细胞　0～0.002（0%～0.2%）

吞噬细胞　0～0.004（0%～0.4%）

脂肪细胞　0～0.001（0%～0.1%）

分类不明细胞　0～0.001（0%～0.1%）

过氧化物酶（POX）染色　粒系（除原粒）细胞　强阳性

单核系细胞　弱阳性或阴性

淋巴系细胞　阴性

苏丹黑 B（SB）染色　结果　与 POX 染色大致相同

中性粒细胞碱性磷酸酶（NAP）染色　阳性率0.1～0.4（10%～40%）

积分值40～80（分）

酸性磷酸酶（ACP）染色　T 淋巴细胞，多毛细胞，Gaucher 细胞　阳性

B 淋巴细胞，单核细胞，组织细胞，巨核细胞　阴性

氯化醋酸 AS－D 萘酚酯酶（AS－D NCE）染色，（特异性酯酶 SE）

中性粒细胞　强阳性

单核及淋巴系细胞　阴性

α－醋酸萘酚酯酶（α－NAE）　染色（非特异性酯酶，NSE）

粒系细胞阴性或弱阳性（不被氟化钠抑制）

单核系细胞阳性（可被氟化钠抑制）

糖原染色（PAS 反应）　原粒细胞阴性，早幼粒至分叶核粒细胞阳性

单核细胞弱阳性

淋巴细胞阴性，少数弱阳性

巨核细胞　阳性

铁染色（普鲁士蓝反应）　细胞外铁　（1＋）～（2＋）

细胞内铁（铁粒幼细胞）　20%～90%，（平均65%）

三、排泄物、分泌液及体液检验

（一）尿液检查

尿量　　　1000～2000ml/24h

外观　　　透明，淡黄色

酸碱反应　弱酸性，pH 约6.5

比重　　　1.015~1.025

蛋白质　定性　阴性
　　　　　定量　20~130ml/24h（平均40ml/24h）

Tamm – Horsfall 蛋白（THP）29.8~43.9mg/24h

葡萄糖　定性　阴性
　　　　　定量　0.56~5.0mmol/24h（100~900mg/24h）

酮体　　　定性　阴性
　　　　　定量（以丙酮计）0.34~0.85mmol/24h（20~50mg/24h）

尿胆原　定性　阴性或弱阳性（尿稀释20倍为阴性）
　　　　　定量　0.84~4.2μmol/24h

尿胆素定性试验　阴性

胆红素　定性　阴性
　　　　　定量　≤2mg/L

紫胆原　定性　阴性
　　　　　定量　0~4.4μmol/24h

尿卟啉　0~36nmol/24h

尿隐血试验　阴性

尿含铁血黄素试验（Rous 试验）　阴性

Bence – Jones 蛋白　阴性

β_2微球蛋白　<0.2mg/L（370μg/24h）

α_2微球蛋白　0~15mg/L

肌红蛋白定量　<4mg/L

乳糜尿试验　阴性

总氮　<857mmol/L

肌酐　男性　7~18mmol/24h
　　　女性　5.3~16mmol/24h

尿毒氮　357~535mmol/24h

尿酸　2.4~5.9mmol/24h

肌酸　男性　0~304μmol/24h
　　　女性　0~456μmol/24h

氯化物　170~255mmol/24h

钠　　130~260mmol/24h

钾　　51~102mmol/24h

钙　　2.5~7.5mmol/24h

磷　　22~48mmol/24h

铅　　<0.48μmol/24h

汞　　<250nmol/24h

镁　　　　2.1～8.2mmol/24h

铁　　　　<179μmol/24h

铜　　　　0.24～0.48μmol/24h

锌　　　　2.3～0.48μmol/24h

尿 N－乙酰－β－D 氨基葡萄糖酐酶（NAG）　<18.5U/L

尿淀粉酶 Somogyi 法　<1000U

溶菌酶　0～2mg/L

纤维蛋白降解产物　<0.25mg/L

黏蛋白　100～150mg/24h

免疫球蛋白　阴性

补体 C_3　阴性

尿清蛋白排泄率（UAE）5～30mg/24h

尿沉渣检查　白细胞　<5 个/HP

　　　　　　红细胞　<3 个/HP（0～偶见）

　　　　　　扁平或大圆上皮细胞　少许/HP

　　　　　　透明管型　偶见/HP

12 小时尿沉渣计数　红细胞　<50 万

　　　　　　　　　　白细胞　<100 万

　　　　　　　　　　透明管型　<5000 个

1 小时细胞排泄率　红细胞　男性　<3 万/小时

　　　　　　　　　　　　　　女性　<4 万/小时

　　　　　　　　　　白细胞　男性　<7 万/小时

　　　　　　　　　　　　　　女性　<14 万/小时

中段尿细菌培养计数　<10^6菌落/L（10^3菌落/ml）

（二）粪便检验

量　100～300g/24h

颜色　黄褐色

胆红素　阴性

粪胆原定量　75～350mg/100g 粪（68～473μmol/24h）

粪胆素　阳性

蛋白质定量　极少

粪便脂肪测定（平衡试验）　<6g/24h

隐血试验　阴性

细胞　上皮细胞或白细胞　无或偶/HP

余物残渣　少量植物细胞、淀粉颗粒及肌纤维等

（三）胃液检验

胃液分泌总量　1.5～2.5L/24h（含盐酸 160mEq/L）

比重　1.003~1.006

pH　1.3~1.8

空腹胃液量　0.01~0.10L（平均0.05L）

胃液性状　　　　　清晰无色，轻度酸味，含少量黏液

五肽胃泌素试验　　基础胃液量　0.01~0.10L

基础泌酸量（BAO）　3.9±1.98mmol/h，很少超过5mmol/h

最大泌酸量（MAO）　3~23mol/h

高峰泌酸量（PAO）　20.26±8.77mmol/h

　　　　BAO/MAO　0.2

乳酸测定　定性试验　阴性

隐血试验　阴性

细胞　白细胞与上皮细胞　少许

细菌　阴性

（四）十二指肠引流液检验

量与颜色　十二指肠液（D液）10~20ml，无色，灰色或黄色

　　　　　A胆液　10~20ml，橙黄色

　　　　　B胆液　30~60ml，深褐色

　　　　　C胆液　量不定，随引流时间而异，金黄色或淡黄色

透明度　透明或加碱性液体后透明

黏稠度　B胆液黏稠，A、C胆液略黏稠，D液较稀薄

比重　A胆液　1.009~1.013

　　　B胆液　1.026~1.032

　　　C胆液　1.007~1.010

pH　　D液　7.6

　　　A胆液　7.0

　　　B胆液　6.8

　　　C胆液　7.4

淀粉酶　（43~326）×10^4Somogyi单位/全标本

胰蛋白酶　0.35~1.60（35%~160%）

促胰酶素-促胰液素试验（P-S试验）

胰液流出量　　70~230ml/h

最高碳酸氢盐浓度　　70~125mmol/h

淀粉酶排出量　　880~7400 Somogyi单位/kg体重

（五）脑脊液检验

性状　　无色，清晰透明

压力（侧卧）　0.686~1.76kPa（70~80mmH$_2$O）

蛋白　定性（Pandy）试验　阴性

定量　　　儿童（腰椎穿刺）　　　0.20 ~ 0.40g/L

　　　　　成人（腰椎穿刺）　　　0.20 ~ 0.45g/L

　　　　　小脑延髓池穿刺　　　　0.10 ~ 0.25g/L

　　　　　脑室穿刺　　　　　　　0.05 ~ 0.15g/L

清蛋白　　　0.1 ~ 0.3g/L

蛋白电泳　　前清蛋白 0.02 ~ 0.07（2% ~ 7%）

　　　　　　清蛋白 0.56 ~ 0.76（56% ~ 76%）

　　　　　　α_1 球蛋白 0.02 ~ 0.07（2% ~ 7%）

　　　　　　α_2 球蛋白 0.04 ~ 0.12（4% ~ 12%）

　　　　　　β 球蛋白 0.08 ~ 0.18（8% ~ 18%）

　　　　　　γ 球蛋白 0.03 ~ 0.12（3% ~ 12%）

葡萄糖　　成人　2.5 ~ 4.5mmol/L

　　　　　儿童　2.8 ~ 4.5mmol/L

氯化物（以氯化钠计）　　120 ~ 130mmol/L

免疫球蛋白　　IgG　0.01 ~ 0.04g/L

　　　　　　　IgA　0.001 ~ 0.006g/L

　　　　　　　IgM　阴性

胆红素　　　　　　　　阴性

色氨酸试验　　　　　　阴性

乳酸脱氢酶（LD）　　　3 ~ 40U/L

肌酸激酶（CK）　　　　同工酶 CK_1 0 ~ 8IU/L

比色法　0.94 ± 0.25U/L

溶菌酶（LZM）阴性或微量

天门冬酸氨基转移酶（AST）　5 ~ 20U/L

细胞数　　成人　　（0 ~ 8）×10^6/L

　　　　　儿童　　（0 ~ 15）×10^6/L

　　　　　细胞分类　淋巴细胞　占 0.70（70%），单核细胞占 0.30（30%）

（六）精液检验

量　一次排精液量 3.0 ~ 5.0ml

色　灰白色或乳白色，久未排精液者可淡黄色

黏稠度　呈胶胨状，30 分钟后完全液化呈半透明状

pH　　　　　　　　7.2 ~ 8.6（平均 7.8）

比重　　　　　　　1.033

精子数　　　　　　（60 ~ 150）×10^9/L（0.6 亿 ~ 1.5 亿/ml）

一次排精子总数　　4 亿 ~ 6 亿

活动精子（30 ~ 60 分钟内）　0.80 ~ 0.90（80% ~ 90%）

精子形态　　　　　畸形精子 < 0.10 ~ 0.15（10% ~ 15%）

白细胞　　　　　　　　　　<5 个/HP

（七）前列腺液检验

性状　　　　　　　　　　　淡乳白色，半透明，稀薄液状

pH　　　　　　　　　　　　6.3~6.5

卵磷脂小体　　　　　　　　多量或布满视野

上皮细胞　　　　　　　　　少量

红细胞　　　　　　　　　　<5 个/HP

白细胞　　　　　　　　　　<10 个/HP

淀粉样体　　　　　　　　　老年人易见到，约为白细胞的 10 倍

细菌　　　　　　　　　　　阴性

四、肾功能试验

菊粉清除率（Cin）　　2.0~2.3ml×s^{-1}/1.73m^2（120~140ml/min）

内生肌酐清除率（Ccr）　1.3~2.0ml×s^{-1}/1.73m^2（80~120ml/min）（以 1.73m^2 标准体表面积校正）

肾小球滤过率（GFR）　　总 GFR　100±20ml/min

昼夜尿比重试验（Mosenthal 浓缩和稀释功能试验）

24 小时尿总量　1000~2000ml

夜尿量　<750ml

昼尿量/夜尿量比值　3~4:1

尿最高比重　>1.020

最高比重与最低比重之差　>0.009

尿渗量（尿渗透压）测定（Uosm）

禁饮后尿渗量　600~1000mOsm/kgH$_2$O（平均 800mOsm/kgH$_2$O）

血浆渗量（Posm）　275~305mOsm/kgH$_2$O（平均 300mOsm/kgH$_2$O）

尿渗量与血浆渗量比值　3.0~4.5:1

渗透溶质清除率（空腹）　0.33~0.5ml/s（2~3ml/min）

肾小管葡萄糖最大重吸收量（TmG）　　成人平均 340±18.2mg/min

　　　　　　　　　　　　　　　　　　男性　300~450mg/min

　　　　　　　　　　　　　　　　　　女性　250~350mg/min

对氨马尿酸最大排泄量（TmPAH）　60~90mg/min（80.9±11.3mg/min. 1.73m^2）

尿酸化功能实验　　　　尿 HCO$_3^-$ <30mmol/L

　　　　　　　　　　　可滴定酸　>10mmol/L

　　　　　　　　　　　NH$_4^+$ >20mmol/L

有效肾血浆流量（ERPF）600~800ml/min

肾全血流量（RBF）　　1200~1400ml/min

肾小管酸中毒试验　　　氯化铵负荷（酸负荷）试验尿 pH <5.3

碳酸氢离子重吸收排泄（碱负荷）试验 HCO_3^- 排泄　≤1%

五、内分泌激素检测

血甲状腺素（T_4）　放免法　65～155nmol/L

血游离甲状腺素（FT_4）　放免法　10～30pmol/L

血三碘甲状腺原氨酸（T_3）　放免法　1.6～3.0nmol/L

血游离三碘甲状腺原氨酸（FT_3）　放免法　4～10pmol/L

血反 T_3（rT_3）　放免法　0.2～0.8nmol/L

血清甲状腺结合球蛋白（TBG）　放免法 15～34mg/L

$^{125}I - T_3$ 摄取试验（$^{125}I - T_3RUR$）　25%～35%

甲状腺摄 ^{131}I 率　　3h　0.057～0.245（5.7%～24.5%）

　　　　　　　　　24h　0.151～0.471（15.1%～47.1%）

基础代谢率（BMR）　－0.10～＋0.10（－10%～＋10%）

血甲状旁腺激素（PTH）　　免疫化学发光法　1～10pmol/L

　　　　　　　　　　　　放免法　氨基端（活性端）　230～630ng/L

　　　　　　　　　　　　　　　　羧基端（无活性端）430～1860ng/L

血降钙素（CT）F　放免法　男性　0～14ng/L

　　　　　　　　　　　　　女性　0～28ng/L

尿 17 羟皮质激素（17 – OHCS，17 – OH）　男性 13.8～41.4μmol/24h

　　　　　　　　　　　　　　　　　　　　女性 11.0～27.6μmol/24h

尿 17 酮皮质激素（17 – KS）　男性　34.7～69.4μmol/24h

　　　　　　　　　　　　　　　女性　17.5～52.5μmol/24h

血皮质醇　放免法　上午 8 时　140～630nmol/L

　　　　　　　　　下午 4 时　　80～410nmol/L

　　　　　　　　　晚上 8 时　小于上午 8 时的 50%

尿游离皮质醇　放免法　30～276nmol/24h

血醛固酮（Ald）放免法　普通饮食（上午 6 时）　卧位 238±104pmol/L

　　　　　　　　　　　　　　　　　　　　　　　立位 418±245pmol/L

　　　　　　　　　　低钠饮食　　　　　　　　卧位 646.6±333.4pmol/L

　　　　　　　　　　　　　　　　　　　　　　　立位 945.6±491pmol/L

尿醛固酮　　　　　普通饮食　21.36±7.2nmol/24h

尿儿茶酚胺（CA）　微柱法　71.0～229.5nmol/24h

尿香草扁桃酸（VMA）比色法　5～45μnmol/24h

血游离儿茶酚胺　　多巴胺　　＜888pmol/L

　　　　　　　　　去甲肾上腺素 615～3240pmol/L

　　　　　　　　　肾上腺素　＜480pmol/L

血浆睾酮　　　　男性　　成人 5700±1560ng/L

　　　　　　　　　　女性　　成人 590±220ng/L

血浆雌二醇（F_2）放免法　　男性　　50~200pmol/L

　　　　　　　　　　　　　　女性　　卵泡期 94~433pmol/L

　　　　　　　　　　　　　　　　　　黄体期 499~1580 pmol/L

　　　　　　　　　　　　　　　　　　排卵期 704~2200 pmol/L

　　　　　　　　　　　　　　　　　　绝经期 40~100 pmol/L

血浆孕酮　　放免法　非孕妇女卵泡期（早）0.7±0.1μg/L

　　　　　　　　　　　　　卵泡期（晚）0.4±0.1μg/L

　　　　　　　　　　　　　排卵期 1.6±0.2μg/L

　　　　　　　　　　　　　黄体期（早）11.6±1.5μg/L

　　　　　　　　　　　　　黄体期（晚）5.7±1.1μg/L

血促甲状腺激素（TSH）　　　放免法　　2~10mU/L

血促肾上腺皮质激素（ACTH）　放免法　上午 8 时　　25~100mg/L

　　　　　　　　　　　　　　　　　　下午 6 时　　10~80ng/L

血生长激素（GH）　　　　　放免法　男性成人　<2.0μg/L

　　　　　　　　　　　　　　　　　女性成人　<10.0μg/L

　　　　　　　　　　　　　　　　　儿童　　<20μg/L

血抗利尿激素（ADH）　　　　放免法　1~10μU/ml（平均 4μU/ml）

尿抗利尿激素　　　　　　　　放免法　11~30μU/24h（平均 28.9μU/24h）

六、肺功能检查

潮气量（TC）　　　　　　　　500ml（成人）

深吸气量（IC）　　　　　　　男性 2600ml

　　　　　　　　　　　　　　女性 1900ml

补呼气容积（ERV）　　　　　男性 910ml

　　　　　　　　　　　　　　女性 560ml

肺活量（VC）　　　　　　　　男性 3470ml

　　　　　　　　　　　　　　女性 2440ml

功能残气量（FRC）　　　　　男性 2270±809ml

　　　　　　　　　　　　　　女性 1858±552ml

残气容积（RV）　　　　　　　男性 1380±631ml

　　　　　　　　　　　　　　女性 1301±486ml

静息通气量（VE）　　　　　　男性 6663±200ml/min

　　　　　　　　　　　　　　女性 4217±160ml/min

最大通气量（MVV）　　　　　男性 104±2.71L/min

　　　　　　　　　　　　　　女性 82.5±2.17L/min

肺泡通气量（VA）　　　　　　4L/min

肺血流量 5L/min

通气/血流（V/Q）比值 0.8

无效腔气/潮气容积（VD/VT）0.3～0.4

弥散功能（CO吸入法）198.5～276.9ml（kPa×min）[26.47～36.92ml/（mmHg×min）]

气道阻力 1～3cmH$_2$O×Ls^{-1}

动脉血氧分压（PaO$_2$）12.6～13.3kPa（95～100mmHg）

动脉血二氧化碳分压（PaCO$_2$）4.7～6.0kPa（35～45mmHg）

混合静脉血氧分压（PvO$_2$）4.7～6.0kPa（35～45mmHg）

动脉血与混合静脉血氧分压差 8.0kPa（60mmHg）

肺泡～动脉血氧分压差（成人）<2.0kPa（15mmHg）

动脉血氧饱和度（SaO$_2$）0.95～0.98（95%～98%）

静脉血氧饱和度 0.64～0.88（64%～88%）

动脉血氧含量（CaO$_2$）8.55～9.45mmol/L（19～21ml/dl）

静脉血含氧量 4.5～7.2mmol/L（10～16ml/dl）

血液酸碱度（PH值）7.35～7.45（平均7.40）

血液氢离子浓度 35～45mmol/L（平均24mmol/L）

碳酸氢盐（标准或实际）22～27mmol/L（平均24mmol/L）

动脉血浆二氧化碳含量（T－CO$_2$）25.2mmol/L（25.2vol/%）

二氧化碳结合力（CO$_2$－CP）22～31mmol/L（50～70vol/%）

全血缓冲碱（BB）45～55mmol/L（平均50mmol/L）

碱剩余（BE）　成人　±2.3mmol/L

　　　　　　　儿童　－4～ ＋2mmol/L

　　　　　　　儿童　－4～ ＋2mmol/L

参考文献

1. 陈文彬，潘祥林．诊断学．第 7 版．北京：人民卫生出版社，2008.
2. 陆再英，钟南山．内科学．第 7 版．北京：人民卫生出版社，2008.
3. 吴恩惠，冯敢生．医学影像学．第 5 版．北京：人民卫生出版社，2006.
4. 邝贺龄，胡品津．内科疾病鉴别诊断学．第 6 版．北京：人民卫生出版社，2006.
5. 杨秀珍，张清格主编．健康评估．第一版．上海：上海科学技术出版社，2006.
6. 刘成玉．健康评估．第 2 版．北京：人民卫生出版社，2006.
7. 高健群．健康评估．北京：科学出版社，2006.
8. 秦永文，徐晓璐．新编心电图诊断学．上海：上海科学技术出版社，2005.
9. 郭启勇．介入放射学．第 2 版．北京：人民卫生出版社，2005.
10. 徐淑秀．健康评估与护理诊断．第 1 版．南京：东南大学出版社，2005.